KB169967

# 약이 병이 되는 시대

_어떤 유행병의 해부

어떤 유행병의 해부

로버트 휘태커 지음
장창현 옮김

# 약이
# 병이 되는 시대

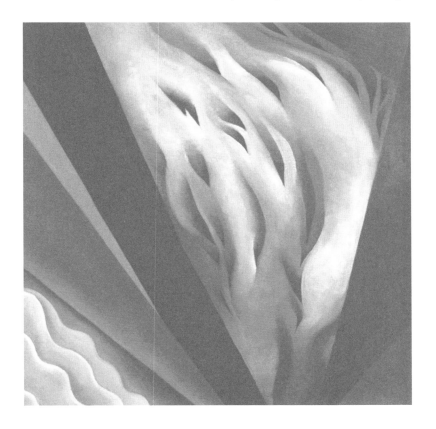

**마법 탄환, 정신과 약물,
그리고 미국 정신질환자 수의 놀라운 증가**

건강
미디어
협동조합

# 약이 병이 되는 시대
## _어떤 유행병의 해부

지은이 로버트 휘태커 Robert Whitaker  옮긴이 장창현

펴낸이 이보라  만든이 조원경 황자혜 김준정 박재원

펴낸곳 건강미디어협동조합  초판 1쇄 발행 2023년 9월 25일

등록 2014년 3월 7일  제2014-23호  주소 서울시 사가정로49길 53

전화 010-2442-7617  팩스 02-6974-1026  전자우편 healthmediacoop@gmail.com

값 25,000원  ISBN 979-11-87387-28-2 03510

**＊일러두기**  원문에서 이탤릭체로 강조된 부분은 한글의 가독성을 고려해 볼드체로 표기했다.

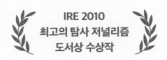

"종합적이면서도 술술 읽히는…특히 정신의학계 내부의 뜨거운 반응을 불러일으킬 것이 확실한!" 《살롱》

"휘태커가 수집한 문헌을 통해 내린 결론과 마법의 치료를 갈망하는 소비자를 의식적으로 속이는 사람들에 대한 그의 비난으로 인해 이 책은 수십억 달러짜리 산업을 무너뜨릴지 모른다. 반면, 그를 사기꾼으로 낙인찍어 무명인의 헛소문으로 여길지도 모른다. 최소한 이 책은 약을 복용하는 이들이 약을 처방하는 사람들에게 의문을 제기하도록 자극할 것이다." 《북리스트》

"저자의 주장은 걱정스러울 정도로 제정신이며 일관되게 근거에 기반한다. …도발적이면서도 합리적인 논증, 놀라운 지적 펀치가 강력하고 생생한 이야기로 전달되는 책이다. 휘태커는 이 흥미진진하고 무서울 정도로 설득력 큰 책에서 고집스럽게 낙관적인 태도를 유지하면서도 저주를 퍼붓는 데 성공했다." 《뉴 사이언티스트》

"정신의학이 세심하게 짓고 밝게 칠한 건축물을 벗겨내고 남은 먼지 더미에 할로겐 램프를 켜보라. …정신의학에 대해 당신이 아는 모든 것을 내려놓으라. 거꾸로 뒤집어보라. 휘태커가 무엇을 발견했는지 꽤 잘 알게 될 것이다. …도전이 흥미롭다면 이 책을 독서 목록에 올려두라." 《Examiner.com》

"이 책은 내가 최근 몇 년 동안 읽은 책 중 가장 놀랍다. 접근 방식은 논쟁적이지도 이념적으로 치우치지도 않는다. 휘태커는 의학 근거와 역사적 문헌에 기대 마치 검사처럼 본인 주장을 펼친다." 칼 엘리엇(미네소타 대학 생명윤리센터 교수, 《Better Than Well》 저자)

"이따금씩 거대한 속임수를 폭로하는 책이 나온다. 로버트 휘태커가 바로 그런 책을 썼다. 꼼꼼한 취재를 바탕으로 설득력 가지면서도 감정에 치우치지 않게 쓰인 이 책은 오늘날의 정신과 약물을 둘러싼 신화를 파헤친다." 닐스 브루젤리우스(전 《보스턴 글로브》 및 《워싱턴 포스트》 과학 편집자)

"명쾌하고 날카로우며 중대한 책…휘태커는 본인 능력의 정점에 있다." 그레그 크리처(《제너레이션 Rx》 저자)

"정신의학이 대중의 신뢰를 유지하려면 이제 그 핵심의 과학 논증에 참여해야 한다. 명쾌하고 우아하게 쓰인 책" 데이비드 힐리(카디프 대학교 정신과 교수, 《프로작을 먹게 하라》 저자)

# 차례

# 마법 탄환의 물신 숭배 속 쌓여가는 처방전들

정희원

(서울아산병원 노년내과 의사, 《당신도 느리게 나이 들 수 있습니다》 저자)

우리나라의 어르신들은 약을 많이 드신다. 2021의 OECD 통계에 따르면 우리나라에서 5종 이상의 의약품을 3개월 이상 꾸준히 복용하는 노인의 비율은 70.2%였다. 이는 OECD 평균인 46.7%보다 훨씬 높으며, 이전 통계인 2013년의 67.2%에 비해서도 증가한 것이다. 연령이 높아질수록 기저 만성 질환의 개수가 늘어나기에 먹는 약의 개수도 늘어나는 경향이다. 국민건강 보험공단의 자료에 따르면, 10종 이상의 약물을 복용하는 이들의 비율은 65세 이상에서는 10.26%였고, 85세 이상에서는 15.74%로 더 높았다. 노인 의학에서는 보통 10종 이상의 약제를 복용하는 경우, 눈에 띄지 않더라도 하나 이상의 부작용이 발생할 가능성이 거의 100%인 것으로 본다. 병이 많고, 또 깊어서 약의 개수가 자연스레 늘어나는 경우가 대부분일 것이다. 하지만 상당수의 경우는 주치의 역할을 하는 의사가 존재하지 않는 의료 환경 속에서 환자가 여러 의사를 전전하며 발생하는 소위 처방 연쇄(prescribing cascade) 현상과 관련 갖는다.

내가 근무하는 병원에서 버스로 여러 시간 걸리는 한 소도시에서 어지럼증을 호소하며 처방전만 한 움큼 들고 70대 후반의 여성 A씨가 찾아왔다. 지난 1년간 댁 근처와 서울을 포함한 여러 장소에서 적어도 10명의 의사를 만난 이력을 가졌는데, 최근 투약 목록을 점검해 볼 때 어지럼증, 소화불량, 수면장애, 요실금, 기억력 저하 등에 대해 다섯 명의 의사에게 20개에 가까운 약을 처방받는 중이었다. 식욕이 없어 체중이 계속 빠지는 중이었고, 최근에는 기력도 많이 떨어지기 시작한 그의 진료 이력을 종합해 보면, 수면장애와 어지럼증이 잘 치료되지 않으면서 약이 늘기 시작했고, 이후 점차 기억력이 떨어져 새로운 약들이 추가되기 시작하면서 요실금과 소화불량이 생겨난 것으로 보였다. 그렇게 약이 쌓이고 집 밖으로의 외출이 어려운 것은 물론 집안에서의 일상생활까지 점점 힘들어지게 된 것이다.

이렇게 약이 쌓이는 현상을 처방 연쇄라고 한다. A씨가 어지럼증으로 복용하는 약(벤조디아제핀계 진정제)은 특히 노인에서 기억력 저하를 만들기도 하는 약이었다. 이렇게 노인에서 사용하는 경우 약제의 원하는 효과에 비해 부작용이 발생할 가능성이 더욱 커서 주의하는 것이 권고되는 일군의 약들을 노인부적절 약제라고 한다. 우리나라처럼 주치의제가 아니라 환자가 스스로 어떤 의사를 찾아가야 할지 결정해야 하는, 분절적이고 전문화된 의료 환경에서, 흔히 이런 부작용을 경험하면 환자는 앞서 어지럼증약을 처방한 의사와 의논하기보다는 기억력 저하에 대해서 진료하는 의사를 찾아가는 경우가 많다.

그 결과로 A씨가 기억력 저하에 처방받은 약(치매약)의 잘 알려진 부작용에는 요실금과 소화불량, 어지럼증이 있다. 이렇게 증상과 부작용이 돌면서 약이 쌓여갔다. 때로는 이 악순환으로 잘 걷던 어르신이 불과 몇 달 만에 침대에 몸져 눕는 와상(臥床) 상태가 되기도 한다. A씨 역시 식사량이 줄고 체중이 감소되며 평지를 걷는 것도 상당히 힘에 부치게 되었다. 이렇게, 개별 진료만 놓고 보면 전혀 문제되지 않는 경우라 할지라도 약의 문제가 잘못 꼬이게 되면 여생을 누군가의 간병을 받으며 지내야 하는 경우도 생긴다.

그래서 약의 문제는 공중보건의 문제이기도 하다.

처방 연쇄가 만들어낸 문제들을 해결하는 최우선의 방법은 6하 원칙에 의해 이 현상이 어떻게 생겨났는지를 확인한 뒤 악순환을 반대로 풀어내는 과정인데, 이를 노인의학에서는 탈처방(deprescribing)이라고 한다. 모든 경우에 성공적인 탈처방이 이루어지지는 않지만, 치료의 목표 설정, 충분한 면담과 함께 환자, 환자 가족의 높은 이해가 동반되면 약도 줄이고 전반적인 컨디션도 상당히 개선되는 경우를 만난다. A씨의 경우는 결과적으로는 이 과정이 성공적이지 못했다. 계속 서울로 진료를 받으러 오시기가 어려운 거리에 계셨고, 사시는 곳 주변에서는 주치의 역할을 하며 약을 점검해줄 의사를 만나기 어려운 것이 가장 큰 문제였다.

결국 수정된 처방안을 제안해 드리는 선에서 진료를 마무리할 수밖에 없었다. 마지막으로 만난 지 1년 정도가 되었을까, A씨는 다시 진료실을 찾았다. 안타깝게도, 약의 개수는 더욱 늘어났고, 처방 조정은 전혀 반영되지 않았다. 전반적인 컨디션은 더 나빠졌다. 그러던 중 새로 방문한 다른 큰 병원에서도 약을 전체적으로 줄여야 한다는 권고를 받았다. 하지만 그 조언은 반영되지 않았다. 더 용한 사람을 끊임없이 찾아다니는 A씨의 생각도 문제였다. 결국 새로운 증상이 생길 때마다 약은 늘어갔다.

A씨가 경험한 전신상태 악화의 과정에서 특히 중요한 역할을 차지한 약은 벤조디아제핀계 진정제와 소위 치매약이었다. 이 책《약이 병이 되는 시대》에서 다루는 것처럼, 벤조디아제핀계 진정제는 장기적으로 불안이나 불면을 개선시키지 못한다. 노인에서는 어지럼증, 낙상 위험성, 치매 발병 위험성을 증가시키지만, 일정 기간 사용하면 의존성을 초래해서 약을 줄이거나 끊어내는 과정이 아주 어렵다. 시냅스 틈의 아세틸콜린 농도를 증가시키는 메커니즘을 가져 유독 우리나라에서 널리 사용되는 종류의 치매약은 사실 치매의 경과를 크게 개선시키지 못하는 것도 이미 알려진 사실이다.

하지만 진단 기준에 일단 맞으면 약이 처방되는 우리나라의 의료환경에서는 A씨처럼 부적절 약제의 복용, 수면장애, 활동량 감소 등 기억력이 떨어진 명확한 원인들이 존재했음에도 '기억력 저하'에 대해 우선 사용된 약은 치매약이었다. 당연히 부작용은 오롯이 A씨가 경험하게 된다.

  새로운 정신과 약들이 나올 때마다, 부작용은 줄고 효과는 개선되며 환자의 삶의 질은 더 나아질 것이라는 이야기를 듣는다. 생태학적 오류에서 자유롭지는 않은 이야기지만, 지난 10년 간 전 세계 청소년들의 우울감은 악화 일로이다. 제약회사는 성인 과잉행동 집중력 장애처럼 비교적 새롭게 부각되는 문제들을 빠르게 의료화(medicalize)하고, 더 많은 이들이 장기간 처방약을 복용하게 된다. 의사도 답답하다. 유튜브 비디오를 보고 스스로 진단을 내려 온 환자들, 일단 처방전을 발부받기 원하는 이들에게 제한된 진료시간 속에 평가를 수행하고 약을 처방해야만 한다.
  루이스 캐럴의 〈거울 나라의 앨리스〉에 등장하는 붉은 여왕이 사는 곳에서는 가만히 멈춰있으면 자신도 모르게 뒤로 밀려나버리는 법칙이 존재한다. 그래서 같은 곳에 거하려면 쉬지 않고 힘껏 달려야 하고, 어딘가 다른 데로 가고 싶으면 두 배쯤 빨리 달려야 한다. 우리나라의 의료 수가 체계는 검사나 시술 등 눈에 보이는 행위에 맞추어졌다. 가장 오르지 않는 것은 진찰료다. 사람의 이야기를 듣기 시작하면, 적어도 경제적으로는 진료를 하지 않는 것보다도 못한 상황에 처하기도 한다. 그래서 기계적인 처방을 하다 보면, 노인의 일차 진료에 참여하는 나 역시도 '약 자판기'가 되어 버렸다는 느낌을 갖기도 한다.

  환자도 답답하긴 매한가지다. 아프고 힘이 들더라도 본인 이야기를 들어줄 의사를 못 만난다. A씨의 경우에서 보듯, 증상과 꼬인 처방을 반대로 풀어나가기 위해서는 현재 상황에 대한 충분한 상담, 교육이 이루어져야 할 뿐 아니라 어느 정도 의존이 된 약들을 환자의 동의하에 걷어내는 작업이 필요하다. 하지만 A씨에게는 처방력을 종합적으로 검토하고 진료 방향을 조정해 줄 의사가 부재했다. 병이 많고 호소하는 불편이 많은 환자를 종합적으로 평가하고 치료계획을 수립한다 해도 의사가 받는 진료 수가는 3분 진료와 다르지 않은 것이다(내과 의사의 경우다. 정신건강의학과의 경우에는 시간에 따른 상담 수가가 존재한다).

이제 우리나라는 초고령사회에 진입한다. 약에 대해 생각할 때, 우리나라 어르신들은 '마이신' 한 알이면 사람이 살아나던 시절의 관점을 아직도 유지한다. 하지만, 반대로 우리가 진료실에서 만나게 될 대부분의 어르신들은 오히려 약이 너무 많아서 병이 될 가능성이 높다. 이 책《약이 병이 되는 시대》에서 이야기하는 것처럼, 약은 스위치를 켜고 내리듯 병만 깨끗이 없애주는 물질이 아니다. 뇌 안의 다양한 신경전달물질의 밸런스를 한쪽 방향으로 누르는 효과가 있는 화학 물질이다.

물론 정신과 약들은 올바르게 사용되면 사람들의 많은 불편들을 완화 가능하고, 삶의 질을 개선하는 효과를 가진다. 하지만, 무턱대고 질병의 조작적 정의에 부합하기만 한다고 해서(예: A씨가 경험한 치매), 해당 질환에 사용되는 약이 환자의 문제를 없애줄 수 있는 것은 아니라는 점이 중요하다. 그런 면에서, 역사적인 관점에서 현재 널리 사용되는 여러 가지 정신과 약의 조상에 해당하는 물질들이 어떻게 개발되고 또 홍보되었는지를 살펴보는 작업은 아주 중요한 의미를 갖는다. 이 책을 통해, 의료 공급자와 소비자의 입장 모두에서 약을 보다 잘 사용하기 위한 여러 인사이트를 얻을 것으로 기대한다.

# 이 이야기는 널리 퍼져야 한다
# 고장난 뇌일까? 고장난 믿음일까?

이하늬

《나의 F코드 이야기》, 《나의 조현병 삼촌》 저자)

우리가 지금 '과학적으로 입증된 확실한 사실' 이라고 믿는 것이 10년 뒤에도 그럴 가능성은 얼마나 될까. 50년, 100년 뒤에는? 1940년대에는 조현병이나 조울증을 치료하기 위해 뇌엽절제술이 이루어졌다. 이는 두 개골에 두 개의 구멍을 낸 뒤에 두 개의 전두엽에 있는 신경로를 절단하는 수술이다. 지금 이런 수술에 동의할 사람은 거의 없을 것이다. 하지만 당시 언론은 뇌엽절제술을 '마음에서 광기를 깔끔하게 뽑아내는 수술'이라고 선전했다. 정신질환은 '고장난 뇌'를 가지고 있기 때문에 나타난다고하는 것이 최신의 믿음이다. 나 역시 내가 쓴 두 권의 책에서 그렇게 설명했다. 모두가 이 이론이 '가장 유력한 가설'이라고 했다. 나는 가설이라는단어에 크게 주목하지 못했지만 이 책의 저자 로버트 휘태커는 거기에 물음을 던진다. 누구도 정신질환이 생물학적 문제라는 것에 대해 확실한 답을 내놓지 못 했는데, 어째서 우리는 이렇게 많은 약을 복용하고 있는 것일까? 정신과 약이 계속 발견되었지만 왜 정신장애인 수는 점점 늘어나고있을까? 정신과 약을 복용하지 않은 사람들은 어떻게 되었으며 그들의 이야기는 어디에 있는가?

저자는 이에 대한 답을 찾기 위해 클로르프로마진부터 벤조디아제핀, SSRI 항우울제, ADHD 약물까지 하나하나 짚어본다. 책에 등장하는 연구와 사례들은 흥미롭다. 내게 익숙한 것들이기도 하다. 일부는 내가 겪었고 일부는 삼촌을 통해 봤기 때문이다. 나는 우울증과 불안장애를 삼촌은 조현병을 앓고 있다. 그래서 책을 읽으며 불안하고 두렵기도 했다. 책에 나오는 좋지 않은 예후가 나의 미래일까봐. 그도 그럴 것이 나는 약을 무척이나 잘 복용하는 '환자'이기 때문이다. 항우울제 장기복용으로 경조증 증상이 나타났을 수 있다는 주치의의 말을 들었을 때도 나는 심각하게 받아들이지 않았다. 빨리 기분안정제(Mood stabilizer)를 먹어 경조증 증상을 가라앉히고 싶은 마음이 더 컸다. 그 결과 나는 3년이 지난 지금까지도 '양극성장애의 재발을 방지'하는 약을 매일 먹는다.

처음 정신과에 갔을 때 나는 약에 대한 민감도가 높은 사람이었다. 의사는 "약 부작용에 대해 민감한 편입니다. 약에 대한 민감성과 불안, 자극과민성 등으로 상급병원의 치료가 필요하다 판단되어 진료의뢰 드립니다"라고 쓰인 소견서를 내게 주며 큰 병원으로 가라고 했다. 하지만 약의 효과를 느낀 뒤 나는 급속도로 약에 의존하게 됐다. 식욕을 되찾았고 잠을 잘 잘 수 있게 됐으며 시도 때도 없이 울지 않을 수 있었다. 인지능력이 이전 같지 않다고 느끼는 순간이 없지는 않았다. 아니 많았다. 책에 등장하는 오하이오 출신의 리즈는 약을 끊고 나서 "머리가 시멘트에 싸인 듯한 느낌이 줄었다"고 한다. 머리가 시멘트에 싸인 느낌, 나는 그 느낌을 안다. 생각이 더는 뻗어나가지 못 하는 느낌, 늘 어딘가 붕 떠있는 느낌, 내가 하는 말이 무슨 소리인지 나도 모르겠는 느낌… 물론 이게 우울증으로 인한 증상인지, 약의 부작용으로 인한 것인지, 나이가 들어서인지, 늘 지쳐있어서인지는 구분하기 어렵다. 하지만 전과는 다르다는 것을 분명히 느낀다.

40년 간 병을 앓아온 삼촌은 인지능력을 비롯한 모든 기능이 이전과 같지 않다. 40년 전의 삼촌은 그 시절에 혼자 일본 유학을 갈 정도로 똑똑했고, 20년 전 삼촌은 조현병 진단을 받고 사고도 많이 쳤지만 어쨌든 사업체를 운영할 수 있었다. 5년 전에 삼촌은 인생 첫 취업을 하고 "일을 하면 사람이 반듯해지는 느낌이 든다"고 말했다. 지금 삼촌은 파킨슨병 진단을 받고 집과 요양병원, 정신병원을 오가며 지낸다. 대학병원의 신경과 의사는 파킨슨병의 원인으로 정신과 약 장기복용을 꼽았다. 삼촌도 처음에는 나와 같았을 것이다. 증상을 완화시켜주는 효과가 컸을 테고 덕분에 일상생활이 가능했을 것이다. 삼촌이 지난 40년 간 약을 잘 챙겨먹은 이유다. 그런데 삼촌의 상태는 점점 나빠졌다. 결과론처럼 들리겠지만 지금 시점에서도 삼촌에게 약의 효과가 컸다고 말할 수 있을까. 삼촌의 지금 상태는 정말로 병 때문이기만 할까. 아니면 약 때문이기도 할까. 어쩌면 고장난 건 우리의 뇌가 아니라 믿음이 아니었을까. 책을 읽으며 이런 질문이 계속 생겨났다. 그게 이 책의 미덕이다.

나는 정신과 약의 부작용을 무섭게 여기지 않았다. 과장하자면 타이레놀 박스에 쓰인 부작용 목록보다 조금 더 심각하게 받아들인 정도다. 경미한 부작용이 있지만 효과가 크기 때문에 괜찮다고 생각했다. 심지어 잠만 잘 잘 수 있다면 정신과 약물을 평생 먹어도 괜찮다고 생각했다. 하지만 이 책에 인용된 수많은 연구결과와 사례들은 내가 스스로에게 묻게 만들었다. 정말 여전히 그렇게 생각해? 이 책은 약이 효과가 없다고 주장하지 않는다. 약이 증상을 완화시킨다는 것은 이 책에 인용된 많은 연구가 말하고 있다. 다만 저자는 지적한다. 우리가 복용하는 약들이 어떤 경로로 발견됐고 '혁명'으로 홍보되었으며, 세상에 알려진 것은 무엇이고 감춰진 것은 무엇인지, 약들을 복용한 사람들과 그렇지 않은 사람들의 예후에 어떤 차이가 있는지. 이런 정보를 알고 약을 복용하는 것과 모르고 복용하는 것은 다르다. 다만 책을 다 읽고 나서 해답을 찾았다는 느낌보다는 막막함이 드는 건 어쩔 수 없었다. 지금까지의 방식에 물음표를 던져야 한다는 것은 알겠는데 당장 실행 가능한 대안이 보이지 않아서다. 핀란드의 오픈다이얼로그는 좋은 시스템이지만 한국에서 가능할까. 이게 가능하려면 우리 사회의 인식과 제도에 큰 변화가 필요할 것이다. 오랜 시간이 걸릴 것이고 비용이 들 것이다.

그럼에도 논의는 시작되어야 한다. 어렵다고 하지 않을 수 없는 일이며, 하지 않아서도 안 되는 일이기 때문이다.[1] 당장 오픈다이얼로그를 시작할 수는 없을지언정 이런 이야기가 세상에 나오는 것만으로도 우리는 다른 선택지를 떠올릴 수 있게 됐다. 덕분에 조금 더 합리적인 선택을 할 수 있을 것이다. 복용하는 약에 대해서는 아무것도 모른 채, 잠만 잘 잘 수 있다면 평생 약을 먹어도 괜찮다고 생각하는 나 같은 사람이 적어질 것이다. 그러려면 이 책에 나오는 이야기들이 널리 퍼져야 한다. 보건복지부 자료에 따르면 국내 성인 중 정신장애 평생 유병률은 27.8%다. 국민 4명 중 1명이 평생 한 번 이상 정신질환을 경험한다는 의미다. 약을 복용하고 있는 사람, 이전에 복용했던 사람, 한 번 먹어볼까 생각하는 사람, 그리고 그 곁의 모든 사람들에게 이 책을 건네고 싶다. 40년 전 아무런 정보도 없었던 때의 삼촌과 같은 이들을 생각하면 이 책을 읽을 수 있는 나는 얼마나 운이 좋은가.

___

1. 국회의원이자 영화감독인 장혜영이 <어른이 되면>에서 탈시설의 어려움에 대해 언급하며 "그러나, 그렇다고 하지 않을 것인가? 어렵다고 하지 않을 것인가? 그럴 수 있는 일인가?"라고 말한 것을 차용했다.

# 한 장의 처방전 속에 숨겨진
# 여러 가정들

## I

조철래

(정신건강의학과 전문의,《과정기반정신치료》역자)

중소도시 일개 정신과 의사인 나는 휘태커의《약이 병이 되는 시대》를 읽는 내내 불편했다. 약을 처방하는 의사를 마치 환자를 망치려는 사람으로 몰아세우는 느낌을 받았기 때문이다. 하지만 마지막으로 책을 덮는 순간 나 자신의 진료 행태를 되돌아보는 귀한 시간이 되었다.

진료실에서 환자는 증상을 호소하고 의사는 적절한 약을 선택해서 처방을 내리는 장면은 일반적인 의료에서라면 매우 익숙할 것이다. 하지만 정신건강 영역에서 이것은 완전히 다른 의미를 가진다.

예컨대 우울증을 앓고 있는 환자에게 항우울제를 처방한다고 했을 때 이것이 가능하기 위해서는 여러가지 가정이 필요하다. 첫째, 환자가 우울증을 앓고 있다는 것은 환자가 호소하는 증상이 진단통계편람(DSM)에 나온 9가지 항목 중 5가지를 만족하는 것으로 정의하고, 둘째, DSM에 따른 진단은 기저의 어떤 신경회로(또는 신경전달물질)에 이상이 있다는 증거라고 가정해야 하며, 셋째, 항우울제는 신경전달물질에 작용하는 약이고, 마지막으로 적절한 항우울제를 쓰면 신경전달물질의 불균형을 교정할 것이라고 믿어야 한다.

어떻게 이러한 여러 단계의 중첩된 가정들이 하나의 스토리로 엮이어 정신과 진료실에서 타당성을 가지게 되었을까? 과연 그러할까? 이 책의 저자 휘태커는 이 모든 이야기가 여러 세력들이 만들어낸 신화에 불과하다고 주장한다.

냉정하게 현실을 들여다보면 휘태커의 주장에 일리가 있다.

우선 이제까지의 어떠한 유전자 연구로도 DSM의 개별 정신 질환들에 대한 단일 유전자의 이상을 발견한 바가 없다. 인간의 DNA 서열이 모두 밝혀진 현재까지 그러하다. DSM에서 구분된 질환이라 해서 기저에 어떤 구분된 정신병리가 숨어 있으리라 믿어야 할 이유가 없다.

또한 정신과 약물이 신경전달물질의 불균형을 교정해 줄 것이라는 가정도 심각하게 재고되어야 한다. 과연 시냅스 사이에 세로토닌이 부족한 것이 우울이어서 세로토닌을 높이면 우울이 사라지고, 도파민이 과다한 것이 조현병이어서 이를 낮추면 망상이 줄어드는 것일까? 그렇다면 도파민에 작용하는 아빌리파이가 우울증을 호전시키는 것은 어떻게 설명할 것인가? 설명하기 좋게 만든 항우울제, 항불안제, 항정신병약물 등의 이름은 문제를 더욱 복잡하게 만드는 허울뿐임을 인정해야 할 것이다.

휘태커는 정신의학계에 상식으로 통하는 중첩된 가정들 사이 사이를 파고들며 예리하게 매스를 들이댄다. 허가 찔린 느낌이다.

하지만 휘태커에 대한 찬사는 여기까지이다.

그가 말하는 여러 대목에서 동의되지 않는 부분이 많다. 예컨대 약물을 투여했을 때 비가역적 수용체 변성이 일어나서 한 번 약물에 노출되면 정신 질환에 취약한 상태로 평생 그 굴레에서 벗어날 수 없다는 주장은 현장에서 경험하는 것과는 거리가 멀다.

또한 환자와 의사를 갈라치기 하면서 신뢰를 앗아간다면 그 결과는 누구의 손해로 돌아갈 것인가? 휘태커가 임상가이거나 연구자라면 이러한 선동적인 언어를 구사하지는 않았으리라 생각한다.

결국 약을 쓰라는 건지, 쓰지 말라는 건지, 조심해서 쓰라는 것인지, 설명하고 쓰라는 것인지 종잡기 어렵다. 일관성 없이 반대 주장들을 모아 놓은 느낌이 들기도 한다.

기계론에 입각한 서구의학은 대체로 성공적이었다. 하지만 이에 힘을 얻어 최근 20-30년 사이 정신의학계가 취한 생의학화(biomedicalization)는 이제 그 한계에 다다른 것 같다.

이 시점에서 휘태커의 주장은 한 번쯤 살펴볼 가치를 갖는다.

# 《약이 병이 되는 시대》 한국어판에 부쳐

_이 시대 정신활성제의 과잉 사용에 대하여

스티븐 C. 헤이즈

# Foreword to the Korean Edition of Robert Whitaker's «Anatomy of an Epidemic» and the Modern Overuse of Psychoactive Medication

Steven C. Hayes,

Ph.D. Foundation Professor of Psychology, Emeritus University of Nevada, Reno

정신 및 행동 건강, 그리고 사회적 안녕은 심리적, 사회적, 생물학적 요인들 사이의 균형과 관련 갖는다. 인간이라는 존재는 복잡한 시스템이며, 이러한 생물심리사회적 체계의 여러 측면은 수천 년에 걸쳐 특정한 방식으로 균형을 유지하기 위해 진화해 왔다.

신체 통증을 예로 들어보자. 급성 통증을 경험하는 수용력은 생존의 핵심이지만, 통증이 만성화하면 통증은 더 이상 명백한 원인에 '머무르지' 않는다. 통증은 이제 중추신경계의 일부이다. 통증을 '죽이기 위해' 사용되는 마약성 진통제

Mental and behavioral health, and social wellness, involves a balance between psychological, social, and biological factors. Human beings are complex systems, and many of the aspects of this biopsychosocial system have evolved over thousands of years to stay in balance in a particular way.

Consider physical pain as an example. The capacity to experience acute pain is key to our survival, but when pain becomes chronic is no longer "resides" in its apparent source. It's now part of the central nervous system. Opiates used to "kill" the pain

는 신체가 아픔을 느끼는 데 필요한 능력을 갈구함으로 역설적으로 통증 민감도를 급격히 증가시킨다. 수년간 손가락에 통증을 느낀 환자가 외과의사에게 아픈 손가락을 제거해달라고 말하여 수술한 후에도 그 부위에 대한 환상통이 지속되는 경우가 있다. 이는 통증이 손가락이 아닌 뇌에 있음을 의미한다.

마찬가지로 모든 종류의 정신활성 약물을 고용량 장기간 사용하는 경우에도 비슷한 일이 발생 가능하다. '우울한 기분'을 느끼고, 그 원인을 파악하고, 이 지식을 활용하여 긍정적인 삶을 선택하는 대신 아무것도 배우지 못한 채 일시적으로 약물에 압도되기도 한다. 성적 흥미 상실처럼 심각한 신체 부작용이 발생할 수 있으며, 역설적이게도 약물 자체로 인한 '기쁨을 느끼는 능력 감소'와 같은 반대 과정 및 상호 작용 효과도 발생 가능하다.

이러한 영향을 측정하고 고려하지 않은 비극의 결과가 로버트 휘태커의 획기적인 저서 《약이 병이

can paradoxically result in rapid increases in pain sensitivity as the body fights for the needed ability to hurt. Every so often a patient with years of pain, in her fingers say, will talk a surgeon into removing the offending digit, only to find the pain still persists as phantom pain–suggest the pain was in the brain, not ones fingers.

Analogously, much the same thing can happen with high dosage and long-term use of psychoactive medications of all kinds. Instead of feeling what it feels like to be "depressed", uncovering its sources, and using this knowledge to make positive life choices, the feeling can be temporarily overwhelmed with medications without learning much of anything. Strong physiological side effects such as loss of sexual interest can result, along with opponent process and interactive effects such a reduced ability to feel joy, ironically caused by the medications themselves.

The tragic results of a failure to measure and consider such effects are documented in Robert Whitaker's groundbreaking work,

되는 시대》에 기록되었으며, 정신과 약물의 작동 방식과 현대 사회에서의 역할에 대한 우리의 전통 관념에 도전한다. 이 영향력 있는 저작의 첫 한국어 번역서인 이 책에서 우리는 비판정신의학적 접근이 정신 및 행동 건강의 어려움을 겪는 사람들의 개선을 위해 강력한 심리사회적 방법과 정직한 개입의 근거를 더 많이 전개해감을 볼 수 있다. 더불어 약물을 보다 균형있고 신중하게 사용하도록 북돋는 방법에 대해 전 세계에서 10년 이상 축적된 추가 지식과 함께 제기된 이슈를 살필 수 있다.

정신과 약물의 과도한 사용에 대한 휘태커의 탐구는 시의적절하다. 그는 정신과 약물 처방의 증가와 정신질환의 유병률 및 만성화의 놀라운 증가 사이의 관계를 보여주는 설득력 있는 근거를 제시한다. 휘태커는 약물 사용이 특정 맥락에서는 도움이 되기도 하지만, 의도치 않게 더 크고 체계적인 정신건강 악화의 원인이 되기도 하는 사회에 대한 조망을 그린다.

"Anatomy of an Epidemic", which challenges our traditional notions of how psychiatric medication works and its role in modern society. In this, the first Korean translation of this influential work, we can consider the issues raised with more than a decade of additional knowledge from around the world about how a critical psychiatry approach can encourage a more balanced and cautious use of medications combined with greater deployment of powerful psychosocial methods and honest intervention rationales for the betterment of those who struggle with mental and behavioral health.

Whitaker's exploration of the excessive use of psychiatric medications is both timely and pertinent. He presents compelling evidence that illustrates the relationship between the rise of psychiatric medication prescriptions and the alarming increase in the prevalence and chronicity of mental health struggles. In essence, Whitaker paints a picture of a society where use of medication, though beneficial in certain contexts, may

휘태커는 특정 정신과 약물은 증상을 완화하기 위해 고안되었지만, 고용량 또는 장기간 사용할 경우 증상을 길게 연장하거나 악화시키기도 한다고 주장한다. 특정 정신적 고난의 자연스러운 기능과 과정을 회피하면 증상이 장기화하거나 심해지게 된다.

역사적으로 한국에서 정신건강의 문제는 종종 낙인(stigma)으로 여겨졌다. 하지만 최근 들어 정신질환을 인지하고 치료를 받으려는 사람들이 급증하는 추세다. 이는 긍정적인 변화일 수도 있지만, 점점 더 많은 사람들이 정신활성 약물을 더 오래 복용하게 된다는 점이 문제로 제기된다. 휘태커의 분석이 정확하고 믿을 만한 합리적 근거를 갖는다면, 우리 사회의 정신과 약물에 대한 과잉 의존은 비판적으로 검토되어야 한다. 우리는 앞으로도 오랫동안 이러한 정신적 어려움을 겪으며 살아갈 것이기 때문이다.

약물은 특히 인지행동치료(cognitive behavior therapy, CBT)와 같은 강력한

inadvertently be contributing to a larger, systemic deterioration of mental well-being.

Whitaker argues that certain psychiatric medications, though designed to alleviate symptoms, may sometimes prolong or exacerbate them in the long run when used at higher doses or for longer periods of time. Avoiding the natural functions and course of certain mental challenges can lead to prolonged or intensified symptoms.

Historically, mental health issues in Korea were often stigmatized, but the recent surge in awareness and treatment-seeking has been significant. While this is a positive development, it also brings forth challenges as more and more people are using psychoactive medications over longer and longer periods. If Whitaker's analysis is correct, and there's a reasonable basis to believe so, then the overreliance on psychiatric medications in our society must be critically examined because we will live with this difficulty for many years going forward.

근거 기반 심리사회적 방법이나 수용전념치료(Acceptance and Commitment Therapy, ACT)와 같은 현대적 수용 및 마음챙김 방법과 결합할 때 적절한 역할과 위치를 갖는다. 우려되는 점은 개인의 차이와 잠재적인 장기 영향을 고려하지 않고 정신과 약물을 포괄적이고 과도하게 사용하는 것이다. 이 책은 정신의학에 대한 고발이 아니다. 우리 사회가 정신건강에 대한 도전을 어떻게 감당할지에 대해 깊이 생각해달라는 탄원서이다. 사람들이 정말 필요로 하는 건 증상을 바로 없애는 것이 아니라, 적극적인 삶의 여정으로 들어서게 하는 긍정 과정을 향한 탄탄한 길이다.

Medications have a role and a place, especially when combined with powerful evidence based psychosocial methods such as cognitive behavior therapy (CBT), or modern acceptance and mindfulness methods such as Acceptance and Commitment Therapy (ACT). It is the blanket and excessive use of psychiatric medications, without considering individual variations and potential long-term implications, that is concerning. This book is not so much an indictment of psychiatry as a plea to think deeply about how we, as a society, address mental health challenges. What people really need is not so much immediate removal of symptoms but rather a surefooted route to acquiring the positive processes of change that predict positive life trajectories.

---

스티븐 C. 헤이즈(Steven C. Hayes, Ph.D.)는 미국의 임상심리학자이자 네바다 대학 심리학과 설립교수이다(현재는 은퇴). 그는 기능적 맥락주의를 바탕으로 인간 언어의 행동이론인 관계구성틀(RFT)을 고안하였으며 수용전념치료(ACT), 과정기반치료(PBT)의 공동 개발자이기도 하다. 47권의 책과 600여 과학 논문을 저술한 그의 경력은 인간 언어와 인지의 본질을 분석하고 이를 통해 인간 고통을 이해하고 완화시키며 인간 번영을 증진하는 데 초점을 두어 왔다. 행동인지치료학회(ABCT)와 맥락행동과학협회 회장을 역임하였고, 행동인지치료학회 평생 공로상 등 여러 상을 수상했다. 2022년 1월 현재, 구글 학술 데이터에 따르면 헤이즈는 전 세계 모든 학문 분야에서 가장 많이 인용된 상위 1,000명의 현존 학자 중 한 명이다.(_옮긴이)

# 중증 정신건강 위기에 대한 인간적인 치료 문화 만들기
## _정신의료 연구 타당성에 대한 중요 문헌의 한국어판에 부쳐

야코 세이쿨라

# Creating a humanistic culture of care for severe mental health crises:
## Valuable addition to Korean literature about the validity of research on psychiatric practice

Jaakko Seikkula

과학자로서의 내 경력에 로버트 휘태커의 글은 정신의학의 상황에 대한 실제 사실을 깨닫는 눈을 뜨게 해주었다. 이 책에서 그가 주목한 것은 진단 범주와 정신 건강 문제로 진단받은 사람 수의 엄청난 증가다. 지난 수십 년 동안 이 모든 것이 정신의학과 정신과 의사에게 무엇이 정상이고 무엇이 정상이 아닌지를 정의하게끔 하는 데 큰 힘을 주었다. 그리고 정상이 아님을 정의 내리는 경우 결론은 정의된 질병의 증상을 통제하기 위해 약물을 투여하는 것이었다. 제약 산업은 막대한 이익을 얻었다. 모든 것은 근거 기반이라고 여겨진다. 이 책에서 휘태커는 일관된 방식으로 약물에 대한 연구를 분석하고, 신경이완제

In my career as a scientist the texts of Robert Whitaker has been turn taking and opening my eyes to realize the real facts about the situation in psychiatry. In the present book, his point of origin is the enormous growth of diagnostic categories and people diagnosed with some mental health problem. During the last decades all this has given a big power to psychiatry and to psychiatrist to define what is normal and what is not normal. And in case of defining something not normal the conclusion has been to give some medication to control the symptoms of the defined disease. Pharmaceutical industry has gained huge profit. All is said to be based

나 항우울제 같은 장기간 사용 약물의 중요성을 강조하기 위해 취한 결론은 약물의 이점을 확정할 수 없는 연구에 근거함을 발견했다. 실제로 (그가 하였듯이) 연구 보고서를 자세히 읽어보면 약물을 복용하지 않는 사람들이 약물을 복용하는 사람들에 비해 장기적으로 더 나은 결과를 보이는 것으로 나타났다.

어떻게 이것이 가능할까? 휘태커는 임상시험의 실제 효과를 숨기고 따라서 연구를 바라보는 특별한 교육 없이는 임상가들이 따라가지 못할 방식으로 연구가 어떻게 보고되는지 보여준다. 그는 또한 설계가 결론을 정당화하지 못하는 방식으로 연구의 부패성을 보여준다. 휘태커가 2018년 자신의 블로그에 남긴 글에서 그는 항우울제와 신경이완제 연구에서 실제로 약물을 사용하든 그렇지 않든 간에 두 집단에서 80% 정도의 결과 차이가 가능함을 보여준다.[1] 하지만 이런 결과를 근거로 모든 정신증 환자나 우울증 환자가 해가 되는 부작용을 가진 정신과 약물을 사용해야

1. R. Whitaker, "Randomized Controlled Trials of Psychiatric Drugs Tell of Harm Done," *Mad In America*, June 15, 2018

on evidence. In the book Whitaker in a consistent way he analyzes the studies of medication and finds out that the conclusions taken to emphasize the importance of long term medication like neuroleptics or antidepressants are based on studies that do not confirm the advantage of medication. Actually when reading more precise the report of the studies–as he does-it appears that people not medication have better long term outcome compared to those medicated.

How is this possible? Whitaker shows how the studies are reported in a way that hide the real effect of the trial and thus are impossible to follow for a clinician, without special education of research. He also shows the corruption of the studies in the way that the designs do not justify the conclusions made. In one blog (Whitaker, 2018) he shows how both in the case of using antidepressant and using neuroleptics actually as much as 80% of variation may be the same in both groups using the medication or not using the medication. By this type of results treatment guidelines are given in which all psychotic or

한다는 치료 가이드라인이 제시된다. 휘태커가 쓴 글의 강점은 모든 내용이 과학 연구 보고서를 기반으로 한다는 점이다. 이 글들은 의견에 그치지 않는다.

로버트 휘태커는 약물 기반 치료에 대한 가능한 대안의 예시도 제안한다. 그는 약물 기반 치료의 독점을 보완하기 위해 인본주의적 접근법을 적극 지지한다. 그는 약물이 꼭 필요한 사람을 선별하여 약물 활용 치료 시스템을 개발하는 한 가지 방법으로 오픈 다이얼로그를 지지한다. 그는 핀란드 서부 라플란드를 여러 차례 방문하면서 인본주의적 대안이 실제 존재함을 직접 확인했다. 이 책의 마지막 장에서 그는 서부 라플란드를 방문하여 그 실천을 목격한 이야기를 들려준다. 그는 오픈 다이얼로그 모임의 대화에 대한 놀라운 설명을 통해 그가 대화를 통한 접근법의 기원을 제대로 이해했음을 보여준다.

그러나 진료에서 정신과 의사가 약물의 유해한 영향 가능성과 대안의 존재를 앎에도 불구하고 어떻게 장기간 약물을 처방하는 것일까? 피터 괴체는 연구의 부정직(corruption)을 강

depressed patients should use the medication with all the harmful side effects. The strength of his text is that everything is based on scientific research reports. It is not a question of an opinion.

Robert Whitaker gives also examples of the possible alternatives to the medicine-based care. He is actively supporting humanistic approaches to compensate the monopolization of drug-based treatment. He supports Open Dialogue as one way to develop a system of care that can select the ones who really would need the medication and take advantage of it. He has made many visits to Finnish Western Lapland and seen himself that there really are humanistic alternatives. In the last chapter of the book, he describes his visit to Western Lapland to see the practice. He gives a marvelous description about the dialogues in the Open Dialogue meetings showing that he really has understood the point of origin in dialogical practice.

But how is it possible that in the practice psychiatrist prescribe medication for long term even if it

력하게 지적했다. 한 연구에서 그는 정신과 의사가 약리학적 사실 이외 다른 것들을 바탕으로 약물치료 절차를 채택하는 방법을 보여준다.[2] 그는 항우울제와 신경이완제 사용의 엄청난 증가는 임상적 요인이 아니라 상업적 목적에 근거한 것이라고 주장한다. 약물 사용의 증가는 연구 대상 국가 모두에서 장애 수당 증가와 관련을 갖는다. 그는 벤조디아제핀과 정신자극제 사용에 대해서도 동일한 내용을 갖지 않는지 살피고자 했다. 그의 연구 설계는 2007년부터 2017년까지 10년 동안 약물의 재처방 곡선을 비교하려 했다.

그는 첫 처방과 관련하여 재처방 건수의 급격한 감소가 영향 받음을 알게 되었다. 이것은 일단 어떤 약이 치료 문화의 일부가 되면 10년 동안 같은 수준으로 약물치료가 유지될 가능성이 높음을 의미한다. 그는 다음과 같은 결론을 내린다. "이러한 결과는 충격적이다. 사람들이 어떤 정신과 약물을 복용하거나 그들의 문제가 무엇이든 간에 환자의 약 3분의 1은 10년

2.와 3. P. Gøtzsche, "Long-term use of benzo-diazepines, stimulants and lithium is not evidence-based," *Clinical Neuropsychiatry*, 17 (2020): 281-283

shown the harmful effects of them and that there are alternatives? Peter Gøtsche has strongly pointed to the corruption of the research. In one study he shows how psychiatrist adopt the procedure of medication based on other than pharmacological facts (Gøtzsche, 2020). He claims that the huge increase of use of antidepressants and neuroleptics is not based on the clinical factors but commercial purposes. The increase of the use of the drugs is related to the increase of disability allowance in all countries studied. He wanted to investigate the same concerns about the use of benzodiazepines and stimulants agents. His design was to compare the curve of redeemed prescriptions of the drugs over a decade, e.g. 2007-2017.

He noticed the more rapid decline in the number of redeemed prescriptions in first time prescriptions. This would mean that once a medicine has become part of the treatment culture, it will be more likely to remain at the same level for ten years. He makes a conclusion that: "These findings are disturbing. No matter which psychiatric drug

후에도 여전히 같은 약물 혹은 유사한 약물을 처방받게 될 것이다."[3]

이러한 결과는 특정 진단을 받은 특정 환자에게 특정 약물을 사용함이 문제가 아니라, 이러한 약물을 실제 사용할 필요가 존재하는지 고려하지 않고 자동적으로 치료하는 문화가 문제임을 암시한다.

정신과 의사와 다른 임상가들의 임상 경과를 하루하루 추적하면 이러한 약물들이 예상한 방식으로 도움이 되지 않더라도 여전히 처방 가능하다. 안타깝게도 이 가설은 나에게 정신과 의사들이 처방은 하지만 그 외 환자들을 도울 수단은 갖지 못함을 의미한다. 처방받은 환자의 문제와 상관없이 모든 약물의 10년 간 사용량 곡선이 동일하다는 것은 정말 놀랍다.

내 임상 배경과 연구에서, 나는 주로 정신증과 주요우울증에 대한 새로운 접근법을 개발하는 데 집중했다. 핀란드 서부 라플란드에서 진행된 한 연구 프로젝트에서는 오픈 다이얼로그 치료를 받은 첫 번째 정신증 환자에게 어떤 일이 일어났는지 19년 동안 추적관찰하고 이를 핀란드 다른

people take or what their problem is, roughly one-third of the patients will still be in treatment with the same drug or a similar one ten years later."(Gøtzsche, 2020, 282)

These results indicate that it does not matter the question about the specific drug being used to specific patients with specific diagnosis, but it does matter the automatic care culture without considering if there really is a need to use these drugs.

The everyday clinical observations for psychiatrists and other clinicians are that these drugs do not help in the way expected, but they are still used. Unfortunately, for me this hypothesis means that the psychiatrists prescribing the bills have no other tools to provide their care to their patients. What really surprise me is that the curve of use for ten years is the same for every drug irrespective of the problems of the patients whom they are prescribed to.

In my clinical background and in my studies, I focused mainly on developing new approaches for psychosis and major depressions.

지역의 일반적인 치료와 비교했다. 그 결과 유의미한 차이가 나타났다.[4] 오픈 다이얼로그 치료 초기에는 환자의 20%가 신경이완제를 처방받았다. 첫 5년 동안 33%의 환자들이 신경안정제 처방을 받았지만 그 중 절반은 결국 이를 중단했다. 약 19년이 지난 뒤, 오픈 다이얼로그 치료를 시작한 환자들 중 33%만이 여전히 신경안정제를 사용하였다. 첫 2년이 지난 뒤에도 환자들에게 정신증 증상이 나타났다면 이들은 주류 정신과 치료를 받았을 것이고 아마도 신경이완제를 처방받았을 것이다. 그러나 초기의 오픈 다이얼로그 개입이 새로운 (정신병적) 위기를 더 잘 예방하는 데 도움이 된 것으로 보였기에 환자들이 주류 치료 안에 머무름에도 불구하고 그들에게 신경이완제 처방을 필요로 하는 증상이 덜 나타났다.

핀란드의 주류 치료법과의 차이는 엄청났다. 처음에는 전체 환자의 70%가 신경이완제를 처방받았고 19

In one research project in Finnish Western Lapland, we followed for 19 years what happened with the first episode psychotic patients in the Open Dialogue care and compared this to usual treatment in the rest of Finland. The outcome differences were significant (Begrström, 2018). In Open Dialogue care at the outset 20 % of the patients were prescribed neuroleptic medications. During the first five years altogether 33% had been prescribed, but half of them also stopped neuroleptics. Approximately 19 years after, among those patients who started the treatment in Open Dialogues care, 33% were still using the neuroleptics. After the first two years, the patients could have had mainstream psychiatric treatment and most probably prescribed neuroleptics, if they would have had psychotic symptoms. However, it seemed that the Open Dialogue interventions at the outset had helped them to better prevent new (psychotic) crises and thus even being within the main stream treatment they showed less symptoms that would have required neuroleptics' prescribing.

---

4. T. Bergström, J. Seikkula, B. Alakare, P. Mäki, P. Köngäs-Saviaro, J.J. Taskila, et al., "The family-oriented open dialogue approach in the treatment of first-episode psychosis: nineteenyear outcomes," *Psychiatry Res*, 270 (2018):168-75

년이 지난 후에도 그들 중 80%(전체 환자의 약 50%)가 여전히 신경이완제를 복용하고 있었다. 하지만 19년 시점에서 오픈 다이얼로그 치료를 받은 환자의 28%만이 신경이완제 복용을 했다. 일반적인 치료에서 61%의 환자가 장애 수당으로 생활하는 반면, 19년 전 오픈 다이얼로그 치료에 참여한 환자의 33%만이 장애 수당을 받는다. 일반적인 치료에 관한 이러한 통계는 놀랍다. 이 통계는 30년 동안 정신증 치료 결과가 전혀 개선되지 않았음을 나타낸다. 정신증 환자는 3분의 2에서 은퇴할 것이 예상되며, 20년 동안 서비스를 필요로 하고, 실질적인 도움을 받지 못한 채 수십년 동안 신경이완제를 사용하며, 약물의 유해한 효과로 고통 받는다. 위기 상황에서 약물을 일차 대응책으로 지나치게 강조하기 때문에 이런 일이 벌어진다고 생각한다. 또 다른 연구에서 우리는 신경이완제를 사용한 환자와 사용하지 않은 환자를 전국 등록 자료를 기반으로 비교했다.[5] 그 결

---

5. T. Bergström, J.J. Taskila, B. Alakare, P. Köngäs-Saviaro, J. Miettunen, J. Seikkula, "Five-Year Cumulative Exposure to Antipsychotic Medication After First-Episode Psychosis and its Association With 19-Year Outcomes," *Schizophrenia Bulletin Open*, 1 (2020), https://doi. org/10.1093/schizbullopen/sgaa050

The difference with the mainstream treatment in Finland was enormous. At the outset, 70% of the patients were prescribed neuroleptics and after 19 years 80% were still using. 50% of them were still in psychiatric treatment after 19 years compared to 28% in Open Dialogue care. In common treatment 61% patients were living on a disability allowance compared to 33% among those who 19 years ago had participated on Open Dialogue treatment. These statistics concerning the usual treatment are alarming. They indicate that in 30 years no improvement has occurred in the outcomes of treatment of psychoses. Psychotic patients are expected to retire in two thirds of the cases, they are in need for services for 20 years and they are using neuroleptics for decades with no real help, and they suffer from harmful effects of medications. I suppose that this is the case because of the overemphasis on medications as the primary response in any crisis. In another study we made a nationwide register-based comparison between patients who had been using or not neuroleptics (Begrstöm et al., 2020). These drugs

과 신경이완제를 복용한 환자는 향후 5년 동안 약물을 계속 복용할 가능성이 더 높았고(80%대 60%), 약물을 중단할 가능성이 더 높았으며(61%대 50%), 여전히 정신과 서비스를 필요로 할 가능성이 더 높았고(54%대 64%) 사망률이 더 높았다(16%대 11%). 이 연구는 오픈 다이얼로그와 일반 치료를 비교한 것이 아니라 핀란드 전역에서 정신과 치료를 받은 모든 환자를 대상으로 비교한 것이다. 이는 정신증 위기에서 전통적인 치료로 여겨지는 신경이완제 투약을 피하는 것이 장기적으로 더 나은 결과와 관련을 갖는 것으로 보인다.

어떤 종류의 약물을 사용하든 문제와 무관하게 같은 흐름을 따르는 듯 보이는 이유는 무엇인가? 약물 사용은 근거 기반이라기보다는 정신의학에서 따르는 신화와 같이 여겨진다. 이 책《약이 병이 되는 시대》에서 로버트 휘태커는 실제 결과를 살피기 위해 연구를 해석하는 방법과 약에 치우친 관점을 지지하는 연구의 정치적 특성을 이해하는 방법에 대해 가장 소중한 정보를 소개한다.

resulted to be continued in the next five years, patients were more likely to take medications after 19 years (80% vs. 60%), to be retired (61% vs 50%), to be still in need for psychiatric services (54% vs. 64%), and to show a higher mortality (16% vs. 11%). This research was not a comparison between Open Dialogue and usual treatment, but comparison among all patients who had received psychiatric treatment in all parts of Finland. This indicates that, although the treatment is traditional, avoiding neuroleptic medications in psychotic crises seems to be related to better long-term outcomes.

Why is it the case that the use of any kind of medication seems to follow the same line regardless of the problem? The use of drugs really is not evidence based, as it seems more as a myth that is followed in psychiatry. In this book Anatomy of an epidemic Robert Whitaker introduces most valuable information about how the read the studies to see the real results and how to understand the political quality of the studies supporting single minded medication.

오픈 다이얼로그에 대한 많은 연구는 실제 현실에서 약물 및 기타 치료 효과에 대해 보다 정확한 결과를 제공한다. 이 연구 결과는 시스템이 가장 심각한 위기 상황에서 사람들에게 더 인간적인 대처 방식을 기꺼이 채택한다면 대안이 존재함을 나타낸다. 인간적인 대응 방식이란 ① 위기 발생 초기에 가정과 같은 자연스러운 환경에서 사람들을 즉시 만나고, ② 모든 관련된 사람들을 열린 만남에 초대하여 상황을 더 잘 이해하기 위해 논의하며, ③ 모든 경우 자동적으로 약물을 시작하는 대신 각자의 독특한 요구 사항에 따라 약물에 대해 결정 내리는 것을 의미한다. 오픈 다이얼로그 접근법에서와 마찬가지로 처방된 신경이완제나 항우울제는 가능한 한 빨리 중단하는 동시에 치료 과정의 다른 부분은 필요한 만큼 오래 지속한다. 이렇게 하면 결국 환자는 훨씬 적은 약물을 필요로 하고 훨씬 더 잘 회복한다. 그리고 정신과 의사들도 자신의 일에 훨씬 더 만족하리라 생각한다.

로버트 휘태커의 책을 한국 독자들에게 추천하게 되어 정말 기쁘다.

Many studies about Open dialogues give more valid results of the effects of medication and other care in the real-world situation. The results indicate that there are alternatives, if the system would be willing to adopt more human way of coping with people during the most severe crises. The human ways of response would mean that (1) people are met immediately at the outset of crises in their natural settings as homes; (2) all involved are invited to open meetings to discuss about their situation to understand it more and (3) the decision of medications is based on the unique needs instead of starting the medication automatically in all cases. As in the Open Dialogue approach, the prescribed neuroleptics or antidepressants are withdrawn as early as possible, at the same time as the other part of the process is continuing as long time as needed. If this is done, at the end patients need much less medications and recover much better. And I suppose psychiatrists would be much more satisfied with their own work.

I am so happy to recommend the

이 책을 읽은 임상가라면 더 이상 예전과 같은 방식으로 진료를 계속하지 않을 것이다. 환자의 경험을 더 많이 존중하는 방향으로 변화하게 될 것이다.

book of Robert Whitaker to the Korean readers. After reading the book you can no longer continue your practice in the way that you used to do and the change you will take is to respect more of the experiences of your clients.

---

**야코 세이쿨라**(Jaakko Seikkula, Ph.D.)는 핀란드의 임상심리학자이자 유바스큘라 대학의 심리치료 교수이며 대화 치료 연구소의 선임 교원이다. 1981년부터 1998년까지 핀란도 토르니오의 케로푸다스 병원 수석 심리학자로 있을 때 오픈 다이얼로그 치료를 개발했다. 그의 임상 및 연구 관심 분야는 대화를 통한 치료적 접근 개발을 결과 및 과정 변수에 대한 체계적 연구 분석과 결합하는 것이다. 국제 정신병 치료 네트워크 회의의 리더이고 국제 가족 치료 협회 이사이다. 또한 국제정신증심리치료학회(ISPS), 미국 가족 치료 아카데미, 심리치료 연구학회 회원이기도 하다. 그는 유럽가족치료협회(EFTA)에서 심리치료 및 가족 치료 영역에서의 공헌을 인정받아 평생 공로상을 수상하였다.(옮긴이)

# 서문

## FOREWORD

《약이 병이 되는 시대》는 2010년 처음 출간되었다. 이 책은 곧 '논쟁적인' 책이 되었다. 이 책의 중심에서는 정신과 약물의 장기 영향을 살핀다. 그리고 궁극적으로 과학의 역사를 제시하여 정신의학으로 하여금 현재의 '약물 기반 치료 패러다임(drug-based paradigm of care)'에 대해 다시 생각하기를 요구한다.

초판 출판 후 4년이 지났다. 개정판의 발간은 두 가지 기회를 주었다. 하나는 흥미로운 사실을 보여주는 《약이 병이 되는 시대》에 대한 반응을 상세하게 언급할 기회다. 또 다른 하나는 2010년 이후 발표된 관련 연구의 최신 식견 제공이다. 새로운 연구들은 《약이 병이 되는 시대》에 제시된 근거의 실체에 힘을 실어주었다. 실로 나는 새로운 연구 결과들이 《약이 병이 되는 시대》에서 도출된 결론을 **확실히 입증**한다고 생각한다.

초판 서문에서 내가 어떻게 이 책을 쓰게 되었는지 말했다. 그 어느 때보다도 독자들이 이 내용을 이해함이 중요하다고 생각한다. 어떤 책이 통념에 도전할 때, 그 책으로부터 공격을 받았다고 생각하는 사람들은 저자를 공격하는 방식으로 대응한다. '작가의 견해는 한쪽으로 치우쳤다.' '작가가 관철하려는 특정 내용이 보인다.' 등등. 서평가들은 초점을 책에서 저자에게로 돌린다. 그리고 그렇게 함으로 책의 평판을 떨어뜨리려 한다.

나는 이 주제에 대해 매우 우회적인 방식으로 글을 쓰게 되었다. 1994년, 신문 기자로 여러 해 일한 뒤, 나는 일간지 저널리즘을 떠나 약물 임상 시험의 상업적 측면을 보도하는 출판사인 센터워치(CenterWatch)를 공동 설립했다. 우리 독자들은 제약 회사, 의과 대학, 사설 의료기관, 그리고 월스트리트에서 일하는 사람들이었다. 대부분의 내용에서 우리는 우리도 모르게 이 사업에 대해 제약산업 친화적 방식으로 글을 썼다. 우리는 임상 시험을 향상된 치료법을 시장에 내놓는 과정의 일부로 보았다. 그리고 우리는 성장하는 제약산업의 재정적 측면에 대해 알렸다. 그러던 중에 1998년 초, 나는 정신과 환자를 대상으로 한 '비인도주의적 연구'에 관한 이야기를 우연히 듣게 되었다. 센터워치를 공동 운영하는 동안에도 나는 가끔 잡지와 신문에 프리랜서 기사를 썼고, 그해 가을에는 《보스턴 글로브(Boston Globe)》에 이 문제에 관한 연속 기사를 다른 작가와 공동으로 기고했다.

돌로레스 콩과 나는 '약물 남용'의 몇몇 유형에 초점을 두었다. 우리는 미국 국립정신건강연구소(National Institute of Mental Health, NIMH) 재정지원을 받아 조현병 환자들에게 정신 증상 악화가 가능한 약을 투여하는 연구를 살펴보았다(이 연구는 조현병의 발생기전을 밝히기 위한 연구). 우리는 새로 개발된 비정형 항정신병약물 연구 중 발생한 사망 사례를 조사했다. 끝으로, 우리는 조현병 환자들의 항정신병약물 중단 연구를 보고했다. 우리는 이것이 비윤리적인 일이라고 생각했다. 솔직히 말해 이 연구는 우리에게 매우 충격이었다.

우리의 추론은 이해하기 쉬운 내용이었다. 이 약들은 '당뇨병 치료에 쓰이는 인슐린'과 같다고 알려졌다. 《앨버니 타임즈 유니언(Albany Times Union)》지에서 의학 전문 분야를 담당한 뒤로 나는 얼마간 이 말을 '사실'로 이해했다. 정신의학 연구자들이, 다시 발병하여 재입원해야 하는 조현병 환자 비율을 집계하는 항정신병약물 금단 연구를 시행한 것은 명백한 학대였다. 당뇨병 환자들이 얼마나 다시 병적인 상태로 되는지 확인하기 위해 인슐린 투여를 중단하는 연구를 과연 누가 실행하겠는가?

그렇게 해서 우리는 약물 금단 연구를 연속 취재 내용에 포함시켰다. 그것이 나의 정신과 관련 글쓰기의 끝이 될 뻔했다. 하지만 나를 계속 신경 쓰이게 한 풀리지 않는 질문이 남았다. 그 기획 기사를 연재하는 동안 나는 이해되지 않는 두 가지 연구 결과를 발견했다. 첫 번째 연구는 하버드 의과대학의 연구자들이 발표했는데, 미국에서 조현병 환자들의 치료 성과가 최근 20년 동안 **악화하였으며** 한 세기 전 치료율과 별반 다르지 않다는 1994년 연구였다. 두 번째는 세계보건기구(World Health Organization, WHO) 연구였다. 조현병 치료 결과가 미국과 다른 부유한 나라들보다 인도와 나이지리아 같은 가난한 나라에서 훨씬 더 좋다는 것을 발견했다. WHO의 연구 결과에 대해 다양한 전문가와 인터뷰를 했다. 그들은 미국의 낮은 치료 성과가 사회 정책과 문화적 가치관 때문이리라고 언급했다. 가난한 나라에서는 가족들이 조현병 환자들에 대해 더 지지 가능하다고 그들은 말했다. 그럴듯한 대답일지 모르지만 완전히 만족스러운 설명은 아니었다. 《보스턴 글로브》에 연속 기사를 실은 후에, 나는 다시 그 의문점으로 돌아가서 조현병 치료 결과에 대한 WHO 연구와 관련된 논문을 전부 읽었다. 나는 다음과 같은 놀라운 사실을 알게 되었다. 가난한 나라에서는 16%의 환자들만이 항정신병 약물 치료를 정기적으로 받는다.

나는 그 통계 자료를 보고 혼란스러웠던 감정을 아직도 못 잊는다. 조현병 환자의 약 중단이 얼마나 비윤리적인지에 대해 주목한 공동 집필을 마친 직후 우연히 WHO 연구 결과를 살피게 되었다. 이 연구에서는 약을 지속 복용하지 않음이 오히려 좋은 치료 결과로 이어진다고 보여주는 듯했다. 나는 첫 책 《매드 인 아메리카(Mad in America)》를 썼다. 이 책은 미국의 중증정신질환자 치료 역사에 주목하면서, 어떻게 흘러왔는지 이해하고자 한다.

간단히 말해서, 나는 사회 통념의 신봉자로서 이 긴 여정을 시작했다. 나는 정신의학 연구자들이 정신질환의 생물학적 원인을 발견하였으며 이러한 지식이 뇌 화학의 '균형'을 돕는 새로운 정신과 약물 개발로 이어졌다고 믿었다. 이 약들은 '당뇨병 치료를 위한 인슐린'과 같게 느껴졌다. 나는 이 것을 사실로 믿었다. 신문 기사를 쓰면서 정신과 의사들로부터 그렇게 설명을 들었기 때문이다. 하지만 우연히 하버드 연구와 WHO 연구를 만나 시작하게 된 지적 탐구는 결국 이 책《약이 병이 되는 시대》로 발전했다.

비록《약이 병이 되는 시대》가 사회 통념에 이의를 제기하지만, 그 과정은 틀에 박힌 방식을 취한다. 오늘날의 의료 행위는 연구 결과에 의해 밑받침되는 '근거 기반(evidence-based)'이다. 그렇기에 나는 정신과 약물의 장기 영향을 살피면서, 단순히 관련 증거에 살을 붙이고자 했다. 내가 살핀 바는 무엇을 나타내는가? 본질적으로 이 책은 나를 전달자의 위치에 놓이게 했다. 나는 모두가 보도록 정신의학 스스로의 연구 결과를 들어 올렸을 뿐이다.

이 점이《약이 병이 되는 시대》가 때때로 다소 적대적 반응을 일으킨 이유라고 생각한다. 나는 미국의 NIMH와 다른 나라의 연구 기관이 기금을 지원하는 연구로부터 나온 과학의 역사를 이야기했다. 그리고 만약 그 연구가 궁극적으로 우리의 현재 치료 패러다임을 재고할 필요성을 말한다면 이 책은 두 배로 위협적이라 하겠다. 정신의학의 현재 진료 형태에 대한 반론은 정신과 약물 장기 사용의 영향에 대한 정신의학 연구 자체로부터 나온다.《약이 병이 되는 시대》는 정신의학의 '의학적 모델'에 대한 비판이 아니다. 이전에는 더 크게 일관된 그림으로 명료하게 정리되지 않던 정신의학계의 발견에 대한 재검토이다.

그런 점을 감안할 때, 주류의 신념을 지키려는 사람들은 이견 제시자를 제거하려는 유혹을 느낀다.《약이 병이 되는 시대》가 발간된 당일《보스턴 글로브》에 실린 책의 첫 비평이 딱 그러했다. 그 비평은 하버드 의과대학 소아과 조교수인 데니스 로젠이 쓴 글로, 나를 에이즈(Acquired Immune Deficiency Syndrome, AIDS) 거부론자에 비유했다. 특히, 그는 나를 전 남아프리카 대통령 타보 음베키와 비교했다. 타보 음베키는 에이즈가 진짜임을 부정함으로 수십만 명의 남아프리카인들을 죽게 만든 사람이다.

이 비평은 두 가지 목적을 수행했다. 우선, 대중에게 나를 귀 기울여서는 안 될 이단자로 느끼게 했다. 그리고 대중으로 하여금 내가 명백한 과학 진실을 부정한다고 인식하게 했다. 그 다음 이 비평은 《약이 병이 되는 시대》의 다른 잠재적인 비평가들에게 내 책이 '무책임하다'는 메시지를 보냈다. 그것은 큰 해를 끼칠 가능성을 가졌다. 로젠의 논평은 이 책에 대한 사회적 침묵을 유도했다. 처음에는 그 의도가 효과적이었다. 다른 주요 신문 언론은 《약이 병이 되는 시대》에 대한 논평을 하지 않았다. 사실상 라디오 인터뷰 섭외도 거의 안 들어왔다. 《약이 병이 되는 시대》는 대중의 시야에서 빠르게 사라질 운명으로 보였다.

하지만 마침내 《타임》을 비롯하여 《뉴 사이언티스트》와 《살롱》에서 간략하지만 긍정적인 논평을 내었다. 그로 인해 몇몇 독자들이 책을 만나게 되었다. 그 후 2010년 여름, 나는 '정신장애인 동료 집단(peers)'에 의해 조직되고 '물질남용 및 정신보건 서비스국(Substance Abuse and Mental Services Health Administration, SAMSHA)'이 후원하는 대안학회(Alternatives Conference)의 연례 회의 기조 연설자로 초대되었다. 이 초대는 SAMHSA에게 약간의 우려를 갖게 했고, 초대문은 다음 주의사항과 함께 재발행되었다. 그 내용은 두 번째 연사인 정신과 의사가 반론을 펼칠 경우에만 내가 말하도록 허락된다는 제한이었다.

이는 좀 이상했지만 어떤 기회가 제공되었음은 분명하다. 이제 이 책의 문제 제기에 대응하고 (만약 그런 결과가 존재한다면) 오랜 치료 결과를 개선한 정신과 약물 연구 성과 제시의 기회가 정신의학에 주어졌다. 이것은 정신의학이 이 책을 해체하고 분석할 기회였다. 나는 숨을 죽이고 기다렸다. '내가 놓친 설득력 있는 증거가 존재하나?' 그러나 대안학회 연례 회의에서는 내가 생각한 내 책에 대한 반박 의견은 제시되지 않았다. '반대 증거'가 인용되지 않았기에, 그 포럼은 이 책에 새로운 공개적 좌절을 제공했다. 《약이 병이 되는 시대》에 대한 반론은 과연 어디 존재하는가? 왜 이제까지 반론이 안 나타나는가?

그 시점에, 나는 책에서 제시하는 연구의 함의에 대해 토론을 원하는 몇

몇 정신과 의사들과 정신보건 서비스 제공자들 소리를 듣기 시작했다. 나는 그들을 인터넷을 통해 서로 연결했고, 결국 토론의 씨앗은 2011년 2월 오리건주 포틀랜드에서의 학술모임으로 이어졌다. 그곳에서 정신과 의사, 정신보건 서비스 제공자, 가족, 동료 등 다양한 사람들이《약이 병이 되는 시대》가 제기한 쟁점을 토론하고 조현병과 우울증의 장기간 약물 사용 결과에 대한 문헌 검토 워크숍을 열었다. 두 개의 작은 워크숍 모두에서 약물 장기사용 결과를 고려했을 때 정신의학이 처방 관행을 다시 생각할 만한 충분한 이유가 존재한다는 결론에 도달했다.

그 학술모임은 결국 '좋은 정신건강 치료를 위한 재단(Foundation for Excellence in Mental Health Care)'이라는 비영리단체의 출발점이 되었다. 이 재단은 정신과 약물의 장기 사용 결과와 '최적' 사용의 후속 연구를 지원하기 위해 기금을 모은다. 또한 이 재단은 약물 위주 치료의 대안 개발 노력을 지원한다.

그 이후 나는 이 책에서 제시하는 결과 자료에 관해 널리 이야기했다. 그리고 의과대학의 대규모 학술 집담회를 포함한 여러 포럼에서 정신과 치료에 대해 다시 생각하려는 사회 관심이 많아짐을 느낀다. 나는 캐나다와 유럽 국가들에서 강연할 때도 이 같은 관심의 존재를 느낀다. 많은 이들은 약물 기반 치료 패러다임이 무언가 잘못되었음을 느낀다. 이 약들을 더 많이 사용할수록, 우리 사회의 정신질환에 대한 부담은 늘어나는 듯 보인다. 왜 그럴까?

2010년 이후 발표된 연구 결과를 이러한 논의에 보탰다. 이번《약이 병이 되는 시대》개정판에서는 에필로그 뒤에 추가된 연구 단원을 넣었다. 4년이 그리 긴 시간이 아닌데 놀라운 사실이 존재한다.《약이 병이 되는 시대》가 처음 출판된 2010년에 이단으로 여겨진 생각들이 현재는 주류 연구계에서 논의된다.

약어 정리

- **물질남용 및 정신보건 서비스국**(Substance Abuse and Mental Services Health Administration, SAMSHA)
- **미국 국립정신건강연구소**(National Institute of Mental Health, NIMH)
- **세계보건기구**(World Health Organization, WHO)

# The Epidemic

# 1부

## 유행병

Anatomy
of an
Epidemic

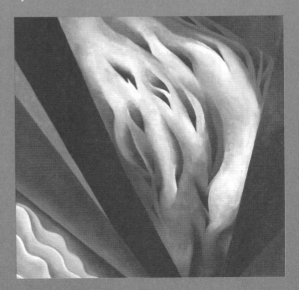

# 1장

# 현대판 역병
## A Modern Plague

|

"과학의 본질은 다음과 같다. 엉뚱한 질문을 던지라.
그러면 당신은 올바른 답을 얻을 것이다." _제이콥 브로노스키(1973)[1]


이것은 의학에 관한 퍼즐 같은 이야기다. 이 퍼즐은 매우 독특하다. 그리고 동시에 우리 사회가 시급히 풀어야 할 문제이다. 이것은 급격히 증가하는 어린이들을 포함하여 수백만 명의 미국인의 생명에 해를 가하는 숨겨진 한 가지 유행병에 대한 것이다. 지난 50년 동안 유행병의 규모와 범위가 커졌다. 현재는 **매일 850명의 성인과 250명의 어린이가 장애인이 된다.** 그리고 이 놀라운 수치는 여기서 다루려 하는 '현대판 역병'의 진정한 범위를 부분적으로 암시할 뿐이다. 왜냐하면 이는 그들의 가족 혹은 돌봄 제공자가 미국 연방 정부로부터 새로이 장애 등록 인정을 받을 정도로 심하게 아픈 사람들의 수치에 불과하기 때문이다.

자, 여기 퍼즐이 존재한다.

사회 차원에서 우리는 정신의학이 지난 50년 동안 정신질환을 치료하는 데 큰 진전을 이루었음을 이해하게 되었다. 과학자들은 정신질환의 생물학적 원인을 밝혀내며, 제약회사는 이러한 상태에 대한 여러 효과적인 약물을 개발했다. 이 이야기는 신문, 잡지, 책에 실렸고 이에 대한 우리 믿음의 증거는 우리의 소비 습관에서 찾아진다. 2007년에 미국에서는 항우울제와 항정신병약물에 250억 달러를 썼다. 이 수치는 인구 1,800만 국가인 카메룬의 국내총생산(gross domestic product, GDP)보다 많다.[2]

1999년 미국 공중보건국장 데이비드 새처는 《정신건강(Mental Health)》이라는 458쪽 분량의 보고서를 통해 이 과학적 진보의 이야기를 깔끔하게 요약했다. 현대 정신의학의 시대는 1954년에 시작되었다고 그는 말한다. 그 이전에 정신의학에는 '환자가 만성적으로 아프지 않도록 예방하는' 치료법이 부족했다. 그러다가 쏘라진(성분명 '클로르프로마진', 항정신병약물의 일종)[1]이 소개되었다. 이는 정신질환에 대한 최초의 '해독제', **항정신병약물**(antipsychotics)이었다. 이후 정신약물학 혁명이 시작되었다. 곧 **항우울제**(antidepressants)와 **항불안제**(antianxiety agents)가 발명되었고, 그 결과 오늘날 우리는 '평생에 걸쳐 발생하는 명확하게 정의된 일련의 정신 행동 장애에 대해 충분히 검증된 효능을 가진 다양한 치료제'를 누리게 되었다. 새처는 다음과 같이 기록했다. "푸로작(성분명 '플루옥세틴', 항우울제의 일종)을 비롯한 2세대 정신과 약물의 도입은 신경과학과 분자생물학의 진보로 촉발되었다. 이는 정신질환 치료의 또 다른 도약을 상징한다."[3]

정신과 의사가 되기 위해 교육받는 의대생들은 그들의 교과서에서 정신의학의 역사에 대해 읽는다. 그리고 대중은 정신의학 분야 주류의 설명을 통해 이 내용을 받아들인다. 토론토 대학의 에드워드 쇼터 교수는 1997년 저서 《정신의학의 역사(A History of Psychiatry)》에 최초의 조현병 치료제인 쏘라진에 대해 '내과학에 최초의 항생제 페니실린이 도입된 것에 버금가는 정신의학 혁명을 일으켰다'고 기록했다.[4] 바야흐로 '정신약물학 시대(psychopharmacology era)'의 시작이었다. 오늘날 우리는 정신의학 약장 안의 약물이 효과적임을 과학이 증명했다는 데 안심한다. 웨일 코넬 의과대학의 정신약리학 교실 책임자인 리처드 프리드먼은 2007년 6월 19일 《뉴욕타임

▬

1. 클로르프로마진은 1950년에 개발된 최초의 항정신병약물로 미국 발매 상품명은 쏘라진(thorazine). 원서 본문에서는 정신과 약물이 미국 상품명과 성분명이 혼용되어 기술됨. 이해를 돕기 위해 괄호를 배치하여 부연설명을 하기도 할 것임.(옮긴이)

스》독자들에게 다음과 같이 알렸다. "우리에게는 광범위한 정신질환을 치료할 매우 효과적이고 안전한 치료법이 존재한다."[5] 3일 후 《보스턴 글로브》지는 〈어린이들에게 약이 필요할 때〉라는 제목의 사설에 "강력한 약의 개발이 정신질환 치료에 혁명을 일으켰다."는 비슷한 논조의 글을 실었다.[6]

세계 여러 나라에서 진료하는 정신과 의사들 또한 이를 사실로 받아들인다. 2008년 5월 미국 워싱턴 D.C.에서 열린 제161회 미국정신의학회 (American Psychiatric Association, APA) 연례 회의에 참석한 정신과 의사 2만여 명 중 절반 정도는 미국이 아닌 다른 나라 국적의 사람들이었다. 학회장의 복도는 조현병, 양극성장애, 우울증, 공황장애, 주의력결핍 과잉행동장애, 그리고 APA에서 발간한 《정신질환의 진단 및 통계 편람(Diagnostic and Statistical Manual of Mental Disorders, DSM)》에 기술된 기타 다른 질환들에 대한 대화로 가득 찼다. 5일의 기간 동안 대부분의 강연, 워크숍, 심포지엄에서는 정신의학의 진보에 대해 논의했다. 캐롤린 로비노위츠 APA 회장은 개막 연설에서 다음과 같이 말했다. "우리는 정신질환의 이해에 많은 진전을 이루었고 정신질환에 대한 지식은 계속 확장된다. 우리의 치료 작업은 수많은 생명을 구하고 더 나은 삶을 살게 한다." [7]

그러나 이것이 수수께끼다. 이러한 의료 분야의 큰 발전을 고려하면, 우리는 미국 인구당 정신질환자 수가 지난 50년 동안 감소했을 것이라고 예상 가능하다. 우리는 또한 1988년 항우울제 푸로작을 비롯한 2세대 정신과 약물의 도입 이후 인구당 정신장애인의 수가 감소했을 것으로 예상 가능하다. 우리는 장애율이 2단계로 떨어지는 것을 봐야 한다. 하지만 그 대신에 정신약리학 혁명이 전개되는 가운데 미국 정신장애인 수는 **급증**했다. 게다가 정신질환 장애 인구는 푸로작과 같은 2세대 정신과 약물의 도입 이후 더욱 가속화했다. 가장 염려되는 것은, 이 현대판 역병이 이 땅의 어린이들에게까지 퍼졌다는 점이다.

장애 인구의 수로부터 출발하는 논제는 훨씬 더 큰 질문으로 이어진다. 왜 오늘날 많은 미국인들은, 비록 정신질환으로 인해 장애를 경험하지는 않더라도, 만성의 정신적 문제와 같은 역병, 곧 재발성 우울증, 양극성 증상, 심각한 불안 등에 의해 고통받는 것일까? 만약 우리에게 이러한 정신질환들을 효과적으로 다룰 치료법이 존재한다면, 왜 정신질환은 미국에서 그어느 때보다 더 큰 건강 문제가 되었을까?

## **유행병** The Epidemic

이 책은 단지 통계에 관한 것은 아니다. 우리는 수수께끼를 풀려고 한다. 이는 과학과 역사의 탐구, 그리고 궁극적으로 많은 놀라운 반전의 이야기로 이어질 것이다. 이 수수께끼는 정부 통계의 심층 분석에서 시작된다. 이를 풀어가는 첫 번째 단계로 지난 50년 동안의 장애인 인구 수를 추적하여 이 유행병이 진짜인지 확인하려 한다.

1955년에 정신질환자들은 대부분 주와 카운티 정신병원에서 치료받았다. 오늘날 정신질환자들은 대체로 매달 생활보조금(Supplemental Security Income, SSI) 또는 사회보장 장애연금(Social Security Disability Insurance, SSDI, 이하 장애연금)을 받으며 주거 보호 시설이나 기타 보조 생활 시설에서 생활한다. 생활보조금(SSI)과 장애연금(SSDI) 통계치를 통하여 정신질환으로 인한 장애인의 수가 대략 파악된다.

1955년, 주립 정신병원에는 566,000명의 사람들이 입원 중이었다. 하지만 이들 중 355,000명에게만 정신질환 진단명이 내려졌다. 정신과적 진단명이 내려지지 않은 사람들은 알코올 중독, 매독 유발 치매, 알츠하이머 치매 환자였다. 1955년에는 미국인 468명 중 1명이 정신질환으로 병원에 입원했다.[8] 1987년에는 125만 명이 정신질환으로 인한 장애로 인해 생활보조금 또는 장애연금을 받았다. 이는 미국인 184명 중 1명꼴이다.

이것은 사과와 오렌지의 비교라 하겠다. 1955년에는 정신질환이 사회적 금기로 여겨져 사람들은 정신과 치료받는 것을 꺼리고, 입원율이 낮았

1955년에 입원 중이던 정신질환자 수 The Hospitalized Mentally Ill in 1955

| | 1955년 첫 입원한 환자 수 | 1955년 당시 병원 거주 환자 수 |
|---|---|---|
| **정신병적 장애** | | |
| 조현병 | 28,482 | 267,603 |
| 조울병 | 9,679 | 50,937 |
| 기타 | 1,387 | 14,734 |
| **정신신경증(불안)** | 6,549 | 5,415 |
| **인격장애** | 8,730 | 9,739 |
| **기타 다른 정신질환** | 6,497 | 6,966 |

[표 1.1] 1955년에는 주와 카운티 정신병원에 558,922명의 환자가 거주, 이들 중 정신질환 환자는 355,000명. 나머지 20만 명은 치매, 말기 매독, 알코올 중독, 지적장애 및 다양한 신경 증후군을 앓는 노인 환자. 출처: Silverman, C. *The Epidemiology of Depression* (1968): 139

을 것이다. 또한 1987년에 생활보조금이나 장애연금을 받는 것보다 1955년 입원자 경우가 정신질환이 더 심했을 가능성 존재한다. 이는 1987년에 장애율이 훨씬 더 높은 이유가 된다. 하지만 논쟁은 다른 방향으로도 진행 가능하다. 생활보조금과 장애연금의 규모를 통해 65세 미만 정신질환자의 인구수 정보만 나타나지만, 1955년 정신병원에는 나이 든 조현병 환자가 많았다. 1987년에는 1955년보다 더 많은 정신질환자들이 노숙자가 되고 감옥에 갇혔다. 이들의 인구수는 장애 수치에 나타나지 않는다. 이 비교는 불완전하지만, 1955년과 1987년 사이의 장애율 차이를 보기에 가장 좋은 방법이다.

다행히도 1987년 이후로는 생활보조금과 장애연금 수치만을 포함하는 사과 대 사과의 비교다. 미국 식품의약국(the Food and Drug Administration, FDA)은 1987년 항우울제 플루옥세틴의 오리지널 약인 푸로작(Prozac)을 승인했다. 이후 20년 동안 생활보조금과 장애연금을 받는 정신질환자 수는 397만 명으로 치솟았다.[9] 2007년에 정신질환으로 인한 장애율은 미국인 76명당 1명꼴이었다. 이는 1987년 장애율의 2배를 넘고, 1955년 장애율의 6배를 넘는다. 사과 대 사과 비교는 무언가가 잘못되었음을 입증한다.

장애에 대한 데이터를 좀 더 자세히 살펴보면, 두 번째 퍼즐을 찾게 된다. 1955년에는 우울증과 양극성장애로 인해 많은 사람들이 장애를 경험하지는 않았다. 주와 카운티 정신병원의 환자 50,937명만이 이러한 기분장애 중 한 가지 진단을 받았다.[10] 그러나 1990년대 동안은 우울증과 양극성장애를 앓는 사람들이 생활보조금 및 장애연금 수혜 대상자 목록에 점점 더 많이 나타나기 시작했다. 오늘날에는 기분장애에 대해 18-64세 청장년 성인 140만 명이 연방정부로부터 급여 지급을 받는다.[11] 더욱이 이러한 추세는 가속화되는 추세다. 미국 회계감사원(U.S. General Accountability Office)의 2008년 보고서에 따르면 2006년 정신질환으로 인한 장애로 생활보조금이나 장애연금을 수급한 18-26세 청년의 46%가 정동질환(affective illness) 진단을 받았다. 다른 8%는 '불안장애(anxiety disorder)'로 장애가 생겼다(disabled)[2,12]

'정신질환의 장애화(disabling mental illness)'라는 이 역병은 우리 어린이들에게도 퍼졌다. 1987년에는 심각한 정신질환(serious mental illness, SMI)으로 인한 장애에 대해 생활보조금을 지급받은 18세 미만 어린이와 청소년이 16,200명이었다. 정신질환으로 장애 명단에 오른 사례는 293,000명의 어린이와 청소년들 중 5.5퍼센트뿐이었다. 그 당시에는 정신질환이 미국 어린이와 청소년들 장애의 주요 원인이 아니었다. 그러나 1990년부터 정신질환을 앓는 어린이와 청소년 수가 급격히 증가하기 시작했다. 2007년 말까지 생활보조금 수급 장애인 명단에는 어린이 561,569명이 포함되었다. 20년이라는 짧은 기간 동안 정신질환으로 인한 장애 어린이 수는 **35배** 증가했다. 정신질환은 2007년 SSI에 등록된 전체 미성년 수의 50퍼센트를 차지하였고,

---

2. DSM-5 한국어판에 의하면 mental disorder는 정신질환 혹은 정신장애로 번역되고 anxiety disorder는 불안장애로 번역됨. 의료의 영역에서 보통 의사에 의해 파악되는 신체적 질병은 disease로 환자가 경험하는 질환은 illness로 기술함. 하지만 정신적 고통에는 생물학적, 사회적, 문화적 및 심리적 요인이 복합적으로 작용하고 이를 정신의학에서는 disorder로 기술함(출처:《The Pocket Guide to the DSM-5 Diagnostic Exam》). 이 disorder가 한국에서는 '장애'로 번역되기도 하여, 몸의 어떤 기능을 못 하게 된 상태 혹은 생활의 어떤 일을 못 하게 되는 현상인 '장애(disability)'와 혼동될 여지를 가짐. 본문에서는 가급적 disorder와 disability를 혼동하지 않도록 구분하고자 함(. 옮긴이)

1987-2007년 푸로작 시대에 생활보조금 및 장애연금 수혜를 받는 65세 미만 정신장애인
The Disabled Mentally Ill in the Prozac Era SSI and SSDI Recipients Under Age 65 Disabled by
Mental Illness, 1987-2007

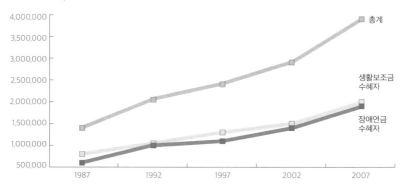

[그림 1.1] 장애연금 수혜자 6명 중 1명꼴로 생활보조금을 지급받음. 따라서 생활보조금과 장애연금 수
혜자 전체 수는 생활보조금과 장애연금 수혜자 수를 각각 더한 것보다 적음. 출처: 사회보장국(Social
Security Administration) 1987-2007년 보고서

현재 어린이와 청소년 장애의 주요 원인이다.[13]

어린이와 청소년 유행병의 당혹스러움은 1996년부터 2007년까지의 SSI
데이터에서 특별히 두드러진다. 이 기간 동안 정신질환으로 장애를 경험하
는 어린이와 청소년 수가 두 배 이상 증가한 반면, 암이나 지적장애 같은 다
른 이유로 장애를 경험하여 SSI에 등록된 어린이와 청소년 수는 728,110명
에서 559,448명으로 **감소**했다. 미국 의사들은 다른 질병의 치료에서는 진
전했지만 정신질환에 대해서는 그렇지 못했다.

## **어떤 과학적 탐구** A Scientific Inquiry

이 퍼즐은 이제 정확하게 요약 가능하다. 우리는 많은 사람들이 정신과
약물의 도움을 받는다는 사실을 안다. 우리는 많은 사람들이 정신과 약을
통해 안정됨을 안다. 그리고 그들은 어떻게 정신과 약이 그들로 하여금 정

상의 삶을 살도록 돕는지 증언 가능하다. 게다가 새처가 1999년 보고서에서 지적하듯이, 의학 논문들은 정신과 약물이 최소한 단기간은 '효과적'이라고 보고한다. 정신과 의사들과 정신과 약을 처방하는 다른 과 의사들은 그 사실을 증명할 것이며, 어린이와 청소년 정신과 환자의 많은 부모들은 정신과 약의 효능을 확신할 것이다. 이 모두는 다음과 같은 강력한 공감대를 형성한다. "정신과 약은 효과적이고, 사람들이 비교적 정상적인 삶을 살도록 돕는다." 그러나 우리는 동시에 다음과 같은 혼란스러운 사실을 마주하게 된다. "정신질환으로 인한 장애인 수는 1955년 이후 급격히 증가했고, 정신과 약물의 처방전이 폭발적으로 늘어난 지난 20년 동안 정신질환으로 인한 어린이 및 성인 장애인 수는 믿기 어려울 속도로 증가했다." 따라서 우리는 비록 이단적인 생각일지라도 분명한 질문에 마주한다. "우리의 약물 기반 치료 패러다임이 어떤 예기치 못한 방법으로 이 현대의 역병을 부채질한 것 아닐까?"

내 희망은 《약이 병이 되는 시대》가 그 질문에 대한 탐구 역할을 하는 것이다. 우리가 이 퍼즐을 풀려면 무엇을 발견해야 하는지는 간단하다. 우리는 55년의 과정 동안 펼쳐지고, 최고의 연구에서 비롯되며, 퍼즐의 모든 측면을 설명하는 과학의 역사를 살펴보아야 한다. 역사는 왜 정신장애인 수가 극적으로 증가했는지 밝혀야 하며, 기분장애가 왜 50년 전보다 훨씬 더 많아졌는지 설명해야 한다. 그리고 오늘날 심각한 정신질환으로 인해 왜 그렇게 많은 어린이와 청소년들이 힘겨워해야 하는지 설명되어야 한다. 그리고 우리가 그러한 역사를 발견한다면, 우리는 어떤 이유로 그것이 숨겨졌고 알려지지 않았는지 설명 가능할 것이다.

현안이 무엇인지는 쉽게 나타난다. 장애 수치들은 정신질환이 우리 사회에 요구하는 엄청난 대가를 암시할 뿐이다. 미국 회계감사원(Government Accountability Office, GAO)는 2008년 6월 보고서에서 미국 청소년 16명 중 1명을 현재 '심각한 정신질환'으로 추정했다. 청소년에게 이처럼 정신질환 유병률이 높았던 시대는 지금이 처음이다. 이렇게 어린 나이에 생활보조금과 장애연금 명단에 속한 이들은 장애수당을 받으며 여생을 보낼 가능성이 높다. 생활보조금이나 장애연금을 받는 20대는 향후 40년 동안 100만 달러 이상의 사회보장을 받게 될 텐데, 이는 이 유행병이 계속 증가할 경우 우리 사회가 감당하기 어려운 비용이다.

이 유행병은 또 다른 미묘한 측면을 가진다. 지난 25년 동안, 정신의학은 우리 사회를 엄청나게 변화시켰다. 정신의학은 《정신질환의 진단 및 통계 편람(DSM)》을 통해 '정상'과 '비정상'을 구분한다. 과거의 인간 정신에 대한 우리의 사회적 이해는 여러 출처(소설, 과학 연구, 철학적 및 종교적 저술)에서 비롯되었으나, 현재는 DSM을 통해 필터링된다. 실제로, 뇌의 '화학 불균형'에 대한 정신의학의 서술은 마음이 어떻게 작동하는지에 대한 우리 이해를 재구성하고 자유 의지에 대한 우리 개념에 이의를 제기했다. 우리는 정말 신경전달물질의 포로인가? 가장 중요한 것은 우리 어린이들이 인류 역사상 처음으로 '정신질환'이라는 끊임없는 그늘 아래 자란다는 점이다. 얼마 전까지만 해도 게으름뱅이, 장난꾸러기, 괴롭힘, 괴짜, 수줍은 어린이들, 모범생, 그리고 다른 인지 가능한 많은 종류 사람들이 운동장을 가득 메웠고, 이 모든 것들이 다소 정상적으로 여겨졌다. 그러한 어린이들이 어른이 될 때 어떤 모습일지 누구도 알지 못했다. 그것은 삶의 영광스러운 불확실성의 일부였다. 초등학교 5학년 때의 어리석음은 고교 20주년 동창회에서 부유한 기업가로, 수줍은 소녀는 성공한 여배우로 나타나기도 한다. 그러나 오늘날 정신질환으로 진단받은 어린이들, 특히 주의력결핍 과잉행동장애(attention-deficit/hyperactivity disorder, ADHD), 우울증 및 양극성장애로 진단된 어린이들이 학교 운동장을 채운다. 이 어린이들은 뇌에 문제를 가지며 '당뇨병 환자가 인슐린을 복용하는 것처럼' 남은 생애 동안 정신과 약물을 복용할 가능성을 가진다고 들었다. 이 의학의 격언은 운동장의 모든 어린이들에게 인간 본성에 대한 교훈을 가르친다. 이 교훈은 어린이들이 이전에 배웠던 것들과는 과격할 만큼 다르다.

우리가 진행할 탐구에서 중요한 것은 다음과 같다. 만약 전통적인 역사가 사실이고 정신의학이 정신질환의 생물학적 원인을 규명하고 효과적인 치료 개발에 큰 진전을 실제로 이뤘다면, 우리는 정신의학의 사회 재구성이 선을 위한다고 결론짓기가 가능하다. 장애를 일으키는 정신질환의 유행 자체도 불길하지만, 정신의학에서의 실제적 진보가 존재하지 않는다면 훨씬 더 절망적이다. 캐롤린 로비노위츠 APA 회장은 2008년 학회 연설에서 다음과 같이 말했다. "과학 문헌은 수백만 명의 어린이와 성인이 정신과 약물에 의해 도움을 받으며, 그들의 삶이 더 풍부하고 충만해졌음을 보여준다." 그러나 만약 정신질환의 생물학적 원인이 발견되지 않았고, 정신과 약물이 실제로는 장애를 일으키는 정신질환의 유행을 **부채질한다**는 사실을 보여주는, 기존의 통념과는 다른 종류의 역사를 밝혀낸다면 어찌해야 할까? 우리는 한 사회가 무섭게도 엉뚱한 길로 인도되고, 배신당했다고도 말할 만한 역사를 기록하게 된다.

　만약 그렇다면, 이 책의 마지막 부분에서 하나의 사회로서 우리는 다른 미래를 만들기 위해 무엇을 할지 살펴보아야 한다.

약어 정리

- **국내총생산**(gross domestic product, GDP)
- **미국 식품의약국**(the Food and Drug Administration, FDA)
- **미국 회계감사원**(Government Accountability Office, GAO)
- **미국정신의학회**(American Psychiatric Association, APA)
- **사회보장 장애연금**(Social Security Disability Insurance, SSDI)
- **생활보조금**(Supplemental Security Income, SSI)
- **심각한 정신질환**(serious mental illness, SMI)
- **정신질환의 진단 및 통계 편람**(Diagnostic and Statistical Manual of Mental Disorders, DSM)
- **주의력결핍 과잉행동장애**(attention-deficit/hyperactivity disorder, ADHD)

# 2장

# 일화에서 비롯된 생각들
## Anecdotal Thoughts

|

"만약 우리가 지식 추구에 가치를 둔다면, 그 탐구가 우리를 이끄는 곳이면 어디든지 자유롭게 따라야 한다."_아들라이 스티븐슨(1952)[1]

매사추세츠 벨몬트의 맥린 병원(McLean Hospital)은 미국에서 가장 오래된 정신병원 중 하나로, 케이커 교도들에 의해 도덕치료(moral therapy)[3] 같은 방식이 대중화한 1817년 설립되었다. 그들은 정신질환자들을 위한 쉼터가 목가적인 환경에 세워져야 한다는 믿음을 품었다. 심지어 오늘날에도 매력적인 벽돌 건물과 그늘진 잔디를 지닌 맥린 대학의 교정은 오아시스처럼 느껴진다. 2008년 8월의 어느 저녁, '우울증 및 양극성장애 지지 동맹(the Depression and Bipolar Support Alliance, DBSA)' 모임에 참석하기 위해 그곳에 갔을 때, 날씨 덕분에 한층 더한 평온함을 느꼈다. 멋진 여름밤이었다. 회의가 열릴 카페테리아에 가까워지면서 그날 밤 참석자는 적으리라고 예상했다. 건물 안에 머물기엔 너무나도 좋은 밤이었다. 이 모임은 그 지역사회에 사는 사람들을 위한 것이었다. 이 말은 외지인이 이 모임에 참석하기 위해서는

---

3. 도덕치료는 18세기에 등장하여 19세기에 주목을 받게 된 인간적인 심리사회적 치료 혹은 도덕 규범에 기초한 정신질환에 대한 접근법임. 정신의학에 주요 기반을 두고 있지만 동시에 종교적 또는 도덕적 고려에서 영향을 받기도 함. 프랑스의 장 바티스트 푸신, 필립 피넬과 영국의 윌리엄 튜크, 존 코널리 그리고 미국의 벤자민 러쉬 등이 도덕치료를 실천한 대표적인 인물임(_옮긴이)

자신의 집을 떠나야 했다는 말이다. 매주 월요일, 목요일, 금요일, 토요일 오후 모임과 화요일 저녁모임, 이렇게 일주일에 다섯 번 맥린 모임을 이미 하던 때였기에 이날 내가 참석한 모임은 사람들이 건너뛰리라 생각했다.

하지만 내 생각이 틀렸다.

사람들 백여 명이 카페테리아를 가득 메웠다. 지난 20년 동안 미국에 차고 넘친 중증 정신질환이라는 전염병을 조금이나마 목격할 만한 장면이었다. '우울증 및 양극성장애 지지 동맹(DBSA)'은 1985년 설립되었다. 맨 처음 이름은 '우울조울협회(Depressive and Manic-Depressive Association)'였다. 이 단체 산하의 맥린 모임은 그 직후 시작되었다. DBSA는 오늘날 미국 전역에서 1천여 지지 모임이 활동하는 상태다. 보스턴 광역 지역에만도 이런 모임이 7개 있고, 맥린 모임처럼 대부분은 일주일에 여러 차례 모여 이야기를 나눈다. DBSA는 정신질환이라는 유행병과 발맞추어 성장했다.

모임의 첫 한 시간은 '부양 요법(flotation therapy)'[4]에 대한 발언이었다. 적어도 나 같은 외부인이 보기에 청중들은 환자 집단 같지 않았다. 이 공간에는 10대 후반에서 60대 초반까지 다양한 연령대의 사람들이 참석했다. 여성이 남성보다 많았지만 우울증이 여성에게 더 많은 영향을 미치는 점을 감안할 때 이러한 성별 격차는 예상 가능하다. 청중의 대부분은 백인이었다. 아마 벨몬트가 부유한 마을이기 때문일 것이다. 그 모임이 정신질환으로 진단받은 사람들을 위한 것임을 보여주는 단 하나의 증거는 참여자 상당 수가 과체중이었다는 것이다. 양극성장애로 진단받은 사람들은 때로 올란자핀(olanzapine) 같은 비정형 항정신병약물[5]을 처방받는다. 이러한 약들은 대

---

4. 부양 요법은 황산마그네슘(엡솜 소금)을 희석한, 피부 온도로 가열된 물이 담긴 수조에 몸을 담그는 웰니스 요법임. 부양 요법의 지지자들은 이것이 감각 자극을 줄여 이완, 스트레스 감소에 도움이 된다고 주장함.(옮긴이)

5. 비정형 항정신병약물(atypical antipsychotics, '2세대 항정신병약물'이라고도 함)은 앞 세대인 정형 항정신병약물(typical antipsychotics 혹은 conventional antipsychotics, '1세대 항정신병약물'이라고도 함)과 차이를 갖기에 '비정형'으로 불림. 정형 항정신병약물은 주로 뇌의 도파민 수용체에만 영향을 미치지만, 비정형 항정신병약물은 도파민 수용체 뿐 아니라 세로토닌 수용체에도 친화도가 높음. 또한 음성증상에 좀 더 효과적이고, 근육 관련 부작용인 추체외로증상 및 점막 건조 부작용인 항콜린증상은 적으나 체중 증

개 사람들을 살찌게 한다.

'부양 요법' 발언이 끝난 뒤, 보스턴 지역 DBSA 리더 중 한 사람인 스티브 라펜은 이제부터 만나게 될 다양한 집단을 호명했다. '신입회원 모임', '가족과 친구 모임', '청년 모임', '안정성 유지 모임' 등이 소개되었고 마지막 8번째로 불린 '관찰자 집단'에 나는 속하였다(실은 스티브가 나를 위해 만든 집단).

내가 관찰자로 참여한 집단은 나를 포함해 10명으로 구성되었다. 자기소개 차원에서 모두가 근황에 대해 짧게 말했다. "힘겹게 지내고 있다"는 말이 노래 후렴구처럼 반복되었다. 그리고 본인의 진단명을 얘기했다. 내 오른편 남자는 기업의 임원이었으나 재발성 우울증으로 해고당했다고 한다. 방 전체에 이와 비슷한 이야기들이 넘쳐났다. 한 젊은 여성은 중국인 남편을 두었는데, 남편이 문화적 이유로 정신질환 자체에 대한 언급을 꺼린다고 하였다. 그녀 옆자리의 전직 검사는 2년 전 부인과 어떻게 사별했는지 말한 후 "나는 내가 누군지 잘 모르겠다."고 말하였다. 지역 대학 부교수였던 한 여성은 아플 당시 자신에게 일이 얼마나 어려웠는지 말했다. 최근 우울증으로 맥린 병원에 입원했던 간호사는 무엇이 자신을 어둠으로 몰았는지 설명했다. 그녀는 병든 아버지를 돌봐야 했고, 직장 스트레스를 겪었으며, 여러 해 동안 '학대하는 남편'과 함께 살아야 했다.

이날 모임 최고령자의 자기 소개에서 조금은 유쾌한 순간을 만나기도 했다. 그는 최근에 꽤 잘 지내는 편이었다. 그의 상대적 행복에 대한 설명은 〈사인필드(Seinfield)〉의 조지 코스탄자[6]조차도 고마워할 만한 것이었다. "보통 여름은 다들 너무 행복해 보이기에 나에겐 힘든 시기입니다. 하지만 올여름에는 비가 많이 와서 버틸 만했습니다."

---

가. 당뇨병, 고지혈증 등 대사장애 발생률은 오히려 비정형 항정신병약물보다 더 높음(옮긴이)

6. 조지 루이 코스탄자(George Louis Costanza)는 제이슨 알렉산더(Jason Alexander)가 연기한 미국 텔레비전 시트콤 〈사인필드〉(1989-1998)의 가상 캐릭터임. 그는 키가 작고 땅딸막하며 대머리인 남자로 수많은 불안감과 씨름하며 종종 여성으로부터 버림 받으면 어쩌나 하는 두려움으로 낭만적인 관계를 망치기도 함. 부정적인 면모로 충만한 캐릭터라 하겠음(옮긴이)

1부 유행병

그다음 한 시간 동안의 대화에서는 여러 주제가 꼬리에 꼬리를 물었다. 정신질환자들이 우리 사회, 특히 직장에서 겪게 되는 낙인(stigma)에 대한 토론이 진행되었다. 가족과 친구들이 시간이 지나면서 어떻게 공감을 잃는지에 대한 이야기도 나누었다. 이런 화제들은 왜 이리도 많은 사람들이 여기 모였는지에 대한 이유가 되었다. 약을 주제로 대화를 나누기도 했다. 약에 대한 의견과 경험은 매우 다양했다. 전직 임원은 여전히 한 번씩 우울증을 앓지만 약 복용으로 '놀랄 만한 도움'을 받았다고 한다. 그의 가장 큰 두려움은 약이 '작동하지 않는 것'이었다. 다른 사람들은 증상 완화를 가져다주는 약물 조합(drug regimen)을 찾을 때까지 여러 차례 약 처방을 달리했다고 말했다. 스티브 라펜은 효과적인 약을 경험 못 했단다. 반면, 모임에 참여한 다른 DBSA 리더인 데니스 해글러는 고용량 항우울제가 본인 삶을 변화시켰다고 한다. 간호사라고 자신을 소개한 이는 최근 입원 동안 복용한 항우울제의 치료 반응이 매우 나빴다고 말한다.

"저는 다섯 가지 다른 약에 대한 알레르기 반응을 경험했습니다. 지금은 새로운 비정형 항정신병약물 중 하나를 시도하는 중입니다. 효과가 있길 바랍니다."

그룹 세션을 마친 후, 사람들은 두세 명씩 카페에 모여 담소를 나누었다. 그러한 소통 시간은 기쁨을 주었다. 그 공간 안에는 사회적인 따뜻함이 존재했고, 그날 저녁 시간은 많은 사람들의 영혼을 고양시켰다. 이 모든 것이 너무 '평범'해서 학부모회나 교회 사교 모임이라 해도 믿을 만한 정도였다. 차로 걸어가며 생각해보았다. 내게 가장 인상 깊었던 것은 바로 그 '평범함'이었다. 관찰자 집단은 사업가, 엔지니어, 역사학자, 변호사, 대학교수, 사회복지사, 간호사로 구성되었다(나머지 두 명은 자신의 업무 이력에 대해 말하지 않았다). 하지만 내가 알기로 그 가운데 대학교수만 현재 일을 하는 중이었다. 그것이 의문이었다. 관찰자 집단의 사람들은 교육 수준이 높았고, 모두 정신과 약물 복용 중이었으며, 대부분 지속적인 우울과 양극성장애 증상에 시달려서 일을 못하는 상태였다.

앞서 스티브는 DBSA 회원의 절반 정도가 정부 시각에서 정신질환으로 인한 장애를 가졌다고 판단되어 생활보조금(Supplemental Security Income, SSI) 또는 사회보장 장애연금(Social Security Disability Insurance, SSDI) 적용을 받는다고 말했다. 이러한 유형의 환자들로 지난 15년 동안 생활보조금과 장애연금 규모가 확장되었다. 그 기간 동안 DBSA는 미국 최대의 정신건강 환자 조직으로 성장했다. 정신의학은 현재 정서적 장애를 치료하기 위해 세 가지 종류의 약 - 항우울제, 기분안정제, 항정신병약물 - 을 갖추었다. 하지만 어떤 이유로든 점점 더 많은 사람들이 미국 전역의 DBSA 모임에 참여하여 우울증이나 조증 혹은 둘 다와의 지속적인 분투에 대해 고백하는 상태이다.

## 네 가지 이야기 Four Stories

의학에서 질병으로 진단된 환자 개인의 이야기는 '사례 연구(case studies)'라고 칭한다. 이러한 일화적 설명은 질병과 치료에 대한 통찰은 제공 가능하지만, 치료 효과의 존재 여부는 증명하기 어렵다. 종합적인 결과를 보는 과학 연구를 통해서만 치료 효과의 확인이 가능하다. 하지만 그조차도 흐릿한 그림과 같다. 일화 형태의 설명으로 치료 효과를 증명하기 어려운 이유는 사람들이 의학 치료에 대해 다양한 반응을 보이기 때문이다. 이는 정신의료에서 특히 그러하다. 정신과 약으로 큰 도움을 받았다고 말하는 사람들이 존재한다. 정신과 약이 본인 삶을 망쳤다고 말하는 사람들도 존재한다. 그리고 약에 대해 어떻게 생각할지 모르는 사람들도 존재한다. 내 경험에 의하면 이들이 대부분일 것으로 생각한다. 그들은 정신과 약이 그들에게 도움이 되었는지 아닌지 분명하게 정하기 어려워한다. 그럼에도 불구하고 우리가 미국에서 장애를 일으키는 정신질환의 현대적 유행의 수수께끼를 풀기 시작하면서, 일화 형태의 설명은 과학 문헌 검색을 통해 답을 알기 원하는 질문들이 무엇인지 식별하는 데 도움이 된다고 생각한다.

여기 네 가지 인생 이야기를 소개한다.

## ▌ 캐시 레빈 Cathy Levin

나는 2004년에 캐시 레빈을 처음 만났다. 정신의료에 대한 나의 첫 번째 책인 《매드 인 아메리카(Mad in America)》를 출간한 지 얼마 안 되었을 때였다. 만나자마자 나는 그녀의 용맹스러운 정신에 감탄했다. 그 책의 마지막 부분에서는 항정신병약물이 조현병의 장기 결과를 악화시키는 것이 아닌지를 탐구했다(책의 6단원에 해당). 캐시는 어떤 면에서 그 생각에 이의를 제기했다. 그녀는 1978년 처음으로 양극성장애 진단을 받았지만, 그 뒤 그녀의 진단명은 '조현정동장애'로 바뀌었다. 그녀 자신의 추정에 의하면 비정형 항정신병약물인 리스페달(성분명 '리스페리돈')로부터 '구원'을 받았다. 내가 《매드 인 아메리카》에서 다룬 역사는 어떤 면에서 그녀 자신의 개인 경험을 위협했다. 그녀는 내게 몇 번이나 전화를 걸어 그 약이 그녀에게 얼마나 도움을 주었는지를 말했다.

1960년 보스턴 교외에서 태어난 캐시는 그녀가 기억하는 한 '남성 중심' 세상에서 자랐다. 보스턴 지역의 대학교수였던 그녀 아버지는 제2차 세계대전의 참전 용사였다. 전업주부인 엄마는 그런 남자를 '사회 질서의 근간'으로 보았다. 그녀의 두 오빠는 그녀를 괴롭혔다. 꽤 어렸을 때부터 이웃의 여러 남자아이들이 그녀를 성추행한 적이 한두 번이 아니었다. 그녀는 말한다. "저는 어린 시절 내내 울고 다녔어요." 종종 학교에 가지 않기 위해 아픈 척을 했고, 자기 방에서 책을 읽으며 혼자서 시간 보내길 좋아했다.

학업 성취도는 좋았지만, 그녀는 '적대적이고, 분노하고, 고립된, 어려운 10대'였다. 인디애나주 리치먼드시 얼햄 소재의 대학 2학년 때, 그녀의 정서 문제는 악화했다. 그녀는 미식축구팀의 청년들과 파티를 즐기기 시작했다. 그녀는 말한다. "성관계를 갖기 위해서였지요." 하지만 동시에 자신의 성적 순결을 잃는 것에 대해 걱정하기도 했다. "저는 남자와 관계를 맺는 것이 혼란스러웠어요. 여러 파티장에 다니며 공부에 더 이상 집중 못 했지요. 학교에서 낙제점을 맞기 시작했습니다."

캐시는 마리화나도 많이 피웠다. 그녀는 곧 기이한 행동을 하기 시작했다. 그녀는 다른 사람의 옷을 빌려 입고, 큰 슬리퍼를 신고, 평상복 위에 겹쳐 입은 상하의 일체 작업복, 군용품 매장에서 구입한 군용 재킷을 입고, 우스꽝스런 모자를 쓰고 대학 캠퍼스를 돌아다녔다. 어느 날 밤, 그녀는 파티에서 집으로 돌아오는 길에 아무 이유 없이 안경을 버렸다. 섹스에 대한 그녀의 생각은 점차 유명 코미디언인 스티브 마틴에 대한 환상으로 확장되었다. 밤새 잠을 이루지 못한 그녀는 새벽 4시에 집 밖으로 나가 돌아다녔다. 그녀는 스티브 마틴이 캠퍼스에서 자신을 스토킹한다고 느꼈다. 그녀는 말한다. "저는 그가 나를 사랑하여서 보이지 않는 덤불 속을 달리며 나를 찾는다고 생각했어요."

조증과 편집증이 뒤섞여 폭발 직전의 혼합물이 되어갔다. 한계점은 어느날 저녁 그녀가 기숙사 방 벽에 유리 물건을 던졌을 때 찾아왔다. "저는 깨진 것들을 치우지 않았어요. 대신 그 위를 걸어 다녔지요. 제 발에 박힌 유리를 뽑아냈습니다. 제정신이 아니었어요." 학교 관계자는 경찰에 신고했고 그녀는 병원으로 급히 옮겨졌다. 그녀의 18번째 생일 며칠 전에 캐시의 약물치료 생활이 시작되었다. 그녀는 조울병 진단을 받았고, 뇌의 화학 불균형을 앓는다는 설명을 들었다. 그리고 할돌(성분명 '할로페리돌', 1세대 항정신병약물의 일종)과 리튬(기분안정제의 일종)을 처방받았다.

그 후 16년 동안 캐시는 병원을 들락날락했다. 그녀는 약을 싫어했다. 할돌은 근육을 뻣뻣하게 하고 침을 흘리게 만들었다. 리튬은 그녀를 우울하게 만들었다. 때때로 그녀는 갑자기 약 복용을 중단했다. "약을 끊는 것은 정말 기분 좋은 일입니다." 그녀는 지금도 그 때 느낌을 떠올리면 아득한 옛날 기억의 순수한 달콤함에 빠져드는 것 같다고 말한다. "약을 끊는 것은 젖은 양털 외투를 벗는 것과 같아요. 아름다운 봄날임에도 불구하고 그런 옷을 입었던 거지요. 갑자기 기분이 훨씬 나아지고, 더 자유로워지고, 더욱 멋

1부 유행병

져져요." 문제는 약을 안 먹으면 '약을 통한 보상작용이 중단되고 그녀는 다시 혼란스러워진다'는 것이었다.

1994년 초에 그녀는 15번째로 병원에 입원했다. 입원 당시 그녀는 만성 정신질환이 있는 것처럼 보였다. 때때로 목소리를 듣고, 조현정동장애[7]라는 새로운 진단명을 얻었으며, 약물을 칵테일[8]로 복용했다. 그 약물은 할돌, 아티반(성분명 '로라제팜', 항불안제의 일종), 테그레톨(성분명 '카바마제핀', 기분안정제의 일종), 할시온(성분명 '트리아졸람', 항불안제의 일종), 코젠틴(성분명 '벤즈트로핀', 항정신병약물 근육 부작용 완화제) 등이었다. 하지만 그 해 봄, 정신병원에서 퇴원한 후에 정신과 의사는 미국 식품의약국(the Food and Drug Administration, FDA)에서 막 승인을 받은 새로운 항정신병약물인 리스페달의 복용을 권했다. 그녀는 말한다. "3주 후에 제 마음은 훨씬 맑아졌습니다. 목소리는 멀리 가버렸어요. 저는 다른 약들을 다 끊고 리스페달 하나만 복용했어요. 저는 나아졌습니다. 계획이란 걸 세우게 되었습니다. 악마에게 더이상 말을 걸지 않았습니다. 예수님과 하느님은 내 머릿속에서 싸우지 않게 되었습니다." 그녀의 아버지는 이렇게 말했다. "캐시가 돌아왔다."

미국 국립정신건강연구소(National Instutute of Mental Health, NIMH)와 영국 정부가 자금을 지원한 여러 연구에서는 과거에 나온 정형 항정신병약물에 비해 새로 개발된 리스페리돈을 비롯한 비정형 항정신병약물이 더 나은 치료 경과를 보이지 못한다는 결과를 얻었다. 하지만 이 새로운 약물이 캐시에게는 분명한 효과를 나타냈다. 그녀는 대학에 복학하여 라디오, 영화, 텔

---

7. 조현정동장애는 조현병과 기분장애(우울증 혹은 양극성장애) 증상을 함께 갖는 정신질환임. 예후는 전반적으로 조현병보다는 다소 양호하나 기분장애의 예후보다는 나쁜 것으로 알려짐(옮긴이)
8. 약물 칵테일(drug cocktail)은 다제약물투여(polypharmacy), 복합약물요법(drug combination therapy)이라고도 함. 정신과 치료에서 단일 약물로 시도하다가 치료 효과가 부족할 경우 두 가지 이상의 약물 처방이 가능함. 더 강력한 치료 효과가 기대되지만 부작용 혹은 이상반응이 생길 확률도 더욱 높아지고 더 다양한 부작용 경험도 하게 됨. 또한 약물 간 상호작용으로 사용하는 약물의 효과가 높아지거나 낮아지는 위험성도 가짐. 효과와 부작용을 견주어 필요한 약물의 적절한 사용은 부작용 가능성을 낮추어 환자 삶의 질을 높이는 반면 과도한 약의 장기간 사용은 몸과 마음의 부작용 확률을 높여 환자 삶의 질을 떨어뜨림. 이 경우 환자의 복약 순응도에도 부정적 영향을 미치고, 불필요한 의료 비용도 높이게 됨(옮긴이)

레비전 방송 분야와 관련된 학위를 취득했다. 1998년에 그녀는 조나단이라는 남자와 사귀기 시작하여 지금까지 함께 산다. 2005년, 그녀는 매사추세츠의 소비자 단체인 '엠파워(M-Power)'가 발행하는 뉴스레터인 〈변화를 위한 목소리(Voices for Change)〉의 시간제 편집자가 되어 3년 동안 그 직책을 맡았다. 2008년 봄, 그녀는 엠파워 캠페인을 도와 매사추세츠 주 의회가 응급실에서의 정신과 환자 권리를 보호하는 법을 통과하도록 했다. 그럼에도 그녀는 여전히 장애연금을 받는다. "저는 돌봄 받는 여성이에요."라고 그녀는 농담한다. 그녀가 장애연금을 계속 받는 데는 여러 이유가 존재하겠지만, 그녀는 많은 도움을 받은 약인 리스페달이 상근직을 해내는 데 장벽이 된다고 믿는다. 이른 오후까지는 기운이 넘치지만, 리스페달은 그녀를 너무 졸리게 해 아침에 일어나는 데 어려움을 겪는다. 다른 문제는 그녀가 항상 다른 사람들과 잘 지내지 못한다는 것이다. 리스페달이 그 어려움을 악화시킨다고 그녀는 말한다. "약은 당신을 고립시켜요. 약은 당신의 공감을 방해합니다. 당신의 감정을 단조롭게 해 사람들과 지내기 불편하게 만들어요. 약은 당신이 잘 지내기 어렵게 합니다. 이 약들은 공격성과 불안, 피해망상 같은 증상들은 완화시키지만, 사람들과 잘 지내도록 돕는 공감 능력을 높이는 데는 도움이 되지 않습니다."

리스페달 복용에는 신체적 대가도 따른다. 캐시는 158cm가량의 키에 곱슬곱슬한 갈색 머리카락을 가졌으며 꽤 건강한 몸을 가진 듯 보이지만 이상적인 체중에 비해 25kg 이상 더 나갈 것으로 생각되었다. 그녀에게는 비정형 항정신병약물이 자주 일으키는 높은 콜레스테롤 수치와 같은 대사 관련 부작용이 생겼다. 그녀는 말한다. "내 신체적 문제를 읊자면 끝이 없어요. 발과 방광, 심장, 부비동이 안 좋고 체중 증가까지 저는 모든 부작용을 가졌어요." 더욱 놀랍게 2006년에는 그녀의 혀가 입안에서 마음대로 움직이기 시작했다. 이는 그녀에게 지연발생운동이상증(tardive dyskinesia, TD)[9]이

___

9. 항정신병약물을 장기간 복용한 조현병 환자들이 경험하게 되는 심각한 부작용 중 하나로, 입 주위와 얼

생겨서 점차 악화해 가는 징후였다. 이러한 부작용은 몸의 움직임을 조절하는 뇌의 일부인 기저핵(basal ganglia)이 수년간의 약물치료로 인해 손상되어 영구 기능 장애를 일으킴을 의미한다. 그러나 그녀는 리스페리돈을 안 쓰고는 잘 지내지 못했다. 이 부작용은 2008년 여름 깊은 절망의 순간으로 이어졌다. "스스로 조절 불가능한 입의 움직임으로 인해 몇 년 후에는 내가 매우 소름 끼치게 보일 듯해요."라고 그녀는 말한다.

지금까지가 정신과 약에 대한 그녀 삶의 과정이다. 16년의 끔찍한 기간에 이어 리스페달로 치료를 받은 그나마 괜찮았던 14년 세월이 뒤따랐다. 캐시는 약이 현재 자신의 정신 건강에 꼭 필요하다고 믿는다. 진정 그녀는 정신과 약의 경이로움을 알리는 홍보 포스터 속 어린이와 같은 존재로 보인다. 그렇지만, 정신질환의 장기 결과를 보면서 18세 때 그녀의 첫 번째 입원으로 돌아간다면 다음과 같이 질문해 보겠다. 그녀의 삶은 약물 기반 패러다임에 의해 더 나아졌는가? 아니면 더 나빠졌는가? 만약 그녀가 1978년 가을 첫 번째 조증 삽화(episode)[10] 때 리튬과 할로페리돌을 바로 투여받지 않고, 대신에 온전한 정신 회복을 위해 휴식을 취하거나 심리 치료를 받는 등 다른 방법을 취했다면 그녀의 삶은 어떻게 펼쳐졌을까? 아니면 그녀가 약을 통해 안정을 취한 후 아기가 젖을 떼듯 약으로부터 차차 떨어지도록(wean)[11] 격려받았다면 어땠을까? 그래도 16년 동안 정신병원의 입퇴원을 반복했을까? 장애연금을 받고 계속 거기에 머물렀을까? 지금 그녀의 신체 건강은 어떻게 되었을까? 그 세월 동안 그녀 삶의 주관적인 경험은 어땠을

---

굴, 몸통, 사지 등 다양한 신체 부위에서 일어나는 반복적이고 불수의적인 이상 운동이 특징임(옮긴이)

10. 삽화(episode)란 정신질환의 증상을 경험하는 기간을 설명하는 말. 양극성장애나 주요우울증에서의 정신 증상은 주로 삽화성으로 경험됨. 증상이 나타나는 기간과 증상이 완화되거나 상대적으로 안정된 기간을 구분하는 데 도움이 됨. 급성기 증상이 있을 때와 없을 때가 구분되는 삽화성은 정신질환의 특성 중 하나로 생각할 수 있음(옮긴이)

11. 원문의 표현 'wean'은 기본적으로 아기가 젖을 떼는 것을 의미함. 정신과 약은 뇌에 민감하게 작용하기 때문에 처방 종결을 염두에 둘 경우 아기가 젖을 떼듯 서서히 줄여가야 함. 중환자실에서 인공호흡기의 도움으로 호흡하던 환자가 인공호흡기 의존을 줄이고 점차 자발호흡으로 옮겨가는 과정을 'wean'으로 표현하기도 함. 두 상황의 스스로 회복할 힘을 점차 늘려가는 과정이 비슷하게 느껴짐(옮긴이)

까? 그리고 만약 그녀가 약을 먹지 않고 잘 지냈다면, 자기 삶에서 얼마나 더 많은 것을 성취해냈을까?

캐시의 리스페리돈 약물 경험을 고려할 때, 인터뷰 전에는 이러한 질문들에 대해 별로 생각하지 않았다. 하지만 내가 약의 다른 가능성에 대해 의문을 제기하자, 그녀는 관련 생각들을 계속 떠올리는 듯했다. 만날 때마다 그녀는 그 의문을 계속 꺼내었다. "약을 안 먹었다면 나는 더 생산적으로 살았을 거예요."라고 처음 말했다. 그녀는 나중에 "이런 생각을 하면 내 마음이 아파요."라고 했다. 또 다른 때에 그녀는 항정신병약물에 머무른 삶에 대해 이렇게 표현했다. "당신은 자신의 영혼을 잃어버리고 그것을 절대 되찾지 못할 거예요. 저는 시스템에 갇혀 약을 먹으려고만 애썼어요." 마침내 그녀는 나에게 이렇게 말했다. "돌아보면 제가 기억하는 것은 처음에 저는 그렇게 아프지 않았다는 거예요. 저는 정말 혼란스러웠습니다. 약을 복용하면서 앞서 말한 어려움들을 다 겪었지만, 아무도 그에 대해 얘기해 주지 않았습니다. 지금이라도 약을 끊고 싶지만 저를 아무도 도와주지 않아요. 저는 약에 관한 대화를 시작도 못 해요."

물론 약을 먹지 않는 삶이 캐시 레빈에게 어떤 것일지 알기는 어렵다. 하지만 만약 1978년 그녀의 첫 번째 정신병적 삽화이던 그 운명적인 순간에 약을 이용하지 않았다면, 그리고 평생 정신과 약을 먹어야 한다는 설명을 듣지 않았다면, 그녀 질병의 과정은 어찌 될지 과학이 설명해야 함을 우리는 이 책 후반부에서 확인할 것이다. 정신과 의사들은 자신들이 행하는 약물치료가 장기적으로 어떤 결과를 초래하는지 과학적으로 입증해야 한다. 하지만 캐시는 정신과 의사들이 이러한 질문에 대해 절대 심사숙고하지 않는다고 믿는다.

"그들은 이 약들이 긴 시간 동안 여러분에게 어떤 영향을 미치는지 전혀 알지 못합니다. 그들은 단지 당신을 잠시 안정시키려고 애쓸 뿐이고, 주 단위로 혹은 달 단위로 만나며 당신의 증상만을 그저 관리하려 합니다. 이게 그들이 생각하는 전부입니다."

66

## ▍ **조지 바딜로** George Badillo

조지 바딜로는 뉴욕주 롱아일랜드 사운드비치에 산다. 그의 집은 바닷가로부터 멀지 않은 곳에 위치한다. 50세에 접어든 그는 건강한 몸과 이마 위로 넘긴 회색빛 머리칼, 따뜻한 웃음을 지닌 사람이다. 그의 13살 난 아들 브랜든은 그와 함께 산다. "제 아들은 미식축구팀, 레슬링팀, 야구팀 소속이고, 우등생이기도 합니다." 조지는 스태튼아일랜드 대학생인 자신의 스무살 먹은 딸 마들린이 내가 찾아간 그 날 자신을 찾아온다고 자랑스럽게 말했다. 누가 보아도 이 두 사람이 함께 시간을 보내는 동안 행복을 느낀다는 것을 한눈에 알아챌 듯하다.

조현병 진단을 받은 많은 사람들과 마찬가지로, 조지는 어렸을 때 자신이 '다르게' 지낸 것을 기억한다. 어린 시절 브루클린에서 자라면서 그는 다른 친구들로부터 고립감을 느꼈다. 그 이유 중 하나는 그의 푸에르토리코인 부모가 영어를 쓰지 못하고 스페인어만 썼기 때문이다. 그는 회상한다. "다른 친구들은 모두 함께 말하고 서로 친근하고 외향적이며 함께 어울렸지만 저는 그렇게 못했지요. 친구들과 이야기하고 싶었지만 저는 항상 무언가 불안했어요." 또한 알코올 중독 아버지는 그를 때리곤 했다. 이 때문에 그는 생각했다. "사람들이 항상 음모를 꾸미고 나를 해치려 한다."

조지는 중고등학교 때까지는 그럭저럭 잘 지냈다. 하지만 10대 후반 바루치 대학교에 입학하고 나서 그의 삶이 틀어지기 시작했다. "저는 디스코를 즐기는 삶에 빠졌어요."라고 그는 말했다. "저는 암페타민, 마리화나, 코카인을 하기 시작했고 그걸 즐겼습니다. 약물은 저를 편안하게 해주었어요. 하지만 곧 통제불능 상태가 되었고, 코카인 때문에 정신이 이상해졌습니다. 저의 피해망상은 심각했습니다. 저에 대한 음모를 느꼈습니다. 사람들이 저를 미행했고, 정부는 그것에 가담했습니다." 결국 그는 시카고로 도망가서 이모와 함께 살았다. 자신이 추적을 당한다고 느낀 세상으로부터 달아났다. 놀란 그의 가족은 그를 달래 집으로 데려와서 롱아일랜드 유대인 병원의 정신병동에 입원시켰다. 그는 편집형 조현병으로 진단받았다. "그들은 모두 제 뇌가 고장났고, 평생 아플 거라고 말했습니다."

그 후 9년은 혼돈의 소용돌이 속에서 지나갔다. 캐시 레빈과 마찬가지로 조지는 할로페리돌을 비롯해 그가 복용해야 했던 항정신병약물을 싫어했다. 부분적인 이유이긴 하겠지만 약물 유발 우울로 인해 여러 번 자살 시도를 했다. 그는 약 때문에 가족과 다투었고, 약을 끊었다 먹었다 하였으며, 여러 차례 입원을 반복했다. 1987년에 18세의 여자 친구가 마들린을 낳은 후 아버지가 되었다. 그는 결혼하여 좋은 아버지가 되고자 했다. 하지만 마들린은 병약한 어린이였고 그와 그의 아내는 딸을 돌보느라 신경쇠약에 시달렸다. 그의 할머니는 마들린을 푸에르토리코로 데려갔다. 조지는 결국 이혼하고 장애인을 위한 그룹홈에서 지냈다. 그곳에서 그는 편집형 조현병 진단을 받은 여성을 만나 결혼했다. 샌프란시스코에서 행복과 불행을 오가며 지내다가, 또다시 이혼했다. 1991년 초, 낙심한 상태에서 피해망상이 다시 도져 롱아일랜드 지역의 낡은 정신병원인 킹스 파크 정신의료센터(Kings Park Psychiatric Center)에 입원했다.

이제 그는 완전히 절망에 빠졌다. 그는 자살하기 위해 권총을 병원으로 밀반입하려다가 치료감호 2년을 선고받았다. 이후 그 해 크리스마스 즈음, 그는 몇몇 동료 환자들에게 연휴 동안 집으로의 외출이 허락되지 않자 화가 났다. 그래서 방의 창문을 깨고, 침대보를 연이어 묶어 그들이 건물 아래 땅으로 탈출하는 것을 도왔다. 이에 치료감호소 측은 수십 년 동안 장기 입원한 사람들만 머무르는 병동으로 그를 옮겼다. "그곳은 대소변도 못 가리는 사람들 병동이었습니다." 그는 말했다. "저는 사회에 위험한 존재로 인식되었고 약에 취해 살았습니다. 하루 종일 병동에서 텔레비전만 봐야 했지요. 밖으로 나가지도 못했습니다. 저는 제 인생이 끝났다고 생각했습니다."

조지는 흐릿한 약의 안개 속에서 길을 잃은 채 정신질환자 병동에서 절망적인 8개월을 보냈다. 하지만 그 후 마침내 그는 외출 가능한 병동으로 옮겨졌다. 그곳에서는 푸른 하늘을 쳐다보며 맑은 공기를 마셨다. 그는 희

망의 빛을 느꼈다. 그리고서 그는 매우 위험한 한 걸음을 내디뎠다. 항정신
병약물을 혀 뒤에 감추고 직원들이 보지 않을 때 약을 뱉어냈다. "저는 다시
생각하기가 가능했어요." 그는 말했다. "항정신병약물은 제가 생각을 못하
게 만들었습니다. 저는 식물과 같았고 아무것도 못했어요. 저는 병동에 앉
아서 그저 텔레비전만 봐야 했습니다. 하지만 저는 지금 제자신을 통제 가
능합니다. 그리고 다시 살아난 느낌이 들어 참 좋습니다."

　다행히 조지의 정신병적 증상은 재발하지 않았고, 약물로 인한 몸의 느려
짐이 줄어들자 조깅을 하고 역기를 들기 시작했다. 그는 병원의 또 다른 환
자인 타라 맥브라이드와 사랑에 빠졌고, 1995년에 두 사람이 함께 병원에
서 퇴원한 후 인근의 지역사회 거주시설로 옮겨갔다. 이후 브랜든을 낳았
다. 한 번도 딸 마들린과의 소통을 완전히 중단하지 않았던 조지는 이제 인
생의 새로운 목표를 갖게 되었다. "저는 제게 두 번째 기회가 있음을 깨달았
습니다. 저는 좋은 아버지가 되고 싶습니다."

　처음에는 잘 되지 않았다. 마들린과 마찬가지로 브랜든도 건강문제를 갖
고 태어났다. 브랜든은 내장기관의 기형을 수술해야 했다. 아내 타라는 스
트레스로 정신질환이 재발하여 정신병원에 다시 입원했다. 조지가 여전히
정신질환자를 위한 거주시설에 살았기에, 주 정부는 그가 브랜든을 돌보기
에 부적합하다고 생각했다. 브랜든은 타라의 여동생에게 맡겨졌다. 그러나
1998년 조지는 뉴욕주 정신건강국에서 동료 전문가(peer specialist)[12]로 파트
타임 일을 하면서 입원한 환자들의 권리에 대해 상담하기 시작했다. 3년 후
그는 브랜든에게 좋은 아버지가 되고자 다시금 법정에 섰다. "저는 양육권
을 확보했습니다." 그는 말했다. "가장 기쁜 순간이었습니다. 저는 그저 기
뻐서 펄쩍펄쩍 뛰었습니다. 정신보건 틀 속의 사람이 양육권을 쟁취한 첫

---

12. 동료 전문가 혹은 동료 지원 전문가는 정신건강, 약물 사용 등으로 어려움 겪는 사람들을 지원하도록
훈련받은 '산 경험을 한 당사자(people with lived experience)'임. 전문가가 제공 못 하는 '경험'이라는 전
문성을 가진 존재라 하겠음. 2007년 미국 보건복지부는 동료 지원 서비스를 근거 기반 의료 서비스로 인
정하였고, 2016년 현재 42개 주에서 이 프로그램을 채택함(_옮긴이)

번째 사례겠다는 생각이 들었습니다."

　이듬해 여동생이 사준 집에서 조지는 지금도 거주한다. 그는 여전히 장애연금을 받지만, 물질남용 및 정신보건 서비스국(Substance Abuse and Mental Services Health Administration, SAMSHA)에서 계약직으로 일하며 롱아일랜드 지역 정신보건시설에 입원한 청소년들과 함께 봉사활동을 한다. 그의 삶은 의미로 가득하다. 브랜든이 학교에서 성공적으로 잘 지내는 모습을 통해 조지는 자신이 꿈꾸던 좋은 아버지가 되었음을 증명한다. 딸 마들린도 아버지를 당당하게 여기고 자랑스러워한다. 마들린은 말한다. "아버지는 브랜든과 내가 자신의 삶에 함께하기를 바랐어요. 그렇게 함께함은 아버지로 하여금 본인 상황을 바로잡고 싶게 만들었습니다. 그분은 우리 남매의 아버지가 되길 원하셨지요. 아버지는 정신질환자도 회복 가능하다는 증거입니다."

　비록 조지의 이야기가 분명히 고무적이긴 하지만, 이 사례는 항정신병약물의 전반적인 장점에 대해 아무것도 증명하지 못한다. 그러나 임상적인 질문들을 떠올리게는 한다. 항정신병약물 복용을 **중단하자** 그의 회복이 시작되었음을 고려할 때, 조현병이나 양극성장애 같은 중증 정신질환자가 약물치료를 하지 않고 회복 가능할까? 그의 이야기는 이례적인가? 아니면 회복을 향한 상당히 쉬운 경로가 가능하다는 통찰을 제공하는가? 조지는 때때로 밤에 수면유도제 앰비엔(성분명 '졸피뎀', 수면유도제의 일종)이나 진정 효과가 큰 저용량의 쎄로켈(성분명 '쿼티아핀', 항정신병약물의 일종)을 소용량 복용한다. 그는 최소한 약을 끊는 것이 자신을 더 나아지게 했다고 믿는다. "만약 제가 약에 머물렀다면, 저는 지금 여기에 있지 못했을 것입니다. 저는 주거시설이나 병원 중 어딘가에 머물렀을 것입니다. 하지만 저는 회복되었어요. 아직도 이상한 생각들이 떠오르지만, 지금은 그것들을 혼자 간직합니다. 그리고 어떤 감정적 스트레스가 와도 견뎌냅니다. 그것은 몇 주 동안 내 곁에 머물다 사라집니다."

모니카 브릭스는 키가 크고 강한 여성이다. '동료 회복' 운동('peer recovery' movement)에 적극적인 많은 다른 사람들과 마찬가지로 매우 호감이 가는 인물이다. 그녀와 점심을 먹기로 하고 남보스턴의 한 식당에서 그녀를 만났다. 그녀는 최근 다쳐서 지팡이에 의지하여 절뚝거리며 식당 건물 가까이 왔다. 어떻게 여기까지 왔냐고 묻자, 그녀는 스스로 약간 만족스러운 미소를 지으며 말했다. "제 자전거를 타고요."

1967년에 태어난 모니카는 매사추세츠 주 웰즐리 출신이다. 그녀는 부유한 지역에서 10대를 보내고 정신질환자가 되는 사람들의 줄 맨 마지막에 있을 법한 사람이었다. 그녀는 성공한 가정에서 태어났다. 그녀의 어머니는 웰즐리 지역의 대학교수였고, 아버지는 보스턴 지역 여러 대학의 강사였다. 모니카는 자신이 택한 모든 분야에서 뛰어난 딸이었다. 그녀는 운동을 잘했고, 최고 성적을 받았으며, 예술과 글쓰기에 탁월한 재능을 보였다. 고등학교를 졸업하고서 그녀는 여러 장학금을 받았고, 1985년 가을 버몬트에 있는 미들베리 대학에 입학했을 때 그녀는 자신의 삶이 매우 평범한 유형일 것이라고 믿었다. "저는 학교를 다니고 나서, 결혼하고, 초콜릿 래브라도 리트리버 강아지를 키우고, SUV 차량을 갖고, 교외의 집에 살 거라고… 저는 모든 것이 그렇게 되리라고 생각했어요."

미들베리에서 대학 신입생으로 지낸 지 한 달이 지났을 때 모니카는 아무 이유 없어 보이는 심각한 우울증 삽화로, 생각지 못한 고통을 겪었다. 그녀는 이전에 감정과 관련된 어려움을 겪지 않았었다. 미들베리에서 나쁜 일이 일어나지는 않았으나 우울증 충격이 컸기에 학교를 떠나 집으로 돌아와야 했다. "저는 이전에는 절대 포기하지 않는 사람이었습니다." 그녀는 말했다. "제 인생이 끝났다고 생각했어요. 저는 이것이 결코 회복하지 못할 실패라고 생각했습니다."

몇 달 후 그녀는 미들베리로 돌아갔다. 항우울제 데시프라민(desipramine)

을 복용하였고, 봄이 가까워지자 그녀의 기운은 살아나기 시작했다. 하지만 '정상' 수준에 다다르지 못했다. 대신 그녀의 정신은 안정적인 곳을 넘어 훨씬 높이 치솟았다. 이제 그녀에게는 자신을 태울 에너지가 존재했다. 장거리 달리기를 하고, 숯과 파스텔을 가지고 자화상을 단숨에 그려내며 예술에 몸을 던졌다. 그녀는 잠잘 필요를 못 느꼈고 티셔츠 사업을 시작했다. "환상적이었어요. 대단했지요." 그녀는 말했다. "저는 제가 신 그 자체라고 생각하진 않았지만, 그 시점에 제가 신과 꽤 가까운 존재라고 생각했어요. 몇 주 동안 계속되었지요. 그리고 나서 저라는 존재는 산산조각 났어요. 그 파멸은 마치 영원과 같았지요."

이것은 모니카의 양극성장애와의 긴 싸움의 시작이었다. 우울증은 더욱 심한 우울증이 뒤따르는 조증으로 이어졌다. 그녀는 평균 학점 A마이너스로 1학년을 마쳤지만, 그녀의 우울증과 조증 삽화는 주기를 갖고 나타나기 시작했다. 2학년 5월에 자살하려고 수면제를 한 움큼 삼켰다. 그 후 15년 동안 그녀는 30차례나 병원에 입원했다. 리튬이 그녀의 조증을 억제하는 동안, 자살사고를 동반한 우울증은 늘 다시 돌아왔다. 담당 의사들은 그녀가 잘 지내도록 도울 '마법의 알약(magic pill)'을 찾느라 항우울제를 한 종류 한 종류 차례로 처방했다.

병원에 여러 차례 입원하는 동안 그녀는 꽤 안정적이었고, 그녀는 그것을 최대한 활용했다. 1994년, 그녀는 매사추세츠 예술 디자인 대학에서 학사학위를 받았고, 그 후 다양한 광고 회사와 출판사에서 일했다. 그녀는 우울조울협회에서 활동하게 되었고 '양극성 곰(bipolar bear)'[13]이라는 로고를 만들었다. 그러나 2001년 우울증 때문에 1주일 동안 집에 머물렀다는 이유로 직장에서 해고된 후, 극심한 자살 충동을 느꼈다. 그녀는 총을 사서 스스로를 쏘려 했으나 여섯 차례 불발되었다. 그녀는 3일 밤 동안 고속도로 위

13. 북극곰은 영어로 polar bear. bipolar bear는 '양쪽 극을 왔다 갔다 하는 곰'이라는 뜻으로 우울과 조증의 양쪽 마음 끝을 오가는 양극성장애를 캐릭터화함. 중의적 의미가 들어간 언어유희 활용 표현(옮긴이)

에 놓인 다리에 올라가 그 밑 차도에 몸을 던지려 했으나 충돌로 남에게 피해를 줄 수 있다는 생각에 자제했다. 그녀는 이후로도 여러 차례 병원에 입원했다. 2002년 그녀의 어머니는 췌장암으로 사망했고, 그녀 마음의 허덕임은 더욱 악화되었다. "저는 정신병적이고, 환각을 느끼며, 다른 사람이 못 보는 것들을 봅니다. 저는 초능력을 가졌고 시간 흐르는 방향을 바꾸기가 가능하다고 생각했습니다. 저는 3미터 길이의 날개를 가졌고 날기가 가능하다고 생각했습니다."

그 해에 그녀는 장애연금을 받기 시작했다. 그녀의 첫 조증 삽화가 시작되고 17년이 지난 후, 그녀는 공식적으로 양극성장애로 인한 장애를 인정받았다. "저는 수치스러웠어요." 그녀는 말한다. "저는 복지 수혜를 받는 웰즐리 소녀였어요. 웰즐리 출신 소녀로서 말이 안 되는 일이었지요. 이런 상태에 놓이는 것은 제 자존감에 상처가 되었습니다."

짐작되듯이, 그녀가 직장 점심시간 동안 자전거를 타고 식당에 도착한 것을 생각해보면, 모니카의 삶은 결국 나아졌다. 2006년에 그녀는 항우울제 복용을 중단했다. 대신 기분안정제인 리튬을 복용했다. 이것은 '극적인 변화'를 일으켰다. 그녀의 우울증은 좋아졌고, 보스턴의 정신질환 진단을 받은 사람들을 돕는 동료지원기관인 전환센터(Transformation Center)에서 파트타임 일을 시작했다. 그녀가 계속 복용한 리튬의 단점에 대해 그녀는 말한다. "미술작품을 만들 만한 창조 능력이 사라진 느낌이었어요." 하지만 그녀는 신체적 부작용을 심하게 겪지는 않았다. 그녀의 갑상선이 좀 문제이고 떨림을 겪기는 하지만 신장 상태는 괜찮다. "저는 지금 회복 중이에요." 그녀는 말했다. 우리가 식당을 떠나려고 일어서자, 그녀는 정규직을 확보하고서 장애연금을 그만 받겠다고 명확히 말했다. "복지 혜택을 받는 것은 제 인생의 한 단계일 뿐입니다. 결코 인생의 끝이 아닙니다."

여기까지가 그녀 병의 긴 궤적이었다. 임상 사례 연구로서, 그녀의 이야기는 단순하게 리튬의 이점을 말해주는 듯 보인다. 이 약은 십여 년 동안 그녀의 조증을 억제했고, 2006년 이후 그녀를 안정적으로 지키는 데 도움이 되었다. 2006년부터의 약물치료 이후 시간에도 불구하고 그녀는 결국 장애 연금을 받게 되었다. 따라서 그녀의 이야기는 이 장애(disability)로 인한 유행 병의 핵심적인 미스터리 중 하나를 보여준다. 그렇게 똑똑하고 유능한 사 람이 어찌 정부 지원을 받는 삶으로 귀결되었나? 시계를 1986년 봄으로 되 돌리면 당혹스런 질문이 떠오른다. 그녀에게 '양극성장애'가 존재했기에 첫 번째 조증 삽화를 앓았나, 혹은 항우울제가 조증을 일으켰는가? 한 번 우울 삽화 겪은 사람을 항우울제가 양극성장애 환자로 바꾸어 만성 질환의 길로 향하게 한 것인가? 그리고 뒤이은 항우울제 사용이 그녀의 '양극성장애' 코 스를 이런저런 이유로 더 나쁘게 바꾸었는가?

달리 말한다면, DBSA 모임에 참석하는 사람들의 세상에서, 항우울제로 초기 **치료받은 후** 양극성장애로 전환되는 사례가 얼마나 자주 나타나는가?

## ▌ 도레아 비얼링-클라센 Dorea Vierling-Claassen

만약 당신이 도레아 비얼링-클라센을 그녀가 25살이던 2002년에 만났 다면, 그녀는 자신을 '양극성장애 환자'로 소개했을 것이다. 그녀는 1998년 양극성장애로 진단받았다. 담당 정신과 의사는 그녀가 뇌의 화학 불균형을 앓는다고 설명했고, 2002년까지 그녀는 항정신병약물 올란자핀을 포함한 다제 약물(cocktail of drugs)을 복용했다. 그러나 2008년 가을에 그녀는 모든 정신과 약물 처방을 중단했고(복용은 이후 2년간 지속), 결혼과 양육, 그리고 매사 추세츠 종합 병원에서의 박사후 연구 과정을 잘 해냈고, 그녀는 자신의 '양 극성장애' 세월 모두가 큰 실수였음을 확신했다. 그녀는 자신이 정신질환 진단의 홍수 속에 사로잡힌 수백만 미국인 중 한 명이라고 믿었다. 평생 정 신질환자로 사는 것으로 그녀의 인생이 거의 끝날 뻔했다.

"저는 겨우 탈출했습니다." 도레아는 매사추세츠 주 케임브리지의 콘도 부엌에 앉아 자기 이야기를 들려주었다. 그녀의 배우자 앤젤라도 함께였고, 그들의 두 살배기 딸은 옆방에서 잠들었다. 주근깨와 약간 곱슬거리는 머리, 그리고 삶에 대한 분명한 열정을 보아 도레아는 약간은 개구쟁이 어린이였을 듯하다. 그리고 본인도 어느 정도는 그렇게 기억한다. "저는 그 스펙트럼의 맨 끝에 있는 매우 영리하면서도 괴짜 어린이였어요. 하지만 저에게는 친구들이 존재했습니다. 저는 사회적으로 눈치가 빠른 어린이였어요. 또 재밌는 어린이기도 했지요." 어린 시절 그녀의 삶에서 하나 아쉬운 점이라면, 지나치게 감정적이어서 '분노 폭발'과 '울음'을 터뜨리기 쉽다는 것이었다. 그녀는 7살 된 본인 모습을 한마디로 요약해 '기쁨 넘치지만 독특한'이라고 표현했다.

다른 똑똑하고 '이상한' 어린이들처럼, 도레아는 자신이 뛰어난 분야를 찾아냈다. 그녀는 트럼펫에 대한 열정을 키웠고 뛰어난 음악인이 되었다. 1등 학생이었던 그녀는 수학에 특출난 재능을 가졌다. 고등학교 때는 육상팀에서 뛰었고 친구들이 많았다. 하지만 그녀는 꽤 감정적이었고, 그 성격은 사라지지 않았다. 그리고 그녀 삶의 매우 현실적인 고통의 근원은 다른 것이었다. 그녀는 자신이 레즈비언이라는 것을 이해하게 되었다. 그녀 부모는 '매우 보수적인 기독교인'이었다. 그녀는 부모를 사랑했고 사회 정의에 대한 그들의 헌신을 깊이 존경했지만, 의사인 아버지는 덴버의 엄격한 '5점 만점짜리' 잘 사는 동네의 본인 병원에서 생애 절반을 보냈다. 부모가 종교적인 믿음으로 딸의 동성애를 받아들이지 못하면 어쩌나 그녀는 걱정했다. 볼티모어의 일류 음악학교인 피바디 음악원(Peabody Institute)에서 신입생으로 1년을 보낸 뒤, 그녀는 심호흡을 하고 부모에게 본인 비밀을 얘기했다. "그것은 예상한 만큼 끔찍하게 진행되었습니다. 눈물이 보였고, 긴장감에 이를 가는 소리가 들릴 정도였습니다. 부모님들에게는 종교적 관점이 깊이 뿌리박힌 상태였어요."

도레아는 그 후 2년 동안 부모와 거의 말을 하지 않았다. 그녀는 피바디 음악원을 중퇴하고 덴버 시내에 사는 펑크족 무리들과 어울렸다. 한때 야심만만했던 트럼펫 연주자는 이제 삭발을 하고 전투화를 신고 번화가를 뛰어다녔다. 카펫 매장에서 1년 일한 뒤 메트로 스테이트 대학에 등록했다.

그곳에서 그녀는 본인 감정과 끊임없이 싸우고, 사람들 앞에서 종종 소리치며 우는 모습을 보였고, 곧 심리치료사를 만나 우울증 진단을 받았다. 대화 치료(talk therapy)[14]는 그다지 안정을 가져다주지 못했고, 1998년 봄 기말고사 기간에 그녀는 잠들지 못하는 자신을 발견했다. 그녀가 불안해하고 약간의 조증 상태로 치료사의 상담실에 나타났을 때, 치료사는 그녀를 괴롭히는 모든 것들에 대해 새로운 설명을 했다. 그것은 양극성장애였다. 그녀는 회상한다. "저는 이 병이 만성적이어서 기분 삽화 빈도가 점차 증가할 것이고, 남은 인생 동안 약을 계속 복용해야 한다고 들었습니다."

이 대화는 암울한 미래를 예고했지만 도레아는 진단명에서 위안을 얻었다. 그 진단은 왜 그녀가 그리도 감정적인지 설명해준다. 케이 재미슨의 책 《불길에 닿아 : 조울병과 예술가적 기질(Touched with Fire: Manic-Depressive Illness and the Artistic Temperament)》을 읽고 그녀는 새로운 정체성을 얻었다. "제가 이 모든 유명한 작가들과 똑같은 거지요. 이건 정말 대단해요." 그녀는 '거대한 약뭉치'를 들고 학업을 재개, 먼저 네브라스카 대학에서 학사 학위를 받고 다음에는 보스턴 대학에서 수학과 생물학 박사 학위를 받았다. 그녀가 복용한 약물 칵테일의 정확한 조합은 항상 바뀌었지만 보통 기분안정제, 항우울제, 벤조디아제핀 계열 항불안제를 포함했다. 어떤 약은 졸리게 만들고 어떤 약은 몸을 떨게 했다. 약물 칵테일 중 어떤 약도 그녀 마음의 평온을 가져다주지 않는 듯했다. 그러다가 2001년, 지난 25년 동안 이 나라에서 제기된 질문을 그녀도 던진다. "정신질환 진단받은 이들을 정신과 약물로 치료하는 당신, 불안에 시달리는 10대를 '평생 정신과 환자'로 만들지는 않습니까?" 매우 똑똑하고 유능한 도레아는 그 길을 가까스로 피했다. 이는 진료 시 발생 가능한 **의인성**(iatrogenic)[15] 과정에 대한 이야기다. 달리 보면 정상

---

14. 심리전문가 혹은 상담사와의 상담 혹은 심리치료를 '대화 치료'로 표현함(옮긴이)
15. 의인성 질환(iatrogenic disease)은 의료 행위가 원인이 돼 일어나는 질병을 말함. 공교롭게도 정신의료의 영어 표현 psychiatry에서 '의인성' 뜻을 갖는 '-iatry'가 접미어로 쓰임. 정신의료에서 특히 의인성 질환을 일으키지 않을지 경계하고 치료자의 신중함과 겸손함이 필요하다는 뜻으로 읽히기도 함(옮긴이)

인이 정신과 진단과 뒤이은 치료에 의해 만성적으로 아프게 되는 이야기기도 하다. 그래서 우리는 다음과 같은 질문을 던져야 한다. 우리의 정신과 치료 패러다임이 때로 정신질환을 **만들어내기도**(create) 하는가?

## **부모의 고민** The Parents' Dilemma

이 책을 쓰기 위해 취재하던 초기인 몇 년 전에 나는 시러큐스 지역에서 두 가족을 만났다. 그들은 자기 자녀에게 정신과 약을 먹이게 할지 말지를 결정해야 했다. 내가 이 두 가족을 짝지은 이유는 그들이 본인 자녀에게 무엇이 최선인지에 대해 상반된 결론에 이르렀기 때문이다. 나는 그들이 결정 내릴 때, 어떤 정보를 본인들 뜻대로 취했는지 궁금했다.

나는 처음에 그웬돌린 오츠와 션 오츠 부부를 보러 갔다. 이들은 시러큐스 남쪽 작은 언덕에 자리한 쾌적한 집에 산다. 이 부부는 인종이 달랐고, 품위를 갖춘 사람들이었다. 이들의 두 자녀는 네이선과 앨리아였다. 이 당시 8살이던 네이선은 우리가 이야기를 나누는 대부분 시간 동안 거실에 널브러져 색연필로 스케치북에 그림을 그렸다. 네이선의 어머니는 말한다.

"우리는 네이선이 세 살 때부터 걱정하기 시작했어요. 우리는 얘가 지나치게 활동적이라는 것을 알았어요. 네이선은 식사 내내 앉아있지를 못해요. 잠시 앉기도 힘들어해요. 저녁 식사 시간 동안 네이선은 테이블 주위를 뛰어다녀요. 유치원을 다닐 때도 마찬가지였어요. 가만히 앉아있지도, 잠들지도 않아요. 밤 9시 반이나 10시가 되어야 네이선을 겨우 눕혔어요. 여기저기 발로 차대고 소리를 질러요. 이것은 정상적인 짜증이나 떼쓰기가 아니었어요."

이들은 먼저 네이선을 소아과 의사에게 데려갔다. 하지만 그 여의사는 네이선에 대해 진단 내리기를 꺼렸다. 그래서 부부는 네이선을 정신과 의사에게 데려갔다. 그는 네이선이 '주의력결핍 과잉행동장애(attention deficit hyperactivity disorder, ADHD)'를 앓는다고 빠르게 결론 내렸다. 정신과 의사는 네이선의 문제가 '화학적인' 종류라고 설명했다. 부모는 네이선에게 메틸페니데이트(methylphenidate)를 복용시키는 것을 염려했다. "우리는 우리 스스로 이 어려움을 감당해야 했고, ADHD가 무엇인지 아무것도 몰랐어요."라고 네이선의 어머니는 말한다. 유치원을 다닐 때가 다가왔다. 그들은 약을 먹이는 것이 최선이겠다고 생각했다. 그의 어머니는 "과잉행동이 그의 학습을 방해했다."고 말한다. "유치원 측은 우리가 네이선을 유치원에 안 보내기를 원했지만 우리는 보내겠다고 얘기했어요. 우리는 네이선이 계속해서 앞으로 나아가도록 결정했습니다."

처음엔 약의 '시행착오' 기간을 겪었다. 네이선은 고용량의 속효성(체내에 빨리 흡수되고 작용시간이 4시간 내외로 짧은) 메틸페니데이트[16]를 처방받았다. 네이선 어머니는 회상한다. "네이선은 좀비 같았어요. 딸은 잠잠했지만 움직이려 하지 않았어요. 멍하게 허공을 응시하기도 했고요." 이후 네이선은 복용약을 지속형(약의 지속 시간이 8-12시간 정도 꾸준히 유지되는) 메틸페니데이트[17]로 바꾸었고 어느 정도 안정되었다. 그러나 어느 순간부터 네이선은 잔디 밟기를 거부하거나 끊임없이 손에 무언가를 쥐려는 강박 행동을 보이기 시작했다. 이를 조절하느라 강박 증상에 효과적이라고 알려진 항우울제 플루옥세틴 처방을 받았다. 이 두 약물을 조합해 사용하면서 딸은 끔찍한 '분노'를 겪기 시작했다. 네이선은 침실 창문을 박차고 나가기도 하고, 여동생과 심지어 어머니까지 죽이겠다고 반복 위협하는 모습을 보였다. 결국 플루옥세틴 처방은 중단되었다. 네이선의 행동은 약간 나아지긴 했지만 계속 꽤 공격적이었고 양극성장애와 ADHD, 두 가지 정신질환을 앓는다고 진단받았다.

"의사들은 ADHD와 양극성장애가 함께 나타나기가 가능하다고 말합니

---

16. 미국 내 약 상품명 : 리탈린(Ritalin)(_옮긴이)
17. 미국 내 약 상품명 : 콘서타(Concerta)(_옮긴이)

1부 유행병

다." 네이선 어머니는 말한다. "그리고 이제 딸에게 ADHD뿐 아니라 양극성장애까지 함께한다니, 우리는 네이선이 남은 생애 내내 정신과 약을 먹어야 한다고 생각하게 되었습니다."

그 후 네이선은 약물 칵테일을 복용한다. 내가 방문했을 때 네이선은 아침에 지속형 메틸페니데이트와 오후에 속효성 메틸페니데이트를, 하루 중 필요해질 때 낮은 용량의 항정신병약물 리스페리돈, 이렇게 3알을 복용한다. 네이선 부모는 이 약물 조합이 그에게 꽤 잘 듣는다고 말한다. 네이선은 여전히 감정적이긴 하지만 심각한 분노까지 나타내진 않으며, 어린 여동생에 대한 적대감도 수그러들었다. 학교 공부에서 어려움을 겪지만 한 학년씩 진학 중이고 반 친구들과도 상당히 잘 지낸다. 네이선 부모가 약에 대해 갖는 가장 큰 걱정은 약이 네이선의 성장을 저해할지도 모른다는 점이다. 네이선은 여동생보다 3살 많은데 여동생보다 키는 작다. 하지만 치료진으로부터 이 약이 장기간 딸에게 어떤 영향을 미칠지는 별로 설명 듣지 못했다. "그들은 장기 영향에 대해 염려하지 않아요." 네이선 아버지는 말한다. "아무튼 약이 우리 딸을 도우니까요."

인터뷰가 끝날 때 네이선은 나에게 그의 그림을 보여주었다. 네이선은 상어와 공룡에 푹 빠졌다. 내가 네이선의 그림을 얼마나 좋아하는지 얘기해주었을 때 부끄러움에 얼굴을 붉히는 듯 보였다. 네이선은 내가 그 집에 있는 동안 대부분 조용했다. 약간 가라앉았긴 했지만 내가 떠날 채비를 할 때 우리는 서로 악수를 나누었다. 어떤 순간에는 아주 상냥하고 온화한 어린이처럼 보이기도 했다. 제이슨 스미스와 켈리 스미스 부부는 오츠 가족 집으로부터 30분 정도 떨어진 시러큐스 서쪽에 산다. 내가 현관 문을 두드리자 일곱 살 난 딸 제시카가 대답했다. 제시카는 나를 기다렸던 듯 보였다. 내가 녹음기를 켜자 제시카는 엄마와 나 사이 소파에 털썩 주저앉아 자기 이야기 들려줄 준비를 했다. "제시카는…" 제시카 아버지가 잠시 망설이다가 말을 잇는다. "카리스마가 넘치는 딸이에요."

제시카의 행동 문제는 2살 때 어린이집에서부터 시작되었다. 제시카는 화가 나면 다른 어린이들을 때리고 물어뜯었다. 집에서 제시카는 '야경증(night terror)'과 멜트다운(meltdown)[18]을 겪기 시작했다. "아주 부드러운 자극도 제시카는 힘들어 하고, 상태가 나빠집니다." 제시카 엄마가 말한다.

제이슨 부부는 지역 교육구(local school district)에 도움을 요청했다. 교육구는 제시카가 북시러큐스의 '특수교육(special ed)' 유치원에 갈 것을 권했다. 거기서도 계속 공격적으로 행동하자 제시카의 정신과적 평가를 위해 뉴욕주립대학 건강과학센터로 가라는 말을 듣는다. 그곳 임상 간호사(nurse practitioner)[19]는 제시카가 '양극성장애'를 갖는다고 진단했다. 그는 제시카 뇌에 화학 불균형이 존재한다고 설명하며 세 가지 약물을 권했다. 기분안정제인 디발프로엑스(divalproex)와 리튬, 그리고 항정신병약물인 리스페리돈이었다.

제이슨은 "특히 제시카에게 항정신병약물을 투여해야 한다는 생각에 마음이 아팠습니다. 그때 제시카는 4살 된 어린이였어요."

제이슨 부부는 어찌할 바를 모른 채 상담을 마쳤다. 아내 켈리는 오스위고 시(Oswego County)의 가족 서비스 기관에서 일했다. 그녀는 정신과약물 치료 후 여러 어려운 행동을 보이는 어린이들을 알았다. 그 경우 오스위고 시에서는 부모들이 의학 조언을 따르기를 바란다. 켈리는 "제시카가 양극성장애일 경우고 생각했습니다. 어찌지 못할 상황이었습니다." 게다가 뉴욕주립대학 건강과학센터에서는 스미스 부부에게 제시카가 약을 먹지 않으면 진료를 다시 못 본다고 말했다. 이는 센터의 조언을 따라야만 한다는 의미

---

18. 멜트다운은 감당하기 힘든 상황에 대한 강렬한 반응으로 행동 통제력이 완전히 상실되기도 함. 원하는 것을 얻기 위해 드러눕고 울고 악을 쓰는 탠트럼과는 다름. 멜트다운은 목적을 갖지 않고, 괴로움을 느끼는 강렬한 신호이기도 함. 극심한 스트레스, 감각 과부하, 감당하기 힘든 상황, 정보 과부하, 예상치 못한 변화 등으로 유발됨. 보통 멜트다운 전에 괴로움의 신호가 나타나는데, 짜증이 늘거나 귀를 손으로 막는 등 감각 자극에 취약해지거나 목소리가 커지거나 몸을 가만히 두지 못함. 멜트다운은 울기, 소리치기, 욕하기, 물건 던지기, 자해 또는 타해 등으로 나타남(출처: 발달장애e야기 유튜브 영상, https://www.youtube.com/watch?v=8MvZxtU81PA)(_옮긴이)
19. 미국에서는 임상 간호사가 진단과 처방, 전문의 진료 의뢰와 같은 의사 역할 일부를 수행함. 이 과정은 담당 의사의 지도와 감독 아래 이루어짐(_옮긴이)

로 다가왔다. "전문가들은 우리에게 생물학적 접근을 해야 한다고 말합니다." 제이슨이 말했다. 하지만 그는 이전에 약국에서 일하면서 약이 강력한 부작용을 나타낸다는 사실을 아는 상태였다. "저는 두려움에 제정신이 아니었습니다."

켈리는 추천된 약에 대해 인터넷 검색을 했다. 그러나 그녀는 제시카와 같이 약물 칵테일을 복용하는 어린이들의 좋은 장기 결과뿐 아니라 단기 부작용을 보고하는 어떠한 연구도 찾지 못했다. 그녀는 두려웠다고 말한다. 한편 제시카를 진료한 소아과 의사는 제시카 부모에게 정신과 약물 투여는 '터무니없는' 일이라고 말했다. 제이슨 부부 가족도 약 먹이는 것을 실수라고 생각했다. 제이슨은 몇 년 전 자신이 받은 상담 치료가 본인의 '분노 조절' 문제 해결에 도움이 됐음을 기억했다. 만약 아버지 제이슨이 약을 사용 않고 변화 가능했다면, 딸 제시카도 상담 치료만으로 변화하지 않을까?

"우리는 단지 양극성장애 진단을 받아들이고 싶지 않았습니다. 제시카는 매우 외향적이고 유능한 어린이라고 생각합니다." 켈리는 말한다. "그리고 제시카 두 살 때와 비교하면 지금까지 많은 발전을 이루었습니다. 우리는 딸에게 약을 잠자코 주지는 않았어요."

제시카의 부모는 2005년에 약물 중단 결정을 내렸고, 그로부터 3년 뒤인 인터뷰 당시 제시카는 잘 지내는 중이었다. 학교에서는 대부분 과목에서 A 성적을 받았다. 제시카의 교사는 이제 제시카에 대한 이전의 양극성장애 진단이 '말도 안 된다'고 생각한다. 가끔 다른 친구들과 다투기도 하고 다른 친구가 먼저 놀리면 제시카가 말로 반격도 하지만, 자신이 아무도 때려서는 안 된다는 것을 잘 안다. 집에서 여전히 가끔 멜트다운을 겪지만 제시카의 감정 폭발은 과거처럼 극단적이지 않다. 제시카는 심지어 멜트다운으로 힘들어할 때 어떻게 부모가 자녀를 도와야 하는지 조언한다. "엄마 아빠는 자녀에게 '이리와' 말하고서 자녀 기분이 나아지고 멜트다운을 겪지 않게 등을 부드럽게 문질러줘야 해요. 멜트다운이 멈추면 자녀들이 그 과정을 기억하게 될 거예요."

헤어지기 전에 제시카는《아무것도 두려워하지 않는 작은 할머니(Little Old Lady Who Was Not Afraid of Anything)》라는 책을 내게 읽어주었다. 동화의 장면을 연기하느라 여러 차례 바닥에서 뛰어오르기도 했다. "우리 딸이 어려운 행동을 보이긴 했지만, 모든 사람이 딸을 사랑해줌을 느낍니다." 제시카 아버지는 말한다. "약이 우리 딸을, 딸의 성격을 완전히 바꿀까 봐 겁이 났습니다. 우리는 딸의 능력에 나쁜 영향을 끼치고 싶지 않았습니다. 우리는 단지 딸이 건강하게 자라고 자기 삶에서 성취를 경험하며 살기 바랍니다."

서로 다른 두 가족과 두 가지 다른 결정을 살펴보았다. 두 가족 다 자기 결정을 옳다고 보았고, 둘 다 자녀가 그 결정에 따라 더 나은 길을 갔다고 믿는다. 나는 이 책을 위한 기록이 정리되면 두 가족 모두의 상태를 확인하기로 했다. 네이선과 제시카는 분명히 다른 길을 가는 중이었다. 내가 차를 몰고 보스턴의 집으로 돌아왔을 때, 이런 생각이 들었다. '어떻게 두 부모는 **과학적 진공상태**(scientific vacuum)[20]에서 자녀에게 약을 먹일지를 결정할까?' 어린이들이 정말 뇌 속의 화학 불균형으로 고통받았는가? ADHD 또는 어린이 양극성장애에서 장기간 약물치료의 이익이 더 크다는 사실을 확인하는 연구가 존재하는가? 만약 항정신병약물을 포함한 약물 칵테일을 어린이에게 먹일 경우 어린이 신체 건강에는 어떤 영향을 주는가? 어린이가 건강한 청소년기를 지나 건강한 성인이 되겠는가?

---

20. 정신의학적으로 어린이 환자에 대한 정신과 약물의 기전, 장기간 사용의 효과와 부작용 관련해 분명하게 밝혀지지 못하고 대중에게 알려지지 못한 부분을 저자는 '과학적 진공상태'라고 은유적으로 표현(옮긴이)

약어 정리

- 물질남용 및 정신보건 서비스국(Substance Abuse and Mental Services Health Administration, SAMSHA)
- 미국 국립정신건강연구소(National Instutute of Mental Health, NIMH)
- 미국 식품의약국(the Food and Drug Administration, FDA)
- 사회보장 장애연금(Social Security Disability Insurance, SSDI)
- 생활보조금(Supplemental Security Income, SSI)
- 우울증 및 양극성장애 지지 동맹(the Depression and Bipolar Support Alliance, DBSA)
- 주의력결핍 과잉행동장애(attention deficit hyperactivity disorder, ADHD)
- 지연발생운동이상증(tardive dyskinesia, TD)

# The Science of

# Psychiatric Drugs

# 2부

# 정신과 약의 과학

Anatomy
of an
Epidemic

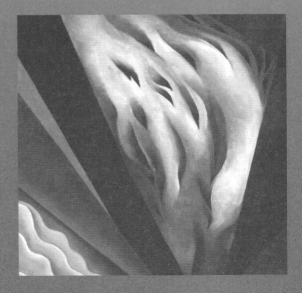

# 3장

# 유행병의 뿌리
## The Roots of an Epidemic

|

"미국인은 이제 과학이 거의 모든 것들을
해결한다고 믿게 되었다."_루이 M. 오르(미국의학협회 회장, 1958)[1]

　의학 역사에서 가장 위대한 순간들 중 하나를 되돌아보며 현대의 유행병에 대한 조사를 시작하는 건 좀 이상해 보이겠다. 하지만 쏘라진(성분명 '클로르프로마진'. 최초의 항정신병약물)이 정신약물학 혁명을 일으켰다고 우리 사회가 어떻게 믿게 되었는지 이해하려면, 우리는 독일 과학자 파울 에를리히의 실험실로 돌아가야 한다. 그는 감염병과 싸우기 위한 '마법의 탄환(magic bullet)'이 발견 가능하다는 개념의 창시자였다. 그가 성공했을 때, 세상은 모든 질병에 대해 기적의 치료법들이 발견 가능하다고 생각했다.

　1854년 동프로이센에서 태어난 에를리히는 아닐린 염료를 생물학적 염색으로 사용하는 방법을 연구하는 과학자로 초기를 보냈다. 그와 동료들은 직물 산업에서 천에 색을 입히는 염료가 다른 장기와 조직의 세포를 염색하는 선택적 친화력을 가진다는 사실을 발견했다. 메틸블루는 어떤 세포를 염색하고, 메틸레드는 또 다른 종류의 세포를 염색한다. 이 특수성을 설명하기 위해 에를리히는 세포가 주변 환경으로 돌출되는 분자를 가지며, 화학 염료가 이러한 구조에 들어맞는다는 가설을 세웠다. 그는 이것을 수용체라고 부른다. 은유적으로 모든 종류의 세포는 각기 다른 자물쇠를 갖는다. 이것이 메틸블루는 어떤 세포를 염색시키고, 메틸레드는 또 다른 종류의 세포를 염색시키는 이유가 된다. 이 두 가지 염색약은 각기 다른 자물쇠에 특화된 열쇠와 같다.

에를리히는 라이프치히 대학의 박사과정 학생이던 1870년대에 이 연구를 시작했다. 이때는 미생물이 전염병을 일으킨다는 사실을 로버트 코흐와 루이 파스퇴르가 증명하던 시기이기도 했다. 그들의 발견은 만약 인체에 침입한 유기체를 죽인다면 그 질병도 치료 가능하다는 짜릿한 생각으로 이어졌다. 문제는, 그 당시 대부분 과학자들이 미생물에 독성을 갖는 약은 숙주까지 죽인다고 믿는다는 것이었다. "인체 내부의 살균은 불가능하다."고 1882년 독일 내과 학회에서 과학자들은 선언했다. 그러나 에를리히의 아닐린 염료에 대한 연구에서는 다른 결론이 나왔다. 이 염료는 신체의 특정 단일 조직을 염색하고 다른 모든 조직을 무색으로 만들었다. 만약 침입하는 미생물과는 상호작용하지만 환자 조직과는 상호작용하지 않는 독성 화학 물질을 발견한다면 어떻겠는가? 만약 그렇다면 그것은 환자에게 어떠한 해도 끼치지 않고 병균을 죽일 것이다.

에를리히는 다음과 같이 썼다.

만약 유기체가 특정 박테리아 종에 감염되었다고 생각할 때, 이 박테리아와 특정 친화력을 가진 물질을 발견하고 이것들에만 작용한다면 치료 효과를 발휘하기 쉬울 것이다. 만약 이 물질들이 신체 정상 구성 요소들에 대해 친화력을 갖지 않는다면 이 물질들이 바로 마법의 탄환이 될 것이다.[2]

1899년, 에를리히는 프랑크푸르트 왕립실험치료연구소의 소장으로 임명되어 마법의 탄환을 찾기 시작했다. 그는 기면병을 비롯한 여러 다른 질병을 일으키는 단세포 기생충인 트리파노좀(trypanosomes)을 선택적으로 죽이는 약을 찾는 데 집중했고, 비소 화합물인 아톡실(atoxyl)을 가장 우선하여 마법 탄환 후보로 정했다. 이것은 인간 세포의 자물쇠를 열지 않으면서 기생

충의 '자물쇠'에 맞도록 그가 조작해야 할 화학물질이 되었다. 그는 체계적으로 수백 개의 아톡실 유도체를 만들어냈고, 트리파노좀에 대해 몇 번이고 시험했지만 실패를 거듭했다. 마침내 1909년 에를리히가 900개 이상의 화합물을 시험한 후, 그의 조수 중 한 명은 606번 화합물이 매독의 원인균인 스피로체타 팔리다(Spirocheta pallida)를 죽이는지 확인해보기로 했다. 며칠 지나지 않아 에를리히는 승리를 거두었다. 살바르산(salvarsan)으로 알려진 이 약은 감염된 토끼들에게 전혀 해를 끼치지 않고 매독균을 없앴다. 폴 드 크루이프는 1926년 자신의 베스트셀러 저서에 다음과 같이 기록한다. "이것은 마법의 탄환이었다! 이 얼마나 안전한 탄환인가!" 그는 이 약물이 '성서에 나올 법한 치유'라고 덧붙였다.[3]

에를리히의 성공은 과학자들이 다른 발병 원인 미생물에 대항하는 마법의 탄환을 찾도록 영감을 주었다. 비록 25년이 걸렸지만 1935년 바이엘 화학 회사는 두 번째 기적의 약을 만들어냈다. 바이엘은 오래된 콜타르 화합물의 유도체인 설파닐아미드가 포도상구균과 연쇄상구균 감염을 제거하는 데 상당히 효과적임을 발견했다. 마법의 탄환 혁명은 비로소 제대로 진행되었다. 다음은 페니실린 차례였다. 비록 알렉산더 플레밍이 1928년에 박테리아를 죽이는 곰팡이를 발견했지만, 그와 연구진은 배양의 어려움을 알았다. 배양에 성공한 때마저도 효과적인 약으로 바꿀 충분한 양의 활성 성분인 페니실린을 추출하고 정화하지 못했다. 그러나 1941년, 제2차 세계대전이 격렬해지면서 영국과 미국 모두 이 장애물 극복에 절박했다. 전쟁 중에는 상처 감염으로 인해 생명을 잃는 군인들이 많았기 때문이다. 미국은 제약회사인 머크(현재 MSD), 스퀴브(현재 브리스톨 마이어스 스퀴브), 화이자의 과학자들에게 이 프로젝트의 공동 수행을 요청했다. 그 결과 1944년 디데이(D-Day)까지 영국과 미국은 노르망디 침공에서 부상당한 모든 군인에게 제공할 충분한 페니실린이 생산 가능했다.

루이 서딜랜드는 자신의 책 《마법의 탄환》에 썼다. "드디어 기적의 치유 시대가 왔다."[4] 실제로 전쟁이 끝나면서 의학은 큰 도약을 이어갔다. 제약회사들은 페니실린 외에도 다른 광범위 항생제인 스트렙토마이신, 클로로마이세틴, 오레오마이신 등을 발견했다. 갑자기 의사들은 폐렴, 성홍열, 디프테리아, 결핵을 비롯한 여러 다른 전염병들을 치료할 알약을 갖게 되었다. 이 질병들은 여러 세기 동안 인류의 재앙이었다. 정치 지도자들과 의사들은 모두 이 위대한 날에 대해 이야기한다. 1948년, 미국 국무장관 조지 마셜은 전염병이 곧 지구상에서 사라질 것이라고 확신에 차 예측했다. 몇 년 후 아이젠하워 대통령은 모든 미생물의 '무조건 항복'의 도래를 예상했다.[5]

1950년대 초에 의학은 과거를 돌아보면서 수많은 성공들을 열거한다. 제약회사들은 개선된 마취제, 진정제, 항히스타민제, 항경련제를 개발했다. 이것은 과학자들이 중추신경계의 작동을 돕는 화학물질을 합성하는 실력이 더 나아졌다는 증거다. 1922년에 제약회사 일라이 릴리는 도살장 가는 동물의 췌장에서 인슐린 호르몬 추출법을 알아냈고, 이는 의사들에게 당뇨병의 효과적 치료법을 제공했다. 인슐린 대체 요법은 질병에 대한 마법의 탄환 수준까지는 아니었지만 몸에 모자란 것의 생물학적 해결책 제공은 상당한 의학적 진보였다. 1950년, 영국 과학자 헨리 데일 경은《영국의학저널(British Medical Journal)》에 보낸 편지에 의학의 오랜 역사 속의 이 특별한 순간을 요약했다. "이 위대한 운동의 시작을 지켜본 우리는 그러한 시대를 살아온 것이 기쁘고 자랑스럽다. 그리고 이제 시작되는 50년을 살아가는 사람들이 훨씬 더 넓고 장엄한 발전을 보게 되리라고 확신한다."[6]

미국은 이 놀라운 미래를 준비했다. 전쟁 전에는 앤드류 카네기와 존 디록펠러 같은 저명한 개인 후원자의 자금 지원을 받았지만, 전쟁이 끝나자 미국 정부는 이 노력에 자금을 지원하기 위해 국립과학재단을 설립했다. 아직 정복할 많은 질병이 남았고, 국가 지도자들은 뒤처진 의학 분야를 찾았다. 이들은 다른 모든 분야에 비해 가장 뒤처진 분야를 재빠르게 발견했다. 정신의학은 약간의 도움밖에 주지 못할 학문으로 여겨져 왔다.

# 새로운 정신의학 상상하기 Imagining a New Psychiatry

의학 분과로서 정신의학은 19세기 수용 형태의 정신병원에 뿌리를 둔다. 1844년 작은 수용소를 운영하던 13명의 정신과 의사들이 필라델피아에서 만나 광인수용시설 의학감독관협회(the Association of Medical Superintendents of American Institutions for the Insane)를 결성한다. 당시 수용소들은 퀘이커 교도에 의해 미국에 소개된 도덕치료(moral therapy)라는 환경 통한 돌봄을 제공했고 이는 한때 좋은 결과를 낳았다. 대부분의 정신병원에서 새로 입원한 환자들의 50% 이상이 1년 안에 퇴원하고, 퇴원자 상당수는 다시 입원하지 않았다. 19세기에 이루어진 매사추세츠 우스터 주립 정신병원 입원 치료의 장기연구에서 환자 985명 중 58%는 다시 입원하지 않고 남은 생애 동안 잘 지냄을 발견했다. 그러나 1800년대 후반 지역사회가 치매 노인, 매독 환자, 기타 신경학적 질환을 가진 환자들을 정신병원에 수용하면서 규모가 거대해졌고 도덕치료는 실패로 여겨진다.

1892년 회의에서 수용시설 감독관들은 도덕치료를 뒤로 하고 신체적 치료를 활용하겠다고 밝힌다. 이 성명은 정신의학의 새로운 시대적 여명이었다. 아주 짧은 시간 안에 그들은 이런 종류의 수많은 치료들의 이점을 발표하기 시작한다. 고압 샤워와 장시간의 목욕을 포함한 다양한 '물 치료'가 도움된다고 보고한다. 한 정신병원에서는 양(sheep)의 갑상선 추출물 주사가 50%의 치료율을 보인다고 보고한다. 다른 의사는 금속염, 말의 혈청, 심지어 비소를 혈관에 주사하면 광기 어린 마음을 맑게 해준다고 발표했다. 뉴저지 트렌턴 주립병원의 헨리 코튼 원장은 1916년에 환자들의 치아를 뽑아 정신이상을 치료했다고 보고한다. 열 치료는 혼수 치료 요법과 마찬가지로 효과적이라고도 언급했다. 이 모든 신체 요법의 초기 보고들은 큰 성공을 거둔 듯했으나 시간이 지나면서 결국 전부 무효임이 밝혀진다.

1930년대 후반과 1940년대 초, 수용시설의 정신과 의사들은 뇌에 직접

90

작용하는 세 가지 치료법을 수용했다. 언론은 초기에는 그것들을 '기적의 치료'라고 보도했다. 첫 번째는 인슐린 혼수 치료(insulin coma therapy)였다. 환자들은 고용량의 인슐린을 맞아 저혈당 혼수상태에 빠졌고, 포도당 주사로 다시 깨어날 때《뉴욕타임스》설명에 따르면 "뇌의 단락 회로가 사라지고 정상 회로가 다시 복원되면서 온전함과 현실 감각을 되찾게 된다."[7] 그다음은 경련 요법(convulsive therapy)이다. 메트라졸이라는 독 성분 또는 전기 충격이 환자의 경련 발작을 유도하는 데 쓰였다. 이후 환자가 깨어날 때 정신병적 생각에서 벗어나 영혼의 행복을 경험한다고 수용시설의 정신과 의사들은 말했다. 마지막 '획기적인' 치료법은 전두엽 절제술(frontal lobotomy)[1]이다. 수술을 통한 전두엽의 파괴는 분명 즉각적 치유를 만들어냈다.《뉴욕타임스》는 다음과 같이 설명한다. 이 '영혼의 수술'은 "몇 시간 안에 야생동물 같은 존재를 점잖은 생명체로 바꾸어 놓는다."[8]

주요 신문과《하퍼스》《리더스 다이제스트》《새터데이 이브닝 포스트》 같은 잡지에 정기적으로 이 같은 글들이 실리면서 대중은 정신의학이 정신질환 치료에서 크게 진보한다고 믿을 만했다. 하지만 그 후 제2차 세계대전 여파로 사람들은 엄청난 공포와 불신이 퍼지는 매우 다른 현실에 직면해야 했다. 그 당시 42만 5천 명이 미국 정신병원에 갇혀 지냈다. 처음에는《라이프》잡지가, 다음에는 저널리스트 알버트 도이치(Albert Deutsch)가 저서《미국의 수치(The Shame of the States)》에서 노후한 수용시설을 사진으로 보게 하였다. 벌거벗은 남자들이 썰렁한 방에 모여 자기 배설물 속에 뒹굴도록 내버려졌다. 헐렁한 윗옷을 입은 맨발의 여성들이 나무벤치에 끈으로 묶인 채 즐비했다. 환자들은 아주 붐비는 병동의 낡은 간이침대에서 잠잤기에 밖으로 벗어나려면 침대 발치 위로 올라가야 했다. 이러한 광경은 극심한 방치

---

1. 전두엽 절제술은 정신질환에 대한 신경외과적 치료의 한 형태로 뇌 전전두엽 피질 대부분의 신경 연결을 끊음. 일부 국가에서는 정신의료의 주류 치료법으로 자리잡기도 함. 창시자인 포르투갈의 안토니오 에가스 모니즈는 1949년 이에 대해 노벨 생리의학상을 공동 수상하기도 했음. 1940년대 초부터 1950년대 초까지 시행이 극적으로 늘어남(_옮긴이)

와 큰 고통을 전했다. 마침내 도이치는 참기 어려운 비교를 행한다.

> 바이베리의 병동 몇 곳을 지나갈 때, 나는 벨젠과 부헨발트의 나치 강제 수용소
> 를 떠올렸다. 나는 소떼처럼 떼지어 다니며 제대로 치료받지 못하는 벌거벗은 사
> 람들이 우글거리는 건물에 들어갔다. 메스꺼운 악취가 진동해 그 자체가 어떤 실
> 재하는 존재같이 보였다. 나는 환자들 수백 명이 물 새는 지붕 아래 곰팡이가 슬고
> 썩어가는 벽에 둘러싸여, 의자조차 없어 낡은 바닥에 널브러진 것을 보았다.[9]

국가는 분명히 정신질환으로 입원한 환자들의 치료 환경을 다시 만들어
야 했다. 하지만 그 필요성을 고려하면서도 일반인의 정신건강을 걱정할
이유 또한 발견한다. 전쟁 기간에 정신과 의사들은 징집된 사람들의 정신
적 문제를 선별했고, 미국 남성 175만 명이 정신적으로 부적합하다고 판단
했다. 상당수 병역 부적합자들이 징병을 피하느라 정신질환을 가장했을 가
능성도 짐작되지만, '175만'이라는 엄청난 숫자는 사회 문제임을 암시한다.
유럽에서 돌아온 많은 참전 용사들도 감정의 어려움을 겪었다. 1945년 9
월, 선택 복무 시스템 책임자인 루이스 허시 장군은 의회에서 국가가 너무
오래 숨겨온 이 문제의 해결에 나설 필요에 대해 발언한다. "정신질환은 전
쟁 중 만난 비효율적인 인력 상실의 가장 큰 원인이었다."[10]

정신질환은 비로소 국가의 주요 관심사가 되었다. 이 인식은 항생제야말
로 박테리아를 사멸시킬 유용한 도구임을 알아차릴 즈음 나타났다. 장기
해결책을 어디서 찾을지 모든 사람이 쉽게 깨달았다. 국가는 과학의 변혁
적 힘을 믿었다. 인슐린 혼수, 전기 충격, 뇌엽 절제술 같은 기존의 '의학' 치
료법들이 더 많은 환자에게 제공되어야 하고, 감염병에 맞서는 데 이룬 놀
라운 진전 과정과 마찬가지의 장기 해결책을 찾아야 한다. 정신질환의 생
물학적 원인 연구는 심하거나 심하지 않은 정신질환자 모두에게 더 나은
치료법으로 이어질 것이다. 코네티컷주 하드포드의 생애연구소(the Institute
of the Living) 소장 찰스 벌링에임은 쓴다. "정신의학 분야 시작이 구빈원, 감

옥에서 시작되었다는 사실과 정신의학이 완전히 단절할 때가 가까이 왔다. 나는 우리 정신과 의사가 비로소 의사가 되어, 의사로서 판단하고, 최고 의료기관의 운영 방식과 의사 대 환자 관계로 정신병원을 운영해야 한다고 믿는다."[11]

1946년에 의회는 연방정부의 경제력으로 이러한 정신의료 개혁을 뒷받침하는 국가정신건강법(National Mental Health Act)을 통과시킨다. 정부는 정신질환의 예방, 진단, 치료에 대한 연구를 후원하고 주와 도시들의 정신과 진료소 및 치료 센터 설립을 위한 보조금을 제공하기로 한다. 3년 후, 미국 의회는 이 개혁을 두루 감독하기 위해 미국 국립정신건강연구소(National Institute of Mental Health, NIMH)를 만든다.

뉴욕대 교수 하워드 러스크는 《뉴욕타임스》 주간 칼럼에서 주장한다. "우리는 정신의 문제가 신체 질병만큼이나 실재하며, 불안과 우울증은 충수돌기염이나 폐렴만큼 적극 치료가 필요함을 깨달아야 한다. 이런 상태는 모두 의학 접근이 필요한 의료 문제들이다."[12]

이제 정신의학과 치료제의 탈바꿈을 위한 무대가 마련되었다. 대중은 과학의 경이로움을 믿었고, 국가는 정신질환자들의 치료를 개선할 긴급한 필요성을 느꼈으며, NIMH는 이를 실현하기 위해 만들어졌다. 항생제의 판매 덕분에 앞으로 엄청난 일들이 일어나리라는 기대가 만들어졌고, 그 기대를 자본화할 준비가 된 빠르게 성장하는 제약 산업이 존재했다. 그리고 그 모든 힘들이 줄을 잇는 가운데 조현병, 우울증, 불안장애라는 중증 및 경증의 정신질환들에 대한 신비의 치료제가 곧 만들어지리라는 것은 놀라운 일이 아니었다.


**약어 정리**

• 미국 국립정신건강연구소(National Institute of Mental Health, NIMH)

# 4장

# 정신의학의 마법 탄환
## Psychiatry's Magic Bullets

**｜**

"그것은 정신의학 역사 최초의 약물치료였다."

_네이선 클라인(뉴욕 록랜드 주립병원 연구 책임자, 1974)[1]

　설파계 약물을 비롯한 항생제 발견을 견인한 '마법 탄환' 모델은 단순했다. 첫째 질병의 원인이나 특성 파악, 둘째 이에 대항하는 치료법 개발이다. 항생제는 이미 알려진 침입자인 박테리아를 죽인다. 일라이 릴리 사의 인슐린 치료법은 같은 주제의 변주였다. 당뇨병이 인슐린 결핍 때문임을 알게 된 후 일라이 릴리는 인슐린 치료법을 개발했다. 항생제와 인슐린 치료법 개발, 둘 다 진보를 위한 마법의 공식인 질병에 대한 지식 획득이 먼저였다. 하지만 어떻게 1세대 항정신병약물이 발견되었는지, 그리고 이 약들이 어떻게 특정 질병에 대한 해독제처럼 **항정신병약물**(antipsychotics), **항불안제**(antianxiety agent), **항우울제**(antidepressant)로 불렸는지 살펴보면 매우 다른 작동 과정이 드러난다. 정신약리학 혁명의 한 부분은 과학이고 두 부분은 희망적 사고(wishful thinking)에서 탄생했다.

# 신경이완제(주요 신경안정제), 보조 신경안정제, 정신활력제
## Neuroleptics(Major Tranquilizers), Minor Tranquilizers, and Psychic Energizers

오늘날 정신약리학 '혁명'의 시작으로 기억되는 약인 쏘라진(성분명 '클로르프로마진', 최초의 항정신병약물)을 발견한 이야기는 1940년대 프랑스 제약회사 론풀랑(Rhône-Poulenc)의 연구원들이 마법 탄환으로 추정된 물질인 페노티아진(phenothiazines) 계열 화합물을 실험할 때 시작된다. 페노티아진은 1883년 화학 염료로 사용하기 위해 처음 합성되었다. 론풀랑의 과학자들은 말라리아, 아프리카 수면병, 기생충 매개 질환을 일으키는 미생물에 독성을 가진 페노티아진을 합성하려고 노력했다. 비록 그 연구는 성공하지 못했지만, 1946년에 연구진은 페노티아진 계열 중 하나인 프로메타진(promethazine)이 항히스타민의 속성을 가짐을 발견했다. 이는 프로메타진의 수술 사용 가능을 암시했다. 신체는 상처와 알레르기에 반응하여 히스타민을 방출한다. 만약 이 히스타민 반응이 너무 강하면 혈압의 급격한 저하로 이어질 테고, 이는 때로 수술 환자들의 생명을 위협 가능함이 증명되었다. 1949년 프랑스 해군 소속 35세 외과의사인 앙리 라보리는 튀니지 비제르테의 해양 병원에서 자신의 환자들에게 프로메타진을 투여했다. 그는 이 약이 항히스타민의 특성을 가질 뿐 아니라 "쾌감을 일으킬 정도의 고요함을 유발시켜…환자들은 이완되고 무표정한 채 조용하고 나른해짐"[2]을 발견했다.

프로메타진은 마취제로 사용 가능하다고 생각되었다. 당시 바비튜레이트와 모르핀이 일반 진정제와 진통제로 쓰였지만 뇌 전반의 기능을 억제해 상당히 위험했다. 하지만 프로메타진은 분명 뇌의 특정 부위에 선택적으로 작용했다. 라보리는 설명한다. "이 약으로 특정 뇌 기능이 차단 가능하다. 수술 환자는 고통도 불안도 느끼지 않았고, 종종 자신이 받은 수술을 기억 못 한다."[3] 만약 이 약이 수술할 때 쓰이는 마취 혼합제의 일부로 사용된다면 위험성이 높은 마취제를 훨씬 낮은 용량으로 사용 가능하다고 라보리는 판단했다. 프로메타진, 혹은 프로메타진으로 합성된 더 강력한 유도체를 포함하는 약물 칵테일이라면 수술을 훨씬 안전하게 만들 것이다.

론풀랑의 화학자들은 즉시 연구에 착수했다. 화합물을 평가하기 위해 그들은 종소리를 듣고 바닥의 전기 충격을 피해 편한 공간을 향해 줄을 타고 오르는, 우리에 갇힌 쥐에게 실험 약물을 투여했다. 그들은 쥐에게 4560 RP 라는 이름의 화합물을 주입했을 때, 프로메타진의 후계자가 될 약제를 찾았음을 알았다. 쥐들은 줄을 타고 오르지 않았고 그러는 데 관심조차 안 두었다. 이 신약 클로르프로마진은 분명히 쥐의 운동과 감정 반응의 증가 모두를 조절하는 뇌 영역을 분명히 단절시켰으나 쥐가 의식을 잃지 않았다.

1951년 6월에 라보리는 수술 환자들을 대상으로 클로르프로마진을 포함하여 약물 칵테일 실험을 했다. 예상대로 이 약은 환자들을 '몽롱한 상태'로 이끌었다. 다른 외과의사들도 시험해보았고, 이 약이 다른 마취제의 효과를 '강하게 만드는(potentiate)' 역할을 한다고 보고했다. 그해 12월 라보리는 브뤼셀에서 열린 마취학 학회에서 수술의 새로운 발전에 대해 말했고, 클로르프로마진이 정신의학에도 유용하리라고 암시하는 논평을 했다. 그는 말한다. "진정 의학적인 뇌엽절제술이 만들어졌다."[4]

오늘날 우리는 뇌엽절제술을 인체를 훼손하는 수술로 생각하지만, 그 당시에는 유용한 수술로 여겨졌다. 불과 2년 전 노벨 의학상은 뇌엽절제술을 발명한 포르투갈의 신경과 의사 에가스 모니즈에게 수여되었다. 언론은 뇌엽절제술을 마음에서 광기를 깔끔하게 뽑아내는 수술이라고까지 선전했다. 하지만 수술의 가장 확실한 역할은, 그리고 수술을 시행한 사람들의 수술에 대한 이해는 사람들을 '심오한 방식'으로 변화시키는 것이었다. 이 수술은 사람들을 무기력하고, 무관심하고, 아이처럼 만들었다. 그것은 뇌엽절제술 신봉자들에 의해 환자들의 정신증상(불안, 동요, 정신병적 생각)이 전에 비해 개선된 것으로 보였으며, 라보리의 말을 믿는다면 환자들을 비슷한 방식으로 변화시킬 약을 찾은 것이다.

1952년 봄, 저명한 프랑스 정신과 의사인 장 딜레이와 피에르 드니커는 클로르프로마진을 세인트 앤 병원의 정신병 환자들에게 투여하기 시작했다. 곧 이 약은 유럽 전역의 정신병원으로 퍼져나갔다. 약 사용에 대한 보고서 내용은 동일했다. 병동은 더 조용해지고 환자들은 관리하기 쉬워졌다. 딜레이와 드니커는 1952년에 발표한 일련의 논문에서 클로르프로마진에 의해 유발되는 '정신 증후군(psychic syndrome)'을 다음과 같이 설명한다.

> 환자는 앉거나 누워서, 침대 위에서 움직이지 않고, 종종 눈꺼풀이 처진 채 창백하다. 그는 대부분 시간, 침묵한다. 질문을 받으면 그는 잠시 후 천천히 무관심하고 단조로운 말투로 대답하며 몇 마디 말하고는 바로 침묵한다. 환자의 대답은 대부분 타당하고 적절하며 환자가 주의를 기울이고 사고 가능함을 보여준다. 하지만 그는 좀처럼 질문을 주도하지 않는다. 그는 자신의 집착, 욕망, 기호를 드러내지 않는다. 그는 대개 치료를 통한 호전을 의식하지만, 행복감을 표현하지는 않는다. 외부 자극에 대한 명백한 무관심 또는 반응 지연, 감정과 정서의 중립, 의식적인 인식 또는 지적 능력의 변화 없이 주도하고 몰두하는 능력 모두 감소하는 것이 약물치료로 인한 정신 증후군의 양상이다.[5]

미국 정신과 의사들은 클로르프로마진을 '주요 신경안정제(major tranquilizer)[2]'로 명명했다. 프랑스에서는 딜레이와 데니커가 보다 정확한 과학 용어를 만들었다. 이 신약은 신경계를 통제하고 억제한다는 의미를 담은 '신경이완제(neuroleptic)'였다. 그들은 클로르프로마진이 기면성 뇌염

---

2. 과거 정신의학에서는 정신과 약물을 크게 주요 신경안정제와 보조 신경안정제 두 가지로 분류했음. 주요 신경안정제는 지금의 용어로 항정신병약물(antipsychotics)을 주로 가리키고, 보조 신경안정제는 항불안제(antianxiety agents)와 항우울제(antidepressants)를 주로 가리킴. 정신과 약물의 분류가 좀 더 세분화한 이유는 약물의 다양한 작용 메커니즘과 치료 용도를 반영하기 위함이기도 함. 하지만 현재 용어들이 갖는 '항(anti-)'이라는 표현은 사람들로 하여금 마치 정신 증상을 없애야 할 것처럼 오해시키는 면을 갖고, 이러한 인식이 약의 사용을 더욱 늘리기도 한다고 생각됨. 본서에서도 이에 대한 비판의식을 갖고 과거와 현재의 정신과 약 분류를 혼용한다고 여겨짐.( 옮긴이)

(encephalitis lethargica) 환자에게 나타나는 이상 양상을 유발한다고 결론지었다. 데니커는 말한다. "실제로 신약을 통해 실제로 뇌염 유행을 일으키는 것이 가능할 것이다. 증상은 가역적인(reversible) 졸음에서 모든 유형의 운동이상증과 과운동증으로, 그리고 마지막에는 파킨슨병으로 진행되었다."[6] 미국의 정신과 의사들은 이 새로운 약이 알려진 어떠한 정신병리도 고치지 못한다는 사실을 프랑스의 정신과 의사들과 비슷하게 이해했다. 정신과 의사 E. H. 파슨즈는 1955년 필라델피아에서 열린 클로르프로마진 관련 학술 집담회에서 다음과 같이 말한다. "우리는 이 약으로 질병을 치료하는 것이 아님을 기억해야 합니다. 우리는 특정한 효과를 내기 위해 신경약리학 제제를 사용합니다."[7]

론풀랑이 페노티아진의 말라리아에 대항한 마법 탄환 효과를 실험할 무렵, 체코 태생 화학자 프랭크 버거는 런던에서 비슷한 연구를 진행하였고, 그의 연구 결과는 1955년 '보조 신경안정제(minor tranquilizers)'의 시장 판매로 이어진다.

버거는 전쟁 동안 약으로 효과적일 만큼 충분한 양의 페니실린을 만드는 방법 개발에 공헌한 영국 과학자 중 한 명이었다. 그러나 페니실린은 단지 그램양성균(덴마크 과학자 한스 크리스천 그램이 발명한 염색법에 착색되는 세균)에만 효과적이었다. 전쟁이 끝난 후 버거는 고통스러운 호흡기 질환, 비뇨기 질환, 위장 질환을 일으키는 그램음성균을 죽이는 마법 탄환을 찾으려 했다. 당시 영국에는 그램음성균에 효과적이라고 광고된 페녹스톨이라는 상업용 살균제가 존재했다. 브리티시 드러그 하우스 사에서 근무하던 버거는 이 제품의 주요 성분인 페닐글리세롤에테르(phenylglycerol ether)를 첨가하여 항균효과가 더 좋은 제품을 생산했다. 메페네신(mephenesin)이라는 화합물이 유망하다고 판단되었을 때 그는 약을 쥐에 주입하여 독성을 실험했다. 버거는 다음과 같이 기록한다. "놀랍게도 이 화합물은 이전에 보지 못했을 정도로 수의근(skeletal muscles)의 가역적인 이완성 마비를 일으켰다."[8]

버거는 강한 근이완제를 우연히 발견했다. 그 자체로도 충분히 호기심을 유발하지만, 더 놀라운 건 약물로 마비를 경험하는 쥐는 새로운 곤경에도 스트레스 반응의 징후가 나타나지 않았다는 점이다. 그는 스스로 바로 서기 어려운 동물들을 눕혀 놓았지만 "동물들의 심장 박동은 규칙적이었고 자율신경계는 안정적이었다." 쥐는 조용하고 고요한 상태를 유지했다. 버거는 이 놀라운 새 화합물을 근육 마비를 일으키지 못할 정도의 낮은 용량으로 투여했을 때도 '이상한 평온함'을 보인다는 사실을 발견했다.

버거는 이런 종류의 약물이 사람들의 불안을 가라앉히는 약으로 상업적 가능성을 가짐을 깨달았다. 하지만 메페네신은 작용 시간이 매우 짧은 약물이었다. 그는 미국으로 건너가 뉴저지의 월리스 연구소에서 메페네신보다 체내에서 8배 더 오래 지속되는 화합물인 메프로바메이트(meprobamate)를 합성했다. 버거가 이 약을 동물에게 주었을 때 강력한 '길들이기' 효과가 발견됐다. "메프로바메이트가 투여된 원숭이는 포악성을 잃었고 다루기가 쉬웠다."[9]

월리스 연구소는 1955년 메프로바메이트를 제약 시장에 출시하여 밀타운(Miltown)이라는 상품명으로 판매했다. 다른 제약회사들은 경쟁 약품 개발에 안간힘을 썼다. 그러면서 동물을 덜 공격적이면서 고통에 무감각하게 만드는 화합물을 찾았다. 호프만 라 로슈(Hoffmann-La Roche)의 화학자 레오 스턴백은 클로르디아제폭사이드(chlordiazepoxide)를 쥐에게 투여했을 때 '강력하고 독특한' 진정 효과가 나타남을 확인했다.[10] 소량의 약물 투여 후 전기 충격을 줄 때도 쥐는 계속해서 얌전한 모습을 유지했다. 이 화합물은 더 큰 동물들에게도 강력한 길들이기 효과를 가짐이 증명되었다. 클로르디아제폭사이드의 장점에 대한 최종 증거는 또 다른 전기 충격 검사를 포함했다. 배고픈 쥐들은 먹이를 얻기 위해 레버를 누르도록 훈련받았다. 하지만 동시에 쥐를 가둔 우리 안의 불빛이 깜빡이는 동안에도 같은 행동을 한다면 충격을 받는다고 학습했다. 쥐들은 불이 켜진 동안 레버를 누르지 않아야 함을 빠르게 배웠지만 그럼에도 불구하고 우리에 불이 켜질 때마다 배

변 등 극심한 스트레스 징후를 보였다. 하지만 그들에게 클로르디아제폭사이드를 투여했다면 어땠을까? 빛이 번쩍여도 쥐들은 조금도 신경 쓰지 않을 것이다. 그들의 '불안'은 사라지고 다가올 전기 충격에 대해 걱정하지 않고 음식을 얻기 위해 레버를 누를 것이다. 호프만 라 로슈는 1960년에 클로르디아제폭사이드를 리브리움(Librium)이라는 상품명으로 제약 시장에 내놓았다.

뻔한 이유로 대중은 보조 신경안정제의 개발로 이어진 동물 실험에 대해 듣지 못했다. 그러나《사이언스 뉴스레터》에 실린 기사는 예외였다. 기자는 동물 실험을 사람의 관점에서 바라보았다. 그 기사의 기자는 이렇게 설명한다. "만약 당신이 보조 신경안정제를 복용한다면 차가 당신을 향해 돌진할 때 두려움을 느끼기는 하겠지만, 그 두려움이 당신을 차로부터 도망치게 만들지는 않을 것이다."[11]


정신의학은 이제 입원 환자를 진정시키는 신약과 불안을 완화하는 두 번째 약을 보유하게 되었다. 후자는 일반 대중에게 판매 가능한 약이었다. 1957년 봄에 우울증 환자를 위한 약인 이프로니아지드(iproniazid)가 개발되어 마실리드(Marsilid)라는 이름으로 판매된다. '정신활력제(psychic energizer)'라고 불린 이 약의 뿌리를 추적해보면, 그 기원은 시적으로도 꼭 들어맞는다. 바로 '로켓 연료'다.

제2차 세계대전이 끝날 무렵 독일이 V-2 로켓을 만드는 데 사용한 액체 산소와 에탄올이 부족해지자, 독일 과학자들은 대체 연료로 쓸 새로운 화합물인 하이드라진(hydrazine)을 개발했다. 종전 후, 연합국의 화학 회사들은 하이드라진의 샘플을 얻기 위해 공장을 급습했고, 연합국의 제약 부서들은 하이드라진의 독성이 마법의 탄환을 만들 목적으로 이용 가능한지 확인하기를 열망했다. 1951년 호프만 라 로슈의 화학자들은 이소니아지드와 이프로니아지드라는 두 가지 하이드라진 화합물을 만들어 결핵을 일으키는 바실루스속 세균에도 효과적임을 증명했다. 이 신약은 몇몇 결핵 병원에 급히 사용되었고, 곧 그 약이 환자들에게 '활력'을 주는 거 같다고 보고된다. 《타임》은 스태튼 아일랜드의 씨뷰 병원 취재에서 밝힌다. "약을 복용한 환자들이 병동에서 춤을 추고 사진 기자들에게 기쁨을 드러냈다."[12]

결핵 환자들이 빠르게 경쾌한 상태로 된다면, 이 약들은 우울증 치료제로도 사용 가능하다. 여러 이유로 이프로니아지드가 더 큰 잠재력을 지닌 듯 보였으나 초기 평가에서는 기운을 북돋는 데 특별한 효과가 확인되지 않고, 조증 유발 가능성이 보고되었다. 이프로니아지드로 치료된 결핵 환자들은 어지러움, 변비, 배뇨 어려움, 신경염, 이상 피부 감각, 혼란, 정신병적 양상 등 다양하고 심각한 부작용을 나타냈기에 요양원에서의 사용량을 줄여야 했다. 하지만 1957년 봄 뉴욕주 오렌지버그 소재 록랜드 주립병원 정신과 의사인 네이선 클라인은 우울증 환자들이 이프로니아지드를 충분히 오래 복용하면 적어도 5주 동안은 효과적이라는 보고와 함께 이 약을 구출했다. 그가 이프로니아지드로 치료한 16명의 환자 중 14명이 호전되었고, 일부 환자들은 '모든 증상에서부터 완전히 완화'되었다.[13]

1957년 4월 7일 《뉴욕타임스》는 이프로니아지드의 뜻밖의 여정을 정리했다. "항결핵제의 부작용이, 회복 어려운 중증 우울증 환자를 도울 화학요법으로 이끌렸을 가능성이 있다. 개발자들은 이 약을 신경안정제와 반대 역할을 하는 정신활성제로 부른다."[14]


이 약들이 정신약리학 혁명을 일으켰다. 3년의 짧은 기간(1954~1957년) 동안 정신의학은 정신병원에서 분노와 우울증으로 불안하거나 조증인 환자를 안정시킬 새로운 약을 얻었다. 그러나 과학자들이 이러한 증상을 일으키는 질병 과정이나 뇌의 이상을 확인한 뒤 개발된 약은 나오지 않았다. 그들은 2차 대전 후 감염병에 대항하는 마법 탄환을 찾기 위해 노력했지만 그 과정에서 연구원들은 새로운 방식으로 영향을 미치는 화합물에 걸려 넘어졌다. 클로르프로마진, 메프로바메이트, 클로르디아제폭사이드 동물 실험은 이 약들이 정상 신체와 정서 반응을 급격히 억제하지만 의식을 잃게 하지는 않음을 보여주었다. 이 부분은 주요 신경안정제와 보조 신경안정제의 매우 참신한 지점이었다. 이 약들은 선택적 방식으로 뇌 기능을 억제했다. 이프로니아지드가 어쨌든 뇌를 활성화시키는 듯 보이지만 어떤 방식으로 작용하는지는 불분명했다. 하지만 《뉴욕타임스》가 지적했듯 이프로니아지드의 기분을 고양시키는 성질은 항결핵제의 '부작용'으로 적절하게 간주되었다.

이 이프로니아지드 계열 약들은 '강장제(tonics)'로 주로 묘사되었다. 그러나 미디어에서는 전혀 다른 종류 이야기가 들려왔다.

## 신성하지 않은 동맹 An Unholy Alliance

미국 의학의 스토리텔링 세력은 1950년대에 엄청난 변화를 겪었다. 그 내용을 알기 위해서는 그전까지 미국의학협회(American Medical Association, AMA) 역사를 간략하게 다시 살펴봄이 좋겠다. 20세기로의 전환기에 AMA는 미국 대중들이 좋은 약과 나쁜 약을 구별하는 것을 돕는 단체로 스스로 자리매김했다. 그 당시 미국에는 5만여 개의 의약품이 판매되었는데, 크게 두 종류로 분류 가능하다. 첫째로 시럽제, 영약(elixirs), 한방제제(herbal remedies)를 대중에게 직접 판매하는 수천 개의 작은 회사들이다. 이러한 '특허' 약품들은 대개 '비밀' 성분으로 만들어졌다. 둘째로 머크를 비롯한 여러 '제약사'들이 '윤리적인' 약으로 알려진 그들의 화합물을 약사에게 판매했으며, 약사는 이러한 제품의 소매상 역할을 했다. 두 그룹 모두 정부 규제 기관에 제품의 안전성이나 효과를 증명할 필요를 갖지 않았다. 자유분방한 이 제약시장에서 의사들의 역할 마련을 열망한 AMA는 스스로를 이러한 평가를 수행할 기관으로 위치 설정했다. 특허 의약품들을 조사해 미국인들을 '돌팔이 무허가 의료인들'로부터 보호하기 위해 '선전 부서'를 설치했고, 윤리적 약물의 검증을 위한 화학 실험을 실시하기 위해 '약학 및 화학 위원회(Council on Pharmacy and Chemistry)'를 만들었다. AMA는 이 연구 결과를 학술지에 발표하고 '승인 도장'과 함께 최고의 윤리적 약물을 제공했다. AMA는 또한 매년 〈유용한 약물〉 보고서를 출판했으며, 의학 학술지는 검사 과정을 통과하지 않은 약물에 대한 광고를 허용하지 않았다.

이 작업으로 AMA는 스스로 제약산업과 제품의 감시자가 되었다. 그렇게 함으로써 그 단체는 대중에게 고품격 서비스를 제공하는 동시에 회원 의사들의 재정적 이익을 증진시켰다. AMA의 약물 평가는 환자들이 의사를 방문할 충분한 이유를 제공했기 때문이다. 〈유용한 약물〉 보고서로 무장한 의사는 적절한 약 처방이 가능했다. 그리고 정부가 승인한 처방 권한과는 다른 이러한 **약에 대한 지식**이 제약시장에서 의사에게 가치를 제공하였다(의약품에 대한 접근 제공 측면에서).

1938년 연방 식품, 의약품 및 화장품법(Food and Drug Cosmetics Act)이 통과되면서 미국에서의 의약품 판매는 변화하기 시작했다. 이 법은 제약회사들이 자사 제품의 안전성을 미국 식품의약국(Food and Drug Administration, FDA)에 증명할 것을 요구했고(하지만 그들은 여전히 자기네 약이 치료에 효과적임을 증명할 필요는 갖지 않음), 그 결과 FDA는 특정 약의 구입을 위해서는 의사 처방전이 필요하다고 규제를 시작했다.[3] 1951년 의회는 더럼-험프리 수정헌법(Durham-Humphrey Amendment)을 통과시켜 대부분의 신약을 처방전을 통해서만 구입 가능하고, 추가 이용에도 처방전이 필요하다고 규정했다.

의사들은 이제 미국 사회에서 큰 특권을 갖는 지위를 누린다. 그들은 항생제와 다른 신약에 대한 대중의 접근을 통제한다. 약사는 단순히 의사의 처방을 이행할 뿐이다. 본질 측면에서 볼 때 의사는 이 제약 제품들의 소매상이 되었고, 상업적 이유로 자신들이 내놓는 제품의 경이로움을 홍보하게 된다. 신약을 더 좋게 인식할수록, 대중은 처방전을 얻기 위해 의사의 진료실을 찾는 경향이 더 커질 것이다.《포춘(Fortune)》지는 설명한다. "제약시장

---

3. 1914년 해리슨 마약법은 마약류인 아편제와 코카인에 대해 의사 처방전을 요구함. 1938년 연방 식품, 의약품 및 화장품법은 처방전 필요 규정을 더 많은 수의 약제들로 확대함(_지은이)

에서 의사 지위는 최신 약물을 사용한다는 평판에 크게 영향을 받는 듯 보인다."[15]

제약산업과 의사의 상업 이익은 이전에 없던 방식으로 재편되었고, AMA는 이 새로운 현실에 빠르게 적응했다. 1952년에는 해마다 이어오던 〈유용한 약물〉 보고서 출간을 중단했다. 다음으로 약학 및 화학 위원회에서 승인하지 않은 약에 대한 학술지 광고를 허용하기 시작했다. 1955년 AMA는 그 유명한 '승인 도장' 프로그램을 포기했다. 1957년까지 약학 위원회의 예산을 7만 5천 달러까지 줄였는데, AMA가 더이상 이 제품들의 장점을 평가하는 사업을 하지 않음을 감안하면 이는 이해 가능하다. 3년 뒤 AMA는 제약회사가 신약의 효과성을 FDA에 입증해야 한다는 테네시주 상원의원 에스테스 키파우버가 발의한 새 법안에 반대하는 로비도 진행한다. 맥스웰 핀란드 하버드 의대교수는 의회 청문회에서 증언한다. AMA는 제약산업과의 관계 맺음에 대해 "겁쟁이가 되어 버렸다."[16]

그러나 AMA가 감시자 역할을 포기한 것만은 아니었다. AMA와 의사들은 신약 홍보를 위해 제약산업에 협력했다. 1951년 더럼-험프리 수정헌법이 통과된 해에 제약회사 스미스클라인앤드프랜치와 AMA는 함께 〈의약품의 행진(The March of Medicine)〉이라는 텔레비전 프로그램을 제작하기 시작했다. 이는 무엇보다 새로 제약시장으로 나오게 되는 '놀라운' 신약을 미국인들에게 소개하는 데 도움이 되었다. 신문과 잡지의 신약에 대한 기사에는 거의 반드시 의사들이 신약의 이점을 홍보하는 증언이 포함되었다. 제약회사 화이자에서 일하는 의사인 하스켈 와인스타인은 훗날 의회 위원회에서 고백한다. "(대중 언론에 등장하는) 많은 것들은 실제로 제약회사의 홍보 직원들에 의해 배치되었다."[17] 1952년 산업 무역 간행물 〈FDC 리포트(FDC Reports)〉는 제약산업이 '놀라울 만큼 호의적인 언론'을 즐긴다고 언급하며 몇 년 후 이 이유에 대해 논평한다. "거의 모든 소위 중요하다고 여겨지는 약들이 새로 소개될 때 의료계로부터 아낌없는 찬사를 받는다."[18]

이 새로운 의약품 시장은 관련된 모든 사람들에게 이익임이 증명되었다.

제약산업 수익은 1957년에 10억 달러를 넘어섰고, 제약회사들은 그들을 '월스트리트의 연인'으로 만든 수익을 누린다고 한 작가는 살펴보았다.[19] 이제 의사들이 항생제와 모든 다른 처방약에 대한 접근을 통제하면서 의사들의 수입은 1950년에서 1970년까지 급격히 높아져 두 배에 이르렀다(물가 상승에 대한 보정 후에도). AMA는 1950년 250만 달러였던 학술지 통한 광고 수입이 1960년 1000만 달러로 늘어난다. 이 광고들이 장밋빛 그림을 그리는 것은 놀랄 일도 아니다. 1959년 6개의 주요 의학 학술지에 실린 약물 광고를 살펴보면 이들 중 89%의 광고에서 약물 부작용 정보를 제공하지 않는다.[20]

최초의 정신과 약물이 시장에 나온 1950년대 환경이 그러했다. 대중들은 '경이로운 약(wonder drugs)'의 소식을 듣고 싶어했고, 이것은 제약회사와 미국의 의사들이 들려주려 한 이야기기도 했다.

## 기적의 알약 Miracle Pills

1954년 3월 26일, 미국에서 클로르프로마진의 판매 허가를 받은 스미스클라인앤드프랜치는 상품명 쏘라진으로 FDA 승인을 확보했다. 며칠 후 스미스클라인앤드프랜치는 텔레비전 프로그램 〈의약품의 행진〉을 활용하여 상품 출시를 한다. 비록 스미스클라인앤드프랜치는 FDA에 제품 허가 승인 신청서를 제출하기 전에 150명 미만의 정신과 환자들에게 쏘라진을 투여하면서, 35만 달러밖에 투자하지 않았다. 하지만 이 회사의 사장인 프랜시스 보이어는 시청자들에게 이 약이 상상 가능한 가장 엄격한 실험을 거쳤다고 말한다. "5천 마리가 훨씬 넘는 동물에게 투여되었고, 사람에 투여했을 경우에도 효과성과 안전성이 입증되었다. 이후 그 화합물의 임상 가치와 가능한 한계를 살피기 위해 우리는 위대한 미국 의료 센터에 있는 의사들 손에 그것을 맡겼다. 이 나라와 캐나다에서 2천 명이 넘는 의사가 그 약을 사용했다. 신약 개발은 어렵고 비용이 많이 들지만 우리 제약산업이 수행할 특권을 가지는 일이다."[21]

보이어의 이야기는 엄격한 과학에 대한 것이었다. 3개월도 채 지나지 않아, 《타임》은 〈1954년의 경이로운 약?〉이라는 기사에서 쏘라진이 '주인공 역할(star performer)'을 했다고 목소리를 높인다. 《타임》은 환자들이 쏘라진 투여 후에 "아마도 몇 달 만에 처음으로 일어나 의사와 이치에 맞는 이야기를 나눈다."고 설명한다.[22] 《타임》은 후속 기사에서 환자들이 "알약을 기꺼이 복용했다."며 일단 복용하면 "끼니를 챙기고, 실컷 먹고, 잠을 푹 잔다."면서 쏘라진이 "1930년대에 발견된 설파 항생제만큼이나 중요하다."고 결론 내린다.[23]

쏘라진은 놓치면 안 될 마법 탄환의 비근한 예였다. 다른 신문과 잡지들도 그 주제를 반복해서 다루었다. 〈미국 뉴스 및 세계 보고서(U.S. News and World Report)〉는 설명한다. "클로르프로마진 덕분에 이전에는 몇 주 또는 몇 달 동안에도 치료 불가했던 환자들의 정신이 온전하게 돌아오게 되며, 합리성을 가진 인간이 된다."[24] 《뉴욕타임스》는 1954년과 1955년 연재 기사에서 쏘라진에 대해 정신과 환자들에게 '마음의 평화'와 '혼란으로부터의 자유'를 가져다 준 '기적'의 알약이라고 부른다. 여러 신문과 잡지는 쏘라진이 "정신의학의 새 시대"[25]를 열었다는 데 동의한다.

쏘라진에 대한 그런 이야기들이 전해지면서, 1955년 봄 밀타운(Miltown)이 제약시장에 소개될 때의 대중의 열광은 크게 놀랄 일이 아니었다. 《타임》은 밀타운이 '갇힌 정신병 환자가 아니라 걸어다니는 신경증 환자를 위한' 약물이라고 보도했으며, 정신과 의사들은 신문과 잡지 인터뷰에서 놀라운 특성을 가진 약이라고 말했다.[26] '행복한 알약'이라고 할 만큼 불안과 걱정이 순식간에 사라졌다고 《체인징 타임스》는 설명했다. 《리더스 다이제스트》에서는 밀타운을 '알약으로 된 터키식 목욕'으로 비유했다. 〈소비자 보고서〉는 다음과 같이 이 약을 설명한다. "감각을 마비시키거나 무디게 하지 않고, 의존성을 만들지 않는다. 이 약은 근육을 이완시키고 마음을 잠잠하게 하며 삶을 즐길 새로워진 능력을 사람들에게 준다."[27]

신약 밀타운(성분명 '메프로바메이트')을 얻기 위해 대중은 몰려들었다. 메프로바메이트를 공동으로 판매하던 윌리스 연구소와 카터 프로덕트가 그 수요를 따라잡기 위해 애를 먹을 정도였다. 운 좋게도 밀타운을 약국에 들여놓을 때 그 약국에는 다음과 같은 안내판이 붙는다. "네 맞습니다! 우리 약국에는 밀타운이 들어왔습니다!" 코미디언 밀턴 베를은 이 약을 너무 좋아해 자기 이름을 밀턴에서 밀타운으로 바꿀지도 모른다고 말한다. 윌리스 연구소는 화가 살바도르 달리를 고용하여 밀타운의 열기를 돋우도록 했다. AMA 학회는 신약의 마법을 포착하기 위한 전시회를 열려고 이 위대한 예술가에게 3만 5천 달러를 지불한다. 관람객들은 애벌레의 내부를 나타내는 어둡고 폐쇄공포증을 일으킬 듯한 터널 공간으로 걸어 들어간다. 이는 불안을 일으키는 듯했다. 그리고서 관람객들은 다시 빛의 공간으로 나오면서 황금빛 '평온의 나비(butterfly of tranquity)'를 만난다. 이 변신(metamorphosis)은 메프로바메이트 덕분이다. 《타임》은 달리의 전시를 '밀타운과 열반의 상태로(To Nirvana with Miltown)'라는 제목으로 보도한다.[28]

쏘라진과 밀타운이 알려지는 동안 신문과 잡지에 망설임의 기록이 하나 등장한다. 1950년대 미국 일류 의과대학 정신과 의사들 중 다수는 정신질환이 심리 갈등에 의해 생긴다고 믿는 프로이트주의자들이었다. 이들의 영향력은 쏘라진의 초기 판촉 때 스미스클라인앤드프랜치가 기자들에게 다음과 같이 주의하도록 이끌었다. "클로르프로마진이 정신질환 치료제라고 생각하지 않지만, 환자를 편안하게 하고 치료에 접근시킨다면 큰 가치를 가질 것이다."[29] 《뉴욕타임스》는 쏘라진과 밀타운을 '완치제가 아닌 정신치료를 위한 보조치료제(adjuncts to psychotherapy, not the cure)'로 봐야 한다고 설명한다.[30] 쏘라진은 '주요 신경안정제'로, 밀타운은 '보조 신경안정제'로 불렸으며 호프만 라 로슈가 이프로니아지드를 시장에 내놓을 때는 '정신활력제'로 묘사된다. 이 약들은 비슷하게 주목할 만했지만, 이 모두는 마음에 대한 항생제는 아니었다. 《라이프》가 1956년에 〈탐색은 이제 시작되었을 뿐 (The Search Has Only Started)〉이라는 제목 기사에서 언급했듯, 정신의학은 아직

그 혁명의 초기 단계였다. 정신질환의 '박테리아'가 아직 발견되지 않았기 때문이다.[31]

하지만 곧 이 경고문도 무시된다. 1957년 《뉴욕타임스》는 연구진들이 이프로니아지드가 '뇌 대사 불균형의 강력한 조절제'라는 믿음을 갖는다고 보도한다.[32] 이는 결핵 치료를 위해 개발된 약이 우울증 환자 뇌의 이상을 고친다고 암시했다. 우울증 환자를 위한 두 번째 약 이미프라민이 이때쯤 시장에 출시되고, 1959년 《뉴욕타임스》는 이 약들을 '항우울제 (antidepressants)'로 부른다. 이프로니아지드와 이미프라민 모두 '정신 상태를 돌이키는 것'으로 보인다고 잡지는 말한다.[33] 이 약들은 새로운 지위를 얻는 것이다. 마침내 정신과 의사 해롤드 힘위히는 1958년 《사이언스》 기사에서 "항우울제는 당뇨병의 증상을 돌이키는 인슐린의 출현에 비하겠다"고 설명한다.[34] 항우울제는 뇌 속 오류를 고친다고 여겨졌다. 호프만 라 로슈가 1960년에 리브리움(Librium)을 시장에 내놓을 때 약을 통한 완치가 가능하다는 메시지를 취한다. 호프만-라 로슈의 신약은 단지 또 다른 신경안정제일 뿐 아니라 "이 계열 약 전체의 후계자이다. …리브리움은 중추 신경 진정 또는 최면 효과와는 구별되는 **순수한 불안 완화**를 향한 지금까지의 가장 큰 걸음이다."[35] 머크 사(Merck)도 마찬가지로 자사의 신약 수아비틸을 '기분 정상화제'라고 홍보했다. "수아비틸은 불안, 긴장, 우울 또는 강박 증상으로 장애를 겪는 환자를 위한 새롭고 독특한 유형의 신경화학 치료를 제공한다."[36]

정신과 약물 이미지 변신의 마지막 단계는 1963년에 이루어진다. 미국 국립정신건강연구소(National Instutute of Mental Health, NIMH)는 클로르프로마진과 다른 신경이완제의 6주 효과성 연구를 시행했다. 이 약들이 정신병적 증상을 플라시보보다 더 효과적으로 완화함이 밝혀진 후 연구원들은 결론 내린다. 이 약은 "넓게 보아 조현병 치료제로 간주되어야 한다. '신경안정제'라는 용어가 유지되어야 하는지는 의문이다."[37]

NIMH의 이 발표로 정신 의약품 변신의 기본이 완성되었다. 초기에 클로르프로마진과 다른 신경이완제는 환자들을 잠잠하게 만들고 감정의 무관심을 일으키는 작용제로 여겨졌다. 이제 이 약들은 '항정신병약물(antipsychotics)'이다. 정신과 영역에서 개발된 근이완제는 '길들이는' 성질 때문에 이제는 '기분 정상화제(mood normalizers)'가 되었다. 정신활력제는 '항우울제(antidepressants)'이다. 이 모든 약들은 분명히 특정 정신질환에 대한 해독제였고, 그런 면에서 항생제에 비견할 만했다. 이 약들은 단순한 강장제라기보다는 질병 퇴치제(disease-fighting agents)였다. 이 마법 탄환 이야기에서 빠진 것은 오직 정신질환의 생물학적 이해뿐이었다. 그러나 이런 방식으로 약물이 재인식되면서, 일단 연구자들이 약물의 뇌에 대한 영향을 이해하게 되자, 그들은 적어도 이론적으로는 이 격차를 메우는 두 가지 가설을 개발한다.

## 뇌 속 화학 물질 Chemicals in the Brain

1950년대 초, 신경학자들 사이에서는 신호가 뇌의 신경세포 사이의 작은 시냅스를 어떻게 통과하는지에 대한 논쟁이 계속되었다. 신호는 전기적이라는 견해가 지배적이었지만, 화학적인 전달이라는 주장을 하는 이들도 존재했다. 이 논쟁에 대해 역사학자 엘리엇 발렌스타인은 그의 저서《뇌 탓하기(Blaming the Brain)》에서 '스파크와 수프 간의 전쟁[4]'으로 묘사한다. 그러나 1950년대 중반까지 연구자들은 쥐와 다른 표유류의 뇌에서 아세틸콜린(acetylcholine), 세로토닌(serotonin), 노르에피네프린(norepinephrine), 도파민(dopamine) 등 여러 화학 전달물질을 분리했고 곧 '수프' 모델이 우세해졌다.

그러한 이해를 바탕으로 NIMH 연구원 버나드 브로디는 우울증이 뇌속 화학 물질의 불균형 때문이라는 이론으로 확장된 지적 씨앗을 심었다. 1955년 토끼 대상 실험에서 브로디는 조현병 환자를 진정시키기 위해 인

---

4. 전기신호와 화학신호의 비유적 표현_옮긴이

도에서 쓰이는 한방 약물에서 유래한 리서핀(reserpine)이 뇌 안의 세로토닌 수치를 낮추었다고 보고했다. 리서핀은 또한 동물들을 '무기력'하고 '무관심'하게 만들었다. 한동안 브로디의 연구실에서 일한 스웨덴 약리학자 아르비드 칼손은 얼마 지나지 않아 리서핀이 카테콜아민 계열의 유기 화합물인 노르에피네프린과 도파민의 뇌 내 수준을 낮춘다고 보고했다. 따라서 뇌에서 세로토닌, 노르에피네프린, 도파민을 고갈시키는 약물은 동물을 '우울하게' 만드는 듯 보였다. 하지만 연구원들은 동물이 이프로니아지드나 이미프라민으로 전처치를 받을 때 무기력해지거나 무관심해지지 않음을 발견했다. 두 '항우울제'는 어떤 방식인지는 모르나 리서핀으로 인한 세로토닌과 카테콜아민의 고갈을 막은 것으로 보인다.[38]

1960년대에 NIMH 안팎의 과학자들은 이프로니아지드와 이미프라민이 어떻게 작용하는지 알아낸다. '시냅스전' 뉴런에서 '시냅스후' 뉴런으로의 신호전달은 번개같이 빠르고 날카로워야 하며, 신호가 종료되기 위해서는 화학적 전달자가 시냅스에서 제거되어야 한다. 이 작업은 두 가지 방법 중 하나로 수행된다. 화학물질이 효소에 의해 대사되어 폐기물 처리되거나 다시 시냅스전 뉴런으로 흘러 들어간다. 연구원들은 이프로니아지드가 첫 번째 과정을 막는다는 것을 발견했다. 이프로니아지드는 노르에피네프린과 세로토닌을 대사하는 모노아민 산화효소를 차단한다. 그 결과 두 화학적 메신저인 이프로니아지드와 노르에피네프린은 정상보다 더 오래 시냅스에 남는다. 이미프라민은 두 번째 과정을 억제한다. 시냅스전 뉴런에 의한 노르에피네프린과 세로토닌의 '재흡수(reuptake)'를 차단하여 다시금 두 화학물질이 정상보다 더 오래 시냅스에 남게 된다. 두 약물의 작용 기전은 다르지만 최종 결과는 유사하다.

1965년, NIMH의 연구원인 조셉 쉴드크로트는 《미국정신의학회지(American Journal of Psychiatry)》에 위의 연구 내용을 검토하고 정서 장애에 대한 화학 불균형 이론을 제시하는 논문을 발표한다.

노르에피네프린의 고갈과 불활성화를 일으키는 리서핀 같은 약은 뇌에서 진정, 우울 유발 효과를 만들어낸다. 반면 노르에피네프린을 증가 혹은 강화하는 약물은 행동 자극이나 흥분과 관련되며 일반적으로 사람에게는 항우울 효과를 나타낸다. 이러한 발견을 근거로 여러 연구자들이 정서 장애의 병태생리학에 대한 가설을 세웠다. 이는 '정서 장애의 카테콜아민 가설'로 명명되었고, 모든 우울증이 카테콜아민, 특히 노르에피네프린의 절대적 또는 상대적 결핍과 관련된다고 제안한다.[39]

비록 이 가설에는 명백한 한계가 있었고, 이에 대해 쉴드크로트는 "그것은 기껏해야 매우 복잡한 생명체 상태를 환원주의적으로 과도하게 단순화시킨 것에 불과하다"고 말한다. 이를 통해 오늘날 생물정신의학(biological psychiatry)으로 알려진 학설을 구성하는 첫 번째 기둥이 세워졌다. 2년 후 연구자들은 두 번째 기둥인 '조현병 도파민 가설(dopamine hypothesis of schizophrenia)'을 세운다.

이 이론의 증거는 파킨슨병 연구에서 나왔다. 1950년대 후반, 스웨덴의 아르비드 칼손과 동료 연구자들은 파킨슨병이 도파민 결핍 때문이겠다고 제안했다. 이 가능성을 실험하느라 빈의 신경약리학자 올레 호르니키에비치는 파킨슨병으로 죽은 사람의 뇌에 요오드를 적용하였다. 요오드는 도파민 부위를 분홍색으로 바꾸기 때문이다. 운동 신경을 조절하는 뇌의 한 영역인 기저핵(basal ganglia)에는 도파민 뉴런(신경세포)이 풍부하다고 알려졌지만, 파킨슨병 환자의 기저핵에는 "분홍 변색 기미가 거의 안 나타난다."고 호니키에비치는 보고한다.[40]

정신의학 연구자들은 이것이 조현병과 연관됨을 바로 이해했다. 클로르프로마진을 비롯한 신경이완제는 떨림, 틱 증상, 느린 보행 등의 파킨슨병 증상을 자주 일으켰다. 파킨슨병이 기저핵 도파민 신경세포의 죽음에서 비롯되었다면, 항정신병약물이 어떤 식으로든 뇌의 도파민 전달을 방해한다고 추론 가능하다. 도파민 뉴런의 죽음과 도파민 신호전달 차단, 둘 다 기저핵에서의 도파민 기능부전을 일으킬 것이다. 칼손은 클로르프로마진을 비롯한 조현병 치료제(항정신병약물)도 그러한 작용을 일으켰다고 보고한다.

그러나 이는 특정 뇌 영역을 '단절'시키는 약의 발견이었다. 이 약들은 뇌 기능 정상화가 아니라 뇌의 깊은 병리를 만드는 것이었다. 그러나 동시에 연구자들은 환각과 편집 망상을 유발한다고 알려진 암페타민이 뇌의 도파민 활동을 증가시킨다고 보고했다. 따라서 정신병은 과도한 도파민 활동에 의해 유발되고, 신경이완제는 이를 억제하여 균형을 회복시킨다고 보았다. 그렇다면 이 신경이완제는 항정신병약물이라 하겠다. 1967년 네덜란드 과학자 자크 반 로섬은 조현병 도파민 가설을 명시적으로 제시한다. "신경이완제에 의한 도파민 차단 가설이 추가로 입증되면, 조현병의 병태생리학에 엄청난 영향을 줄 것이다. 도파민 수용체의 과도한 자극은 조현병 원인이론의 한 부분이 될 것이다."[41]

## 충족된 기대 Expectations Fulfilled

미국 의회가 20년 전 NIMH를 창설했을 때 기대한 정신의료 혁명은 이제 완성된 듯했다. 생물학적 질환에 대한 해독제인 정신과 약물이 개발되었고, 연구자들은 약물이 뇌의 화학 불균형에 대응하여 작용한다고 믿었다. 제2차 세계대전이 끝날 때 미국을 그토록 치욕스럽게 만든 참담한 공간인 정신병원은 이제 폐쇄 가능하고, 신약 덕분에 조현병 환자들은 지역사회에서 치료받게 되었다. 우울증이나 불안장애처럼 덜 심한 정신질환을 앓는 사람들은 증상 완화를 위해 약장에 손만 뻗으면 되었다. 1967년, 미국 성인 3명 중 1명은 '정신활성(psychoactive)' 약물을 처방받았고 이쪽 약물의 총 판매액은 6억 9200만 달러에 이른다.[42]

이것은 과학이 승리하는 서사였다. 1960년대 후반과 1970년대 초반, '정신약리학'이라는 새 영역의 선구자들은 자부심을 갖고 그들의 업적을 돌아보았다.《국제 약물치료 뉴스레터(International Drug Therapy Newsletter)》편집자 프랭크 에이드 주니어는 말한다. "그것은 단순한 과도기가 아닌 혁명이었다. 정신의학의 역사에서 실제 혁명이 일어났고, 이는 의학 전체 역사에서 가장 중요하고 극적인 서사시 중 하나이다."[43] 이미프라민을 '발견한' 롤랜드 쿤은 항우울제 개발을 '점점 발전하는 인간 지성의 성취'로 마땅히 볼 만하다고 추론한다.[44] 밀타운의 창시자 프랭크 버거는 말한다. "항불안제가 행복과 인간의 성취, 그리고 위엄을 더해 준다."[45] 이런 표현들은 이 혁명을 이끈 사람들의 정서였다. 마침내 1970년 볼티모어에서 개최된 생물정신의학 학술대회에서 네이선 클라인은 참석자 대부분이 사실로 이해한 것을 요약해 말한다. 그들은 모두 '위대한 의료인의 신전'에 올라서게 되었다.

클라인은 그의 동료들에게 말한다. "의료와 과학은 우리가 살아온 시간만큼 **크게 달라질 것**이다. 정신질환의 치료와 이해는 영원히 바뀔 것이다. … 그리고 우리는 우리만의 방식으로 인류의 모험에 기여하는 작은 공헌을 영원히 지속할 것이다."[46]

## 과학혁명인가, 사회의 망상인가?
A Scientific Revolution…or a Societal Delusion?

오늘날 1세대 정신과 약물의 발견을 되짚고 그것들을 마법 탄환으로 탈바꿈시킨 후, 우리는 1970년까지 두 가지의 가능한 역사가 펼쳐졌음을 이해한다. 한 가능성은 정신의학이 매우 우연한 사건을 통해 여러 종류 약을 발견했다는 것이다. 이 약들은 동물들에게 비정상 행동을 일으키긴 했지만 정신질환자들의 다양한 뇌 화학적 이상을 고쳤다. 그렇다면 진정한 혁명의 진행이다. 이 약물들의 **장기 결과**를 검토하면 사람들의 건강 회복과 유지에 진정 도움되는지 여부를 확인할 것으로 기대된다. 또 다른 가능성은 정신의학이 자신만의 마법의 약을 갖고 싶어 하고 주류 의학에서 그 자리 차지를 열망하여 약을 원래 것과는 다른 것으로 바꾸어 놓은 점이다. 이 1세대 약물들은 동물 연구가 보여준 바 어떤 면에서는 정상 뇌 기능을 교란 하는 작용제였다. 만약 그렇다면, 약물에 의한 장기 결과가 문제됨이 당연 하다.

두 가지 가능한 역사가 진행 중이었다. 1970년대와 1980년대에 연구자 들은 다음 중대한 질문들을 연구했다. 우울증과 조현병으로 진단된 사람들 은 뇌의 화학 불균형을 경험하고, 이는 약에 의해 교정 가능한가? 이 신약 은 뇌의 화학 결함에 대한 해독제인가?

### 약어 정리

- **미국의학협회**(American Medical Association, AMA)
- **미국 국립정신건강연구소**(National Instutute of Mental Health, NIMH)
- **미국 식품의약국**(Food and Drug Administration, FDA)

2부 정신과 약의 과학

# 5장

# 화학 불균형 추적
## The Hunt for Chemical Imbalances

|

"과학의 위대한 비극은 추악한 사실에 의해
아름다운 가설이 무너진다는 점이다."_토마스 헉슬리(1870)[1]

 

성인 뇌의 무게는 약 1.4kg 정도 나간다. 두개골을 제거하고 뇌를 좀 더 가까이에서 보면 상상한 것보다 조금 더 클 것이다. 나는 뇌가 한 손바닥에 충분히 올라가리라 생각했다. 하지만 안전하게 뇌를 들어 올리려면 실제로는 두 손 모두 필요하다. 뇌가 아직 포름알데히드에 고정되지 않은 신선한 상태라면, 거미줄 같은 혈관이 표면을 분홍빛으로 만들고 조직은 부드러워 거의 젤리 같은 상태다. 뇌는 분명 '생물학적'인 종류에 속하지만, 인간 정신의 모든 신비하고 놀라운 재능을 불러일으키는 존재이기도 하다. 나의 친구이자 매사추세츠 종합병원의 신경과학자인 차장호의 초대로, 나는 병원에서 열린 뇌 단면을 공부하는 세미나에 참석했다. 인간 뇌를 관찰함으로 우울증과 조현병을 일으킨다고 알려진 신경전달물질 경로의 시각화에 도움을 받으리라 생각했다. 하지만 그 때의 방문은 그보다 더 큰 무언가로 바뀌었다. 가까이에서 관찰하는 인간의 뇌는 당신의 숨을 멎게 만든다.

신경전달 체계의 원리는 상당히 잘 알려졌다. 차장호 교수가 말하길, 인간의 뇌에는 1000억 개의 뉴런(신경세포)이 들었다. '전형적인' 뉴런의 세포체는 방대한 가지돌기 망(web of dendrites)에서 입력을 받고 뇌의 먼 영역

(또는 척수 아래)으로 뻗어 나가 단일 축삭(single axon)을 통해 신호를 내보낸다. 그 끝에서 축삭은 수많은 말단으로 가지를 치고 도파민, 세로토닌 등과 같은 화학 전달자가 이 말단에서 약 20나노미터 너비의 틈인 연접틈새(synaptic cleft)로 방출된다. 단일 신경세포에는 1,000~10,000개의 연접연결(synaptic connection)이 들었으며 성인의 뇌 전체에는 약 150조 개의 연접부위(synapses)가 들었다.

같은 신경전달물질을 사용하는 신경세포의 축삭은 거의 통신 케이블 가닥처럼 규칙성을 갖고 함께 묶인 상태다. 도파민, 노르에피네프린, 세로토닌이 포름알데히드 증기에 노출될 때 여러 다른 색으로 형광을 발한다는 사실을 과학자들이 발견한 뒤 이러한 신경전달물질의 경로 추적이 가능해졌다. 조셉 쉴드크로트가 정동장애 이론을 만들 때 노르에피네프린이 우울한 사람들에게 부족할 가능성이 가장 높은 신경전달물질이라고 생각했지만, 연구자들은 꽤 빨리 세로토닌으로 관심을 돌렸다. 이 책의 목적을 생각하며, 정신장애의 화학 불균형 이론 연구와 관련하여 우울증의 신경전달물질 경로와 조현병의 도파민 경로를 살펴본다.

세로토닌 경로는 고대의 진화적 뿌리를 가진 경로다. 세로토닌 신경세포는 모든 척추동물과 대부분의 무척추동물 신경계에서 발견된다. 사람의 경우 세로토닌 신경세포의 세포체는 뇌간(brain stem)의 솔기핵(raphe nuclei)이라고 알려진 영역에 위치한다. 이 신경세포의 일부는 긴 축삭을 척수 아래로 내려보낸다. 이는 호흡기, 심장 및 위장관 활동의 제어에 관여하는 신경계이다. 다른 세로토닌 신경세포는 소뇌(cerebellum), 시상하부(hypothalamus), 바닥핵(basal ganglia), 측두엽(temporal lobes), 변연계(limbic system), 대뇌피질(cerebral cortex), 전두엽(frontal lobes) 등 뇌의 모든 영역으로 올라가는 축삭을 가진다. 이 경로는 기억, 학습, 수면, 식욕, 기분 그리고 행동의 조절에 관여한다. 뉴욕 대학교 생물학 교수 에프레인 아즈미티아는 다음과 같이 기록한다. "뇌의 세로토닌 시스템은 지금까지 알려진 단일 뇌 시스템 중 가장 크며 '거대' 신경계라 불릴 만하다."[2]

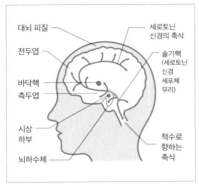
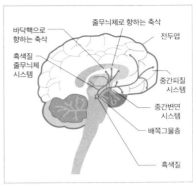

[그림 5.1] 뇌의 세로토닌 경로 Serotonergic Pathways in the Brain

[그림 5.2] 뇌의 도파민 경로 Dopaminergic Pathways in the Brain

뇌에는 세 가지 주요 도파민 경로가 존재한다. 세 가지 경로의 신경세포체는 뇌간(brain stem) 위의 흑색질(substantia nigra) 또는 배쪽피개부(ventral tegmentum)에 위치하여 신경세포체의 축삭은 바닥핵(흑색질줄무늬체 계통; nigrostriatal system), 변연부(중뇌변연계; mesolimbic system), 전두엽(중뇌피질계; mesocortical system)으로 뻗어 나간다. 기저핵은 움직임을 시작하고 조절하는 역할을 한다. 후각결절(olfactory tubercle), 측좌핵(nucleus accumbens), 편도체(amygdala) 등으로 구성된 변연계는 전두엽 뒤에 위치하며 감정 조절을 돕는다. 우리는 이곳을 통해 세상을 느낀다. 이 과정은 우리의 자아와 현실에 대한 감각을 갖는 데 반드시 필요하다. 전두엽은 인간 뇌의 가장 독특한 특징이며, 우리 자신을 감시하게 하는 신 같은 능력을 우리에게 제공한다.

1000억 개의 뉴런, 150조 개의 시냅스, 그리고 다양한 신경전달 경로로 이루어진 이 모든 생리학은 무한에 가까운 복잡성을 가진 뇌에 대해 말해준다. 하지만 정신질환의 화학 불균형 이론은 이 복잡성을 파악하기 쉬운 단순한 질병 기전으로 축소시켰다. 우울증의 발생 기전은 세로토닌 신경세포가 연접틈새(synaptic gap)에 세로토닌을 너무 적게 방출하여 뇌의 세로토닌 경로가 '저활동'한다는 것이다. 항우울제는 연접틈새의 세로토닌 수치를 정상으로 끌어 올리고, 이는 이 경로가 적절한 속도로 신경신호를 전달하도록 한다. 한편 조현병의 특성인 환각, 환청은 도파민 경로의 과활성에서 비롯된다. 시냅스전 뉴런(presynaptic neurons)이 너무 많은 도파민을 시냅스로 내보내거나 표적 뉴런(target neurons)이 비정상적으로 높은 밀도의 도파민 수용체를 가진 것이다. 항정신병약물은 이 시스템에 제동을 걸고, 이는 도파민 경로가 보다 정상적인 방식으로 기능하게 한다.

이것이 바로 쉴드크로트와 자크 반 로섬이 제시한 화학 불균형 이론이다. 쉴드크로트 가설을 가능하게 한 바로 그 연구는 연구자들에게 실험 방법도 제공하였다. 이프로니아지드와 이미프라민에 대한 연구는 신경전달물질이 두 가지 방식 중 하나로 시냅스에서 제거됨을 보여준다. 화학물질은 시냅스전 뉴런으로 옮겨져 나중 사용을 위해 저장되거나 효소에 의해 대사되어 제거된다. 세로토닌은 5-하이드록시인돌아세트산(5-hydroxyindole acetic acid, 5-HIAA)으로 대사된다. 도파민은 호모바닐산(homo vanillic acid, HVA)으로 전환된다. 연구자들은 뇌척수액을 조사해 대사물들을 찾아냈다. 발견된 대사물의 양을 통해 신경전달물질의 시냅스 수준을 간접적으로 측정한다. 낮은 세로토닌이 우울증을 유발한다고 이론화했기에, 우울한 감정 상태 사람의 뇌척수액을 측정할 때 5-HIAA는 정상 수준보다 낮아야 한다. 마찬가지로 과활성화한 도파민 체계가 조현병을 유발한다고 이론이 정립되었기에, 환청을 듣거나 망상을 가진 사람들은 뇌척수액에서 HVA가 비정상적으로 높아야 한다.

이러한 계통 연구들로 신경과학자들은 거의 15년 동안을 바쁘게 보낸다.

## 시험대에 오른 세로토닌 가설
The Serotonin Hypothesis Is Put to the Test

1969년 예일 대학교의 말콤 바우어스는 우울증 환자의 뇌척수액에서 세

2부 정신과 약의 과학

로토닌 대사물이 낮음을 최초로 보고한다. 우울증 환자 8명(이들 전부 과거 항우울제 노출 경험 가짐)을 대상으로 한 연구에서 그는 피험자들의 5-HIAA 수치가 정상보다 낮지만 '유의미'하지는 않다고 밝힌다.[3] 2년 후 맥길 대학교 연구자들 역시 정상 대조군과 우울증 환자 사이에서 5-HIAA 수치의 통계적으로 유의한 차이를 찾지 못한다. 5-HIAA 수치와 우울증 증상 심각도 사이 상관관계도 찾지 못한다.[4] 1974년 바우어스는 더 정교하게 고안된 후속 연구를 수행하지만, 항우울제에 노출 안 된 우울증 환자의 5-HIAA 수치는 완벽하게 정상이었다.[5]

우울증의 세로토닌 병인론은 잘 풀리지 않는 듯했다. 1974년 펜실베니아 대학의 두 연구원인 조셉 멘델스와 앨런 프레이저는 쉴드크로트가 맨 처음 본인 이론을 발전시킨 증거를 재검토했다. 쉴드크로트는 뇌의 모노아민(노르에피네프린, 세로토닌, 도파민)을 고갈시키는 리서핀이 사람들을 우울하게 만든다고 보고했다. 하지만 멘델스와 프레이저가 그 논문을 살펴보니 고혈압 환자들에게 리서핀을 투여했을 때 6%만이 우울증에 걸렸음을 발견했다. 게다가 1955년에 영국의 한 의사 집단은 우울증 환자들에게 생약 제제(herbal drug)를 주었고, 이는 많은 이들의 기운을 **북돋아준다.** 멘델스와 프레이저는 리서핀이 우울증을 전혀 유발하지 않는다고 결론 내린다.[6] 그들은 또한 연구자들이 다른 모노아민을 고갈시키는 약물을 사람들에게 투여한 때도 우울증이 유발되지 않았음에 주목했다. 그들은 다음과 같이 기록한다. "여기서 검토한 문헌은 뇌의 노르에피네프린, 도파민 또는 세로토닌의 고갈 자체가 우울증 임상 증후군의 발병을 설명하기 충분치 않음을 강하게 시사한다."[7]

이 이론은 곧 죽어서 묻힐 것처럼 보였다. 하지만 1975년에 스톡홀름 카롤린스카 연구소의 마리 아스버그와 동료 연구자들은 이 이론에 새로운 활력을 불어넣는다. 그들 연구에 참여한 우울증 환자 68명 중 20명은 낮은 5-HIAA 수치를 보였고, (5-HIAA는 세로토닌의 대사물이므로_옮긴이) 이 낮은 세로토닌 수치를 보인 환자들은 다른 환자들보다 자살사고가 다소 심했으며, 이

20명 중 2명은 결국 자살했다. 스웨덴 연구진은 이것이 "세로토닌 전환 장애를 특징으로 하는 우울증의 생화학적 하위집단이 존재 가능하다는 증거"[8]라고 말한다.

곧 미국의 저명한 정신과 의사들은 우울증 환자의 "거의 30%"가 낮은 세로토닌 수치를 보인다고 인용한다. 우울증에 대한 세로토닌 이론은 적어도 부분적으로 정당성이 입증된 듯 보였다. 그러나 오늘날 아스버그의 연구와 데이터를 다시 살펴보면, 우울증 환자들의 '생물학적 하위집단'에 대한 그녀의 발견은 거의 희망적인 생각의 표현이었던 듯하다.

아스버그는 본인 연구에서 '정상' 집단의 25%가 밀리리터당 15나노그램 미만의 뇌척수액 내 5-HIAA 수치를 지닌다고 보고했다. 50%는 밀리리터당 5-HIAA의 15~25 나노그램을 가졌고, 나머지 25%는 25나노그램 이상 수준이었다. 그녀의 '정상'에 대한 종 곡선(bell curve)은 5-HIAA 수치가 상당히 가변적임을 보여준다. 그러나 그녀가 논문에서 주목하지 못한 것은 이 연구에서 우울증 환자 68명의 종 곡선이 거의 정확하게 같다는 점이다. 26%(68명 중 20명)는 5-HIAA 계수가 15나노그램 미만이었고, 47%는 15-25 나노그램 수준이었으며, 24%는 25나노그램 이상이었다. 우울증 환자의 29%는 뇌척수액에 세로토닌 대사산물이 '낮은' 수준으로 존재 가능하지만 (이것이 그녀가 표현한 '생물학적 하위집단'이었다) 정상인의 25%도 마찬가지였다. 정상인 집단의 중위수는 20나노그램이었고, 우울증 환자의 절반 이상(68명 중 37명)이 이 수치를 **초과**했음이 밝혀졌다.

이렇게 볼 때 그녀의 연구는 우울증의 세로토닌 이론을 믿을 새로운 근거를 찾지 못했다. 일본의 연구자들은 자신들도 모르는 사이 연구의 잘못된 논리를 밝혔다. 그들은 (일본에서 사용되는) 일부 항우울제가 세로토닌 수용체를 차단하여 이러한 경로의 발화를 억제한다고 보고했으며, 따라서 우울증이 '연접틈새에서의 세로토닌 과잉'에 의해 발생 가능하다고 추론했다.[9] 그들은 낮은 세로토닌 수치가 우울증의 원인이 된다는 이론을 역추론했다. 만약 일본 과학자들이 원했다면, 스웨덴 연구자들이 우울증 환자들의 24%

2부 정신과 약의 과학

가 '높은' 세로토닌 수치를 가짐을 발견했기에, 그들은 자신들의 이론을 뒷받침하기 위해 아스버그의 연구를 지적 가능했을 것이다.

1984년, 미국 국립정신건강연구소(National Instutute of Mental Health, NIMH) 연구진은 우울증의 낮은 세로토닌 이론을 다시 연구한다. 그들은 '낮은' 세로토닌의 수치를 지닌 우울증 환자들의 '생물학적 하위집단'이 세로토닌의 재흡수를 선택적으로 차단하는 항우울제인 아미트리프틸린(amitriptyline)에 가장 잘 반응하는 집단인지 확인하려 했다. 만약 항우울제가 뇌의 화학 불균형(chemical imbalance in the brain)에 대한 해독제였다면 아미트리프틸린은 그 약물군에서 가장 효과적일 것이다. 그러나 수석 연구원 제임스 마스는 다음과 같이 기록한다. "예상과 달리, 뇌척수액의 5-HIAA와 아미트리프틸린에 대한 반응 사이에는 어떠한 관계도 안 보인다."[10] 게다가 그와 동료 NIMH 연구원들은 아스버그가 확인한 것처럼 우울증 환자의 5-HIAA 수치는 다양함을 발견했다. 일부는 뇌척수액에 세로토닌 대사산물의 수치가 높았고, 다른 일부는 낮은 수치를 나타냈다. NIMH 과학자들은 단 하나의 가능한 결론을 도출해낸다. "세로토닌계의 기능 자체의 상승이나 감소는 우울증과 관련을 갖지 않을 것이다."[5]

이 논문이 발표된 후에도 우울증의 세로토닌 이론은 완전히 사라지지 않았다. 일라이 릴리가 1988년에 출시한 '선택적세로토닌재흡수억제제(selective serotonin reuptake inhibitor, SSRI)'인 푸로작(Prozac)의 상업적 성공은 우울증의 원인이 낮은 수치의 신경전달물질이라는 대중적 주장의 새 국면을 부추겼고, 다시 많은 연구자들이 그것이 사실인지 알아보기 위한 실험을 했

---

5. 미국 국립정신건강연구소(NIMH) 연구원들은 또한 다양한 신경전달물질의 수치와 항우울제 반응 사이 가능한 많은 다른 상관성을 조사함. 그들은 노르에피네프린 대사물과 도파민 대사물을 측정, 우울증 환자를 양극성 우울증 집단과 단극성 우울증 집단으로 나눔. 그들은 두 가지 항우울제인 이미프라민과 아미트리프틸린에 대한 반응을 평가, 이러한 하위 집단 중 몇 가지와 한 약물 혹은 다른 약물에 대한 반응 사이 약간의 연관성을 발견. 나는 여기서 (a) 우울증이 세로토닌 수치가 낮기 때문인지, (b) 세로토닌 수치가 낮은 하위집단이 이 신경전달물질의 재흡수를 선택적으로 차단하는 약물에 더 잘 반응하는지 여부에 대한 그들의 연구 결과에 초점을 둠(지은이)

다. 그러나 이번의 후속 연구에서도 먼저 시행된 연구들과 같은 결과가 나왔다. 스탠퍼드대 정신과 의사 데이비드 번스는 2003년에 밝힌다. "내 경력의 첫 몇 년 동안 뇌 세로토닌 대사 연구에 집중했지만 우울증을 포함한 모든 정신질환이 뇌 세로토닌 결핍에서 비롯된다는 확실한 증거는 보지 못했다."[11] 다른 많은 이들도 이 점을 지적했다. 댈러스 사우스웨스트 병원 정신과 부교수인 콜린 로스는 1995년 저서 《생물정신의학의 유사과학 (Pseudoscience in Biological Psychiatry)》에서 다음과 같이 지적한다. "임상적 우울증이 어떤 종류의 생물학적 결핍 상태 때문이라는 과학적 증거는 전무하다."[12] 2000년, 《필수 정신약리학(Essential Psychopharmacology)》 저자들은 의대생들에게 말한다. "모노아민 결핍이 우울증의 원인이라는 명확하고 설득 가능한 증거는 없다. 즉 '진짜' 모노아민 결핍은 없다."[13] 그러나 제약회사 광고에 힘입어 세로토닌에 대한 믿음은 계속된다. 이에 대해 정신의학의 역사에 관한 많은 책을 쓴 아일랜드 정신과 의사 데이비드 힐리는 2005년에 이 이론을 여타의 신뢰 불가 이론들이 담긴 의학 쓰레기통에 넣어야 한다고 비꼬았다. 그는 다음과 같이 기술한다. "우울증의 세로토닌 이론은 자위행위가 광기의 원인이 된다는 자위이론(masturbatory theory of insanity)에 필적한다."[14]

## 도파민 기시감 Dopamine Deja Vu

반 로섬이 조현병의 도파민 가설을 제시할 때, 그는 먼저 항정신병약물이 실제로 뇌에서 도파민 전달을 방해함을 '더욱 분명히 입증'해야 한다고 기록했다. 시간이 조금 걸렸지만 1975년에 존스홉킨스 의과대학의 솔로몬 스나이더와 토론토 대학의 필립 시먼은 항정신병약물이 어떻게 그런 효과를 얻는지 구체화했다. 먼저 스나이더는 D1과 D2로 알려진 두 가지 다른 유형의 도파민 수용체를 확인했다. 다음으로 두 연구자 모두 항정신병약물이

D2 수용체를 70~90% 차단함을 발견했다.[15] 신문 매체에서는 이제 항정신병약물이 뇌의 화학 불균형을 교정하리라고 말한다.

《뉴욕타임스》는 설명한다. "뇌의 도파민 기능이 지나치게 활성화되면 조현병 환자를 괴롭히는 감각의 홍수가 발생 가능하다. 뇌 내 도파민 수용체를 차단함으로 신경이완제는 환청과 환시를 없앤다."[16]

스나이더와 시먼이 자신들의 연구 결과를 발표했지만, 말콤 바우어스는 도파민 가설에 먹구름을 드리우는 연구 결과를 발표한다. 그는 약물치료를 받지 않은 조현병 환자들의 뇌척수액에서 도파민 대사산물의 수치가 상당수 정상 범위임을 발견하고 다음과 같이 기록한다. "우리의 연구 결과가 중뇌 도파민 체계에서 발산되는 조현병 환자들의 과각성에 대한 신경화학적 증거를 제시하는 것은 아니다."[17] 다른 연구자들도 곧 비슷한 결과를 보고한다. 1975년, NIMH의 연구자 로버트 포스트는 밝힌다. 조현병 환자 20명의 뇌척수액 내 HVA 수치가 "대조군과 유의한 차이를 보이지 않는다."[18] 부검 연구를 통해 약물을 복용하지 않은 조현병 환자 뇌조직의 도파민이 비정상적 수준이 아니라고 밝혀졌다. 1982년 UCLA의 존 하락즈는 이 연구 검토 후 명확한 최종 결론을 도출한다. "이러한 결과가 '약물 투여하지 않은' 조현병 환자들의 뇌에서 도파민 대사 증가 이유를 지지하기는 어렵다."[19]

약을 복용하지 않은 조현병 환자들의 도파민 수치가 정상임을 발견한 연구원들은 두 번째 가능성으로 관심을 돌렸다. 아마도 조현병 환자들에게는 도파민 수용체가 과도하게 많았을 것이다. 만약 그렇다면 연접후(postsynaptic) 신경세포는 도파민에 '과민'할 것이고, 이는 도파민 경로를 과도하게 자극할 것이다. 1978년 토론토 대학의 필립 시먼은 《네이처》에 이것이 실제 사실이라고 발표한다. 조현병 환자 20명의 뇌 부검에서는 정상인의 뇌에 비해 70% 더 많은 D2 수용체가 드러났다. 언뜻 보면 조현병의 원인이 발견된 듯하지만, 시먼은 모든 환자들이 사망 전까지 신경이완제를 복용했음을 상기시켰다. "이 결과가 일반적으로 조현병의 도파민 가설과 명백히 일치하지만 D2 수용체 증가는 신경이완제 장기 투여 결과로 보인다."[20]

다양한 연구를 통해 약물이 실제 원인이었음이 신속하게 입증되었다. 쥐에게 신경이완제를 먹이면 D2 수용체 수가 빠르게 증가한다.[21] 쥐에게 D1 수용체를 차단하는 약물을 투여하면 수용체 하위유형의 밀도가 증가한다.[22] 수용체의 수와 밀도 각각의 증가는 뇌가 약물의 신호 차단을 보상하기 위해 노력한다는 증거였다. 1982년 앵거스 맥케이와 그의 영국 동료 연구자들은 사망한 조현병 환자 48명의 뇌 조직을 살펴보았다. 그들은 보고한다. "D2' 수용체의 증가는 사망 당시까지 신경이완제 약물이 유지되던 환자에게서만 나타났고, 이는 수용체의 증가가 의인성(약물이 유발한 것)임을 나타낸다."[23] 몇 년 후, 독일 연구자들은 부검 연구에서 동일한 결과를 보고한다.[24] 마지막으로 프랑스, 스웨덴, 핀란드 연구자들은 양전자방출단층촬영술(positron emission topography, PET)을 이용하여 신경이완제에 노출되지 않은 생존 환자의 D2 수용체 밀도를 연구했으며, 모두 조현병 환자와 '정상 대조군' 사이에 '유의한 차이가 나타나지 않는다.'고 기록한다.[25]

그 후, 연구자들은 조현병으로 진단된 사람들의 도파민 경로에 뭔가 이상 유무를 계속 연구해왔고, 때때로 누군가는 일부 환자에서 특정 종류의 이상을 발견했다고 보고했다. 하지만 1980년대 말에 이르자 도파민 체계의 과잉활동과 약을 통한 균형의 회복을 특징으로 하는 조현병의 화학 불균형 가설(chemical-imbalance hypothesis of schizophrenia)은 무너지고 만다. 1990년에 피에르 드니커는 자신이 관찰한 바를 언급하며 말한다. "조현병의 도파민 이론은 정신과 의사들에게 거의 신임받지 못한다."[26] 4년 뒤 롱아일랜드 유대인 의료 센터의 저명한 정신과 의사인 존 케인도 드니커의 표현에 동조한다. "조현병에서 도파민 기능의 교란에 대한 어떠한 좋은 증거도 찾지 못한다."[27] 그럼에도 대중은 조현병 진단을 받은 사람들이 도파민 체계가 과잉 활성화되었다는 이야기와 '당뇨병에 인슐린 치료'처럼 조현병 치료제가 도움 된다는 이야기를 계속 듣는다. 전 NIMH 총 책임자인 스티브 하이먼은 2002년 저서 《분자신경약리학(Molecular Neuropharmacology)》에서 한 번 더 독자들에게 진실을 깨우친다. "도파민 체계가 조현병의 주요 원인이라는 강력한 증거는 존재하지 않는다."[28]

## 이론을 위한 진혼곡 Requiem for a Theory

낮은 세로토닌이 우울증의 원인이고 높은 도파민이 조현병의 원인이라는 가설은 정신질환의 화학 불균형 이론의 두 축이었지만, 1980년대 후반까지 그 근거가 부족했다. 다른 정신질환의 원인 또한 화학 불균형으로 대중에게 알려졌지만, 그 주장을 뒷받침할 증거도 부족했다. 부모들은 주의력결핍 과잉행동장애 진단을 받은 자녀가 낮은 도파민 수치로 고통을 겪는다는 설명을 들었지만, 그러한 말을 듣게 된 유일한 이유는 메틸페니데이트가 뉴런을 자극하여 뉴런으로 하여금 여분의 도파민을 방출하게 하기 때문이었다. 이는 제약회사에서 계속 의존하는 스토리텔링의 공식이 되었다. 연구자들은 약물 종류에 따라 각각 어떤 기전으로 작용하는지, 약물이 어떻게 뇌 안 신경전달물질의 수준을 높이고 낮추는지를 확인할 것이다. 그리고 곧 대중들로부터 그러한 약물로 치료받은 사람들이 정반대의 문제를 겪는다는 말을 듣게 될 것이다.

과학의 관점에서 볼 때 오늘날 화학 불균형 가설이 항상 불안정했음은 명백하다. 그 이론의 흥망성쇠를 지켜본 많은 과학자들은 약간의 당혹감을 느끼며 돌아본다. 1975년 초 조셉 멘델스와 앨런 프레이저는 결론 내린다. 우울증에 대한 쉴드크로트의 가설은 "초기 가정과 일치하지 않는 특정 결과에 대한 부적절한 평가에 의존하는 터널 사고(tunnel thinking)에서 비롯되었다."[29] 1990년 데니커는 조현병의 도파민 가설도 마찬가지라고 말한다. 정신의학 연구자들이 그 약들을 '항조현병치료제'로 다시 이름 붙이려 했을 때, 그는 지적한다. "신경이완제가 조현병의 특정 현상을 감소시킨다고 보이지만, '그 약'이 조현병의 병인을 치료하는 것으로 보이지는 않는다."[30] 데이비드 힐리는 자신의 책《정신약리학의 창조(Creation of Psychopharmacology)》에서 정신질환의 화학 불균형 이론을 정신과 의사들이 받아들인 이유는 그 이론이 그들에게 '진짜 의사가 되는 무대를 만들어주었기 때문'이라고 말한다.[31] 내과 의사들이 항생제를 가졌듯이, 정신과 의사들 또한 '항질병' 약물('antidisease' pills)을 가지고 싶었던 것이다.

그러나 화학 불균형에 대한 사회적 믿음은 여전히 (나중에 탐구될 것이라는 이유로) 잔존한다. 한편 이 역사에 대해 연구하고 저술한 사람들은 동일한 최종 결론을 몇 번이고 강조한다. 미시간 대학의 신경과학 교수인 엘리엇 발렌스타인은 1998년 그의 책《뇌 탓하기(Blaming the Brain)》에서 결론 내린다. "연구 근거는 어떠한 정신질환의 생화학 이론도 뒷받침하지 않는다."[32] 심지어 미국 공중보건국장 데이비드 새처도 1999년《정신건강》보고서에서 고백한다. "정신질환의 정확한 원인 '병인'은 알려지지 않았다."[33] 하버드 의과대학 정신의학 전임강사 조셉 글렌멀런은《푸로작 백래시(Prozac Backlash)》에서 언급한다. "그런 불균형이 발견되었다고 생각되는 모든 사례는 나중에 사실이 아닌 것으로 밝혀졌다."[34] 마지막으로 2005년에《심리의학(Psychological Medicine)》의 편집장 케네스 켄들러는 이 모든 이야기에 대해 놀랄 만큼 간결한 비문을 썼다. "우리는 크고 단순한 신경화학적 설명을 찾았지만 아직까지 찾지 못했다."[35]

이를 통해 우리는 다음과 같은 중요 질문을 하게 된다. 만약 정신과 약물이 뇌 화학의 비정상을 고치지 못한다면, 과연 무엇을 행하는 것인가?

## 내 마음의 푸로작 Prozac on My Mind

1970-80년대 동안 연구자들은 다양한 종류의 정신과 약물이 뇌에 어떻게 작용하고 뇌가 약물에 어떻게 반응하는지, 자세한 설명을 정리했다. 우

리는 항우울제, 신경이완제, 벤조디아제핀 계열 항불안제, 정신자극제의 역사를 연관시켜 보았고, 그 모든 역사는 어느 정도 작용의 공통 과정을 말해줄 것이다. 그럼에도 엘라이 릴리가 푸로작(성분명 '플루옥세틴')을 시장에 출시한 뒤 대중의 마음에 화학 불균형에 대한 이야기가 실제로 자리잡았다. 과학 학술지에 발표된 논문에서 일라이 릴리 소속 과학자들과 다른 연구자들이 이 '선택적세로토닌재흡수억제제(SSRI)'가 실제 어떻게 효과를 발휘했는지를 검토하는 것은 적절해 보인다.

앞서 언급한 바와 같이, 시냅스전 뉴런이 시냅스 간극에 세로토닌을 방출하면 신호가 또렷하게 종료되도록 세로토닌이 신속하게 제거되어야 한다. 효소는 소량의 대사를 수행하고, 나머지는 펌핑되어 세로토닌 재흡수 수송체(serotonin reuptake transport, SERT)로 알려진 채널을 통해 시냅스전 뉴런으로 다시 들어간다. 플루옥세틴은 이 재흡수 통로를 차단하고, 그 결과로 1975년 일라이 릴리의 과학자 제임스 클레멘스는 플루옥세틴이 "시냅스에서 세로토닌의 축적"[36]을 일으킨다고 기록했다.

하지만 일라이 릴리의 연구원들이 발견한 것처럼 되먹임(feedback) 기전이 시작된다. 시냅스전 뉴런은 시냅스에서 세로토닌 수치를 감지하는 '자동 수용체'를 세포 말단의 세포막에 지닌다. 세로토닌 수치가 너무 낮으면 어떤 한 과학자가 농담처럼 말했듯이 이 자동 수용체는 소리친다. "세로토닌 방출 기계를 켜라." 세로토닌 수치가 너무 높으면 자동 수용체는 소리친다. "기계를 꺼라." 이는 세로토닌계의 균형 유지를 위해 진화하여 설계된 되먹임 회로이며, 플루옥세틴은 후자의 메시지를 촉발시킨다. 세로토닌이 시냅스에서 더이상 제거되지 않기에, 자가 수용체는 시냅스전 뉴런들에게 훨씬 낮은 속도로 점화(fire)하도록 전달한다. 그들은 정상보다 낮은 양의 세로토닌을 시냅스로 방출하기 시작한다.

되먹임 기전은 또한 시냅스후 뉴런을 변화시킨다. 일라이 릴리의 연구원들은 1981년에 플루옥세틴을 투여할 때 세로토닌 수용체의 밀도가 4주 안에 정상보다 25% 낮아진다고 보고한다.[37] 다른 연구자들은 이어서 '장기간의 플루옥세틴 치료'로 뇌 특정 영역에서 세로토닌 수용체가 50% 감소 가능하다는 결과를 발표한다.[38] 그 결과 시냅스후 뉴런은 화학 전달자에 의해 '탈감작(desensitized)'된다.

이 시점에 뇌는 약물에 잘 적응한 듯 보인다. 플루옥세틴은 시냅스에서 세로토닌의 정상 재흡수를 막지만, 시냅스전 뉴런은 세로토닌을 덜 방출하게 되고 시냅스후 뉴런은 세로토닌에 덜 민감해져 쉽게 점화하지 않는다. 이 약은 세로토닌 경로를 가속화하도록 고안되었다. 뇌는 브레이크를 밟는 반응을 한다. 그것은 연구자들이 '시냅스 복원력(synaptic resilience)'[39]이라 부르는 적응 반응인 세로토닌 경로의 균형을 어느 정도 유지한다. 그러나 초기 2주 동안 발생하는 다른 변화가 하나 더 남았다. 이는 결국 뇌의 보상 반응을 중단시킨다. 시냅스전 뉴런의 세로토닌에 대한 자가 수용체 수는 감소한다. 그 결과 이 되먹임 기전의 일부는 작동되지 않고 '세로토닌 기계의 전원을 내린다.' 시냅스전 뉴런은 적어도 잠시는 정상속도로 다시 점화하기 시작하고, 세로토닌은 매 순간 정상에 비해 더 많이 방출된다.[6][40]

일라이 릴리와 여타 과학자들은 플루옥세틴이 뇌에 미치는 영향에 대한 이 도식을 종합하며, 이 과정의 어느 점에 항우울제 특성이 영향 미치는지 추측했다. 정신과 의사들은 항우울제가 '작용'하는 데 2~3주 시간이 걸림을 관찰했다. 따라서 1981년 일라이 릴리 연구원들은 몇 주에 걸친 세로토닌 수용체 감소가 '치료 반응과 관련된 근본 기전'이라고 추론했다.[41] 그렇다면 이 약물은 세로토닌계가 덜 반응하게 만들었기에 효과를 보았다고 하겠다. 하지만 플루옥세틴이 되먹임 기전을 일부 무력화시킴을 연구자들이 발견했다. 그러자 맥길 대학의 클로드 드 몬티니는 이것이 이 약물의 효과를 발현시키는 것이라고 주장했다. 이 무력화 과정 또한 2~3주가 걸렸고, 시냅스전 뉴런들이 정상보다 더 많은 양의 세로토닌을 시냅스에 방출하게

6. 장기간에 적어도 뇌 특정 영역에서는 세로토닌의 분비가 비정상적으로 낮은 수준으로 떨어지는 것으로 보임(_지은이)

2부 정신과 약의 과학

했다. 그 부분에 대해 플루옥세틴이 세로토닌의 제거를 계속 막으면서 신경전달물질은 이제 실제로 시냅스에 축적 가능하고, 이는 '중앙 세로토닌 신경전달의 강화'로 이어질 것이라고 드 몬티니는 기술한다.[42]

여기까지가 플루옥세틴이 어떻게 뇌를 변화시키는지에 대한 과학적 서술이다. 이 과정이 우울한 사람들이 건강해지고 잘 지내도록 돕는 것일 수 있다. 오직 결과 문헌만이 이것이 사실인지 아닌지 밝힐 것이다. 하지만 이 약은 명백하게 뇌의 화학 불균형은 고치지 못한다. 그 대신 이 약은 정확하게 반대로 작동한다. 우울하지만 약을 복용하지 않은 사람에게서는 화학 불균형이 안 나타난다. 플루옥세틴은 시냅스에서 세로토닌의 정상 제거를 방해하고, 일련의 변화를 촉발하며, 몇 주 뒤 세로토닌 경로는 명백하게 **비정상적인** 방식으로 작동한다. 시냅스전 뉴런은 평소보다 더 많은 세로토닌을 분비한다. 세로토닌 재흡수 통로는 약물에 의해 차단된다. 세로토닌계의 되먹임 회로는 일부 비활성화한다. 시냅스후 뉴런은 세로토닌에 대해 '탈감작'된다. 기계적으로 말하자면, 세로토닌계는 이제 오히려 혼선을 일으킨다고 하겠다.

일라이 릴리의 과학자들은 이 약의 그러한 면을 잘 알았다. 1977년, 레이 풀러와 데이비드 웡은 플루옥세틴이 세로토닌 경로를 교란시키므로 '행동, 수면, 뇌하수체 호르몬 분비 조절, 체온 조절, 통증 반응성 등 다양한 뇌 기능에서의 세로토닌 뉴런의 역할'을 연구하는 데 사용 가능함을 관찰했다. 이 실험 수행을 위해 연구자들은 동물에 플루옥세틴을 투여하고 어떤 기능이 손상되는지 관찰했다. 그들은 **병리현상**(pathologies)의 발현을 기다릴 것이다. 이런 유형의 연구는 사실 이미 수행 중이었다. 풀러와 웡은 1977년, 이 약물이 쥐의 '상동화된 과잉행동'을 유발하고 쥐와 고양이의 '렘수면(REM sleep)을 억제'한다고 보고했다.[43]

1991년 프린스턴의 신경과학자 배리 제이콥스는 《임상정신의학회지(Journal of Clinical Psychiatry)》에 발표한 논문에서 SSRI에 대해 다음과 같이 지적한다.

이 약물은 "[정상] 환경/생물학적 조건에서 달성되는 생리 범위를 넘어 시냅스 전달 수준을 변화시킨다. 따라서 이러한 조건에서 생성되는 모든 행동 혹은 생리 변화는 5-HT[세로토닌]의 정상 생물학적 역할을 반영하기보다는 병리적으로 여기는 것이 보다 적절하다 하겠다."[44]

1970년대와 1980년대에 신경이완제 효과를 연구하는 과학자들은 비슷한 이야기를 구체화했다. 클로르프로마진을 비롯한 표준 항정신병약물들은 뇌 안의 모든 D2 수용체의 70~90%를 차단한다. 이에 대한 반응으로 시냅스전 뉴런은 더 많은 도파민을 방출하기 시작하고 시냅스후 뉴런은 D2 수용체의 밀도를 3% 이상 증가시킨다. 이런 방식으로 뇌는 약물의 효과를 '보상(compensate)'하여 도파민 경로를 따라 신호 전달이 유지 가능하다. 그러나 약 3주가 지나면 경로의 되먹임 기전이 작동하지 않게 되고 시냅스전 뉴런이 불규칙한 패턴으로 점화되거나 활동을 멈춘다. 미국정신의학회에서 발간한 《정신약리학 교과서(Textbook of Psychopharmacology)》는 '항정신병약물 작용의 기초'가 도파민 경로의 이러한 '불활성화'라고 설명한다.[45]

다시 말하지만, 이것은 약물에 의해 변형된 신경전달물질 경로에 대한 이야기다. 몇 주 후면 그들의 되먹임 회로가 일부 비활성화하고, 시냅스전 뉴런이 정상보다 적은 도파민을 방출하고, 약물은 D2 수용체를 차단하며 도파민의 효과를 방해하고, 시냅스후 뉴런은 D2 수용체의 밀도가 비정상적으로 높다. 이 약들은 뇌 화학 상태를 정상화시키지 않고 방해한다. 제이콥스의 추론을 따른다면 '병리적'으로 볼 정도이다.

## 정신과 약물 이해를 위한 인식 패러다임
A Paradigm for Understanding Psychotropic Drugs

오늘날 하버드 대학의 학장으로서 스티브 하이먼은 큰 기관을 이끌 때 필요한 많은 정치적, 행정적 과업에 주로 관여한다. 하지만 그는 수련을 받은 신경과학자이다. 그리고 1996년부터 2001년까지 미국 국립정신건강연구소의 책임자일 때, 그는 정신과 약물에 대해 학습한 모든 것을 정리한 논문을 썼다. '시작과 적응 : 정신과 약물 작용의 이해를 위한 인식 체계'라는 제목의《미국정신의학회지(American Journal of Psychiatry)》발표 논문에서 그는 모든 정신과 약물이 공통된 방식으로 뇌에 작용함을 어떻게 이해할지 서술한다.[46]

그는 항정신병약물, 항우울제 및 기타 정신과 약물이 '신경전달 기능에 동요를 일으킨다'고 서술한다. 약물에 대한 반응으로 뇌는 일련의 보상적 적응을 거친다. 약물이 신경전달물질을 차단하면 (항정신병약물이 그리하듯이) 시냅스전 뉴런은 활성화하여 더 많은 신경전달물질을 방출하고 시냅스후 뉴런은 해당 신경전달물질에 대한 수용체의 밀도를 증가시킨다. 반대로 약물이 (항우울제처럼) 신경전달물질의 시냅스 수준을 증가시키면 반대 반응을 일으킨다. 시냅스전 뉴런의 점화율이 감소되고 시냅스후 뉴런은 신경전달물질 수용체의 밀도를 감소시킨다. 각각의 경우 뇌는 그 약의 효과를 무효화하려고 노력한다. 하이먼은 설명한다. "이러한 적응은 아마도 세포가 환경 변화나 내부 세팅의 변화에 직면하여 평형을 유지하도록 하는 항상성 기전에 뿌리를 둔다."

하지만 일정 시간이 지나면 이러한 보상 기전이 고장난다. 약물의 '장기간 투여'는 '신경 기능에 실질적이고 지속하는 변화'를 일으킨다. 하이먼은 이러한 장기 적응 과정의 일부로, 세포내 신호 경로와 유전자 발현의 변화가 생긴다고 기록했다. 그는 여러 주간 약물을 투여받은 사람의 뇌는 "질과 양 모두 정상 상태와는 다른 방식으로 기능한다."고 결론지었다.

그의 논문은 명쾌했다. 이 논문은 수십 년 동안의 인상 깊은 과학 연구로부터 배운 것을 요약했다. 40년 전 클로르프로마진을 비롯한 1세대 정신과 약물이 발견되었을 때 과학자들은 뉴런이 서로 어떻게 소통하는지 거의 알지 못했다. 이제 과학자들은 뇌의 신경전달물질 체계와 약물이 어떻게 작용하는지 매우 상세하게 이해한다. 과학은 다음 사실을 밝혀내었다. 치료 전에 조현병, 우울증, 그리고 다른 정신질환으로 진단된 환자들은 알려진 '화학 불균형'을 겪지 않는다. 그러나 일단 사람이 어떤 식으로든 정신과 약물을 복용하면 신경 경로의 일반적 역학에 렌치가 던져지는 것과 같다. 그러면 하이먼이 관찰한 것처럼 뇌 기능이 **비정상으로** 작동한다.

## 시작으로 되돌아가기 Back to the Beginning

하이먼 박사의 논문이 놀라울지 모르지만, 사실 처음부터 끝까지 일관적인 과학 서술의 코다 역할을 맡아 처음으로 돌아가게 한다. 그의 결론은 예상치 못한 것이 아니라, 정신약물학 첫 단원에서 예측했던 것이다.

우리가 본 바와 같이 쏘라진, 밀타운, 마르실리드는 모두 처음에는 수술용 혹은 감염병에 대한 '마법 탄환'과 같은 다른 목적을 위해 개발된 화합물에서 유래되었다. 이후 이 화합물들은 정신과 환자들에게 도움 된다고 생각되는 기분, 행동 및 사고의 변화를 일으키는 것으로 밝혀진다. 본질적으로 이 약물들은 유익한 **부작용**을 갖는다고 인식되었다. 이 약들은 정상 기능을 교란시켰고, 그러한 이해는 이 약들에 주어진 초기 이름에 반영된다. 클로르프로마진은 '주요 신경안정제'였으며, 전두엽 절제술과 비슷한 변화를 일으킨다고 이야기되었다. 메프로바메이트는 '보조 신경안정제'였고, 동물연구에서 환경 스트레스 요인에 대한 정상 감정 반응을 차단하는 강력한 근육이완제로 여겨졌다. 이프로니아지드는 '정신자극제'였다. 병동에서 춤을 추는 결핵 환자들에 대한 기록이 사실이라면 조증과 비슷한 상태를 일으키는 약물이었다. 그러나 정신과에서는 당시 이 약들을 정신질환에 대한 '마법 탄환'으로 재인식한다. 이 약들은 뇌의 화학 불균형에 대한 해독제로 가정되었다. 하지만 과학만큼 희망에 찬 생각에서 비롯된 이 이론은 연구되었어도 성과가 신통치 않다. 오히려 하이먼이 기록했듯 정신과 약물은 뇌 신경 경로의 정상 기능을 방해하는 약물이다. 신약에 대한 정신의학의 첫인상은 과학적으로 정확한 것으로 밝혀진다.

이제 정신과 약물에 대한 이러한 이해를 염두에 두고, 이 책의 핵심에 과학적 질문을 던지기가 가능하다. 이 약물은 장기간 두고 볼 때 환자들에게 도움이 될까, 해가 될까? 50년 동안의 연구 결과는 무엇을 보여주는가?

---

### 약어 정리

- **5-하이드록시인돌아세트산**(5-hydroxyindole acetic acid, 5-HIAA)
- **미국 국립정신건강연구소**(National Instutut of Mental Health, NIMH)
- **선택적세로토닌재흡수억제제**(selective serotonin reuptake inibitor, SSRI)
- **세로토닌 재흡수 수송체**(serotonin reuptake transport, SERT)
- **양전자방출단층촬영술**(positron emission topography, PET)
- **호모바닐산**(homo vanillic acid, HVA)

# Outcomes

# 3부

## 결과

Anatomy
of an
Epidemic

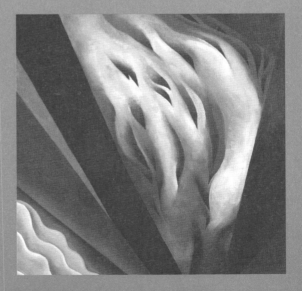

# 6장

# 밝혀지는 역설
## *A Paradox Revealed*

|

"우리가 정신의학을 근거 기반 의학의 토대 위에 두고자 한다면, 우리는 오랫동안
사실로 여겨진 것들을 면밀히 살펴보는 진정한 위험을 감수해야 한다."

_엠마누엘 스팁(유럽 정신의학 학술지, 2002)[1]

하버드 의과대학의 카운트웨이 도서관 지하실은 보스턴에서 내가 가장
좋아하는 장소 중 하나다. 엘리베이터에서 내려 오래된 책들의 퀴퀴한 냄
새로 가득 찬, 거대하고 다소 칙칙한 공간으로 들어간다. 나는 종종 문간에
서 몇 발자국 떨어진 곳에 멈춰서서 웅장한 광경을 본다. 그곳에는 1800년
대 초부터 1986년까지의 의학 학술지의 묶인 사본들이 줄지어 들었다. 사
람들은 이곳을 거의 찾지 않지만 여전히 우리는 여기서 풍부한 역사를 접
한다. 그리고 당신이 의학에 대한 어떤 이야기 조각을 맞추어가기 시작할
때 당신은 한 학술지에서 다른 학술지로 뛰어오를 것이고, 당신의 책상 위
책더미는 점점 높아질 것이다. 거기에는 추격전의 스릴이 존재한다. 도서관
의 오래된 이 공간도 우리를 실망시키지 않는다. 모든 학술지는 알파벳 순
서로 구성된다. 한 논문에서 관심 가는 인용문을 발견할 때마다 몇 발자국
만 걸으면 필요한 학술지가 분명히 찾아진다. 적어도 최근까지 카운트웨이
도서관은 출판된 거의 모든 의학 학술지를 구입해 놓은 것으로 보인다.

여기서 우리는 정신과 약물이 '장기 결과(long-term outcomes)'에 어떤 영향
을 미치는지 알아보는 탐구를 시작할 수 있다. 우리가 따라야 할 연구 방법

은 간단하다. 우선 가능한 대로 우리는 각 특정 정신질환의 자연 경과의 스펙트럼에 살을 붙여야 할 것이다. 항정신병약물이 아니라면 조현병 진단을 받은 사람들은 시간이 지남에 따라 어떻게 지내게 될까? 그들이 회복할 가능성은 얼마나 될까? 그들이 사회에서 얼마나 잘 지낼까? 불안증, 우울증, 양극성장애에 대해서도 같은 질문이 가능하다. 항불안제, 항우울제, 기분안정제를 안 쓴다면 결과는 어떠할까? 일단 우리가 장애에 대한 기준선을 파악하면 그 질병 경과에 대한 문헌 추적이 가능하다. 우리는 그것이 논리적이고 일관되길 바란다. 약물치료가 환자 집단 전체에서 정신질환의 **장기** 경과를 더 좋게 할까? 아니면 나쁘게 할까?

정신약리학 혁명을 일으킨 약물이 클로르프로마진(상품명 '쏘라진', 항정신병약물의 일종)이었기에 조현병의 결과를 먼저 살핌이 적절해 보인다.

## 조현병의 자연 경과
The Natural History of Schizophrenia

오늘날 조현병은 보통 평생 지속되는 만성질환으로 여겨진다. 이러한 이해는 독일 정신과 의사 에밀 크레펠린의 연구에서 비롯되었다. 1800년대 후반에 그는 에스토니아의 한 정신병원에서 환자 결과를 체계적으로 추적했다. 그는 치매로 악화하는 식별 가능 집단이 존재함을 관찰했다. 이들은 정신병원에 입원했을 때 감정의 결여를 보였다. 많은 이들은 긴장 상태이거나 자신만의 세상에서 절망스럽게 길을 잃었다. 종종 심각한 신체 문제를 겪기도 했다. 그들은 이상하게 걸었고, 안면 틱과 근육 경련에 시달렸으며, 의지를 가진 신체 활동을 완수하기 어려웠다. 1899년에 출판된 《정신의학 교과서(Lehrbuch der Psychiatrie)》에서 크레펠린은 이 환자들이 **조발성 치매**(dementia praecox)로 고통받는다고 기록했다. 1908년에 스위스의 정신과 의사 오이겐 블로일러는 이 황폐한 상태의 환자들을 위한 대체 진단 용어로

'조현병(schizophrenia)[1]'이라는 용어를 만들었다. 하지만 영국 역사학자 매리 보일이 1990년 기사 〈지금의 조현병과 과거의 조현병이 과연 같을까? 크레펠린과 블로일러 당시 인구의 재분석〉에서 설득적으로 주장한다. 크레펠린의 많은 **조발성 치매** 환자들은 거의 확실하게 바이러스성 질환인 **기면성 뇌염**(encephalitis lethargica)을 앓았다. 하지만 크레펠린이 기술한 1800년대 후반에는 이 질환의 정체가 밝혀지지 않았었다. 이 병은 사람들을 혼돈스럽게 하거나 혼수상태로 만들거나 갑작스럽게 걷기 시작하게 만들었다. 오스트리아의 신경과 의사 콘스탄틴 폰 에코노모가 1917년에 **기면성 뇌염**에 대해 기술한 후 이 질환에 걸렸다고 여겨진 환자들은 더 이상 '조현병' 환자군의 일부가 아니었다. 이후 기면성 뇌염 환자군은 크레펠린의 **조발성 치매** 환자군과는 상당히 달랐다. 보일은 '접근이 어려운 환자, 정신이 혼미한 긴장증 환자, 지적능력이 저하된 환자' 같은 유형의 조현병 환자는 상당수 사라졌다고 기술한다. 그 결과 1920년대와 1930년대에 걸쳐 정신과 교과서에서 조현병에 대한 기술이 바뀐다. 기름진 피부, 이상한 걸음걸이, 근육 경련, 안면 틱 등 모든 오래된 신체 증상은 진단 편람에서 사라진다. 남은 것은 환각, 망상, 기괴한 사고와 같은 정신 증상들이었다. 보일은 "진단은 크레펠린의 조현병 진단과 약간의 그리고 아마도 표면적인 유사성을 가진 인구에 적용될 때까지 점차 서서히 변화한다.[2]"

이제 우리는 다음과 같이 질문해야 한다. 조현병 환자 집단의 자연 경과 스펙트럼은 어떻게 될까? 아쉽게도 우리는 여기서 두 번째 문제에 부딪힌다. 1900년부터 제2차 세계대전이 끝날 때까지 미국에서는 정신질환에 대

---

1. schizophrenia는 1908년 스위스 정신과 의사 오이겐 블로일러가 처음 주창한 용어임. 이 용어는 '분열'을 의미하는 'skhizo'와 '정신, 마음'을 뜻하는 'phren'이라는 그리스어에서 유래하며 '정신, 마음의 분열이 일어나는 병'을 의미함. 이를 일본에서 '정신분열병(精神分裂病)'이라는 말로 번역하였고, 우리나라에서도 같은 용어가 사용됨. 하지만 일본에서 언어의 오해를 막고자 2002년경 '정신분열병'을 '통합실조증(統合失調症)'으로 변경하였고 우리나라에서는 2011년에 '조현병(調絃病)'으로 용어를 개정함. 조현병은 현악기의 줄이 잘 조율되지 않으면 제대로 된 소리를 내지 못하듯 마음의 조율이 잘 되지 않아 기능에 어려움이 생긴 병이라는 뜻을 품음(옮긴이)

한 우생학 관점이 상당히 인기를 끌었고 사회 철학은 그 이후 과정에 극적으로 영향을 미쳤다. 우생학자들은 정신질환자들이 자녀를 낳고 '나쁜 유전자'를 퍼뜨리는 것을 막기 위해 병원에 격리되어야 한다고 주장했다. 목표는 그들을 수용소에 가두는 것이었고 1923년《유전학술지(Journal of Heredity)》사설은 결론 내린다. "광인들의 격리는 상당히 완벽하다."[3] 결국 조현병으로 진단된 많은 이들은 입원 후 죽을 때까지 퇴원하지 못했다. 하지만 이러한 사회 정책이 결과 자료로 잘못 인식되었다. 조현병 환자들이 병원에서 퇴원하지 못했다는 사실은 이 질병이 만성화하고 절망적인 질병이라는 증거로 여겨졌다.

그러나 제2차 세계대전 이후 우생학의 평판이 나빠졌다. 이것은 히틀러와 나치 독일이 받아들인 바로 그 '과학'이었다. 알버트 도이치가 미국 정신병원의 열악한 상태를 포로수용소에 비유한 후에, 여러 주들이 지역사회에서의 정신질환자 치료에 대해 논의하기 시작했다. 사회 정책이 바뀌고 퇴원율이 치솟았다. 그 결과 우리는 1946년부터 1954년 사이 새롭게 진단된 조현병 환자들이 어떻게 지냈는지 파악 가능하고, 클로르프로마진 도입 전까지 조현병의 '자연 결과(natural outcomes)'에 대한 감각을 확보하게 된다.[2]

데이터는 다음과 같다. 미국 국립정신건강연구소(National Instutute of Mental Health, NIMH) 실시 연구에서는 1946년~1950년 사이 펜실베니아주 워런 주립병원에 입원한 초발 정신증 환자의 62%가 12개월 내 퇴원했다. 3년 뒤에는 73%가 퇴원한다.[4] 델라웨어 주립병원에 1948년~1950년 입원한 조현병 환자 216명 연구에서도 비슷한 결과가 나왔다. 85%는 5년 안에 퇴원했으며, 최초 입원 후 6년 이상 지난 1956년 1월 1일 당시 70%가 지역사회에서 성공적인 생활을 유지한다.[5] 한편 뉴욕 퀸즈 힐사이드 병원에서 1950년에 퇴원한 조현병 환자 87명을 추적한 결과 절반 이상이 향후 4년 동안 재

---

2. 이 시기에 조현병은 입원 중인 사람들에게 널리 적용되던 진단이었음. 이 환자들 중 다수는 오늘날 양극성장애나 조현정동장애로 진단될 것. 하지만 조현병은 그 당시 미국 사회에서 가장 심각한 정신적 불안정 상태의 사람들에 대한 대표 진단명이었음(지은이)

발하지 않은 것으로 나타났다.[6] 이 기간에 조현병이 더 좁게 정의된 영국의 치료 결과 연구도 비슷하게 고무적인 전망을 보인다. 환자의 33%는 '완전한 회복(complete recovery)'을 누렸고, 20%는 스스로를 챙기며 독립 생활이 가능한 '사회적 회복(social recovery)'을 누렸다.[7]

이 연구들은 그 당시 조현병 치료 결과에 대해 다소 놀라운 관점을 제시한다. 통념에 따르면 조현병 환자들이 지역사회에서 살도록 만드는 것은 클로르프로마진이었다. 그러나 우리가 발견한 것은 1940년대 후반과 1950년대 초반에 초발 조현병으로 입원한 대다수가 첫 12개월 안에 지역사회로 돌아갈 정도로 회복되었다는 사실이다. 3년이 지나자 환자의 75%에게 이것은 진실이었다. 지속 입원이 필요한 경우는 20%에 불과했다. 게다가 지역사회로 돌아온 사람들은 아직 쉼터나 그룹홈이 지역사회에 없을 때이므로 그러한 시설에서 살지 않았다. 생활보조금과 사회보장 장애연금 프로그램이 아직 수립되지 않았기에 연방 장애 수당도 받지 못했다. 병원 퇴원자 대부분은 가족에게 돌아갔고, 사회복귀 데이터로 판단해 봐도 일하는 사람이 많았다. 대체로 전쟁 후 조현병 진단을 받은 사람들은 더 좋아지고 지역사회에서 꽤 잘 활동할 것으로 기대될 이유가 존재했다.

클로르프로마진의 등장이 1950년대 초발 조현병 환자들의 퇴원율을 개선하지도 못했고, '만성' 조현병 환자의 퇴원을 촉진하지도 못했다는 점에 주목해야 한다. 1961년 캘리포니아 정신위생국은 1956년에 입원한 1,413명의 초발 조현병 환자의 퇴원율을 보고했다. 여기서 신경이완제를 처방받지 않은 환자의 88%가 18개월 안에 퇴원한 것으로 나타났다. 1,413명의 환자 중 약 절반은 신경이완제로 치료받았는데 이들의 퇴원율이 더 낮았다. 단지 74%만이 18개월 안에 퇴원했다. 이는 약물치료를 받은 환자와 그렇지 않은 환자의 퇴원율을 비교한 1950년대 유일한 대규모 연구였다. 연구자들은 다음과 같이 결론 내린다. "약물치료를 받는 환자의 입원 기간이 더 긴 경향이 있다… 치료받지 않은 환자들은 일관되게 다소 낮은 입원 유지율을 보인다."[8]

1965년 메디케어(Medicare)와 메디케이드(Medicaid)[3]의 제정과 함께 주립 정신병원에서 **만성** 조현병 환자들의 퇴원, 곧 탈시설화(deinstitutionalization)가 시작되었다. 1955년 주립 및 카운티 정신병원의 조현병 환자 수는 26만 7천 명이었다. 8년 뒤에도 이 숫자는 거의 그대로였다. 병원에는 여전히 조현병 환자 25만 3천 명이 거주하였다.[9] 하지만 그 뒤 정신질환자 치료의 경제학이 바뀌었다. 1965년 메디케어와 메디케이드 법안은 요양원 돌봄에 대한 연방 보조금을 지원했지만 주립 정신병원 입원치료에 대한 보조금은 제공하지 않았다. 재정을 절약하려는 주 정부는 자연히 만성 환자를 요양원으로 이송했다. 이는 클로르프로마진이 소개된 1955년이 아니라 주립 정신병원 인구 조사가 눈에 띄게 감소하기 시작한 때였다. 불행하게도 '정신약리학 혁명' 서사의 핵심인 정신병원을 비우게 한 것이 바로 이 약 때문이라는 사회적 믿음은 병원 인구 조사 자료에 의해 배신당한다.

## 렌즈를 통해 어둡게 Through a Lens Darkly

1955년 당시 미국의 제약회사들은 신약의 효과에 대해 미국 식품의약국 (the Food and Drug Administration, FDA)의 증명을 요구받지 않았다(이러한 법적 요구 사항은 1962년에 추가됨). 따라서 클로르프로마진과 시장에 출시되는 다른 '경이로운 신약'의 장점 평가는 NIMH에서 맡게 되었다. NIMH는 1956년 9월에 '정신과 약물 전체에 대한 질문을 신중하게 고려하자는' 회의를 조직했다. 회의에서의 대화는 결국 아주 특정한 한 질문에 초점을 두었다. 어떻게 정신의료가 그 당시 전염병 의학에서 가치를 인정받은 과학적 도구인 위약

---

3. 메디케어는 65세 이상 노령 인구들에게 제공되는 미국 연방정부가 운영하는 프로그램임. 메디케이드는 저소득층에게 제공되는 의료보험 프로그램으로 미국 연방정부가 관할하고 주정부가 실제 운영함. 사보험 중심으로 운영되는 미국의 시장 중심 의료보험 시스템에서 이 두 프로그램은 정부에서 시행하는 대표적인 공공보험 제도임(_옮긴이)

대조 이중맹검 무작위임상실험(placebo-controlled, double-blind, randomized clinical trial)에 적용 가능한가?[10]

많은 발언자들이 지적했듯이, 이 도구는 정신과 약물의 치료 성과를 판단하는 데 적합하지 않았다. 어떻게 신경이완제 연구가 '이중맹검'이 되어 버리는가? 정신과 의사는 누가 약을 복용하는지 그렇지 않은지를 빠르게 알아챈다. 클로르프로마진을 복용하는 환자 자신도 자기가 그 약을 받은 것을 안다. 그리고 진단의 문제가 존재한다. 실험에 무작위로 배정된 환자가 실제 '조현병'을 앓는지 연구원이 어떻게 아는가? 정신질환의 진단 범위는 계속해서 변한다. 마찬가지로 문제 되는 것은 무엇이 '좋은 결과'를 정의하는가였다. 정신과 의사와 병동 직원은 '사회에서 더 수용 가능한' 약물 유발 행동 변화를 환자에게 바라겠지만 그것이 '환자에게 궁극적인 이익'이 되지는 않는다고 한 강연자는 말한다.[11] 결과는 어떻게 측정 가능한가? 알려진 질병에 대한 약물 연구에서 사망률이나 실험실 결과는 치료가 효과적인지 대한 객관적 척도가 될 것이다. 예를 들어 결핵 약물이 효과적인지 평가하기 위해 폐의 방사선 촬영으로 질병 유발 세균이 사라졌는지 본다. 조현병 약물 임상시험에서 측정 가능한 종료점은 무엇일까? NIMH 의사 에드워드 에바츠는 다음과 같이 지적한다. "문제는 환자를 '좋게' 만드는 것 외에는 조현병 치료의 목표가 명확하게 정의되지 않았다는 점이다."[12]

이 모든 질문들은 정신의학을 괴롭혔지만, NIMH는 이 회의 후에 신경이완제 실험 계획을 세웠다. 역사의 압박은 너무 컸다. 위약대조 이중맹검 무작위임상실험은 치료 이점을 평가하기 위해 내과 영역에서 사용되는 과학적인 방법이다. 의회는 정신의학을 보다 현대적이고 과학적인 학문으로 변화시키리라는 기대를 갖고 NIMH를 만들었다. 정신의학이 이 도구를 채택함은 목표를 향해 나아간다는 점을 증명하는 것이다. NIMH는 이 노력을 이끌기 위해 정신약리학 서비스 센터를 설립하고, 국가연구위원회의 정신과 의사인 조나단 콜을 원장으로 임명한다.

그 후 몇 년 동안 콜과 나머지 정신의학자들은 정신과 약물을 연구하기 위한 실험 설계에 착수했다. 정신과 의사와 간호사들은 '평가 척도(rating scale)'를 사용하여 연구할 질병의 특징 증상을 수치를 활용하여 측정할 것이다. 조현병 약물이 환자의 '불안'을 감소시켰나? 환자의 '과대감'은? '적대감'은? '의심'은? '비현실적 사고 내용'은? '비협조성'은? 이러한 모든 증상의 심각성은 수치 척도로 측정되고 전체 '증상' 점수가 표로 제시된다. 약물이 6주 동안 위약보다 훨씬 더 많이 증상 총점을 감소시킨 경우 효과적인 것으로 여겨진다.

적어도 이론상으로는 정신의학이 이제 '객관적인' 결과가 도출 가능한 정신과 약물 실험 수행 방법을 가지게 되었다. 하지만 이러한 평가 방법을 택함으로 정신의학은 매우 독특한 길을 가게 되었다. 이 분야는 이제 단기간 증상의 감소를 약 효능의 증거로 볼 것이다. 내과 의사가 세균 감염에 대해 항생제를 처방하는 것과 마찬가지로 정신과 의사는 '구분되는 질병'의 '목표 증상'을 쓰러뜨리는 알약을 처방할 것이다. 이 6주 동안의 '임상시험'은 이러한 접근법이 옳음을 증명할 것이다. 그러나 이 도구는 긴 기간 동안 환자들이 어떻게 지내는지에 대한 통찰을 제공하지는 않을 것이다. 그들은 사회 활동이 가능했나? 그들은 삶을 즐겼나? 그들은 친구를 가졌나? 그들은 결혼을 했나? 이 질문들 중 어떤 것도 대답을 얻지 못할 것이다.

'마법 탄환 의학(magic-bullet medicine)'이 정신의학의 미래를 조형하는 순간이 이것이다. 임상시험의 사용은 정신과 의사들이 매우 특정한 프리즘을 통해 치료법을 보게 할 것이다. 심지어 1956년 회의에서도 뉴욕주 정신과 연구소 연구원인 조셉 주빈은 정신질환 치료법 평가를 위한 6주 간의 연구는 '과학적 근시(scientific myopia)'를 유발한다고 경고한다. "2~5년 추적 연구하지 않은 채 특정 치료법에 대해 분명한 이점을 주장하는 것은 무모하다. 2년 추적 관찰은 장기 효과를 살피기 위한 최소한의 기간으로 보인다."[13]

# 신경이완제 사례 The Case for Neuroleptics

정신약리학 서비스 센터는 1961년, 신경이완제에 대해 9개 병원에서 연구를 시작했으며 이는 오늘날 정신과 약물에 대해 '근거 기반' 역할을 하는 과학적 저술의 시작을 드러내는 연구이다. 6주 동안의 임상시험에서 270명의 환자에게 클로르프로마진 또는 다른 신경이완제(페노티아진)를 투여했고 나머지 74명에게는 위약을 투여했다. 신경이완제는 위약보다 비현실적 사고, 불안, 의심, 환각 등 일부 표적 증상을 줄이는 데 도움이 되었기에 평가 척도 누적 점수에 따르면 효과적이었다. 게다가 이 연구에 참여한 정신과 의사들은 약물치료를 받은 환자의 75%가 '훨씬 나아졌다' 혹은 '매우 많이 개선되었다'로 판단했다. 위약 투여군에서 나아졌다고 보인 환자는 23%에 불과했다.

그 후 수백 건의 소규모 임상시험에서 비슷한 결과가 나왔다. 이 약들이 단기간에 위약보다 증상을 더 잘 감소시킨다는 증거는 상당히 확고하다.[4] 1977년 하버드 의과대학의 로스 발데사리니는 149건의 임상시험을 검토하여 83%에서 항정신병약물이 위약보다 더 나은 효과를 보임을 발견했다.[14] 이러한 임상시험에는 간편 정신상태 평정척도 검사(Brief Psychiatric Rating Scale, BPRS)[5]가 흔히 사용되었으며, 미국정신의학회는 결국 BPRS 점수의

---

4. 2007년, 제약회사로부터 연구 지원금을 받지 않는 국제 과학자 집단인 코크란 연합(Cochrane Collaboration)은 이 단기 효능 기록에 대해 의문을 제기함. 그들은 논문에서 모든 클로르프로마진 대 위약 연구에 대한 메타분석을 수행했고, 50개의 양질의 연구를 추린 후, 위약에 비해 치료약의 이점은 일반적인 생각보다 작다는 결론을 내림. 그들은 7명의 환자가 클로르프로마진으로 치료를 받으면 그 중 한 명이 '전반적 향상'을 얻는 것으로 예측했고, '이 결과조차도 긍정 효과의 과대 평가와 부정 효과의 과소평가일 가능성 보인다.'고 표현. 코크란 연구진은 '클로르프로마진의 단기 효능에 대한 믿을 만한 근거는 놀라울 정도로 약하다.'고 기록(_지은이)
5. BPRS는 Overall과 Gorham이 1962년에 정신질환의 정도를 객관적으로 평가하기 위해 개발한 간이 정신진단 검사임. 전반적인 정신병리를 살피는 척도로서 널리 사용되며 18문항을 0~6점 리커트 척도로 평가함. 하위척도는 '사고장애', '철퇴-지연', '불안-우울', '적대-의심', '동요-흥분'의 5개 영역으로 구성됨. 점수가 높을수록 심한 정신병리를 가리킴(옮긴이)

20% 감소가 약물에 대한 유의미한 임상 반응을 나타낸다고 결정한다.[15] 이러한 측정 방식에 따르면 정신증의 급성 삽화를 겪는 모든 조현병 환자의 70%가 6주 동안의 항정신병약물 투여에 '반응한다'.

NIMH 연구원들이 항정신병약물의 단기 효과에 대해 인정한 뒤, 이들은 자연스레 조현병 환자들이 얼마나 오랫동안 약물을 복용해야 하는지 알고 싶어했다. 이 질문을 연구하기 위해 이들은 다음 방식으로 임상시험을 수행했다. 약물에 잘 반응하는 환자들을 둘로 나누어 약을 유지하거나 갑작스럽게 약을 중단했다. 1995년, 샌디에고 소재 캘리포니아 대학의 패트리샤 길버트 교수는 66건의 재발 연구를 통해 4,365명의 환자를 재검토했고, 약 복용 환자의 16%가 10개월 이내 재발함을 발견했다. 그녀는 다음과 같이 결론 내린다. "이 약들의 정신병적 재발 위험 감소 효과는 충분히 입증되었다.[6]"[16]

이는 조현병에 대한 항정신병약물 치료를 급성기 입원치료 때와 장기간 관찰 모두에서 뒷받침하는 과학적 증거다. 이에 관해 영국의 저명한 연구자 존 게데스가 2002년 《뉴잉글랜드의학회지(New England Journal of Medicine, NEJM)》에 다음과 같이 기고한다. "항정신병약물은 급성 정신병적 증상을 치료하고 재발을 예방하는 데 효과적이다."[17] 그럼에도 불구하고 많은 연구자들이 지적했듯이 이 근거의 기반은 취약한데, 이는 앞서 주빈이 예측한 바로 그 취약성이다. 1995년 매릴랜드 의과대학의 리사 딕슨과 다른 정신의학자들은 고백한다. "비임상적 결과에 대한 정형 항정신병약물(conventional antipsychotics)의 효능과 효과성은 거의 설명이 불가하다. 잘 설계된 장기 연구는 거의 존재하지 않으므로 정형 항정신병약물 치료의 긴 기간 동안의

---

6. 길버트의 메타분석에는 명백한 결함이 들었음. 그녀는 어떤 약의 중단 속도가 재발률에 영향을 미쳤는지는 밝히지 않음. 그녀의 연구가 발표된 후, 하버드 의과대학의 아델 비구에라는 동일한 66개 연구를 재분석했고, 약물이 점진적으로 줄어들 때의 재발률은 갑작스런 중단 연구에서의 재발률의 3분의 1에 불과. 대부분의 재발 연구에서의 갑작스런 약물 중단 설계는 조현병 환자들의 재발 위험을 극적으로 높임. 실제로, 점진적으로 약을 줄인 환자들의 재발률은 약물 유지 환자들의 재발률과 비슷( 지은이)

영향은 불분명하다."[18]

이러한 의심은 몬트리올 대학 정신과 교수 엠마누엘 스팁이 저술한 2002년 《유럽정신의학회지(European Psychiatry)》의 예사롭지 않은 사설(editorial)로 이어진다. "50년 동안의 신경이완제 복용 후 우리는 다음의 단순한 질문에 대답 가능한가? 신경이완제가 조현병 치료에 효과적인가? '장기간'을 고려하면 그 질문에 대한 분명한 증거는 존재하지 않는다."[19]

## 수수께끼의 등장 A Conundrum Appears

딕슨과 스팁의 논평은 장기 결과에 관한 데이터 부재를 시사하지만, 항정신병약물이 조현병 경과를 어떻게 바꾸는지에 대한 퍼즐 조각 맞추기는 실제로 가능하다. 이 이야기는 NIMH의 초기 9개 병원 다기관 연구의 344명 환자에 대한 추적 연구와 함께 꽤 적절하게 시작된다. 어떤 면으로는, 환자들이 병원에서 어떤 치료를 받았는지와 무관하게 그리 나쁘게 지내지는 않았다. 추적 연구 첫해의 말미에는 254명이 지역사회 거주 중이었고, 연령과 성별에 따라 일하기가 가능한 이들 중 58%가 실제 취업했다. '주부'의 3분의 2는 가정 내 역할을 잘 수행했다. 비록 연구원들이 1년 추적 연구 동안 환자들의 약 사용에 대해 보고하지는 않았지만, 그들은 (6주 임상시험에서) 위약 치료를 받은 환자들이 세 가지 활성 페노티아진 약물을 받은 환자들보다 재입원 가능성이 낮음을 발견하고 놀랐다.[20]

여기 과학 문헌의 바로 첫 지점에 역설의 힌트가 보인다. 이 약들은 단기간 효과적이었지만, 아마도 장기간 사람들을 정신증에 더 취약하게 만들었을 가능성 가진다. 따라서 1년 추적 관찰 시점에서 약물치료 받은 환자들의 재입원율이 높았을 것이다. 곧 NIMH 연구원들은 또 다른 놀라운 결과를 갖고 돌아왔다. 연구 시작 때 어떤 약물도 복용하지 않은 환자 포함한 두 가지 약물 중단 임상시험(drug withdrawal trials)에서 재발률은 약물 복용량과 관련해 증가한다. 연구 초 위약 복용군 중 7%만이 재발했는데, 이는 복약 중단 전 500mg 이상 클로르프로마진 복용자 65% 재발과 비교된다. 연구원들은 기록한다. "재발은 환자가 위약 복용 전에 투여되던 신경안정제의 용량과 유의미한 관련성을 가짐이 밝혀졌다. 복용량이 많을수록 재발 가능성은 커진다."[21]

뭔가 잘못되었다. 임상 관찰은 의심의 깊이를 더했다. 약물치료를 받으며 퇴원한 조현병 환자들은 정신병원 근무자들이 '회전문 증후군(revolving door syndrome)'이라 부를 정도로 정신병원 응급실로 돌아왔다. 환자들이 지속하여 약을 복용한 경우에도 재발이 흔했다. 연구자들은 밝힌다. "약을 투여하지 않은 경우보다 약 복용 중에 재발 심각성이 더 크다."[22] 동시에, 환자들이 약을 끊은 후 재발하면 그들의 정신병적 증상은 '지속되고 더 심해지는' 경향이었고, 적어도 한동안 그들은 메스꺼움, 구토, 설사, 불안, 불면, 두통, 기괴한 운동 틱 등 여러 새로운 증상들로 고통을 겪었다고 콜은 지적한다.[23] 신경이완제에 대한 초기 노출은 환자들의 중증 정신병적 삽화라는 미래를 설정해놓는 듯 보였다. 이는 그들이 약물을 계속 복용하든지 복용 않든지 무관했다.

이런 안타까운 결과는 보스턴 정신병원의 두 정신과 의사인 J. 샌본 보코브과 해리 솔로몬의 과거를 다시 떠올리게 만들었다. 이들은 수십 년 동안 정신병원에서 진료했다. 제2차 세계대전 후 그들이 정신증 환자들을 점진적 형태의 심리접근으로 치료할 때, 환자 대다수가 나아짐을 보았다. 이는 그 둘로 하여금 다음처럼 믿게 했다. "대부분의 정신질환에서, 특히 가장 심각한 정신질환의 경우도 환자가 본인 품위가 떨어지는 경험이나 자기 권리와 자유의 상실을 겪지 않는다면 사실상 대부분 자기한정적(self-limited)[7]이다." 그들은 항정신병약물이 이러한 자연 치유 과정을 가속해야 한다고 추론했다. 하지만 이 약들이 과연 장기 결과를 낫게 할까? 훗날의 연구에서

---

7. 심각해지지 않고 일정하게 한정된 경과를 취하는 병을 일컫는 말( 옮긴이)

그들은 1947년 그들 병원에서 치료 받은 환자의 45%가 이후 5년 동안 재발하지 않았고, 그 추적 기간이 끝나는 시점에 환자의 76%가 지역사회에서 잘 지냄을 발견했다. 대비하여 1967년에 신경이완제로 병원에서 치료받은 환자의 31%만이 5년 동안 재발 안 했고, 집단으로 볼 때 이들은 복지 및 다른 형태의 지원이 더 필요하고 더 '사회 의존적'이었다. 보코븐과 솔로몬은 기술한다. "기대와는 달리 이 데이터는 정신과 약물이 필수 불가결한 것이 아닐 가능성을 시사한다. 퇴원 후 약물치료의 연장은 많은 퇴원 환자의 사회 의존성을 더 장기적으로 만들 가능성 가진다."[24]

신경안정제의 장점에 대한 논쟁이 커지면서 NIMH는 세 가지 약물 연구 그룹에 자금을 지원했다. 항정신병약물로 치료받은 집단에서 증상이 더 빨리 완화되었지만 두 집단 모두 병원에 평균 6주밖에 머물지 않았다. 라파포트는 환자들을 대상으로 3년 동안 추적 연구했는데, 병원에서 항정신병약물로 치료받지 않은 사람과 퇴원 후 약물을 끊은 사람들이 가장 좋은 경과를 보였다. 항정신병약물에 한 번도 노출되지 않은 집단 환자 24명 중 2명만이 3년의 추적 관찰 기간 동안 재발했다. 한편, 거의 분명히 최악의 경과를 보인 환자들은 연구 내내 약물을 복용한 환자들이었다. 정신의학의 '근거 기반'에 따르면 최상의 결과를 만들어내야 하는 바로 그 치료 표준이 오히려 최악의 결과를 낳았다.

라파포트는 기록한다. "우리의 연구 결과는 장기간의 임상 호전에 관심 갖는 특정 환자들에게는 항정신병약물 치료가 최우선 치료(treatment of choice)가 아님을 시사한다. '입원 중임에도 약을 투여받지 않는 환자들' 다수는 클로르프로마진을 투여받은 입원 환자들에 비해 장기간 동안 더 큰 호전, 추적 관찰에서 더 적은 병리 증상, 재입원 감소, 지역사회에서의 전반적 기능 향상을 보인다."[25]

세 번째 연구는 NIMH의 조현병 연구 책임자인 로렌 모셔가 이끌었다. 비록 그는 당시 미국 최고의 조현병 전문 의사였을지 모르지만, 질병에 대한 그의 시각은 조현병 환자들의 뇌가 고장났다고 여기는 다수 동료 의사

라파포트의 연구 : 3년 동안의 조현병 경과 Rappaport's Study: Three-Year Schizophrenia Outcomes

| 약물 사용(입원 중/퇴원 후) | 환자의 수 | 질병 심각도 척도 (1=최선의 결과, 7=최악의 결과) | 재입원 |
|---|---|---|---|
| 위약/퇴원 후 중단 | 24 | 1.70 | 8% |
| 항정신병약물/퇴원 후 중단 | 17 | 2.79 | 47% |
| 위약/퇴원 후 지속 | 17 | 3.54 | 53% |
| 항정신병약물/퇴원 후 지속 | 22 | 3.51 | 73% |

[표 6.1] 본 연구에서는 환자들을 병원 내 치료 약물(위약 혹은 치료약)과 퇴원 후 항정신병약물 사용 여부로 분류. 41명의 위약 복용 환자 중 24명은 추적 관찰 기간에도 약이 중단된 상태. 이 '약에 노출되지 않은 집단'이 월등히 좋은 경과를 보임. 라파포트 M. "약이 필요하지 않거나 금기인 조현병 환자들이 존재하는가?(Are there schizophrenics for whom drugs may be unnecessary or contraindicated)", 출처: *International Pharmacopsychiatry* 13 (1978): 100-11

들과는 달랐다. 그는 정신증이 감정이나 내면의 트라우마에 반응하여 발생하며, 그 나름대로 대처 기전이 가능하다고 믿었다. 그러므로 사람들이 환각과 망상에 맞서 싸우고 조현병이라는 단절을 애써 통과하여 제정신을 다시 찾기가 가능하다고 그는 믿었다. 그렇다면 만약 처음 정신증을 앓는 환자들에게, 타인에 대한 명백한 공감을 갖고 이상한 행동에 겁먹지 않는 치료진으로 구성된 안전한 공간을 제공한다면, 비록 그들이 항정신병약물로 치료받지 않더라도 그들 중 다수가 회복될 것이라고 그는 추론한다. "나는 진정한 인간의 참여와 이해가 치료 상호작용의 핵심이라고 생각한다. 이 생각은 사람들을 인간으로서, 존엄과 존경심을 가지고 대하게 한다."

1971년 캘리포니아 주 산타 클라라에 그가 문을 연 12개 방 가진 빅토리아 양식의 집은 한 번에 5명의 환자 보호가 가능했다. 그는 그곳을 소테리아 하우스(Soteria House)라고 불렀다. 그 후에 그는 두 번째 공간 에마논 (Emanon)을 열었다. 모두 합쳐 소테리아 프로젝트는 12년 동안 진행되었고, 환자 82명이 집과 같은 두 공간에서 치료 받았다. 1974년 초에 모셔는 그의 소테리아 환자들이 병원에서 전형적으로 약물치료 받는 환자들의 짝지어

진 코호트(cohort)[8]보다 더 나은 상태임을 보고하기 시작했고 1979년에 2년의 치료 결과를 발표했다. 6주 후 소테리아 환자의 정신증 증상은 입원 환자만큼 감소했으며, 2년 후 소테리아 환자는 '낮은 정신병리 점수, 더 적은 (병원) 재입원, 더 나은 전반적 적응'을 보인다.[26] 훗날, 그와 남캘리포니아 대학 조교수인 존 볼라는 소테리아 환자의 정신과 약물 사용에 대해 다음과 같이 보고한다. 소테리아 환자의 42%는 정신과 약을 쓰지 않았고 39%는 일시적으로 약을 사용했으며 19%만이 2년 추적 기간 동안 약을 필요로 했다.

모셔와 볼라는 기록한다. "주류 견해와는 달리, 조현 스펙트럼 장애로 새로 진단된 환자를 위해 특별히 고안된 심리사회적 개입(psychosocial intervention)과 결합된 최소한의 항정신병약물 사용은 해롭지 않고 유익한 듯 보인다. 우리는 정신증의 거의 모든 초기 삽화를 치료하는 보통의 치료와 관련된 위험과 이익 균형을 재검토해야 한다고 생각한다."[27]

NIMH가 연구 기금을 지원한 3건의 연구 모두 같은 결론에 이른다.[9] 아마도 새로 진단받은 조현병 환자의 약 50%는 항정신병약물을 제외한 치료에도 회복되고, 오랜 추적 기간 동안 건강을 유지할 것이다. 환자 소수만이 그 약을 지속해서 복용해야 하는 듯 보인다. 임상시험에서 항정신병약물의 효과가 입증되었음에도 불구하고 임상적으로 익숙해진 '회전문 증후군'은 상당 부분 약 때문이었다. 카펜터와 맥글래션은 현재 정신의학이 직면한 과학적 수수께끼를 깔끔하게 요약한다.

---

8. 역학 연구에서 특정 예상 기간 동안 추적한 일정의 인구집단을 말함(옮긴이)

9. 1960년대 초 필립 메이는 병원 내 치료를 비교하는 5가지 연구를 수행. 그 다섯 가지는 약, 전기경련치료(electroconvulsive therapy, ECT), 정신치료, 정신치료와 약 병행, 환경치료(지지적 환경을 제공하는 치료, milieu therapy) 등임. 짧은 기간 약으로 치료받은 환자들은 수행이 훨씬 나았음. 이에 따라 이번 연구는 조현병 환자가 약 말고는 치료 불가능하다는 증거로 다른 논문에도 인용되곤 함. 하지만 2년 동안의 연구 결과는 좀 더 미묘한 이야기를 들려주게 됨. 환자의 59%는 초기에 환경치료를 받았으나 첫 연구 기간에 약물이 성공적으로 중단되지 못했으며, 이 집단은 '다른 치료의 성공보다 더 낫지는 않더라도, 추적 관찰 기간 동안 적어도 비슷하게는 지냄.' 따라서 일반적으로 모든 정신증 환자들이 약물치료를 받아야 함을 증명하는 데 인용되는 이 연구는 실제로는 초발 환자 대다수가 약 처방보다 환경치료를 함께 받으면 장기간에 걸쳐 가장 잘 지내리라고 제안함. P. May, "Schizophrenia: a follow-up study of the results of five forms of treatment," *American Journal of Psychiatry* 38(1981): 776-84(지은이)

일단 환자들이 약물치료를 받고 신경이완제를 계속 투여한다면 재발에 덜 취약함은 분명하다. 하지만 이 환자들이 처음부터 약물치료를 받지 않았다면 어떨까? 우리는 항정신병약물이 일부 조현병 환자들을 질병의 자연 경과보다 향후 재발에 더욱 취약하게 만들 가능성을 제기한다.[28)

만약 사실이 그렇다면, 이 약은 급성 정신증을 앓는 사람들을 만성적으로 고통받게 할 가능성을 높이는 것이다.

## 질병보다 못한 치료? A Cure Worse Than the Disease?

모든 약물은 위험-이익 프로파일을 가진다. 의료에서는 보통 약물로부터의 이익이 위험보다 커야 한다고 본다. 정신병적 증상을 억제하는 항정신병약물은 분명 뚜렷한 이점을 제공한다. 이것은 이 약의 부정적 측면이 많지만 결국 이 약의 사용 이유가 된다. 클로르프로마진과 다른 1세대 신경이완제는 파킨슨 증상과 극도로 고통스러운 근육 경련을 일으켰다. 환자들은 약이 자신을 감정적으로 '좀비'같이 만든다고 계속해서 불평했다. 1972년에 연구자들은 신경이완제가 "학습 능력을 떨어뜨린다."[29)고 결론 짓는다. 다른 이들은 약 복용 중인 환자들이 병원 밖에서도 완전히 무기력하고 사회적으로 단절된 듯 보인다고 보고한다. 많은 사람들이 그룹홈에서 '사실상 고독' 속에 살며 대부분 시간을 '멍하게 텔레비전을 응시하며' 보낸다고 한 연구원이 기록한다.[30) 조현병 환자들이 잘 지낸다는 연구는 찾지 못하겠다. 여기 정신의료가 현재 직면하는 난처함이 존재한다. 만약 항정신병약물이 장기간에 걸쳐 재발률을 **증가시킨다면**, 이득은 무엇인가? 약물치료를 유지한 많은 환자들이 영구 뇌손상의 증거로 명백한 운동 근육 장애라 할 지연발생운동이상증(tardive dyskinesia, TD)을 앓고 있다는 사실 때문에 이 질문은 더욱 중요하다.

이 모든 것은 정신의학이 항정신병약물의 위험과 이득을 다시 계산할 것을 요구한다. 1977년 조나단 콜은 자극적인 제목의 기사 〈치료가 질병보다 더 나쁜가?〉에서 위 요구를 구체화한다. 그는 항정신병약물이 일으킬 모든 장기 해악을 검토한다. 그리고 기존 연구들이 적어도 조현병 환자의 50%는 약 빼고 잘 지내기가 가능함을 관찰했다. 정신의학이 해야 할 도덕적인 일은 단 하나였다. 그는 설명한다. "항정신병약물 처방이 유지되는 모든 조현병 외래 환자는 약 빼고 지내볼 적절한 시도의 혜택을 누려야 한다. 이것이 지연발생운동이상증의 위험과 장기간 약물치료의 재정 및 사회 부담으로부터 많은 사람을 구하리라."[31]

조현병 환자에게 항정신병약물을 계속 투여하는 근거 기반이 무너졌다. 1950년대 초, 항정신병약물의 사용을 처음으로 권장했던 프랑스 정신과 의사 피에르 데니커가 질문한다. "항정신병약물을 중단해야 합니까?"[32]

## 초과민성 정신증 Supersensitivity Psychosis

1970년대 후반, 맥길 대학의 두 의사인 가이 슈이나드와 배리 존스는 항정신병약물이 조현병 환자를 생물학적으로 더 취약하게 만드는 이유에 대한 생물학적 설명을 내놓는다. 그들의 이해는 주로 조현병의 도파민 가설 연구에서 비롯된다. 이 가설은 항정신병약물이 신경전달계를 어떻게 교란시키는지 자세히 설명한다.

클로르프로마진과 다른 널리 쓰이는 항정신병약물은 뇌 내 D2 수용체 전체의 70~90%를 차단한다. 이 차단을 보상하기 위해 시냅스후 뉴런은 D2 수용체 밀도를 30% 이상 증가시킨다. 슈이나드와 존스는 뇌가 이제 도파민에 '초과민성'을 가지며, 이 신경전달물질이 정신증의 매개로 생각된다는 설명을 기술한다. "신경이완제는 운동이상증과 정신병적 증상을 유발하는 도파민 초과민성을 생성하는 듯하다. 하나의 함의는, 초과민성이 생긴 환자의 정신증 재발 경향성은 질병의 정상 경과 그 너머에 의해 결정된다는 것이다."[33]

간단한 비유를 통해 약물로 인한 정신증에 대한 생물학적 취약성과 약물 중단 시 정신증 재발의 이유를 더 잘 이해할 수 있다. 신경이완제는 도파민 수송에 브레이크를 밟고, 이에 대한 반응으로 뇌는 도파민 가속 페달(여분의 D2 수용체)을 밟는다. 약을 갑자기 중단하면 도파민 가속 페달을 세게 밟는 상태에서 브레이크를 갑자기 놓는 것과 같다. 그러면 도파민 체계는 심하게 균형을 잃고, 자동차가 통제 불능 상태로 질주하는 것처럼 뇌의 도파민 경로도 조절이 어렵게 된다. 대뇌 기저핵(basal ganglia)[10]의 도파민 뉴런이 너무 빠르게 발화(전기 신호의 발생)하여 신경이완제를 갑자기 중단한 환자는 틱 증상, 동요(agitation) 및 다른 운동 이상을 경험하게 된다. 슈이나드와 존스는 변연계(limbic region)[11]로 향하는 도파민 경로에서 동일한 통제 불능의 발화가 발생하며, 이는 '정신증의 재발 혹은 악화'를 초래함을 밝힌다.[34]

이는 두 캐나다 연구자들의 놀라운 과학 탐정 작업이었다. 그들은 적어도 이론적으로 약물 중단 시험에서 재발률이 매우 높은 이유를 밝혔다. 하지만 정신의학은 약 자체가 재발을 막는다고 증명함으로 이를 잘못 해석했다. 항정신병약물을 중단한 많은 환자들이 겪는 심각한 재발이 항상 '질병' 재발의 결과는 아니다. 오히려 약물과 관련된 결과였다. 슈이나드와 존스의 연구는 또한 정신과 의사와 환자들이 매우 자주 임상적인 망상(clinical delusion)에 시달림을 밝혔다. 그들은 약물 복용을 중단했을 때 정신병적 증상이 재발함을, 항정신병약물을 꼭 써야 하고 '효과'가 있는 증거로 본 것이다. 재발한 환자는 다시 약을 복용하게 되고 종종 정신증이 완화되는데, 이

---

10. 대뇌반구와 뇌간 상부에 있는 회색질(gray matter)의 조직덩어리. 운동신경의 협동작용에 관여함(옮긴이)
11. 대뇌피질과 뇌량 그리고 시상하부 사이의 경계에 위치한 부위임. 해마, 편도체, 선조체, 시상앞핵, 변연엽, 후각신경구 등으로 이루어져 있어 감정, 행동, 동기부여, 기억, 후각 등의 여러 가지 기능을 담당함(옮긴이)

는 약이 효과적이라는 추가 증거가 될 것이다. 의사와 환자 모두 이것이 '사실'이라고 경험할 것이다. 하지만 실제 약으로 복귀하여 정신증이 완화된 이유는 도파민 전달 브레이크가 다시 적용되기 때문이다. 이는 도파민 가속 페달이 눌린 채로 고정된 것을 되돌리는 효과를 가진다. 슈이나드와 존스는 다음과 같이 설명한다. "지속적인 신경이완제 치료 필요성 자체가 약물 유발의 성질을 갖게 하는 것이다."

간단히 말해, 신경이완제의 첫 사용 자체가 환자들로 하여금 평생 약물을 필요로 하는 길로 들어서게 하는 것이다. 이것은 이 약 이야기 중 두 번째로 떨치기 힘든 측면이다. 약물에 머무름은 매우 흔하게 나쁜 결말을 초래한다. 슈이나드와 존스는 약을 사용할 경우 시간이 지나면서 도파민 경로가 영구적으로 기능 장애가 되는 경향을 보인다고 지적한다. 도파민 경로는 **비가역적으로** 과잉 활성화 상태에 갇히고, 곧 환자의 혀가 입의 안팎으로 리드미컬하게 미끄러지듯 들락날락하고(지연발생운동이상증), 정신병적 증상이 악화된다(지연성 정신증, tardive psychosis). 의사들은 뒤늦게 발생한 그 증상들을 막기 위해 더 많은 양의 항정신병약물 처방 필요에 맞부딪힌다. 슈이나드와 존스는 말한다. "가장 효과적인 치료는 원인 약물 그 자체가 되기도 하는 신경이완제다."

그 후 몇 년 동안 슈이나드와 존스는 계속해서 자신들의 가설을 구체화하고 시험한다. 1982년에 그 둘은 자신들이 연구한 216명의 조현병 외래 환자들 중 30%가 지연성 정신증 징후를 보였다고 보고한다.[35] 그들은 또한 지연성 정신증이 첫 진단 시 '좋은 예후'를 가진 환자들에게서 나타나는 듯하며, 그들이 신경이완제에 노출되지 않았다면 오히려 장기간 동안 잘 지냈을 것으로 관찰했다. 이 환자들은 라파포트와 모셔의 연구에서 가장 잘 지낸 편에 속하는 '위약 응답자들'이었는데, 슈이나드와 존스는 이들이 여러 해 동안 항정신병약물을 복용한 후 만성 정신증 환자가 되었다고 보고한다. 마지막으로 슈이나드는 지연성 정신증이 지연발생운동이상증보다 약간 느린 속도로 발병하는 듯하다고 기술하면서 위험을 정량화한다. 이

상태는 매년 환자들 3%를 힘들게 했고, 이를 토대로 생각해보면 약 복용을 지속한 15년 동안 아마도 45%의 환자들이 지연성 정신증으로 고통받았을 것이다. 슈나이드는 덧붙인다. 지연성 정신증이 발병하면 "병이 이전보다 더 악화되는 듯 보인다. 새로운 조현병이나 심각성이 큰 본래 증상이 나타날 것이다."[36]

동물 연구들에서도 이 조망이 확인되었다. 필립 시먼은 항정신병약물이 쥐에서 D2 수용체를 증가시켰으며, 약물 중단 시 이 수용체의 밀도가 정상으로 돌아가겠지만(그는 약물에 대한 매 한 달의 노출마다 수용체의 재정상화에는 2개월씩 걸린다고 보고), 어느 시점에서는 수용체의 증가를 돌이키지 못하게 되었다고 보고한다.[37]

1984년 스웨덴의 의사 라스 마텐슨은 코펜하겐에서 열린 세계 정신건강 연합회의에서 충격적인 결론을 내린다. "신경이완제 사용은 덫과 같다. 마치 뇌에 정신증 유발제를 심는 것과 같다."[38]

---

## 미친 생각, 혹은 그 반대? A Crazy Idea…Or Not?

이것이 1980년대 초에 종합된 신경이완제에 대한 관점이었고, 당시 최고의 과학 이야기였다. 정신과 의사들은 그 약이 '효과적임'을 목격했다. 그들은 항정신병약물이 정신병적 증상을 감소시킴을 보았고, 약 복용을 중단하는 환자들이 매우 자주 다시 정신병적 상태로 됨을 관찰했다. 과학적 실험은 그들의 임상 인식을 강화했다. 6주 동안의 시험을 통해 그 약이 효과적임을 증명했다. 재발 연구는 환자들이 그 약을 유지해야 함을 증명했다. 그러나 연구자들이 약물이 뇌에 작용하는 방식을 이해하고, 환자들에게 지연발생운동이상증이 발생하는 이유와 만성적인 질병화 이유를 연구하기 시작하자 약물에 대한 **기존 통념에 반하는 특성**이 조망되기 시작했다. 항정신병약물이 환자들로 하여금 만성적으로 아프게 한다는 것이다. 슈이나드와 존스가 모든 점을 명확히 연결했다. 그들의 연구는 한동안 정신의학 분야 안의 말벌집을 건드린 듯했다. 맥길 대학 두 의사가 발언한 회의에서 한 의사는 경악하며 다음과 같이 따져 묻는다. "나는 내 환자들이 정신증을 가졌기에 신경이완제를 투여한다. 지금 당신들은 조현병 치료제가 오히려 정신증을 만든다고 말하는 것인가?"[39]

하지만 정신의학은 이 새로운 정보에 어떠한 영향을 받았을까? 슈이나드와 존스의 연구로 밝혀진 지식은 정신의학의 기반을 흔들었다. 정신질환자 치료를 '혁명적으로' 만들었다는 바로 그 약물이 실제로는 환자들을 만성적으로 아프게 할 가능성도 가짐을 진정으로 대중들에게 고백하거나 정신의학 스스로 인정 가능한가? 항정신병약물이 시간이 지나면서 환자들을 더 정신병적으로 만들었다는 것인가? 정신의학은 이 논의가 사라지길 필사적으로 바랐다. 곧 '초과민성 정신증'에 대한 슈이나드와 존스의 논문들은 '흥미로운 가설' 범주에 분류되었고, 세계의 어떤 과학자 못지않게 도파민 수용체에 대해 잘 아는 솔로몬 스나이더가 1986년 그의 책《약물과 뇌(Drugs and the Brain)》에서 '초과민성 정신증'이 거짓 경보로 밝혀졌다고 모두를 안심시킬 때 정신의학계 모든 이들은 안도의 한숨을 내쉬었다. "지연발생운동이상증 환자에게서 도파민 수용체 감수성이 클 경우, 조현병 증상도 그에 상응하여 증가할지 의문이 든다. 흥미롭게도, 연구자들이 지연발생운동이상증이 일어나기 시작한 환자들에게서 조현병 증상의 악화 가능성을 주의 깊게 살펴보았지만 전혀 찾지 못했다."[40]

정신의학이 초과민성 정신증에 대해 잠시 우려했던 정신의학 위기의 순간은 거의 30년 전에 일어난 일이었다. 오늘날의 시선에서는 항정신병약물이 조현병 환자의 상태를 만성화할 가능성을 높인다는 개념이 표면적으로는 터무니없어 보인다. 일류 의과대학의 정신과 교수들, 정신병원의 직원들, NIMH 관계자들, 전미정신질환연맹(National Alliance on Mental Illness, NAMI)의 지도자들, 주요 신문의 과학 저술가들, 혹은 평범한 일반인들에게 물어보면 모두 항정신병약물이 조현병 치료에 필수이고 주춧돌이라고 말할 것이다. 다른 생각을 전파하는 것은 아마도 정신 나갔다고 여길 것이다. 그럼에도 불구하고 우리는 이 조금 다른 탐구의 길을 걸어가기 시작했다. 나는 이미 이 글을 읽는 분들을 광기 어린 저장고로 초대했다. 우리는 이제 카운트웨이 도서관의 한 층 위로 올라가야 한다. 이 지하층의 논문들은 1986년 판으로 끝난다. 지금부터 우리는 어떤 이야기가 들려야 하는지 그 이후 논문들을 살펴야 한다. 과연 그것들은 모두 잘못된 경고였을까, 아니면 그 반대일까?

이 질문에 답하는 가장 효율적인 방법은 관련 연구와 그 방향을 하나씩 요약하는 것이다.

## ▋ 버몬트 종적 연구 The Vermont longitudinal study

1950년대 후반과 1960년대 초반, 버몬트 주립 병원은 대부분 중년 나이인 269명의 만성 조현병 환자를 지역사회로 퇴원시켰다. 20년 후 코트네이 하딩은 이 인구집단(코호트)에서 그때까지 생존한 168명의 환자를 인터뷰했고 34%가 회복되었음을 발견했다. 여기서 회복이란 '무증상이고, 독립적으로 생활하며, 가까운 관계를 갖고, 취업 상태이거나 생산 활동에 참여 가능하며, 자신을 챙기고, 충만한 삶 유지'를 의미했다.[41] 이는 1950년대에 희망이 없다고 여겨진 환자들에게 놀라운 장기 결과였다. 미국심리학회(American Psychological Association)에서 발간한 《심리학 모니터(Monitor on Psychology)》에 하딩의 인터뷰가 실렸다. 하딩은 회복한 환자들에게 하나의 공통점이 보인다고 말한다. "이들은 모두 오랜 시간 약을 중단한 상태였다."[42] 그녀는 결론 내린다. 조현병 환자들이 "평생 약을 먹어야 한다는 건 신화이며, 약물치료가 계속 필요한 사람들은 소수일 것이다."[43]

1969년, 세계보건기구(World Health Organization, WHO)는 9개국의 조현병 경
과 추적 연구를 시작했다. 5년 뒤 개발도상국 3개 국인 인도, 나이지리아,
콜럼비아의 환자들은 소위 선진국이라는 5개국의 환자들보다 '상당히 더
나은 과정과 결과'를 보인다. 그들은 추적 기간 동안 무증상일 가능성이 훨
씬 높았다. 더 중요한 것은 그들이 '매우 좋은 사회적 결과'를 누렸다는 점
이다.

이 발견은 미국과 유럽 정신의학계를 자극했다. 연구 설계의 결함에 대한
항의도 나왔다. 인도, 나이지리아, 콜럼비아의 환자들은 진짜 조현병 환자
가 아니었을 것이라는 의혹도 제기됐다. 이에 세계보건기구는 1978년에 10
개 국 연구를 시작했다. 이번에는 조현병의 첫 삽화를 경험하는 환자들을
연구에 참여시켰다. 이들은 모두 서구 조현병 기준으로 진단받았다. 하지만
결과는 거의 같았다. 2년 뒤 '개발도상국' 환자의 3분의 2에 가까운 수가 좋
은 경과를 보였고, 3분의 1 조금 넘게 만성화하였다. 반면 선진국은 37% 환
자가 좋은 경과를 보였고, 59%는 만성화하였다. 세계보건기구 과학자들은
다음과 같이 기록한다. "개발도상국 환자들에서 더 나은 결과가 확인되었
다. 선진국 거주가 완전 관해(complete remission)[12]에 이르지 못한다는 강력한
예측 인자였다."[44]

세계보건기구 연구자들은 결과상 뚜렷한 차이의 이유를 밝히지 않은 채
두 번째 연구에서 항정신병약물의 사용을 추적했으며 가난한 국가의 환자

---

12. 정신의학에서 '관해'란 정신질환과 관련된 증상이 현저하게 감소하거나 사라지는 것을 의미함. 환자의
증상이 더 이상 특정 정신질환의 기준을 충족하지 않을 정도로 가라앉은 경우, 이를 관해 상태라고 함. 이
는 개인의 정신 건강이 개선되고 상태의 심각성이 감소했음을 의미함. 부분 관해(partial remission)란 정
신질환의 잔여 증상이 있더라도 증상의 심각도가 현저히 감소하는 것을 말함. 완전 관해란 특정 정신 장애
를 정의하는 증상이 사라진 상태를 뜻함(_옮긴이)

들이 더 안정적으로 약을 복용했기에 더 잘 지냈다는 가설을 세웠다. 그러나 그들은 오히려 그 반대가 사실임을 발견했다. 개발도상국 환자의 16%가 정기적으로 항정신병약물을 복용하였지만, 선진국 환자의 경우 61%가 지속적으로 약을 복용했다. 더욱이 환자들이 가장 잘 지낸다고 확인된 인도 아그라에서는 전체 환자의 3%만이 항정신병약물을 복용하였다. 약 사용이 가장 많은 모스크바에서 만성화 환자 비율이 제일 높았다.[45]

이 비교 문화 연구에서 가장 좋은 결과는 명백히 낮은 약물 사용과 연관되었다. 그 후 1997년에 WHO 연구원들은 처음 두 연구에 참여한 환자들을 다시 인터뷰했고, 개발도상국 환자들이 훨씬 더 나아졌음을 발견했다. '결과 차이'는 '일반적 임상 상태, 증상, 장애 및 사회 기능'과 관련된다. 개발도상국에서는 53%의 조현병 환자가 '더 이상 정신병적이지 않다'고 답했고 73%는 취업 상태였다.[46] WHO 연구자들이 약물 사용에 대해 보고하지는 않았지만 후속 연구의 결론은 명확하다. 질병 초기에 항정신병약물을 정기적으로 복용하지 않은 국가의 환자 대다수가 회복되어 15년 뒤까지 잘 지내는 상태였다.

## ▮ 지연발생운동이상증과 전반적 기능의 감소 Tardive dyskinesia and global decline

지연발생운동이상증과 지연성 정신증은 대뇌 기저핵과 변연계로 가는 도파민 경로의 기능 장애로 인해 발생한다. 도파민 경로로는 **세 가지**를 든다. 따라서 지연발생운동이상증과 지연성 정신증을 경험하면 전두엽에 신호를 전달하는 세 번째 경로도 시간이 지나면서 기능 장애를 겪는 것이 당연하다. 그렇다면 연구자들은 지연발생운동이상증 진단을 받은 뇌 기능의 전반적 감소를 예상 가능하며, 1979년부터 2000년까지 연구 20여 건에서 실제 그렇다는 것이 밝혀졌다. 1987년, 버지니아 의과대학 정신과 교수 제임스 웨이드는 보고한다. "이 관계는 선형으로 보인다. 심한 형태의 장애를

가진 이들이 인지 면에서 가장 손상되었다."[47] 연구자들은 지연발생운동이
상증이 조현병의 음성 증상 악화(예 : 감정적 철수, 심리사회적 장애, 기억력 저하, 시각적 유
지력, 학습능력 감소 등)와 관련 갖는다고 결론지었다. 지연발생운동증을 가진 사
람들은 '의식의 로드맵'을 잃어버린다고 한 연구자는 결론 내린다.[48] 연구
자들은 이 장기간에 걸친 인지 기능 저하를 지연성 치매(tardive dementia)로
이름 붙인다. 1994년 연구자들은 70세 이상 약물치료 중인 조현병 환자의
4분의 3이 알츠하이머병과 관련된 뇌 병리를 가짐을 발견한다.[49]

## ▌ **MRI 연구** MRI studies

　자기공명영상 기술의 발명은 연구자들에게 조현병 진단 받은 사람들의
뇌 구조 부피 측정 기회를 제공했다. 그들은 질병을 특징짓는 이상 식별을
바랐지만, 항정신병약물의 뇌 부피에 대한 영향을 문서화하는 데 그쳤다.
1994년~1998년에 수행된 일련의 연구에서 연구자들은 항정신병약물이
대뇌 기저핵 구조와 시상(thalamus)[13]을 부풀리고 전두엽을 수축시키며 이러
한 변화는 '용량과 관련된다'고 보고했다.[50] 그후 1998년, 펜실베니아 의과
대학의 래퀄 거는 기저핵과 시상의 팽창(swelling)이 '더 심각한 양성 및 음성
증상과 관련된다'고 보고한다.[51]
　이 마지막 연구는 의인성 과정(iatrogenic process)에 대한 매우 명확한 그림
을 제공한다. 항정신병약물은 뇌 용적의 변화를 일으키며, 이 변화 이후 환
자의 정신병적 증상(망상, 환청 같은 조현병의 '양성 증상')과 감정적 철수(조현병의 '음성
증상')는 더 심해진다. MRI 연구는 항정신병약물이 자신들이 치료해야 할 바
로 그 증상들을 악화시키고, 환자들이 약을 복용하는 첫 3년 동안 악화가
시작됨을 보여준다.

---

13. 감각, 충동, 흥분이 대뇌 피질로 전도될 때 중계 역할을 하는 달걀 모양의 회색질 덩어리(_옮긴이)

## ▎ 정신증 모델 개발 Modeling psychosis

조현병 연구 일환으로, 연구자들은 정신증의 생물학적 '모델'을 개발하려고 노력한다. 그 한 방법은 망상과 환각을 유발하는 암페타민, 앤젤 더스트(합성 헤로인의 은어 표현) 등 다양한 약물로 유발되는 뇌의 변화를 연구하는 것이다. 그들은 쥐와 다른 동물에서 정신증과 유사한 행동 유도 방법을 개발한다. 해마의 병변은 그러한 병적 행동을 유발 가능하다. 특정 증상을 만들기 위해 특정 유전자가 작동하지 않도록 '녹아웃(knock out)'시키기도 한다. 2005년에 필립 시먼은 이 모든 정신증 유발 요인이 도파민에 대한 **높은 친화력**'을 가진 뇌의 D2 수용체를 증가시킨다고 보고한다. 즉, 수용체가 신경전달물질과 매우 쉽게 결합한다는 뜻이다. 시먼은 기록한다. 이러한 "결과는 다중 유전자 돌연변이, 약물 남용, 뇌 손상을 포함하여 다양한 정신증 유발 경로가 가능함을 의미한다. 이 모두는 **높은** D2 수치로 수렴하여 정신병적 증상을 유발 가능하다."[52] 시먼은 이것이 항정신병약물 작동 이유라고 추론한다. 항정신병약물은 D2 수용체를 차단한다. 하지만 시먼 그 자신의 연구에서 그는 또 올란자핀과 리스페리돈 같은 신약을 포함한 이 계열 약들이 '높은 친화력'을 가진 D2 수용체의 밀도를 두 배로 증가시킴을 발견한다. 그들은 합성 헤로인이 일으키는 것과 같은 이상을 유발하며, 따라서 이 연구는 라스 마텐슨의 1984년 관찰을 확인시킨다. 그 내용은 신경이완제 복용이 '정신증 유발 제제가 뇌에 심어진 것과 같다'는 것이다.

## ▎ 낸시 안드레센의 종단 MRI 연구 Nancy Andreasen's longitudinal MRI study

1993년부터 2005년까지《미국정신의학회지(American Journal of Psychiatry, AJP)》의 편집장을 역임한 아이오와 대학 정신과 교수 낸시 안드레센은 1989년에 조현병 환자 500명 이상에 대한 장기 연구를 시작한다. 2003년에 그녀는 초기 진단 당시 환자들의 전두엽 크기는 정상보다 약간 더 작았고, 이후 3년에 걸쳐 전두엽 크기는 계속 줄어들었다고 보고한다. 또한 안드레센은 이 '전두엽 백색질(white matter)[14] 부피의 점진적 감소'가 음성증상 및 기능 손상의 악화와 관련되며, 이러한 전두엽 크기 감소는 조현병이 항정신병약물로 억제 불가능한 '점진적 신경발달장애(progressive neurodevelopmental disorder)'라는 증거라고 결론 내린다. "현재 사용하는 약물로는 증상의 근본 바탕인 뇌 발생 손상 과정의 완화 어렵다. [53]

그녀의 항정신병약물에 대한 시각은 치료 효과가 어렵다는 것이지 해가 된다는 것은 아니었다. 2년 뒤 그녀는 이 시각을 확장한다. 그녀 환자의 인지 능력은 첫 진단 5년 뒤 '유의미하게 악화하기 시작했고' 이 인지 기능 감소는 '발병 후 뇌 용적의 점진적 감소'와 연관된다.[54] 달리 말해 환자의 전두엽 용적이 줄어들면서, 환자들의 사고력도 감소했다는 것이다. MRI 연구를 진행한 다른 연구자들은 전두엽 위축이 **약물과 관련**됨을 발견했고, 2008년 《뉴욕타임스》 인터뷰에서 안드레센은 "약을 더 많이 투여할수록, 더 많은 뇌 조직을 잃게 된다"고 인정한다. 전두엽 위축은 질병 과정의 일부로 보이며, 약물은 이를 **악화시킬** 가능성 가진다. "이 약들은 정확히 어떤 작용을 하는가?" 질문에 안드레센은 답한다. "항정신병약물은 기저핵 활동을 막는다. 전전두엽 피질(prefrontal cortex)은 필요한 신호 입력을 받지 못하고, 약물에 의해 차단된다. 이는 정신증 증상을 감소시키지만, 또한 전전두엽 피질을 서서히 위축시킨다."[55] 다시 한 번 안드레센의 연구는 치료를 위한 약 사용의 의인성 과정을 드러낸다. 약은 뇌의 도파민 활동을 차단하고, 이는 뇌 위축으로 이어지며, 결국 음성증상과 인지기능의 악화와 연관된다. 이것은 또 다른 염려스러운 발견이었다. 이로 인해 30년 전 항정신병약물이 환자들을 '정신증에 대해 더욱 생물학적으로 취약하게 하는지' 의문을 품었던 예일대 정신과 의사 토마스 맥글래션으로 하여금 다시 한번 이 전체 치료 패러

---

14. 백색질은 신경세포가 내는 신경섬유가 분포하는 곳으로 대뇌 표면 회색질의 안쪽에 존재함. 회색질은 대뇌의 표면에 신경세포가 밀집된 곳으로 회색을 띠는 부분( 옮긴이)

다임에 질문을 던지게 한다. 그는 자신의 어려운 고민을 과학적 맥락에 올려놓는다.

> 단기적으로 급성 D2 수용체 차단은 환자의 현저한 양성증상을 감소시킨다. 하지만 장기적으로 지속인인 D2 수용체 차단은 일상의 모든 사건들에 대한 반응을 무디게 하여 때때로 '정신증 후 우울증(postpsychotic depression)' 또는 신경이완제 유발 불쾌감으로 이름 붙기도 하는 신경화학적 무쾌감증(chemical anhedonia)을 유발한다… 우리는 의욕, 세상에 참여, 일상적 **삶의 기쁨**을 막기 위해 D2 차단제를 활용해 정신병원으로부터 환자들을 해방시키는가? 약물치료는 위기 상황에서 생명을 구하겠으나 중단되면 정신증에 취약하게 만들고, 유지되면 기능 저하로 인한 어려움을 지속시킬 것이다.[56]

이 언급은 《조현병회보(Schizophrenia Bulletin)》 2006년호에 실렸고 1970년대 후반의 항정신병약물에 대한 관점을 다시 주목받게 한다. '치료'로 보이지만 '질병보다 나쁘다'는 것이 다시금 증명된 듯 보인다.

## 임상가의 착각 The Clinician's Illusion

나는 여러 이유로 2008년 미국정신의학회(American Psychiatric Association, APA) 연례회의에 참석했다. 내가 가장 듣고 싶은 내용은 일리노이 의과대학의 심리학자인 마틴 해로우의 발제였다. 1975년부터 1983년까지 그는 NIMH가 후원하는 장기연구 중 두 곳, 시카고 소재 병원에서 조현병 환자 64명을 참여시켰다. 한 곳은 사립 병원이었고, 다른 한 곳은 공공 병원이었다. 환자 경제적 상태의 다양성을 보장하기 위한 접근법이었다. 이후 그는 주기적으로 그들이 얼마나 잘 지내는지를 평가해왔다. 증상은 보이는지, 회복 중인지, 취업 상태인지, 항정신병약물은 복용 중인지 질문했다. 그의 연구 결과는 미국의 조현병 환자들이 잘 지내는지 최신 시각을 제공하며, 우리가 지금까지 해온 과학 문헌 조사의 적절한 클라이맥스가 될 것이다. 일반 통념이 신뢰를 얻으려면, 항정신병약물을 복용하는 사람들이 더 나은 결과를 보였어야 했다. 우리가 방금 전까지 검토한 논문들이 신뢰를 얻으려면 그 반대의 결과가 나와야 한다.

이것이 해로우의 데이터다. 그는 환자들의 15년 결과 보고서를 《신경정신질환학회지(Journal of Nervous and Mental Disease)》에 발표하고, 2008년 APA 연례회의 발표에서 내용을 더욱 보완한다.[57] 2년의 관찰 후, 항정신병약물을 복용하지 않은 집단은 약물 복용 집단보다 '전반 평가 척도(global assessment scale)'에서 조금 더 나았다. 그 후 30개월에 걸쳐 두 집단의 운명은 극적으로 갈린다. 약 중단 군은 유의미한 향상을 보인다. 4.5년 후에는 39%가 '회복' 상태였고, 60% 이상이 일을 한다. 반면 약 유지 군의 결과는 30개월 후 악화한다. 집단 전체로 볼 때 그들의 기능 전반은 다소 감소하고, 4.5년 시점에서 6%만이 회복 중이고 일하는 사람은 거의 안 보였다. 결과상

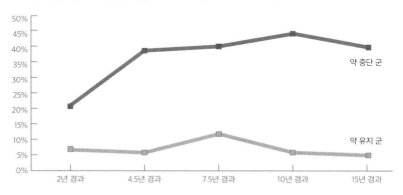

조현병 환자의 장기 회복률 Long-term Recovery Rates for Schizophrenia Patients

[그림 6.1] 출처: Harrow, M. "항정신병약물을 복용하지 않는 조현병 환자의 치료 결과 및 회복에 관여하는 요인(Factors involved in outcome and recovery in schizophrenia patients not on antipsychotic medications)." *The Journal of Nervous and Mental Disease* 195 (2007): 406-14

뚜렷한 차이는 이후 10년에 더 두드러진다. 15년 동안의 추적 관찰 결과 약 중단 군의 40%는 회복 상태로, 절반 이상이 일을 하였으며, 28%만이 정신 병적 증상을 앓았다. 그에 반해 항정신병약물 복용 군은 5%만이 회복 상태로, 64%가 정신병적 상태였다. 해로우는 APA 청중들에게 다음과 같이 말한다. "결론적으로, 오랜 기간 동안 비교할 때 항정신병약물을 복용하지 않는 조현병 환자들이 항정신병약물을 복용하는 환자들에 비해 전반적으로 더 나은 유의미한 기능을 보인다."

실제로 약 중단 군에서 회복만이 더 많았던 것은 아니다. 힘든 결과를 보이는 사람 수도 적었다. 전체 **스펙트럼** 결과 변화가 나타난다. 항정신병약물을 중단한 25명 중 10명이 회복되고 11명은 그저 그런 결과였으며, 전체의 16%인 4명 만이 '지속적으로 나쁜 결과'를 보인다. 반면 약을 지속한 39명 중 2명 만이 회복되고, 18명은 그저 그런 결과를 보였으며, 전체의 49%인 19명이 '지속적으로 나쁜 결과'를 보인다. 약물치료를 받은 환자들은 치료 받지 않은 환자들에 비해 회복률이 8분의 1이었고, 장기간 힘들게 지내는

조현병 환자 결과의 스펙트럼 Spectrum of Outcomes in Schizophrenia Patients

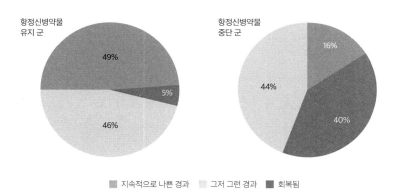

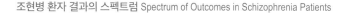

[그림 6.2] 약 유지 군과 약 중단 군의 결과 스펙트럼. 항정신병약물을 계속해서 복용한 군은 회복률이 낮고 '지속적으로 나쁜 결과'를 보일 확률도 높음. 출처: Harrow, M. "항정신병약물을 복용하지 않는 조현병 환자의 치료 결과 및 회복에 관여하는 요인(Factors involved in outcome and recovery in schizophrenia patients not on antipsychotic medications)." *The Journal of Nervous and Mental Disease* 195 (2007): 406-14

비율은 3배였다.

이는 NIMH의 연구비 지원으로 진행된 연구에서 밝혀진 결과로 관련 분야 연구 중 최신의 것이다. 이는 또한 약 복용을 하지 않는 환자들이 집단적으로 더 나은 결과를 얻는 데까지 얼마나 **오래** 걸리는지에 대한 통찰을 제공한다. 비록 결과의 차이는 2년 후부터 나타나기 시작했지만, 4.5년이 지나고 나서야 비약물 군이 전반적으로 훨씬 나아짐이 명백해졌다. 게다가 해로우는 환자들에 대한 정밀 추적을 통해 정신과 의사들이 왜 사실에 눈먼 채로 남게 되는지를 발견했다. 그는 치료 중단 군이 치료 시스템을 떠났다고 말한다. 그들은 주간 프로그램 참석을 중단했고, 상담사 만나기를 중단했다. 사람들에게 자신의 조현병 진단 사실을 말하기를 중단했고, 사회 속으로 들어가 버려 치료권에서는 사라진 듯 보인 것이다. 해로우 연구에 참여한 몇몇 약물을 중단한 사람들은 대학 교수, 변호사 등 '높은 수준의 직업'을 얻었고, 몇몇은 '중간 수준의 직업'을 가졌다고 해로우는 설명한다. "우리[임상 의사들은] 우리를 떠났다가 재발로 다시 돌아온 사람들은 보지만, 재발하지 않아 안 돌아오는 사람들은 보지 못한다. 그들은 의사에게 다시 올 필요를 안 느끼는 것이다. 추적해 본 결과 그들은 상당히 행복하게 산다."

그 후 나는 해로우 박사에게 왜 약을 중단한 환자들이 더 잘 지낸다고 생각하는지 물었다. 그는 그것을 항정신병약물을 끊은 탓으로 돌리지 않고, 오히려 이 집단이 '더 강한 내적 자기 감각을 소유했기 때문'이라고 말한다. 그리고 일단 그들이 약에 대해 안정감을 갖자, 이 '더 나아진 마음 컨디션'은 그들에게 약을 끊을 자신감을 주었다. "약을 끊은 사람이 잘 지냈다는 것이 아니라, 더 잘 지내기가 가능했던 사람들이 약을 끊은 것이다." 약이 장기 결과를 악화시킨다는 다른 해석을 그의 연구 결과가 뒷받침하는지 묻는 나의 계속되는 질문에 그는 다소 퉁명스럽게 대답한다. "그것도 가능하지만 나는 그 결과를 옹호하지는 않는다. 사람들은 부작용의 존재를 인식하기도 한다… 질문을 피하려는 것이 아니다. 나는 약 처방에 대한 리베이트를 받지 않는 이 분야 몇 안 되는 사람 중 한 명이다[15]."

나는 마지막 질문을 했다. 최소한, 조현병 진단을 받은 사람들의 치료를 우리 사회가 잘 돕기 위해서라도 그의 발견이 치료 패러다임에 적용되어야 하지 않을까? "그것에는 의문의 여지가 없다. 우리 데이터는 모든 조현병 환자가 항정신병약물을 평생 복용할 필요가 없다는 사실을 압도적으로 증명한다."

---

## 근거 검토 Reviewing the Evidence

우리는 여러 문서들의 단서를 추적하여 놀라운 결말에 다다랐다. 여기에서 마지막 하나의 질문을 던져야 한다고 생각한다. 통념을 반박하는 증거들이 모두 다 연결되는가? 다시 말해, 결과에 대한 논문은 논리적이고 일관된 이야기를 하는가? 우리가 무언가를 놓치는 건 아닌지 재확인해야 한다. 왜냐하면 사회가 진실이라고 '아는' 것과 상충되는 결론에 다다르는 것은 항상 불편하기 때문이다. 첫째, 연구자 리사 딕슨과 엠마누엘 스팁이 인정하듯이 항정신병약물이 조현병의 장기 결과를 개선한다는 믿을 만한 근거는 존재하지 않는다. 따라서 우리 조사에서 그런 연구들을 놓치지 않았음을 확신한다. 둘째, 약이 장기 결과를 악화시킨다는 근거는 NIMH가 시행한 첫 번째 추적 연구에서 나타났으며 이후 50년에 걸쳐 계속 나타났다. 우리는 이 연구 저자들을 긴 사슬로 연결해 본다. 그들은 콜, 보코벤, 라파포트, 카펜터, 모셔, 하딩, 세계보건기구 그리고 해로우 등이다. 셋째, 항정신병약물이 뇌에 어떠한 영향을 미치는지를 연구자들이 이해하게 되자, 슈이나드와 존스는 왜 이 약이 장기적으로 환자들을 정신병에 더 취약하게 만

---

15. 마틴 해로우는 정신과 의사가 아닌 임상심리학 교수였음. 1989년부터 일리노이 대학 정신의학 교실에 합류함(옮긴이)

드는지에 대해 생물학적 설명을 들고 나왔다. 그들은 또한 약물로 유발된 뇌의 변화가 사람들이 약을 끊는 것을 어떻게 위험하게 만들었는지 설명 가능했다. 따라서 그들은 약 중단 연구가 정신과 의사들로 하여금 약이 재발을 방지한다고 잘못 믿는 이유를 드러냈다. 넷째, 약을 복용하지 않는 환자의 장기간 회복률이 더 높다는 근거는 여러 다양한 유형의 연구와 조사에서 나타난다. 이는 라파포트, 카펜터, 모셔 등이 수행한 무작위 연구와 세계보건기구의 연구 그리고 하딩과 해로우가 수행한 관찰 연구 등에서 드러난다. 다섯째, 우리는 지연발생운동이상증 연구에서 약으로 인해 전반적 뇌 기능 장애가 장기간에 걸쳐 높은 비율로 발생함을 확인한다. 여섯째, MRI와 같은 뇌 구조를 연구하는 새로운 도구가 등장하자, 연구자들은 항정신병약물이 뇌의 형태학적 변화를 일으키고, 이러한 변화는 양성증상과 음성증상의 악화뿐만 아니라 인지 저하와도 연관됨을 발견했다. 끝으로, 이 연구들을 수행한 정신의학 연구자들은 대부분 연구 결과와는 반대로 약이 도움 됨을 발견하길 희망하고 기대했다. 그들은 조현병 환자들이 장기간 잘 지내도록 돕는 약 이야기를 하고 싶었다. 그들의 치우침(bias)은 그쪽 방향이었다.

우리는 이 책의 퍼즐을 풀기 위해 애쓰는 중이다. 우선, 왜 지난 50년 동안 정신질환 장애인 수가 급증했는가이다. 나는 우리가 첫 번째 퍼즐 조각을 손에 넣었다고 생각한다. 우리는 클로르프로마진이 도입되기 전 10년 동안, 초발 조현병 환자의 65%가 12개월 이내 퇴원할 것이고, 이들 중 대다수는 4~5년의 추적 관찰 기간 동안 재입원하지 않음을 확인했다. 이 결과는 보코벤 등의 연구에서도 목격한 것이다. 1947년에 진보적인 형태의 심리사회적 치료를 받은 정신증 환자의 76%는 5년 뒤에도 지역사회에서 성공적으로 생활했다. 그러나 해로우의 연구에서 살핀 바에 의하면, 약물치료를 지속한 조현병 환자의 5%만이 회복되었다. 현대로 올수록 오히려 회복률은 극적으로 감소한다. 약을 복용하지 않은 환자와의 치료 작업이 어땠는지 아직도 기억하는 나이든 정신과 의사들 정도가 약 복용 여부에 따른 치료 경과 차이를 증언 가능할 것이다.

메릴랜드 정신과 의사 앤 실버는 인터뷰에서 다음과 같이 말한다. "정신과 약이 나오기 전 시대에 내가 치료한 조현병 환자들은 지금 시대 환자들보다 더 활동을 잘했다. 그들은 직업을 선택해 계속 일하고, 결혼도 했다. 병원 청소년 병동에서 가장 심한 정신질환을 앓던 한 환자도 세 명의 자녀를 키우며 간호사로 일한다. 하지만 최근의 정신과 약 시대에는 아무리 직업이 다양해도 직업을 갖지 않고, 결혼하거나 지속적인 관계를 유지하지 않는다."

우리는 이러한 약물 유발 만성화 상태가 정신장애인 증가에 어떻게 기여했는지 안다. 1955년에는 26만 7천 명이 주 및 카운티 정신병원에서 조현병을 앓았고, 미국인 617명 중 1명이 조현병을 앓았다. 오늘날, 조현병(또는 다른 정신병적 장애)으로 인해 생활보조금이나 사회보장 장애연금을 받는 사람들은 약 240만 명으로 추산되며, 이는 미국인 125명당 1명의 장애율이다.[58] 클로르프로마진이 등장한 이후 정신질환으로 인한 장애율은 우리 사회에서 4배 증가했다.

---

## 캐시, 조지, 그리고 케이트 Cathy, George, and Kate

2장에서 우리는 조현정동장애(캐시 레빈) 또는 조현병(조지 바딜로)으로 진단받은 두 사람을 만났다. 우리는 이제 그들의 이야기가 결과 연구에 어떻게 맞아들어가는지 알게 된다.

말했듯이 캐시 레빈은 내가 만난 비정형 항정신병약물에 가장 잘 반응하는 사람 중 한 명이다. 그녀는 얀센(Janssen)에서 나온 리스페달 제품의 홍보 모델 감이다. 하지만 여전히 그녀는 사회보장 장애연금 수급자이고, 그녀 자신은 그 약들 때문에 정규직 근무가 어렵다고 인식한다. 이제 그녀가 얼햄 대학에서 처음 정신병적 삽화를 보였을 때로 돌아가보자. 만약 그녀가 바로 신경안정제를 복용하지 않고, 대신 어떠한 형태의 심리사회적 치료를 받았다면 그녀의 삶은 어땠을까? 아니면 초기 어느 시점에 항정신병약물 처방을 서서히 줄여가도록 격려받았다면 어땠을까? 그래도 이후 12년 동안 입퇴원을 반복했을까? 장애연금 수급을 끝내기가 가능하지 않았을까? 우리가 이 질문에 분명하게 답하진 못할지라도, 약물치료가 그녀의 장기간 지속된 입원의 가능성을 높이고, 정신질환 첫 발병 이후 완전한 회복 가능성을 낮추었다고는 말하기가 가능하다. 캐시가 말한 것처럼 말이다. **"돌아보면 제가 기억하는 것은 처음에 저는 그렇게 아프지 않았던 것 같아요. 저는 정말 혼란스러웠습니다."**

한편, 조지 바딜로의 이야기는 약 복용 중단이 적어도 조현병 진단을 받은 일부 환자들에게는 회복의 열쇠가 됨을 보여준다. 그가 항정신병약물을 '혀 뒤쪽으로 숨기기(tonguing)' 시작하면서 주립 정신병원으로부터 벗어나는 그의 여행은 시작되었다. 그는 현재 건강하고, 삶에 대한 분명한 열정을 품었으며, 아들에게 좋은 아버지가 되고자 하고, 자신의 딸 마들린을 자기 삶 속으로 다시 데려왔다. 그는 항정신병약물 복용을 중단하고 잘 지낸, 하딩과 해로우의 장기 연구에 참여한 환자처럼 회복된 많은 사람들 중 한 명이다.

세 번째는 실명 사용을 원치 않은 케이트라는 가명의 젊은 여성 이야기다. 그녀는 19세에 조현병 진단을 받고 항정신병약물을 복용하며 잘 지냈다. 해로우의 연구에서 그녀는 항정신병약물을 복용하면서 회복한 5%에 속했을 것이다. 하지만 그녀는 약을 중단하고 잘 지냄이 어떤 것인지 알았다. 그리고 그녀의 관점에서는 후자와 전자의 회복 유형은 완전히 다르다.

케이트를 직접 만나기 전에 나는 전화통화로 그녀가 어떻게 항정신병약물을 복용하며 10년을 보냈는지, 꾸밈없는 대강의 이야기를 들었다. 그 약들에 그러저러한 신체적 대가를 치러야 함을 고려할 때, 나는 케이트가 사무실에 나타났을 때의 그녀 모습에 약간 놀랐다. 솔직히 말해 '완전 멋지다'는 말이 머릿속에 떠올랐다. 검은 머리의 그녀는 청바지에 장밋빛 상의를 입고 옅은 화장을 한 채 자신만만하고 따뜻한 모습으로 자신을 소개했다. 곧 그녀는 나에게 3년 전에 찍은 '이전' 사진을 보여주었다. 그녀는 다음과 같이 말했다. "저는 90kg가 훨씬 넘었어요. 저의 몸은 매우 느렸고, 얼굴은 생기를 잃었지요. 담배를 많이 피웠지요… 직업인으로서 자기 일을 가진 사람의 얼굴이라고 말하기 어려웠지요."

케이트의 어린 시절 이야기는 다른 정신질환을 앓는 사람들의 이야기와 비슷하다. 그녀의 부모님은 케이트가 8살 때 이혼했다. 그녀는 자신의 사회성이 서툴고 끔찍하리만치 수줍음을 탔다고 자신을 기억한다. "저는 가족들과만 교류할 정도의 사회 기술밖에 갖지 못했습니다."라고 그녀는 말한다. 그 어색함은 대학까지 그녀를 따라갔다. 다트머스 소재 메사추세츠 대학에서 1학년을 보내며, 그녀는 친구 사귀기가 어렵다는 것을 알았고, 고립감을 느낀 나머지 끊임없이 울었다. 2학년 초에 그녀는 '삶의 목적'을 찾고자, 학업을 중퇴하고 보스턴에 있는 어머니와 살기 위해 이사를 갔다. 하지만 그 대신에 "내 현실 감각은 붕괴되기 시작했습니다. 저는 신과 악마의 대결을 걱정하기 시작했습니다. 그리고 모든 것이 두려워지기 시작했습니다. 어머니의 친구에게 '이 음식에 독이 들었나요?'라고 묻기도 했습니다. 저는 꽤나 기괴한 행동을 했고, 제 주변의 대화들을 이해 못 했습니다. 저는 상식 밖의 말들을 하고, 매우 천천히, 매우 신중하게, 이상하게 말했습니다.

케이트가 침대에서 늑대가 보인다고 말하기 시작했을 때, 어머니는 그녀를 병원에 입원시켰다. 항정신병약물 치료로 안정화가 상당히 잘 되었지만, 그녀는 약이 주는 느낌이 싫었다. 퇴원한 지 얼마 안 되어 그녀는 약을 갑자기 끊었고, 이것은 선명한 정신병적 삽화의 재발을 촉발했다. 1997년 2월 두 번째 입원했을 때 그녀는 조현병을 진단받았다. 이번에는 그녀 자신이 평생토록 항정신병약물을 먹어야 함을 받아들였다. 결국 그녀에게 효과를 나타내는 두 가지 약물 병합을 찾았고, 그녀는 자기 삶을 다시 짓기 시작했다. 2001년에 그녀는 유매스 보스턴(메사추세츠 대학교 보스턴 캠퍼스)을 졸업했고, 1년 후 주간 치료 프로그램에서 만난 한 남자와 결혼했다. 그녀는 이렇게 말한다. "우리는 둘 다 정신장애를 가졌고 골초였습니다. 우린 둘 다 매일 정신치료사를 만났지요. 우리에게는 이러한 공통점이 존재했어요."

케이트는 정신장애인 그룹홈에서 일을 했다. 약 부작용으로 깨어 있는 데 어려움을 겪기도 했지만 장애연금에서 벗어날 만큼 충분한 수입을 가졌다. 조현병 환자였지만 그녀는 매우 잘 지냈다. 하지만 그녀는 행복하지 않았다. 체중이 90kg까지 나갔고, 남편은 그녀를 심하게 조롱했다. 그녀가 '못생기고' '뚱뚱한 엉덩이'를 가졌다고 말했다. 그녀는 시스템의 모든 이들이 그녀를 어떻게 대하는지에 대해 너무 화가 났다. 그녀는 설명한다. "의료 모델 안에서 회복하려면 어린이처럼 순종해야 합니다. 당신은 의사에게 순종하고, 심리치료사가 시키는 대로 하고 약을 먹습니다. 더 큰 지적 관심사를 향해 가려고 애쓰지 않습니다."

2005년에 그녀는 20살 위의 근본주의 종교 공동체에 속한 오랜 친구와 가까워졌다. 그녀는 그들 모임에 참석하기 시작했고, 그들은 돌아가며 그녀에게 좀 더 격식을 차려 옷 입고 말을 하고 세상에 자신을 드러내라고 조언하기 시작했다. "그들은 나에게 '당신은 신을 드러내는 존재입니다. 당신은 신을 부끄럽게 해서는 안 됩니다.'라고 말했습니다." 케이트의 오랜 친구도 케이트가 그녀 자신을 조현병 환자로 더 이상 생각하지 말라고 설득했다. "그는 내가 틀 밖에서 생각하게 만들고, 이전에는 내가 결코 받아들이지 않을 방식으로 생각하게 만들었습니다. 저는 항상 저의 치료사를, 정신과 의사를, 약을, 저의 병을 변호하곤 했습니다. 하지만 그는 저에게 정신장애인으로서의 정체성을 포기하길 요구하였습니다."

얼마 지나지 않아 그녀의 예전 삶은 완전히 무너졌다. 그녀는 남편이 자기 친구 중 한 명과 잠자리를 가짐을 알게 되었다. 아파트에서 빠져나와 자기 차에서 잠시 머무르며 잠을 청해야 했다. 비록 처음에는 그 절망적인 시간 동안 약에 매달렸지만, 자신의 조현병을 벗어난 시야가 자신에게 손짓했고, 2006년 2월에 그녀는 도약하기로 결심했다. 그녀는 담배와 커피를 끊고, 정신과 약을 중단했다. "지금 내 몸에는 약도, 니코틴도, 커피도 존재하지 않습니다. 내 몸은 쇼크 상태로 들어갔습니다. 저는 이 모든 것들로부터 벗어나는 중입니다. 제 몸은 담배와 약을 필요로 했기에 덜덜 떨렸습니다."

이 결정은 또한 그녀를 인생 대부분의 사람들과 불화하게 만들었다. "저는 장애인으로서의 정체성으로 돌아가고 싶지 않았기에 가족들과의 대화를 멈추었습니다. 제 마음은 깨지기 쉬운 상태였습니다. 그래서 저는 제가 알던 것에서 벗어나고 심리치료사로부터 벗어나야 했습니다." 곧 그녀의 체중이 너무 많이 줄어들어 친구들은 그녀가 틀림없이 아프다고 생각했다. 그녀는 정신을 차리려 애쓰면서 다른 사람들에게 매우 격식을 차린 태도로 말하였고, 자기가 속한 종교 단체의 충고에 매달렸다. 이런 행동은 그녀의 어머니로 하여금 정신질환의 재발을 확신케 했다. "너 말하는 게 이상해"라고 어머니가 말했고, 케이트 자신도 마음 속으로는 다시 정신병적 상태로 되는 것이 두려웠다. "하지만 저는 희망과 믿음을 품었습니다. 그래서 나 자신에게 '나는 이 끔찍한 협곡을 가로질러 줄타기를 할 것이고, 내가 반대편에 도착하면 내가 바로 서는 산마루를 만날 것이다.'라고 말했습니다. 줄에서 떨어지면 다시 병원에 입원해야 하므로 줄이 나를 어디로 데려가든 앞으로 나가는 데 집중해야 했습니다."

케이트가 어머니를 만나 저녁을 먹기로 했을 때는 그녀가 곧 추락할 것 같은 위험한 순간이었다. 그녀의 어머니가 말한다. "제 생각에 케이트는 고장난 것 같았어요. 케이트는 바르게 앉았지만 산만하고 혼란스러워 보였어요. 몸은 뻣뻣했어요. 전에도 같은 증상을 보였습니다. 케이트의 동공은 커졌고 망상을 가진 것 같았어요." 식당을 떠나며 케이트의 어머니는 병원 쪽으로 방향을 틀었지만, 마지막 순간에 마음을 바꾸었다. 케이트의 어머니는 다음과 같이 기억했다. "케이트는 병원에 갇혀야 할 정도로 미치진 않았습니다. 저는 집에 돌아가서 눈물을 흘렸어요. 저는 무슨 일이 벌어지는 것인지 알지 못했습니다."

그녀 어머니의 회상에 따르면, 케이트가 이 항정신병약물을 중단하는 데는 6개월이 걸렸다. 그 이후 그녀는 다르게 변신했다. 어머니는 말한다. "저는 케이트의 얼굴이 더 생기 들어 보이고, 그녀가 자신의 몸과 더욱 연결되어 감을 알아요. 케이트는 자기 피부에 편안함을 느끼고 그 어느 때보다 마음의 평온을 느껴요. 그녀의 몸은 건강합니다. 이런 종류의 회복이 가능하리라고는 생각하지 못했어요." 2007년에 케이트는 자신이 이 길을 가도록 격려하던 연상의 남자와 결혼했다. 그녀는 정신과적으로 어려운 사람들을 위한 그룹홈 관리자로서 자기 일에 최선을 다했고, 회사는 2008년에 그녀의 '뛰어난' 성과를 인정해 포상하였다.

케이트는 여전히 때때로 어려움을 겪는다. 그녀가 관리하는 쉼터는 성 도착증 남성들에게 도움을 주는 곳이다. "사람들은 그들이 불을 지르거나 제 입에 오줌을 지릴 거라고 말했습니다." 그녀는 말한다. 그녀는 더 이상 그러한 스트레스에 대한 감정 반응을 약으로 마비시키지 않는다. "저는 2년 동안 약을 끊었고, 때때로 제 감정을 다루기가 매우 어려움을 알아챕니다. 저는 분노가 폭발하는 경향을 가집니다. 그 약이 제 마음을 그렇게 흐릿하게 하고 저를 혼수상태에 빠뜨려서 제 감정을 다루는 기술을 전혀 배우지 못했을까요? 이제 저는 그 어느 때보다 화를 느끼고 그 어느 때보다 행복을 느끼는 저 자신을 발견합니다. 제 감정의 원은 점점 넓어집니다. 행복할 때는 괜찮지만, 화가 날 때는 어떻게 감당해야 할까요? 저는 지나치게 방어적으로 되지 않도록, 일을 진전시키도록 노력합니다."

케이트 이야기는 독특한 부분을 갖는다. 그녀가 약을 성공적으로 끊었다고 해서 모든 사람이 다 가능한 것은 아니다. 케이트는 **놀라운** 사람이다. 엄청나게 의지가 강하고 용감하다. 실제 논문을 통해 밝혀진 바 한 번 항정신병약물 치료를 시작하면 약을 중단하는 것이 매우 어렵고 위험하며, 많은 사람들이 심각한 재발을 겪는다. 하지만 또한 논문은 약을 성공적으로 끊는 사람들이 존재하고 그들이 장기적으로 가장 잘 지내는 인구 집단임을 보여준다. 케이트는 이 집단에 속한다.

그녀는 다음과 같이 말한다. "2005년 내가 나아지기로 결심한 날, 그때가 내 삶의 분기점입니다. 저는 그때부터 완전히 다른 사람이 되었습니다. 저는 항상 침울하고 담배를 피웠으며 둔한 감정을 가진 사람이었습니다. 하지만 그때의 저를 알던 사람들을 이제 만나도 그들은 저를 알아보지 못합니다. 저의 어머니조차 말하십니다. "너는 그때의 너와 달라."

약어 정리

- 간편 정신상태 평정척도 검사(Brief Psychiatric Rating Scale, BPRS)
- 뉴잉글랜드의학회지(New England Journal of Medicine, NEJM)
- 미국정신의학회(American Psychiatric Association, APA)
- 미국정신의학회지(American Journal of Psychiatry, AJP)
- 미국 식품의약국(the Food and Drug Administration, FDA)
- 미국 국립정신건강연구소(National Instutute of Mental Health, NIMH)
- 세계보건기구(World Health Organization, WHO)
- 전기경련요법(electroconvulsive therapy, ECT)
- 전미정신질환연맹(National Alliance on Mental Illness, NAMI)
- 지연발생운동이상증(tardive dyskinesia, TD)

# 7장

# 벤조디아제핀이라는 함정
## *The Benzo Trap*

|

> "내가 벤조디아제핀을 갖고 연구할 때 좋았던 것은 우리가 별다른 문제가
> 안 나타나는 약을 가진 듯해서이다. 하지만 돌이켜보면, 손목시계를 스패너로
> 고치려 하면서 아무런 해가 되지 않으리라 기대하기는 어렵다."
>
> _알렉 제너(영국에서 벤조디아제핀 첫 실험을 수행한 의사, 2003)[1]

1960년대 초반 돈 드레이퍼를 비롯한 매디슨 에비뉴에서 일했던 광고
업 종사자들의 삶을 다룬 케이블 TV 시리즈 〈매드맨(Mad Men)〉의 팬들은 시
즌 2의 마지막 에피소드에서 드레이퍼의 아내 베티의 친구가 베티에게 다
음과 같이 말하던 장면을 기억할 것이다. "밀타운을 원합니까? 그것은 내
가 손톱 뜯기를 멈출 유일한 방법이지요." 이 장면은 역사를 정확하게 표현
한, 멋진 장면이었다. 만약 〈매드맨〉 제작자들이 1960년대 중반 격동의 세
월 동안 광고인들과 그들 가족의 이야기를 풀어갈 시즌 3과 그 이후에 시대
적 정확성을 유지한다면, 시청자들은 베티 드레이퍼와 친구들이 자신들의
핸드백에 손을 넣어 〈엄마의 작은 도우미〉[16]를 은밀하게 표현할 것을 기대
하리라. 호프만 라 로슈는 1963년에 바리움[17]을 출시하며 특히 여성을 대

---

16. 〈엄마의 작은 도우미(Mother's little helper)〉는 록 밴드 롤링 스톤스(The Rolling Stones)가 1966년 발
표한 노래 제목. 여기서 말하는 '엄마의 작은 도우미'는 1950, 60년대에 특히 주부들 사이에서 과다 남용된
밀타운, 바리움과 같은 신경안정제를 가리키는 표현임. 이 곡은 당시 이 약에 대한 시대적 관점, 처방 관행,
중독의 잠재된 위험을 다룸(_옮긴이)
17. 바리움(Valium)은 디아제팜(diazepam)이라는 성분의 벤조디아제핀 계열 항불안제의 첫 시판 상품명.
아래에서는 바리움과 디아제팜이 혼용되어 제시될 것임(_옮긴이)

상으로 광고했다. 이 약은 1968년부터 1981년까지 서구에서 가장 많이 팔린 약이었다. 하지만 미국인들이 그들을 안정시키기 위해 고안된 이 알약을 허겁지겁 삼키자 매우 이상한 일이 일어났다. 정신병원, 정신과 응급실, 정신과 외래 진료실로 향하는 사람들의 수가 급증했다.

과학 논문은 이 둘이 어떻게 연관되는지 설명한다.

## 밀타운 이전의 불안 Anxiety Before Miltown

비록 불안은 인간 정신의 정상적인 한 부분이고, 우리 마음은 걱정하고 초조함을 느끼도록 진화했지만, 다른 사람들보다 좀 더 불안한 사람들이 분명히 존재한다. 그러한 '감정의 고통(emotional distress)'이 진단 가능한 상태라는 개념은 뉴욕의 신경과 의사 조지 비어드로 거슬러 올라간다. 1869년에 그는 '피곤한 신경'에서 비롯된 두려움, 걱정, 피로, 불면을 '신경쇠약(neurasthenia)'이라는 신체 질환의 상태라고 발표했다. 그 진단명은 곧 유명해졌다. 이 질환은 남북전쟁 이후 미국을 휩쓸었던 산업혁명의 부산물로 생각되었고, 자연스럽게 시장은 사람들의 '피곤한' 신경을 회복시킬 다양한 치료법을 만들어냈다. 특허 의약품 제조업체들은 아편제, 코카인, 알코올을 섞어 '신경활력제(nerve revitalizers)'를 만들어 팔았다. 신경학자들은 전기에 회복력이 있음을 주장했고, 이는 신경쇠약 진단을 받은 사람들이 전기 벨트, 멜빵, 손바닥 크기의 마사지기를 사도록 했다. 더 부유한 사람들은 '휴식 요법'을 제공하는 스파로 가면 되었고, 환자들의 신경은 진정에 효과적인 목욕, 마사지, 그리고 다양한 전기 기구의 치유력을 통해 회복되었다.

지그문트 프로이트는 신경쇠약 환자들을 치료하기 위한 이론적 근거를 제공했고, 이를 통해 정신의료는 수용소를 벗어나 진료실로 이동하게 된다. 1856년에 태어난 프로이트는 1886년에 빈에서 신경과 의사로 작은 진료실을 개업했다. 이는 그의 환자들 중 많은 수가 신경쇠약을 앓는 여성임을 의미했다(비어드가 고안한 병명은 유럽에서도 역시 유명했음). 내담자들과 여러 시간 대화를 나눈 뒤 프로이트는 그들의 두려움과 걱정이 피곤한 신경의 결과라기보다는 심리적인 것이라는 확신을 갖게 되었다. 1895년에 그는 여성들의 '불안 노이로제'에 대해 기술한다. 그는 노이로제의 상당 부분이 여성들이 성욕과 환상을 무의식으로 억압하는 것에서 기인한다고 이론화한다. 그러한 심리 갈등으로 고통받는 사람들은 정신분석을 통해 안도감을 찾았고, 진료실의 상담용 의자 위의 환자는 의사의 안내를 통해 본인의 무의식 탐색으로 인도되었다.

당시 정신과 의사는 수용소에서 광인들을 치료하는 사람들이었다. 피로한 신경을 지닌 사람들은 신경과 의사나 일반의를 찾아갔다. 그러나 만약 불안이 기진맥진한 신경 때문이 아니라 뇌의 심리적 장애에서 발생한다면, 정신과 의사들이 이러한 환자들을 돌봄이 이치에 맞았다. 프로이트가 1909년에 미국을 방문하여 뉴욕시가 이 새로운 치료의 중심지가 되면서 정신분석학회가 조직되었다. 1909년에는 개인 진료를 한 정신과 개업의는 전체 정신과 의사의 3%에 불과했다. 하지만 30년 후 전체의 38%가 개인 진료를 행했다.[2] 게다가 프로이트의 이론은 거의 모든 사람들을 정신과 의사의 상담용 의자에 앉도록 만들었다. 프로이트는 자신의 1909년 여행 기간 동안 다음과 같이 설명한다. "신경증은 우리가 진료하는 사람들의 내적 갈등과 같은 콤플렉스로부터 생겨나는 것이다."[3]

프로이트의 이론 덕분에 정신질환은 정신증(psychosis)[18]과 신경증(neurosis)의 두 가지 기본 범주로 나뉘게 된다. 1952년 미국정신의학회(American Psychiatric Association, APA)는 《정신질환의 진단 및 통계 편람(Diagnostic and Statistical Manual of Mental Disorders, DSM)》 제1판을 출간했고, 신경증 환자에 대해 다음과 같이 기술한다.

---

18. 정신증은 망상, 환각, 와해된 사고, 비정상적인 행동 등 현실검증력이 떨어지는 정신 증상을 특징으로 하는 정신건강의 한 상태를 말하는 것. 조현병은 정신증의 대표적인 예임. 반면 신경증은 우울, 불안, 강박, 신체화 증상 등의 양상으로 나타날 수 있으며 정신증과는 달리 현실검증력이 유지되는 상태임(옮긴이)

> 신경증의 주요 특징은 '불안'이다. 이는 직접 느끼고 표현하거나 다양한 심리
> 방어 기전의 활용에 의해 무의식적이고 자동적으로 조절 가능하다. …정신증 환
> 자들과는 달리, 정신신경증 환자들은 외부 현실의 심각한 왜곡이나 곡해를 드러
> 내지 않으며, 인격의 총체적인 혼란을 보이지 않는다.[4]

밀타운이 시장에 나왔을 때 불안에 대한 이해는 그랬다. 불안한 이들은
현실에 발을 단단히 디뎠고, 불안은 대부분 입원이 필요한 상태는 아니었
다. 1955년 주립 정신병원에는 단지 5,415명의 '정신신경증' 환자가 존재했
다.[5] 벤조디아제핀이 소개된 뒤 스탠포드 의대 정신과 교수 레오 홀리스터
가 밝혔듯, 이 약들은 '가벼운 질환' 치료를 위해 고안된 것이었다.[6] 이 약들
은 '보행 가능한 부상자'들을 위한 완화제였다. 벤조디아제핀 치료 결과 논
문을 살펴본 바 당시 사람들은 이 환자군의 기능이 잘 회복되길 기대했다.
그것은 밀타운 개발자 프랭크 버거가 약속한 미래였다. 그는 다음과 같이
말한다. "안정제는 마음의 불안에 대한 파괴적 영향을 약화시킴으로 마음
이라는 우리에게 이미 존재하는 선물을 더 잘, 더 조화롭게 사용할 길을 열
어준다."[7]

## 보조 신경안정제의 신뢰 상실
The Minor Tranquilizers Fall from Grace

하버드 의과대학 연구자인 데이비드 그린블랫과 리처드 셰이더는 나중
에 회상한다. 밀타운이 처음 등장했을 때 "불안을 줄이는 데 마법과 같은 효
과를 갖는다."고 말하는 많은 연구들이 의학 학술지에 발표되었다. 하지만
정신의학에서 흔히 그래왔듯, 리브리움(성분명 '클로르디아제폭시드')이라는 후속
약이 시장에 등장하자마자 그 전 약의 효능은 점차 빛을 바랬다. 그린블랫
과 셰이더는 1974년 밀타운에 관한 리뷰 논문에서 26건의 잘 통제된 임상

시험을 분석했다. 그 결과, 불안 치료제로 "위약보다 더 효과적이다."는 연구는 5건에 불과했다. 밀타운이 신경을 진정시키는 데 바비튜레이트보다 낫다는 증거도 안 나타났다. 그들은 다음과 같이 기록한다. "이 약의 초기 인기는 과학적 근거 이외의 요인이 어떻게 의사의 약물 사용 패턴을 결정하는지 보여준다."[8]

그러나 밀타운이 대중의 호감을 잃은 것은 과학적 효능과는 다른 문제에서 비롯되었다. 이 약을 복용한 많은 이들은 그들이 약 복용을 멈출 때 다시 아프게 됨을 발견했다. 1964년 켄터키주 렉싱턴 소재 중독 연구 센터 소속 과학자인 칼 에시그는 그 약이 '사람에게서 신체적 의존을 야기함'을 보고했다.[9]《사이언스 뉴스》는 발 빠르게 이 '행복한 알약(happy pill)'이 '중독적'일 가능성을 발표했다. 1965년 4월 30일,《타임》은 밀타운을 적나라하게 고발하면서 다음과 같이 기술한다. "많은 의사들 사이에서 밀타운에 대한 환멸감이 커졌다. 일부 의사들은 밀타운이 가짜 설탕 알약보다 더 안정 효과를 가짐을 의심한다. …몇몇 의사들은 밀타운이 일부 환자들에게 실제로 중독을 일으킬 가능성을 가지며, 뒤이어 마약 중독자들이 마약을 끊을 때 겪는 금단 증상 경험이 가능하다고 보고한다."[10]

공식적으로 1960년대에 벤조디아제핀 계열 약물은 이러한 오명으로부터 벗어났다. 호프만 라 로슈가 1960년에 리브리움을 시장에 내놓았을 때, 호프만 라 로슈 사는 리브리움이 '순수한 불안 완화'를 제공하며, 밀타운 및 바비튜레이트와는 달리 '안전하고 무해하며 중독성이 안 나타난다'고 주장했다. 그 믿음은 받아들여졌고 미국 식품의약국(the Food and Drug Administration, FDA)는 그것에 대항하기 위해 거의 아무것도 하지 않았다. 리브리움 출시 직후 이 약을 이용하다가 끊으려 할 때 여타의 벤조디아제핀을 끊을 때처럼 이상하고 상당히 고통스러운 증상들을 경험한다는 민원 서한을 받았음에도 불구하고 말이다. 그들은 끔찍한 불면증, 전에 경험한 것보다 더 심한 불안, 그리고 다수의 신체 증상 – 떨림, 두통, '요란스런 소리가 나는 듯한' 감각 등 – 에 대해 말한다. "나는 잠을 자지 못했고 대부분의 시간 끔찍한 기분을 느꼈다. 내가 죽을 것이라고 생각했고, 어떤 때는 죽기를 바라기도 했다."[11] 비록 FDA가 이 문제에 대해 청문회를 열긴 했지만, FDA는 암페타민과 바비튜레이트에 부과된 것과 비슷한 정도의 어떠한 법적 통제도 하지 않았다. 그래서 이 약이 상대적으로 중독적이지 않고 무해하다는 대중의 믿음은 1975년 미국 법무부가 이 약을 통제물질 관리법(Controlled Substances Act) 아래 스케줄 IV[19] 약물로 분류하기 전까지 지속되었다. 이러한 법적 지정으로 환자가 새로운 처방전을 받지 않고 복약 가능한 재처방 일수가 제한되었고, 정부는 벤조디아제핀 약물이 사실상 중독적이라고 결론 내렸음을 대중에게 공개하였다.

"바리움은 위험하다! 당신이 사랑하는 그 약이 당신을 중독에 빠트린다." 《보그》의 표지기사는 비명을 질렀다. 이 잡지는 벤조디아제핀이 "헤로인보다 더 중독성이 심하다"고 설명한다.[12] 특히 여성잡지의 지면에서 바리움에 대한 대중의 반발이 나타났다. 여성잡지는 독자들에게 1인칭 관점에서 바리움 중단에 대한 공포를 알렸다. 약물의 한 이용자는 다음과 같이 말했다. "제 금단 증상은 그 전에 느낀 불안, 예민함, 불면의 두 배였습니다." 또 다른 사람이 말한다. "나는 너무 고통스러워 약물 중단에 수반하는 신체적 및 정신적 고통에 대한 설명을 시작하기조차 어렵습니다."[13] 1950년대의 행복 알약은 1970년대에 고통 알약으로 변하는 중이었고, 1976년《뉴욕타임스》는 다음과 같이 보도한다. "일부 비평가들은 지금까지 바리움이 득보다 실이 많다고 말하거나 대다수 환자들에게 전혀 도움이 되지 않는다는 사실을 부인하기도 한다. 몇몇은 그것이 공표된 것과는 달리 안전과 거리가 멀고,

---

19. 미국 정부는 약물의 남용 혹은 의존 가능성에 따라 5가지 스케줄이라는 범주로 분류함. 스케줄 I 약물은 헤로인, 마리화나, LSD같이 의료 용도로 허용되지 않으며 남용 가능성이 높은 물질. 스케줄 II 약물은 의료용으로 사용되나 남용 가능성이 높고 정신적 및 신체적 의존성을 유발하는 약들로 하이드로코돈, 옥시코돈, 펜타닐, 메틸페니데이트 등. 스케줄 III 약물은 중간에서 낮은 정도로 정신적 및 신체적 의존성을 가짐. 코데인, 케타민, 스테로이드, 테스토스테론 함유 약물들이 그 예. 스케줄 IV 약물은 남용 가능성과 의존 위험성이 스케줄 III보다 낮지만 여전히 위험성이 존재하는 약물들로 벤조디아제핀 계열 약물, 졸피뎀, 트라마돌 등. 스케줄 V 약물은 스케줄 IV보다 남용 가능성이 적음. 코데인, 프레가발린 등 ( 옮긴이)

끔찍하고 위험할 정도로 중독적이며, 중독자들 죽음의 직접 원인이겠다고 경종을 울린다."[14] 벤조디아제핀에 중독된 미국인은 헤로인 중독자의 4배에 해당하는 200만 명에 달했으며, 벤조디아제핀 복용자 중 한 명은 1978년에 알코올 및 약물 재활 센터에 입원한 전 영부인 베티 포드인 것으로 밝혀졌다. 그녀의 주치의 조셉 퍼쉬는 신경안정제 남용이 '미국의 가장 큰 건강 관련 문제'라고 말했다.[15]

이후 몇 년 동안 벤조디아제핀은 공식적으로 신뢰를 잃었다. 1979년 에드워드 케네디 상원의원은 벤조디아제핀의 위험성에 대한 상원 보건 소위원회 청문회를 열었다. 여기에서 그는 벤조디아제핀이 '치료와 회복이 매우 어려운 의존과 중독의 악몽을 낳았다'고 말했다.[16] 과학 논문을 검토한 후 백악관 마약 정책실과 국립 마약 남용 연구소는 이 약들의 수면 촉진 효과가 2주 이상 지속되지 않는다는 결론을 내렸다. 이 연구 결과는 곧 영국 의약품 검토 위원회의 지지를 받았다. 여기서는 항불안 효과가 4개월 이상 지속되지 않음을 발견했다. 이에 따라 위원회는 '벤조디아제핀 치료를 받는 환자를 신중히 선택하고 살피며 처방은 단기간 사용으로 제한할 것'을 권고했다.[17] 영국 의학 저널의 사설은 다음과 같이 언급한다. "벤조디아제핀은 약물 의존성을 유발한다고 나타났다. 이 약물의 사용을 더 면밀히 통제해야 할까? 아니면 이 약 자체를 금지해야 할까?"[18]

## 벤조디아제핀의 ABC The ABCs of Benzodiazepines

벤조디아제핀이 신뢰를 잃은 이 이야기가 고대 역사처럼 여겨질 것이다. 하지만 벤조디아제핀은 실제로 사라지지 않았고, 이 이야기는 지난 50년 동안 미국에서 정신장애인 수가 왜 그렇게 증가했는지를 이해하려는 우리 탐구의 보충 설명이 된다. 벤조디아제핀의 처방 건수는 이 약이 스케줄 IV 약물로 분류된 뒤 1975년 1억 300만 건에서 1980년 7100만 건으로 줄었지만, 이듬해 업존(Up-john) 사는 자낙스(Xanax)를 시장에 내놓았고, 이는 벤조디아제핀 판매 안정화를 돕는 꼴이 된다.[19] 정신과 의사들은 다수의 신경증 환자들에게 벤조디아제핀을 계속 처방했다. 2002년에 샌디에이고 소재 캘리포니아 대학의 저명한 정신약리학자 스테픈 스탈은 "묻지도 말고, 말하지도 말라, 하지만 벤조디아제핀은 여전히 불안장애의 주요 처방 약"[20] 이라는 사설에서 정신과의 더러운 작은 비밀을 고백한다. 그 이후 미국의 벤조디아제핀 처방은 2002년 6900만 건에서 2007년 8300만 건으로 증가했다. 1973년 바리움 열풍(Valium craze)이 절정에 달했을 때 기록된 수치보다 그다지 낮은 편이 아니다.[21]

따라서 벤조디아제핀이 50년 동안 널리 사용되었음을 감안할 때 우리는 과학이 이 약물에 대해 무엇을 말해야 하는지, 그리고 벤조디아제핀의 사용이 미국의 정신장애인 수 증가에 어떤 방식으로 영향을 미쳤는지 아닌지를 살펴봐야 한다.

## ▌단기 효능 Short-term efficacy

벤조디아제핀을 복용해본 이라면 누구나 증언 가능하듯 이 약은 빨리 작용한다. 그리고 만약 어떤 사람이 이 약에 익숙해지지 않았다면 이는 그 혹은 그녀의 감정적 고통을 마비시킬 것이다. 이처럼 벤조디아제핀은 위기 상황을 겪는 사람들에게 명백한 유용성을 가진다. 작가 안드레아 톤은 자신의 책《불안의 시대(The Age of Anxiety)》에서 어떻게 그녀가 이상하게 비행 두려움을 갖게 되고, 벤조디아제핀이 어떻게 그녀가 비행기를 타도록 해주었는지 이야기한다. 그러나 임상시험에서 밝혀진 것처럼 그 즉각 효과는 빠르게 사라지기 시작하여 4주에서 6주가 지나면 거의 사라진다.

1978년 뉴욕 알바니 의과대학의 케네스 솔로몬 교수는 78개의 벤조디아제핀 이중맹검 시험을 검토했고, 그 중 44개 시험만이 위약보다 유의미하게 더 나은 효과를 보였다. 종합한 결과는 기껏해야 "치료 효능이 조금 확인 가능하다."[22)고 그는 기술했다. 5년 뒤 뉴욕 시 소재 마운트 시나이 의과 대학 소속 아서 샤피로 교수는 224명의 불안한 환자들을 대상으로 한 실험에서 바리움이 첫 주 동안 위약보다 우수함이 증명되었다고 보고하면서 이 효능에 대한 전망을 좀 더 강조했다. 하지만 이후 장점은 줄어들기 시작했다. 환자들의 증상에 대한 자가 평가에 기초하여 둘째 주 말에는 약물과 위약 사이에 차이가 안 나났고, 6주 말에는 위약 군이 좀 더 효과적이었다. 샤피로 교수는 기술한다. "우리 의견과는 달리 주의 깊게 통제된 연구에서는 벤조디아제핀의 항불안 효과가 지속적으로 유의미하게 드러날 것 같지 않다."[23)

벤조디아제핀의 단기 효능에 대한 그 전망은 그 연구 이후 눈에 띄게 달라지지 않았다. 그 약들은 첫 주에 뚜렷한 효능을 보이고, 그 이후 위약과 비교한 이득은 점차 줄어든다. 그러나 1991년 영국의 연구자들이 지적했듯이, 이 짧은 기간의 효능은 상당히 높은 비용을 치러야 한다. 그들은 말한다. "정신운동과 인지기능, 둘 다 손상 가능하며 기억력 저하는 모든 벤조디아제핀의 공통 영향이다."[24) 2007년, 스페인의 연구자들은 이러한 부작용 반응이 약이 제공하는 작은 '효능 이득'을 넘어서는지를 살펴보았다. 종종 약물의 전반적인 '효과성'을 평가하기 위해 사용하는 척도인 임상시험 탈락률이 벤조디아제핀 복용 환자와 위약 복용 환자 모두에게 같음을 발견했다. "본 체계적 문헌고찰(systematic review)에서는 벤조디아제핀이 범불안장애 치료에 단기적으로 효과를 갖는다는 설득력 가진 근거를 찾지 못했다."[25)

벤조디아제핀에 대한 세계 최고의 전문가 중 한 명인 런던 정신의학 연구소의 정신과 의사 말콤 래더는 한 인터뷰에서 이 발견의 중요성을 설명한다. "효과란 실제 진료에서 약이 어떤지를 측정하는 것이다."[26)

**▌ 금단 증후군** Withdrawal syndromes

1961년 과학 논문에 벤조디아제핀 의존성에 대한 첫 연구가 등장했지만,

스탠포드 대학 레오 홀리스터 교수가 리브리움을 중단한 환자들이 이상한 증상을 경험한다고 보고한 시기는 아직 사법부가 벤조디아제핀을 스케줄 IV 약물로 분류하지 않았고 연구자들이 약의 문제에 대해 열심히 탐구하지 않았을 때다. 1976년, 의사 배리 말레츠키와 제임스 코터는 환자들이 바리움 복용을 중단했을 때 많은 사람들이 '극도의 불안'[27]을 호소했다고 보고하며 이 연구에 시동을 걸었다. 2년 뒤 펜실배니아 주립대학 의사들은 발표한다. "벤조디아제핀 복용을 중단한 환자들은 종종 '반동 불안'이라고 우리가 일컫는 기준치 이상의 불안 증가를 경험한다."[28] 영국의 유사한 발견을 래더는 다음과 같이 보고한다. "금단 기간 동안 불안은 급격히 증가했고, 몇몇 환자들은 공황에 빠졌다. 환자들은 보통 숨 막히는 느낌, 구강 건조, 몸의 뜨겁고 차가움, 젤리같이 느껴지는 다리 등과 같은 불안의 신체 증상을 경험했다."[29]

벤조디아제핀을 중단한 환자들은 전에 비해 더 불안해 보였다. 이후 10년 동안 래더를 비롯한 영국 정신과 의사들(특히 금단 클리닉을 운영한 뉴캐슬 대학의 헤더 애쉬튼)은 이 문제를 계속 연구했고, 벤조디아제핀을 끊으려는 사람들을 괴롭히는 증상의 방대한 목록을 수집했다. 환자들은 반동 불안 외에도 불면증, 발작, 떨림, 두통, 흐린 시야, 귀울림, 소음에 대한 극도의 민감성, 벌레 기어 다니는 느낌, 악몽, 환각, 극심한 우울증, 이인증(depersonalization)[20], 그리고 비현실감(외부 세계가 비현실적이라는 감각) 등을 경험하였다. 한 환자는 헤더 애쉬튼에게 벤조디아제핀 약물 중단에 대해 말한다. "마치 살아있지만 죽은 것과 같았습니다. …나는 내가 미쳤다고 생각했습니다."

애쉬튼은 다음과 같이 기록한다. "이번 연구결과는 벤조디아제핀 금단 증상이 심각한 질병이라는 사실을 명백하게 보여준다. 환자들은 대개 겁에

---

20. 자신으로부터 분리되었거나 떨어진 느낌이 지속적 또는 자주 나타나는 것. 감정의 둔화를 느끼기도 하고, 세상이 낯설게 느껴지기도 하며, 감각 경험의 다름으로 나타나기도 함. 해리장애에서 경험되기도 하나, 정신질환이 아닌 경우에도 생기며, 사고, 외상, 약물 복용, 질병상태 등이 원인이 되기도 함. 사실이 아닌 것을 사실이라고 확신하는 '망상'과는 다름.(옮긴이)

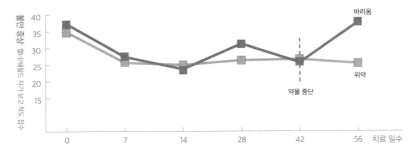

바리움의 반동 불안 Rebound Anxiety with Valium

[그림 7.1] 1985년 영국 연구자들이 수행한 본 연구에서, 바리움을 처방받은 환자들은 첫 6주 동안 위약 환자들에 비해 더 잘 지내지 못함. 그 후 바리움 환자군의 약물 투여가 중단되었는데 그들의 불안 증상은 위약 환자의 증상보다 훨씬 더 높이 치솟음. 출처: Power, K. "범불안장애 환자에서 6주간의 디아제팜 복용 후 금단 증상 및 반동 불안에 대한 대조군 연구(Controlled study of withdrawal symptoms and rebound anxiety after six week course of diazepam for generalised anxiety)," *British Medical Journal* 290 (1985): 1246-48

질렸고, 종종 극심한 고통을 겪었고, 진정으로 쇠약해졌다. …그들 자신의 잘못이 아닌데도 환자들은 상당한 정신적 고통과 육체적 고통을 겪는다."[30]

벤조디아제핀을 중단한 모든 사람이 이러한 고통을 겪는 것은 아니다. 금단 증상으로 고통받을 위험은 약물 복용 기간, 벤조디아제핀의 역가 (potency)[21], 약물 감량 과정의 속도에 따라 다르다. 1~2달 정도의 비교적 짧은 시간 벤조디아제핀을 복용한 환자 대부분은 크게 어렵지 않게 복용을 중단할 수 있다. 하지만 일부는 벤조디아제핀을 단 몇 주간 복용했어도 금단 증상을 경험하며, 1년 이상 이 약을 복용한 경우는 약을 끊는 데까지 긴

---

21. 원하는 효과를 나타내는 같은 계열 약물의 효과성의 강도를 일컬음. 역가가 높은 벤조디아제핀 약물은 역가가 낮은 약물에 비해 동일한 약리 효과를 얻기 위해 보통 더 적은 용량을 필요로 함. 의존성을 갖는 벤조디아제핀 계열 약을 서서히 줄여가며 감량할 때(tapering out) 역가 개념이 활용됨. 벤조디아제핀 계열 약을 줄일 경우 체내 머무는 시간 혹은 반감기가 긴 저역가 약물인 디아제팜으로의 전환이 그 과정을 용이하게 함. 디아제팜 5mg은 통상 알프라졸람 0.5mg, 로라제팜 1mg, 클로나제팜 0.25mg과 같은 역가를 지닌다고 정신과 교과서 《Synopsis of Psychiatry》에서 설명함. 줄이고자 하는 벤조디아제핀 계열 약을 디아제팜으로 전환하여 수 주에 걸쳐 10~25%씩 서서히 줄여가면 금단 증상을 최소화하여 처방종결로 나아가기가 가능함.(옮긴이)

시간이 걸릴 것이다.

게다가 애쉬튼은 소수의 사람들이 벤조디아제핀 중단 후 몇 개월 동안 불안이 높은 수준으로 남는 '장기 금단 증후군'을 겪음을 관찰했다.[31] 우울증이 더 깊어지며 이인증, 비현실감, 피부에 곤충이 기어 다니는 느낌 같은 이상 지각 증상으로 장기간 고통받을 가능성 나타난다. 가장 놀라운 점은 장기 벤조디아제핀 사용자 일부는 완전히 회복되지 않는다는 것이다. 래더는 인터뷰에서 이렇게 말한다. "어떤 방식으로든 뇌에 변화가 생긴다. 나는 모든 사람들이 장기 사용을 중단했을 때 정상으로 돌아올 것으로 확언하지 못하겠다."

## ▌ 벤조디아제핀 금단의 생물학 The biology of benzodiazepine withdrawal

1977년 연구자들은 벤조디아제핀이 가바(gamma-aminobutyric acid, GABA)로 알려진 뇌의 신경전달물질에 영향을 미침을 발견했다. 도파민과 세로토닌이 뉴런의 점화를 지시하는 '흥분성' 신호를 전달하는 것과 달리 가바는 뉴런의 활동을 억제한다. 가바 신호를 수신하는 뉴런은 더 느린 속도로 점화하거나 일정 기간 점화를 중지한다. 뇌 대부분의 뉴런은 가바수용체를 지니는데, 이는 이 신경전달물질이 신경 활동에 대한 뇌의 브레이크 역할을 수행함을 의미한다. 벤조디아제핀은 가바수용체에 결합해 가바의 억제 효과를 증폭한다. 즉 가바 브레이크를 더 작동시켜 중추신경계의 활동을 억제한다.

이에 반응하여 뇌는 가바의 출력을 감소시키고 가바수용체의 밀도를 감소시킨다. 1982년 영국의 과학자들은 이것이 '정상 가바 전달의 복구' 시도를 한다고 설명한다.[32] 그러나 이러한 적응 변화의 결과로 뇌의 제동 체계는 생리적으로 손상된 상태가 된다. 브레이크 오일이 낮고(가바 출력), 브레이크 패드는 마모된다(가바 수용체).

그 결과, 벤조디아제핀이 중단되면 뇌는 더 이상 적절하게 뉴런 활동을 억제 못 하고, 뉴런은 불안정한 속도로 점화하기 시작할 것이다. 헤더 애쉬튼은 이러한 과잉활동이 '금단의 많은 영향에 대해 설명 가능하다'고 결론 내린다.[33] 불안, 불면, 피부에 벌레 기어가는 느낌, 망상, 비현실감, 발작 등의 괴로운 증상은 뉴런의 과잉활동에서 비롯된다고 보인다.

벤조디아제핀 투여를 점차 줄여가면 가바 시스템이 서서히 정상으로 돌아와 금단 증상은 가벼울 것이다. 하지만 일부 장기 사용자들이 '장기 금단 증상'을 겪는 것은 가바수용체가 정상 상태로 돌아가지 못하기 때문일 것이라고 애쉬튼은 말한다.[34] 그녀는 설명한다. "벤조디아제핀을 장기간 사용하면 중추신경계에 가역적 기능 변화를 서서히 일으킬 뿐만 아니라, 때로는 신경 구조의 손상도 일으킨다."[35] 이 경우 가바 브레이크는 원래대로 작동 못 한다.

## ▌ 장기 영향 Long-term effects

미국과 영국의 연구자들이 벤조디아제핀은 지속 가능한 불안 완화를 제공하지 않는다고 결정하자 명백한 의문이 제기되었다. 이 약을 계속해서 복용하면 오히려 치료해야 하는 증상을 악화시키는가? 1991년 펜실배니아 의과대학의 칼 리켈스는 3년 전 벤조디아제핀을 끊으려 시도한 불안 증상을 지닌 환자 군에 대해 보고했다. 그는 약을 성공적으로 끊은 사람들이 그렇게 하지 못한 사람들보다 '유의하게' 더 잘 지냄을 발견했다.[36] 몇 년 후 그는 새 연구를 갖고 돌아왔다. 벤조디아제핀 장기 사용자들이 약을 덜어냈을 때 그들은 '더 또렷하고, 더 편안하고, 덜 불안했으며, 정신 운동 기능도 나아졌다.'[37] 벤조디아제핀 복용을 지속한 사람들은 약을 중단한 사람들에 비해 감정 고통이 더욱 심했다.

다른 연구자들도 비슷한 장기 결과에 대해 보고했다. 캐나다 연구자들은 벤조디아제핀 사용이 우울 증상을 4배 증가시킴을 발견했다.[38] 영국의 애쉬튼은 말한다. "많은 환자들이 벤조디아제핀 지속 사용에도 불구하고 불안 증상은 여러 해 동안 점차 증가함을 발견했고, 공황 발작과 광장공포증이 평생 처음 나타난 사례도 나타났다."[39] 2007년 프랑스 연구진은 밝힌다. 벤조디아제핀 장기 복용자 4,425명 대상 조사 결과 75%가 "상당하게 또는 극심하게 아팠다. …대다수 환자는 유의미한 증상을 경험했다. 특히 종종 현저한 심각성과 장애를 동반한 주요 우울 삽화와 범불안 장애가 나타났다."[40]

벤조디아제핀의 장기간 사용은 정서적 고통뿐 아니라 인지 장애를 초래한다. 초기에 연구자들은 기억력 문제가 단기 사용과 연관됨을 인지했고, 이에 대해 테네시 대학 소속 의사 데이비드 노트는 1976년에 다음과 같이 경고했다. "나는 바리움, 리브리움 같은 벤조디아제핀 계열 약물들이 뇌에 손상을 일으킴을 매우 확신한다. 나는 이 약들의 사용 때문이라고 생각되는 대뇌피질의 손상을 보았고, 이 손상이 영구적인지 궁금해지기 시작했다."[41] 이후 25년 동안 벤조디아제핀 장기 복용자의 인지 장애에 대한 보고가 과학 논문에 정기적으로 실렸다. 이 연구들은 집중, 기억, 새로운 내용 학습, 문제 해결에 어려움을 겪는 사람들에 대해 언급했다. 그러나 "환자들은 자기 능력의 감소를 인식하지 못한다"고 래더는 기록했고, 이는 그들의 자기 통찰력도 손상되었다는 증거이다.[42] 2004년, 호주의 한 연구 집단은 관련 문헌을 검토한 뒤 결론내린다. "벤조디아제핀 장기 사용자는 모든 인지 범주에 걸쳐 대조군보다 일관되게 더 큰 손상을 경험했다. 연구는 벤조디아제핀의 섭취량, 용량 및 사용 기간이 클수록 손상 위험이 더 크다는 것을 나타냈다."[43]

증가된 불안증, 우울증, 인지 장애 등 이 모든 요소들은 사회에서 한 개인이 기능하는 능력 저하에 기여한다. 1983년에 세계보건기구는 벤조디아제핀 장기 사용자의 '개인 관리 및 사회적 상호 작용의 현저한 악화'를 지적했다.[44] 또 다른 연구자는 그들의 대처 능력이 떨어진다고 보고했다.[45] 바리움 제조업체인 호프만 라 로슈가 연구비를 지원한 보고에서 미시건 대학 연구원은 이 약이 '삶의 질 저하, 직장 및 개인 생활의 낮은 성과, 부족한 사회적 지원, 내적 조절 능력의 부족, 낮은 건강 상태 및 높은 수준의 스트레스와 관련된다'고 판단한다.[46] 애쉬튼은 장기간 벤조디아제핀 사용 시 '불쾌감, 건강 악화 및 신경증 점수의 상승'으로 이어진다고 밝힌다.[47] 그녀는 벤조디아제핀이 '실직, 실업, 질병으로 인한 퇴사'에 기여한다고도 말한다.[48]

　과학 문헌에서 벤조디아제핀에 대해 전해지는 역사는 이와 같다. 더욱이 메인주 성인 정신건강 서비스 의료 책임자인 스테반 그레싯 박사가 증언하듯 쉽게 추적 가능한 이야기이다. 2002년 그는 의사들과 다른 보건의료 전문가들로 구성된 메인주의 벤조 공부 모임(Maine Benzo Study Group) 조직을 도왔다. 이 모임은 결론짓는다. "어떤 정신 건강 상태에도 벤조디아제핀의 장기 사용을 지지하는 근거를 못 찾는다." 그레싯과 동료들은 "벤조디아제핀이 신체 건강과 정신 건강 둘 다 악화시키기도 가능하다"고 기록한다. 나는 그레싯 박사에게 그 '문제'가 불안 증가, 인지 장애, 기능 저하를 포함하는지 인터뷰를 통해 물었다. 과학 문헌에 대한 이해가 나와 같은지 궁금했다. 그는 다음과 같이 대답한다. "나는 당신의 말에 반대하거나 논쟁이 필요하다고 생각하지 않는다."[49]

## 제럴딘, 할, 그리고 리즈 Geraldine, Hal, and Liz

　과학 문헌에 따르면 벤조디아제핀은 신경이완제들처럼 덫으로 작용한다. 그 약들은 짧은 시간 동안 불안을 완화시켜서 고통 받고 위안이 필요한 사람들을 돕기가 가능하다. 하지만 그 약들은 신경전달물질 체계를 교란시키는 방식으로 작용하고, 이에 반응하여 뇌는 보상 적응을 겪으며, 변화의 결과 벤조디아제핀을 이용한 사람은 약물 중단 시 재발에 취약해진다. 이 어려움으로 인해 일부는 약물을 무기한 복용하게도 될 것이며, 이들은 더욱 불안하고 우울해지고 인지기능의 장애를 더 심하게 경험하게도 된다.

다음은 함정에 빠진 세 사람 이야기이다.

검붉은 머리를 가진 가녀린 여성인 제럴딘 번즈는 자신이 성장한 집에 여전히 산다. 나이든 어머니가 들락거리시는 동안, 부엌에 함께 앉아 그녀는 내게 자기 이야기를 들려주었다.

1955년에 태어난 제럴딘은 여섯 자녀 중 한 명이었고, 행복한 가정이었다고 한다. 아버지는 아일랜드인이었고, 어머니는 레바논인이었으며 그들이 지낸 보스턴의 동네는 '작은 레바논'으로 불리는 지역이었다. 동네 사람서로 이름을 알 정도로 가까웠다. 이모, 삼촌 등 여러 친척들이 근처에 살았다. 18세에 제럴딘은 같은 동네에 사는 조 번즈라는 소년과 사귀기 시작했다. 그녀는 "그때부터 저는 그와 함께했어요."라 말했고, 한동안 그들의 삶은 제럴딘이 바라던 대로 펼쳐졌다. 그녀는 재활기관 인적 자원 분야에서 보람되게 일했고, 조와의 사이에서 1984년에 건강한 아들 개럿을 낳았으며, 친밀한 이들과 이웃하며 지냈다. 외향적이고 활기찬 성격의 제럴딘은 항상 가족 및 친구 모임의 주체였다. "저는 제 인생을 사랑했습니다. 일과 가족들, 그리고 이웃을 사랑했어요. 어린 시절 저의 문법 학교 동창회를 열기도 했지요. 유치원 때부터 지금까지 친구 관계를 유지하기도 해요. 저는 매우 정상이었습니다."

그러나 1988년 3월 제럴딘은 딸 리아나를 낳았고, 그 후 몸의 불편감을 느꼈다. "의사와 간호사들에게 내 몸이 천근만근 무겁게 느껴진다고 계속해서 말했습니다." 그녀는 말한다. 의사가 감염증이 아님을 확인한 뒤, 의사는 그녀가 불안해하는 것이 틀림없다고 여기고 아티반을 처방했다. 제럴딘은 벤조디아제핀 약을 처방받았다. 이 약이 잠시 도움이 되었을지 몰라도, 몇 달이 지난 후 무언가 이상하다고 느끼고 정신과 의사를 찾아갔다. "그 여의사는 제가 화학 불균형을 가졌으며, 아티반을 계속 먹어야 한다고 말했어요. 이 약은 무해하고 중독적이지 않다고 날 안심시켰지요. 그녀는 제가 평생 이 약을 먹어야 한다고 말했습니다. 훗날 그 여의사에게 이에 대해 다시 물었을 때 그녀는 이런 식으로 설명했어요. '당신이 당뇨병이 있다면 평생 인슐린 주사를 맞아야 하지 않습니까? 그렇지 않나요?'"

곧 정신과 의사는 아티반에 항우울제를 추가했다. 제럴딘은 둘째 딸을 낳고 돌보느라 애쓴 첫 해에 자신의 감정이 마비되고 마음이 흐려짐을 느꼈다. "저는 하루의 절반은 멍했습니다. 어머니가 전화하여 제가 어머니에게 뭔가 말하면, 어머니는 제게 '너 어제 밤에 그거 말했잖니?' 라고 말하고, 저는 '제가요?' 라고 말하곤 했어요." 설상가상으로, 몇 달이 지나면서 그녀는 점점 더 불안해져서 집 안에만 머물기 시작했다. 재활센터의 인적 자원 부서로 돌아가는 것은 이제 불가능해졌다. 어느 순간, 하루 이틀 아티반 복용을 중단한 뒤 그녀는 '거대한 공황 발작'을 경험했다. 연방 정부는 그녀가 '불안'으로 장애를 겪게 됨을 인정했고 그녀에게 매달 장애연금을 받을 자격을 부여했다. "지구상에서 가장 사교적인 사람이었던 저는 외출조차 못하게 되었습니다. 제 남편이 저를 데리고 나가지 않는 한 저는 나가지 않을 거예요." 그녀는 못 믿겠다는 듯 고개를 내저었다.

그 후 8년 동안 제럴딘은 항불안제와 항우울제의 끝없는 조합을 순환했지만 그 어떤 것도 효과적이지 않았다. 불안과 공황은 여전했고, 그녀는 부작용의 뒤범벅 – 피부 발진, 성기능 이상, 체중 증가, 공황 발작으로 경험되는 빈맥, 자궁적출술로 이어진 과도한 월경 출혈 등 – 으로 고통받았다. "제가 아는 장기간 아티반 복용 여성들은 결국 자궁적출술을 받았습니다. 한 명도 빠지지 않았지요." 그녀는 명백히 씁쓸한 감정으로 말한다. 마침내 1996년 10월, 그녀는 새 의사를 찾아갔다. 의사는 그녀의 병력을 검토한 뒤 가능성 높은 원인을 확인했다. "그는 나에게 '당신은 알려진 약들 중에서 가장 중독성이 강한 것을 계속 복용하는 중입니다'라고 말했고, 저는 '신이시여, 감사합니다'라고 생각했습니다. 눈물이 흘렀습니다. 처음부터 끝까지 그 약이 범인이었습니다. 저는 의인성으로 아팠던(iatrogenically ill) 것입니다."

제럴딘은 아티반과 다른 복용 중이던 정신과 약을 중단하는 데 악몽 같은 2년을 보냈다. 끔찍한 냄새가 그녀의 몸에서 났고, 근육은 경련을 일으켰으며, 체중이 줄고, 어느 시점에서는 여러 주간 잠을 자지 못했다. 그녀는 말한다. "마치 지옥이 열려 나를 집어삼키는 듯했습니다." 비록 그녀는 그 습관성 약을 중단했지만, 신체가 더 많이 좋아지기까지 몇 년이 더 걸렸고, 여전히 상당한 불안을 겪는 중이다. 그녀는 1988년 3월 아티반을 처방받은 운명의 날 이전에 항상 사람과 어울리기 좋아하고, 사람들 속에서 편안하던 그녀 모습으로 결코 돌아가지 못했다. 그녀는 속삭인다. "제가 이전의 저로 돌아왔냐고요? 아니요. 저는 저의 이전 모습을 애도해요. 우리 모두는 슬픕니다. 저는 아직도 많은 것들이 두렵습니다."

남 플로리다에 사는 할 플러그먼을 만나기 사흘 전, 그는 내게 전화하여 불안이 다시 올라왔다고 말했다. 그는 외출하여 나와 대화 나눌 생각을 하니 스트레스가 너무 심하다고 말했다. "저는 기분이 좋지 않아요. 과호흡이 와요. 끔찍한 위장관 증상도 나타나고요. 제가 복용하는 클로노핀(성분명 '클로나제팜', 항불안제의 일종)의 용량을 올려야 할 것 같아요. …제 상황은 이렇습니다."

몇 달 전 전화로 인터뷰했던 할은 열세 살 때 처음으로 불안해졌다. 과체중에 몸집이 작은 그는 중학생 때 반 친구들과 잘 어울리지 못했다. "저는 공황 발작을 경험했고, 사람들에 둘러쌓였다는 것이 약간 두려웠습니다." 그는 회상했다. 이후 5년간 그는 상담을 받았지만 약 처방은 받지 않았다. "저는 두려움을 느꼈지만 그것과 함께 지냈고, 그것을 감당하였습니다." 그는 말했다. 그러나 어느 날 밤 록 콘서트에서 공황이 심하게 왔다. 그는 가족에게 전화해서 자신을 데려가 달라고 요청했다. 다음 날 의사는 그에게 클로노핀을 처방했다.

"의사에게 이렇게 말한 게 기억납니다. '제가 이 약에 중독되는 건 아닐까요? 끊는 게 많이 힘들지는 않을까요?' 저는 또한 부작용도 걱정했습니다. 하지만 의사는 부작용이 몇 주 이상 가지는 않을 것이라고 말하며, 이러한 참지 못할 공황 발작과 함께 사는 것보다는 약을 먹는 것이 낫지 않겠냐고 말했습니다. 나는 '맞아요. 물론이지요.'라고 대답했지요. 저는 첫 번째 알약을 먹을 때부터 이것이 저의 불안 문제를 해결할 것으로 생각했습니다. 그것은 저에게 분명히 효과를 보였어요. 기분이 좋았습니다."

그 후 할의 삶은 중독의 서사라 하겠다. 약 복용을 시작한 지 얼마 되지 않아, 그는 음악인으로서의 경력을 이어가기 위해 샌프란시스코로 이사했고, 한동안 잘 지냈다. 그는 심지어 위대한 기타리스트인 카를로스 산타나와 어울리기도 했다. 그러나 그는 음악인으로 성공하지 못했다. 현재 그는 자신의 야망을 좌절시키고 손가락 동작의 기민함에 안 좋은 영향을 주는 어느 정도의 원인이 클로노핀에 있다고 생각한다. 결국 그는 깊은 우울증에 빠졌다. "저는 제가 좀비처럼 느껴졌어요." 그는 말한다. 그리고 29살에 그는 부모와 함께 살기 위해 플로리다로 돌아왔다. 그는 양극성장애 진단을 받았고, 정부는 그의 정신질환 장애에 대해 그에게 생활보조금 수급 자격을 부여했다. 몇 해 뒤 그의 어머니는 사망했다. 그 후 2001년부터 그는 클로노핀을 더 많이 복용하기 시작했다. 그렇지 않으면 우울을 견디기 어려웠다. 담당 의사는 그가 약을 남용한다고 말하며 중독 재활 기관으로 그의 입원을 의뢰했고, 그곳에서는 할이 16년 동안 복용한 벤조디아제핀을 10여 일 만에 중단하였다.

"그 뒤에 내게 벌어진 일들은 인생 최악의 것들이었습니다." 할은 말한다. "내가 겪은 증상 목록을 모두 알려드리겠습니다. 하지만 그것이 저의 정신 경험 그 자체를 제대로 설명하지는 못합니다. 한두 달 시간이 갈수록 저는 점점 더 힘들어졌습니다. 잠을 못 잤습니다. 가장 힘든 증상은 죽은 것 같은 느낌이었습니다. 머리에서 뇌가 뜯겨나가는 느낌도 들었습니다. 저는 산 존재가 아니었습니다. 이인화 증상이 나타났고, 피부와 몸에 기묘한 감각이 느껴졌습니다. 샤워도 하기 싫었습니다. 상온의 물도 피부에 이상하게 느껴졌습니다. 조금이라도 따뜻한 물이 몸에 닿으면 몸이 타들어가는 느낌이 들었습니다. 음식을 제대로 소화 못 했고, 몇 주 동안 화장실에 못 갔으며, 소변도 제대로 못 봤습니다. …저는 계속 공황 발작을 일으켰지만, 저의 담당 의사는 그것은 모두 마음의 문제라고, 금단 증상은 최대 30일까지 지속될 거라 말하며 처방전을 발급하지 않았습니다. 저는 부서지고 미쳐갔습니다."

이 증상은 10개월 동안 계속되었다. 그는 제럴딘 번즈가 벤조디아제핀 지지 단체를 시작했을 때 그녀를 인터넷에서 찾았다. 그녀는 그를 한 번에 몇 시간씩 유선상으로 위로하고 지지했다. 밤에 열 번, 스무 번씩 그는 여동생 수잔에게 전화하여 자살할 거라고 소리쳤다. 그는 필사적으로 클로노핀을 새로 처방받으려 했지만 그가 진료한 의사들은 그의 고통이 벤조디아제핀 금단과 관련 가진다고 믿지 않았다. 대신 그들은 그가 과거에 마약 같은 물질을 남용했을 거라 여기고, 그에게 다시 물질 투여를 거부했다. "그들은 약이 당신 뇌의 전체 생물학적 균형을 바꿈을, 뇌가 제대로 작동 못 함을 이해하지 못합니다." 할이 말했다. 결국 할의 여동생이 클로노핀 처방전을 써줄 의사를 찾았다. "약을 다시 복용한 지 몇 시간 만에 그 악몽은 끝났습니다. 제가 겪은 모든 부작용, 모든 금단 증상이 사라졌습니다. 마법과 같이 말이지요. 저는 너무 신나 펄쩍펄쩍 뛰었습니다."

할은 다시는 클로노핀으로부터 벗어나려 하지 않았다. 그는 그의 뇌가 그 약에 적응했고, 이제는 다시 그 약을 중단하는 상태에 적응 못 한다고 말한다. "클로노핀은 제 삶을 망쳤어요. 이 약은 의욕을 없앱니다. 아침에 너무 몽롱해서 침대에서 나가기 싫어질 거예요. 저는 심지어 정상으로 느끼는 것이 어떤 건지도 모르겠습니다. 이게 저의 세상입니다. 저는 계속해서 진정된 상태에 있으므로 대부분 사람들처럼 흥분하지 않습니다. 이 약은 절대로 장기로 처방되어서는 안 됩니다."

그의 여동생 수잔도 비슷하게 생각한다. "언니와 저는 오빠가 얼마나 잘생겼는지, 그가 정상 행동을 할 때 다른 사람들도 그에게 어떤 문제가 있는지 모를 것이라고 오랫동안 이야기 나누었습니다." 그녀가 말한다. "그는 사랑스럽고, 매력적이며, 대화를 계속 이어가기가 가능했습니다. 그는 괜찮은 여성과 함께하기도, 가족을 꾸리기도 가능했습니다. 하지만 지금은 어떤가요? 그는 친구도 아무것도 못 가졌습니다. 그는 장 보러 갈 때를 빼면 거의 하루 종일 집에 거합니다. 그는 덫에 걸렸어요. 클로노핀을 끊지 못합니다.

오빠가 참 불쌍해요. 돌아가실 때까지 자기 아들이 잘 지내는 걸 보지 못하실 아버지도 불쌍해요. 오빠가 삶을 잘 살 수 있었을 텐데 그렇게 되지 못해 우리는 정말 괴롭습니다."

한 장의 사진이 천 마디 말의 가치를 가진다면, 내가 리즈라고 부를 오하이오 출신의 여성이 내게 보낸 사진들은 그녀의 삶을 아주 간결하게 말해준다. 감각적인 검정 드레스를 입고 모델처럼 포즈를 취한 채 웃으며 자신감 넘치게 카메라를 바라보는 '이전' 사진을 먼저 본다. 한 손을 본인 허리에 걸친 채 우아한 자세를 취하고, 목걸이는 고상함을 더하며, 그녀는 마치 인형과 같이 예쁘게 차려입었다. 예쁜 화장과 잘 꾸민 검정 머리카락은 자신을 정성스레 세상에 선보이는 여성을 잘 표현한다. 이어서 '이후' 사진들을 대한다. 움푹 패이고 충혈된 눈, 긴장되고 지쳐 보이는 얼굴, 가늘어진 머리카락을 본다. 그녀가 체포된 후 찍힌 사진은 제정신이 아닌 마약 중독자 같다.

우리는 그녀가 13년 동안 복용한 약물인 벤조디아제핀의 마지막 복용 3개월 후인 2008년 7월에 처음으로 전화 통화를 했다. 그녀는 이렇게 자기 이야기를 시작했다. "머리가 으스러지는 느낌이에요. 말이 내 두개골을 발로 걷어차는 것 같습니다."

30대 중반인 리즈는 오하이오주 콜럼버스의 부유한 교외 마을에서 자랐고 사립학교에 다녔으며 여러 면에서 뛰어났다. 그녀는 노래를 잘해서 그 분야에서 상을 받는 등 최고의 학생이었다. 몸집이 작고 예뻤던 그녀는 미스 오하이오 선발대회 대표로부터 대회 참가 요청을 받기도 했다. "저는 활기차고 창의적이고 재미있는 사람이었습니다." 그녀는 말했다. 그러나 그녀는 이따금 불안과 우울로 고생했고, 오하이오 주립대학에서 2학년을 보내는 동안 정신과 의사는 그녀에게 항우울제를 처방했다. 불행히도 그 약은 그녀의 불안을 증가시키는 듯 보였고, 결국 정신과 의사는 클로노핀을 처방 약에 포함했다. "그는 그 약이 나이든 여성의 수면을 돕는 순하고 작은 알약이라고 말했습니다. 그는 그 약이 중독적이지 않으며 내가 약을 중단하길 원하면 며칠 잠들기 힘들다가 말 거라고 말했습니다. 하지만 그는 마치 당뇨병 환자가 인슐린을 필요로 하는 것처럼 평생 약을 복용해야 할 거라고 말했습니다."

그 후 10년 동안 리즈는 잘 지냈다. 그녀는 1996년에 오하이오 주립대학을 수석으로 졸업하고 상담학 석사 학위를 받았으며, 다양한 모험을 경험한 후 2002년부터 공립학교에서 4학년을 가르치기 시작했다. 하지만 이 기간 동안 그녀의 불안은 계속 되풀이되었고, 그럴 때마다 그녀의 정신과 의사는 클로노핀의 용량을 높였다. 용량이 높아질수록 그녀의 기능 수준은 떨어졌다. "저는 저에게 무엇이 문제인지 의문이 들었습니다. 내가 왜 이렇게 위축될까? 왜 모든 것에 흥미를 잃게 될까? 저는 점점 더 아프게 되었습니다." 2004년 말에 그녀의 불안, 공황, 그리고 우울이 어느 때보다 악화했다. 그뿐 아니라 강박과 자살 사고라는 증상도 새로 생겼다. 이러한 현상이 '양극성장애'를 의미한다는 설명을 듣고 그녀는 항정신병약물 아빌리파이를 처방받았다. "그때 저는 자제력을 상실했습니다. 불안은 하늘을 찌를 듯했고, 자극제 주사를 맞은 것 같았습니다. 어느 날 저는 학생들을 가르치던 중 갑자기 울기 시작했습니다. 저는 더 이상 감당 못 했습니다. 결국 저는 정신과 병동에 입원했습니다."

이제 빠져나가지 못할 약물의 순환 고리가 그녀의 삶이 되었다. 그 후 2년 동안 리즈는 라믹탈(성분명 '라모트리진', 기분안정제의 일종), 렉사프로(성분명 '에스시탈로프람', 항우울제의 일종), 쎄로켈(성분명 '쿼티아핀', 항정신병약물의 일종), 뉴론틴(성분명 '가바펜틴', 항경련제의 일종), 리튬(기분안정제의 일종), 웰부트린(성분명 '부프로피온', 항우울제의 일종), 그리고 그녀가 기억 못 할 다른 여러 약을 칵테일 한 부분을 항상 차지한 클로노핀과 함께 복용했다. 이 약들은 그녀의 눈을 붓게 하고, 피부 발진을 일으키고, 눈썹과 머리카락을 빠지게 했다. "저의 취약한 뇌는 샐러드 그릇 취급을 받았습니다." 그녀는 말한다. 그녀가 의사들에게 약물 칵테일이 자신을 아프게 하는 거냐고 질문하면 "그들은 '우리가 모든 약을 시도해봤지만 낫지 않는군요. 그렇다면 문제는 당신입니다'라고 말할 거예요." 실제로 약들이 작동되지 않았기에 그녀의 정신과 의사는 그녀에게 전기경련요법을 시행했고, 그것은 그녀의 기억에 타격을 주었다.

2006년 말이 되자 더욱 절박해진 리즈는 '나는 약 때문에 아팠던 것'이고 결론지었다. 그녀는 약을 하나씩 줄여가기 시작했고, 항우울제와 항정신병 약물은 덜어냈지만, 클로나제핀을 줄여가려 할 때마다 수많은 고통의 목록을 겪었다. 환각, 끔찍한 불안, 어지러움, 고통스런 근육 경련, 지각 왜곡, 그리고 비현실감 등은 그 고통의 일부였다. 마지막으로 2008년 봄, 그녀는 새로운 전략을 채택했다. 그녀는 역가가 낮은 벤조디아제핀으로 점진적으로 전환하여 약을 덜어내기 시작했다. 클로노핀은 바리움으로 대체되었고, 그 이후 바리움은 리브리움으로 대체되었다. 그러다가 2008년 4월에 그녀는 리브리움을 중단했다. 그녀는 이제 약물로부터 풀려났다. 하지만 3개월 뒤 내가 그녀에게 전화를 걸었을 때 그녀는 여전히 금단으로 인한 고통을 말했다. 그녀는 눈물을 흘리며 말했다. "제가 겪은 일들은…트라우마예요. 저는 항상 어지러워요. 마치 바닥은 한쪽으로 기울고, 저는 다른 쪽으로 도는 것과 같아요. 끔찍합니다. 환각도 보았어요. 집안에서도 선글라스를 써야만 했습니다. 때때로 통증 때문에 소리를 지르기도 했어요."

인터뷰가 끝날 때쯤 나는 그녀에게 벤조디아제핀을 복용하기 전 그녀의 삶이 어땠는지 떠올려보길 요청했고, 그녀는 다시 한 번 울기 시작했다. "그때 저의 불안은 가벼운 천식 같았지만, 오늘날 저는 말기 폐질환을 앓는 것 같아요. 제가 해내지 못할 것 같아 두렵습니다. 너무나도 무서워요."

…

이 인터뷰들은 세 명의 삶에 대한 스냅 샷이다. 몇 달 뒤 나는 변화된 무언가를 살피기 위해 각 사람들과 다시 대화를 나누었다. 제럴딘은 거의 비슷하게 지냈다. 할의 혼란은 더 심해졌다. 클로노핀이 더 이상 작동하지 않았고, 그의 불안은 더 심해져서 돌아왔다. 그는 신체 고통을 느끼기까지 했다. 그는 말했다. "이것이 내 삶이라는 걸 인정하게 되었습니다." 그의 목소리는 끝없는 절망으로 가득했다. 그러나 리즈의 이야기는 고무적이었다. 우리의 전화 인터뷰 이후 얼마 되지 않아 그녀의 금단 증상은 누그러지기 시작했고, 2009년 초에 그녀는 다음과 같이 보고했다. 환각, 현기증, 발작, 탈모, 흐릿한 시야 등 이 모든 증상이 사라졌다. 근육 경련, 이명, 빛과 소음에 대한 과민함은 덜 심해졌다. 그녀의 머리가 '시멘트에 싸인 듯한' 느낌이 줄어들었다.

그녀는 말한다. "이제 며칠 좋은 날도 존재하고 나쁜 날도 더 이상 그다지 심하게 나쁘지는 않습니다. 터널 끝에서는 빛을 볼 것 같습니다. 제가 더 나아질 것도 의심하지 않습니다. 저는 새 도시로 이사할 거예요. 비록 처음부터 다시 시작해야 하지만 괜찮을 거예요. 저는 이제 제가 아는 누구보다도 삶을 소중히 여깁니다. 저는 다시 직선으로 걷고, 다시 시력을 찾았고, 정상 심박수를 가졌음을 즐깁니다. 제 머리숱도 다시 많아지기 시작했습니다. 저는 점점 나아짐을 느낍니다. 제 뇌를 둘러싼 시멘트 같은 느낌이 완전히 멀어지길 기다립니다."

## 장애 인구 수 The Disability Numbers

적어도 우리는 지난 50년 동안 항불안제 복용으로 인한 대가를 어느 정도 추적 가능하다. 이 장의 서두에서 언급했듯이, 밀타운 열풍이 불자 정신병원, 외래 진료실, 정신질환자를 위한 거주 시설을 찾는 사람들이 급격히 늘어나기 시작했다. 미국 보건복지부는 이 숫자를 '환자 치료 에피소드'라고 부른다. 이 수치는 166만 건에서 '바리움 중독자(Valiumania)'가 절정에 달했던 1976년 686만 건으로 급증했다.[50] 인당으로 보면, 10만 명 당 1028명의 환자 치료 에피소드에서 20년 만에 3배인 10만 명 당 3182건으로 증가했다. 많은 요인들이 그러한 증가에 기여했겠지만(일부 베트남 참전용사들의 감정적 분투, 불법 마약의 사용도 추측되는 기여요인들임), 바리움 중독도 분명 중요한 원인의 하나였다. 1970년대 후반 베티 포드의 주치의인 조셉 펄쉬는 벤조디아제핀이 미국의 가장 우선되는 건강 문제라고 결론지었다. 그 이유는 벤조디아제핀이 사람들을 중독 재활 기관, 응급실, 정신과 병동으로 몰고 간다는 것을 그가 알았기 때문이다.

제럴딘, 할, 리즈의 개인 서사가 증명하듯이, 벤조디아제핀은 많은 사람들을 장애로 몰아가는 길이다. 이 세 이야기는 지난 20년 동안 생활보조금과 장애연금 명부에 더 많은 사람들이 포함되게 한, '정서장애'를 가진 사람들이 급증한 일부 단면이다. 비록 사회보장국이 1차 진단으로 불안을 겪는 정신장애인 수를 상세히 밝히지는 않지만, 미국 정부책임처의 2006년 보고서는 그 수를 추정하기 위한 대용치를 제공한다. 생활보조금과 장애연금 수급자에 속하는 젊은 성인(18~26세)의 8%가 불안으로 인한 장애를 가진다. 이 비율을 모든 연령대에 적용하면 미국에는 불안장애로 정부 지원을 받는 성인 인구수가 30만 명이 넘는다.[51] 이는 1955년 정신신경증으로 병원에 입원한 환자의 약 60배에 달하는 수치다.

미국과 영국의 정부 검토 위원단이 벤조디아제핀을 장기간 처방해서는 안 된다고 결론 내린 것은 30년 전이고, 이후 수십 건의 연구가 그 조언의 현명함을 확인시켜 주지만, 장기 복용을 위한 벤조디아제핀 처방은 계속된다. 실제로 뉴잉글랜드 지역 불안 환자들에 대한 2005년 연구는 절반 이상이 정기적으로 벤조디아제핀을 복용하며, 많은 양극성장애 환자들은 현재의 약물 칵테일 요법의 일부로 벤조디아제핀을 복용한다고 확인했다.[52] 과학적 근거는 다수의 의사들의 처방 습관에 쉽사리 영향을 미치지 않는 듯 보인다. 말콤 래더는 말한다. "이 교훈을 사람들이 배우지 않거나, 교훈이 사람들을 그냥 지나쳐간다."[53]

약어 정리

- **가바**(gamma-aminobutyric acid, GABA)
- **미국정신의학회**(American Psychiatric Association, APA)
- **미국 식품의약국**(the Food and Drug Administration, FDA)
- **정신질환의 진단 및 통계 편람**(Diagnostic and Statistical Manual of Mental Disorders, DSM)

# 8장

# 일시적 질병의 만성화
## *An Episodic Illness Turns Chronic*

|

"우울증 치료법의 범위가 다양함에도 불구하고 왜 우울증 관련 장애가 증가하는지,
사람들은 궁금할 것이다." _캐롤린 디와(온타리오 소재 중독 및 정신건강 센터, 2001)[1]

보스턴의 엠파워(M-Power)는 정신질환자를 위한 동료 지원 옹호 단체이
다. 2008년 4월 그들 모임 중 하나에 내가 참석했을 때, 젊고 조용한 여성
이 내게 다가와서 속삭였다. "당신과 얘기하고 싶어요." 붉은 머리칼이 그녀
어깨에 닿을 정도였고, 그녀는 겁에 질렸다고 할 정도로 수줍은 듯 보였다.
그러나 그녀 멜리사 샌시스가 며칠 후 본인 이야기를 할 때는 매우 솔직한
태도였고 그녀의 수줍음은 내면 정직함의 표현으로 아주 강렬하게 변했다.
케이프 코드의 샌드위치에서 성장한 자신의 분투에 대해 이야기할 때 갑자
기 정적이 흘렀다. 그리고 다시 말했다. "저는 불행했습니다. 저는 제가 우
울하다는 사실조차 알지 못했습니다." 내가 그 두 감정의 차이를 이해하는
것은 중요했다.

어린 시절 그녀의 불행은 익숙한 요소들로 채워졌다. 그녀는 사람들 앞에
서 어색함을 느꼈고, 다른 어린이들과는 학교에서 '다르다'고 느꼈다. 8살에
부모님이 이혼한 뒤 그녀와 그녀의 형제들은 우울증을 앓던 어머니와 함께
살았다. 중학생 때 멜리사는 친구들과 사귀고 자신을 '좀 더 정상'으로 느끼
면서 자신의 껍질 밖으로 나오기 시작했고, 그제서야 그녀는 사춘기의 고

통에 정면으로 부딪쳤다. "열네 살 때 저는 과체중이었고 여드름도 났습니다. 사회적으로 따돌림되는 기분이었고, 고등학생 때 아이들은 매우 잔인했습니다. 저는 못생긴 괴물이라고 불렸습니다. 저는 책상에 앉아 머리를 숙이고, 얼굴 위로 머리카락을 늘어뜨리고, 세상으로부터 숨으려 했습니다. 매일 저는 죽고 싶은 기분으로 잠에서 깨어났습니다."

지금의 멜리사는 매력적인 여성이어서, 그녀의 과거로부터 이 미운 오리 새끼의 시간들을 알게 되는 것은 조금 놀랍다. 그러나 그녀의 학우들이 그녀를 조롱하면서, 그녀의 어린 시절 불행은 깊은 우울증으로 변화해 갔고, 16살 되었을 때 그녀는 디펜히드라민(diphenhydramine, 진정작용이 강한 항히스타민의 일종)과 바리움(성분명 '디아제팜', 항불안제의 일종)을 한 움큼 삼켜 자살을 시도했다. 그녀는 병원에서 깨어났다. 그 병원에서 자신이 정신질환자라고 진단받았고 항우울제를 처방받았다. "정신과 의사는 제게 약이 세로토닌 수치를 조정할 것이라고, 평생 약을 먹으며 지내야 할 것이라고 말했습니다. 그 말을 들었을 때 눈물이 흘렀습니다."

한동안 항우울제 졸로푸트(성분명 '설트랄린', 항우울제의 일종)의 효과는 좋았다. "저는 새로운 사람이 된 것 같았습니다." 멜리사는 회상했다. "사람들에게 마음을 열게 되었고 많은 친구를 사귀었습니다. 저는 소프트볼 팀에 들어가서 투수를 했습니다." 4학년 때 그녀는 창조적 글쓰기를 공부하겠다고 생각하며 보스턴에 있는 에머슨 대학에 다닐 계획을 세우기 시작했다. 그때쯤부터 천천히 하지만 분명히 졸로푸트의 마법은 희미해지기 시작했다. 멜리사는 우울증 악화를 막기 위해 더 높은 용량을 복용하기 시작했고, 결국 그녀의 정신과 의사는 약을 고용량의 팍실로 바꾸었다. 하지만 그 이후 그녀는 자신을 좀비처럼 느끼기 시작했다. "저는 정신이 온전치 못했어요. 소프트볼 게임 동안 누군가 땅볼을 친 것이 내 쪽으로 왔고 저는 그냥 공을 잡고 멍했어요. 저는 공을 어떻게 할지 몰랐습니다. 저의 팀에게 미안하다고 말했습니다."

멜리사는 그 이후로도 계속해서 우울증에 시달렸다. 우울증은 대학 진학

후에도 그녀를 따라왔다. 에머슨 대학에서 시작하여 매사추세츠 다트머스 대학 시절로도 이어졌다. 그녀가 대학신문에 글을 쓰는 데 몰입했을 때 조금 나아지긴 했으나 완전히 물러가진 않았다. 그녀는 이런 약도 저런 약도 시도했지만, 어떤 것도 지속적인 완화로 이어지지는 못했다. 졸업 후 잡지사 편집 보조 일을 했지만 거기서도 그녀는 우울로 힘겨웠다. 2007년 말 정부는 그녀에게 장애연금 수급 자격을 부여했다.

그녀는 인터뷰 말미에 말한다. "저는 항상 이 정신질환이 만성적임을 받아들여야 한다고 들었습니다. 저는 '회복 중'은 가능하지만, 결코 '회복되기는 불가능'하답니다. 하지만 저는 평생 장애인이고 싶지 않습니다. 그리고 저는 우울증이 정말 화학물질과 관련된 것인지 의문을 갖기 시작했습니다. 저의 절망의 근원은 무엇일까요? 저는 어떻게 저 자신을 도울 수 있을까요? 저는 제가 항상 생각하는 저의 아픔을 제외한 다른 부분을 자랑스럽게 여기고 싶습니다. 저는 우울증이 마치 제가 물을 주는 잡초와 같다고 생각합니다. 저는 그 잡초를 뽑아내고 싶습니다. 저는 사람들에게 해결책을 찾기 시작했습니다. 지난 몇 년 동안 약이 제게 어떤 효과를 주었는지 정말 알지 못하지만, 상황이 어떻게 진행되었는지 실망스럽다는 점은 압니다."

이것이 멜리사 샌시스의 이야기다. 오늘날 이런 이야기는 꽤 흔한 것이다. 고통을 겪은 10대가 우울증으로 진단되어 항우울제를 복용하고, 몇 년 후에도 여전히 그 상태로 고생한다. 하지만 우리가 1950년대로 돌아간다면 우울증이 멜리사처럼 젊은 사람에게 거의 영향을 미치지 않고, 그녀가 경험한 만성적 고통으로 바뀌는 상황은 거의 만나지 않음을 알게 될 것이다. 그녀의 질병 경과는 대부분 우리 시대에 해당되는 독특한 것이다.

## 과거의 우울증 The Way Depression Used to Be

물론 과거나 현재나 우울(melancholy)은 거의 모든 사람들을 찾아온다. 기원전 4세기 그리스 시인 메난드로스는 썼다. "나는 사람이다. 그것은 비참할 충분한 이유가 된다." 이 표현은 그 후로 줄곧 작가들과 철학자들에게 반향을 불러왔다.[2] 17세기 영국 의사 로버트 버튼은 자신의 책《우울의 해부 (Anatomy of Melancholy)》에서 말한다. "모든 사람들이 잘 안다. …유한한 인간이 이 삶에서 영원한 행복 소유권을 찾는 것은 가장 터무니없고 우스꽝스러운 일입니다. 그러한 우울 상태가 '습관'이 되었을 때 비로소 '질병'(혹은 '쉽지 않음, dis-ease')이 된다."[3]

이는 히포크라테스가 2천여 년 전에 지속적인 우울을 과도한 검은 담즙 (그리스어로 'melaina chole') 때문이라며 질병으로 여겼던 때와 같은 방식의 구별이었다. 증상은 '우울, 불안, 도덕적 낙담, 자살 경향' 및 '지속된 두려움' 등이었다. 검은 담즙의 과잉을 막고 4체액의 신체 균형을 되찾기 위해 히포크라테스는 마취 효과를 보는 식물 맨드레이크와 독성 식물 헬레보어의 투여, 식단의 변화, 하제와 구토제 사용을 권고했다.[4]

중세 시대에 우울증이 심한 사람은 악령에 사로잡힌 것으로 여겨졌다. 악령을 내쫓기 위해 사제들과 퇴마사들이 불려왔다. 15세기 르네상스의 도래와 함께 그리스인들의 가르침이 재발견되었고 의사들은 다시 한 번 계속되는 우울에 대한 의학적 설명을 제공했다. 1628년 윌리엄 하비가 혈액이 몸 전체를 순환함을 발견한 뒤 여러 유럽 의사들은 우울이 뇌에 혈액이 부족해서 생긴다고 추론했다.

우울증에 대한 정신의학의 현대적 개념은 에밀 크레펠린의 연구에 뿌리를 둔다. 크레펠린은 1899년에 그의 책《정신의학 교과서(Lehrbuch der Psychiatrie)》에서 정신병적 질환을 크게 조발성 치매(dementia praecox)와 조울 정신증(manic-depressive psychosis), 두 가지로 나눈다. 조울 정신증은 주로 세 가지 하위 유형-'우울 삽화 단독', '조증 삽화 단독', '우울 및 조증 삽화'-으로 구성된다. 조발성 치매 환자들은 시간이 지남에 따라 악화한 반면 조울증 환자들은 상당히 좋은 장기 결과를 보였다. 크레펠린은 1921년 문헌에서 설명한다. "보통 모든 병적 징후는 완전히 사라지지만 예외인 경우 다소 경미하고 특이한 정신적 약점이 발생한다."[5]

크레펠린이 진단했던 우울증 단독 환자군은 오늘날에는 단극성 우울증으로 진단될 것이다. 1960년대와 1970년대 초 미국 연구 병원들과 미국 국립정신건강연구소(National Institute of Mental Health, NIMH)의 저명한 정신과 의사들은 이 질환이 상당히 드물면서도 좋은 장기 경과를 가진다고 설명했다. NIMH의 역학 연구를 주도한 샬롯 실버먼은 1968년에 자신의 책《우울의 역학(The Epidemiology of Depression)》에서 1930년대와 1940년대의 지역사회 조사에서는 매년 성인 천 명 중 한 명 미만이 임상적 우울증을 겪는 것으로 나타났다고 언급한다. 게다가 우울증에 걸린 사람들 대부분은 입원하지 않았다. 1955년에는 주 및 카운티 정신병원에 우울증으로 '첫 입원'을 하는 사례가 7,250명에 불과했다. 그해 미국 정신병원의 총 우울증 환자 수는 약 38,200명으로 4,345명 중 1명의 장애율을 보였다.[6]

실버먼과 다른 연구자들은 우울증이 주로 '중장년층과 노령층의 질병'이라고 지적했다. 1956년에는 우울증으로 공공 및 사립 병원에 처음 입원한 환자의 90%가 35세 이상이었다.[7] 볼티모어 지역의 정신과 의사 프랭크 에이드 주니어는 1962년 자신의 책《우울증 환자 알아보기(Recognizing the Depressed Patient)》에서 다음과 같이 설명한다. "우울증은 30세 이후 40세와 60세 사이에 가장 많이 발생하며, 그 이후 급격히 줄어든다."[8]

크레펠린이 연구한 조울증 환자들은 정신병적 증상에 시달려 심각하게 아팠지만, 그들의 장기 결과는 상당히 좋았다. 크레펠린이 치료한 450명의 '우울증 단독' 환자 중 60%는 단 한 번의 우울 삽화를 경험했고, 13%만이 3회 이상의 우울 삽화를 경험했다.[9] 20세기 전반의 다른 연구자도 비슷한 결과를 보고했다. 1931년 뉴욕주 정신위생국의 호레이쇼 폴록은 1909년부터 1920년까지 입원한 2,700명의 우울증 환자를 대상으로 한 장기 연구에서 첫 삽화로 입원한 환자 절반 이상이 더 이상의 삽화는 안 일어나 단회 삽화에 그쳤고, 17%만이 세 번 이상의 삽화를 경험했다고 보고한다.[10] 1913년부터 1916년까지 존스 홉킨스 병원에 입원한 142명의 우울증 환자의 경과를 조사한 토마스 레니는 전체의 39%가 5년 이상 '지속하는 회복'을 보였다고 밝힌다.[11] 스웨덴 의사인 군나르 룬드퀴스트는 18년 동안 우울증 치료를 받은 216명의 환자를 추적한 결과 49%는 두 번째 삽화를 경험하지 않았다. 그리고 다른 21%는 단 두 번의 삽화를 경험했다고 판단했다. 전체 216명 환자 중 76%가 '사회적으로 건강해졌고' 일상의 일을 다시 시작하기가 가능했다. 룬드퀴스트는 사람이 우울 삽화에서 회복된 후 '질병이 발생하기 전과 같은 일을 진행하는 능력과 삶의 운영 가능성을 갖게 된다.'고 기록했다.[12]

이러한 좋은 결과는 항우울제 시대 첫 몇 년 동안 계속되었다. 1972년 세인트루이스 소재 워싱턴 의과대학의 새뮤얼 구즈와 일라이 로빈스는 과학 문헌을 검토했고 10년 동안 지속된 추적 연구에서 우울증 입원 환자의 50%는 재발하지 않았다고 밝혔다. 단극성 우울증을 가진 사람들 중 10%의 소수만이 만성화했다고 그들은 결론을 내렸다.[13]

이는 1960년대와 1970년대 NIMH 관계자들이 우울증의 장기 경과에 대해 낙관적으로 말한 과학적 근거였다. 조나단 콜은 1964년 다음과 같이 기록했다. "대체로 우울증은 치료 유무에 관계없이 결국 회복 가능한 최상의 예후를 가진 정신질환 중 하나이다. 대부분의 우울증은 어느 이상 심해지지 않는 한정된 경과를 지닌다."[14] 같은 해에 네이션 클라인은 "우울증을 치료할 때 대부분의 우울증은 자발적 관해로 끝난다는 사실을 치료자들은 항상 믿는다. 이는 어떤 치료를 적용하든지 무관하게 많은 경우 환자는 결국 호전되기 시작할 것임을 의미한다."[15] 워싱턴 대학 정신과 의사인 조지 위노커는 1969년 대중을 향해 다음과 같이 전했다. "첫 번째 조증이나 심지어 첫 번째 우울증 이후의 후속 삽화들이 더욱 만성화 과정으로 향하지 않으리라는 확신을 환자와 그의 가족에게 전하기가 가능하다."[16]

실제로 NIMH의 우울증 부서장인 딘 스카일러는 1974년에 본인 책에서 다음과 같이 설명한다. "자발 회복률이 몇 달 안에 50%를 넘을 정도로 높아서 우울증 환자에서 약, 전기경련요법, 정신치료의 효능을 판단하기 어렵다." 우울증의 자발적 관해는 종종 여러 달 걸린다. 어쩌면 약이나 전기경련요법이 회복 시간을 단축하기도 하지만, 어떤 치료든 자연스러운 우울증의 긴 경과를 개선하기는 어려울 것이다. 스카일러는 설명한다. "대부분의 우울 삽화는 원래 과정대로 진행되고, 특정 개입을 안 해도 사실상 완전 회복으로 끝날 것이다."[17]

## 단기 우울 Short-Term Blues

항우울제 단기 효능 실험의 역사는 매혹적이다. 임상시험은 대부분 실망스런 결과를 낳지만, 알약의 마술적 장점에 대한 믿음에 집착하는 사회와 의료 전문가의 능력에 대해 많은 것을 보여주기 때문이다. 1950년대에 개발된 두 항우울제인 이프로니아지드와 이미프라민은 모노아민 산화효소 억제제(monamine oxidase inhibitors, MAOIs)와 삼환계 항우울제(Tricyclic antidepressant, TCA)로 알려진 두 유형의 우울증 치료제를 낳았으며, 1950년대 후반과 1960년대 초반 연구에서 두 유형의 항우울제 모두 놀랍게 효과적으로 나타났다. 그러나 이 연구의 품질은 의심스러웠다. 1965년 영국 의학 위원회는 두 가지 유형의 약 모두에 대해 더 엄격한 실험을 거치도록 했다. 삼환계 항우울제 이미프라민은 위약보다 약간 우수한 반면, 모노아민 산화효소 억제제 페넬진은 그렇지 않았다. 이 약을 사용한 치료는 '특별히 성공적이지 못했다.'[18]

4년 후 NIMH는 모든 항우울제 연구에 대해 검토했고, '연구를 더 엄격하게 통제할수록 약물로 인한 호전율이 낮아짐'을 발견했다. 잘 통제된 연구에서 61%의 약물치료 환자들이 호전되었고, 46%의 위약 환자들이 호전되어 순 편익은 15%에 불과했다. "항우울제와 위약의 효과 차이는 인상적이지 않음"으로 보고된다.[19] NIMH는 이미프라민에 대한 자체 임상시험을 실시했으며 **정신병적 양상**을 동반한 우울 환자에서만 삼환계 항우울제가 위약보다 유의한 이득을 보였다. 약물치료를 받은 환자의 40%만이 7주 동안의 연구를 마쳤으며, 그렇게나 많은 중도 탈락이 나타난 이유는 그들의 상태가 '악화'했기 때문이다. 많은 우울증 환자들에 대해 NIMH는 1970년에 다음과 같이 결론 내린다. "약은 우울증 임상 경과에 큰 영향을 미치지 못한다."[20]

이미프라민과 다른 항우울제의 매우 작은 효능은 일부 연구자들로 하여금 위약 반응이 사람들의 기분을 나아지게 하는 기전이 아닌지 의문을 품게 했다. 약은 신체 부작용을 일으켰고, 그것이 환자들로 하여금 자신들이 우울증에 대한 '마법의 약'을 처방받았다고 생각하게 만들어 위약 반응을 증폭시켰다고 여러 연구자들은 추측했다. 이 가설을 시험하기 위해 연구자들은 삼환계 항우울제를 비활성 위약이 아닌 '활성' 위약과 비교하는 최소 7건의 연구를 수행했다(활성 위약은 구강 건조 같은 일종의 불쾌한 부작용을 일으키는 화학 물질). 7건 중 6건의 연구에서 삼환계 항우울제와 활성 위약 사이에 결과 차이는 나타나지 않았다.[21]

비활성 위약보다 조금 낫고, 활성 위약과는 큰 차이 없음, 이것이 1970년대에 삼환계 항우울제로부터 획득된 효능 기록이다. NIMH는 이미프라민의 효능에 대한 질문을 1980년대에 다시 던져보았고, 두 가지 종류의 정신치료 및 위약과 비교한 결과 전과 다르지 않음을 발견했다. 연구 16주차 말에 경도 우울증 환자와 일상 기능 장애 환자들에 대한 위약과 임상 관리를 포함한 치료 사이에 유의한 차이도 안 나타났다. 중증 우울증 환자만이 위약보다 이미프라민을 복용했을 때 더 잘 지냈다.[22]

항우울제의 효능에 대한 사회의 믿음은 1988년 푸로작의 등장과 함께 다시 등장한다. 일라이 릴리는 우울에 매우 도움이 되는 약을 고안한 것 같았다. 이 선택적세로토닌재흡수억제제(selective serotonin reuptake inhibitor, SSRI)는 사람들을 '좋은 것보다 더 좋게' 느끼게 한다고 회자되었다. 불행하게도 연구자들이 푸로작과 그 이후 시장에 나온 다른 SSRI에 대해 미국 식품의약국(the Food and Drug Administration, FDA)에 제출된 임상시험 자료를 훑어보기 시작하자, '신비한 약' 이야기는 무너져내렸다.

SSRI 이미지의 첫 번째 타격은 워싱턴 소재 노스웨스트 임상 연구 센터의 아리프 칸으로부터 나왔다. 그는 7개의 SSRI에 대해 FDA에 제출된 연구 자료를 검토하여 삼환계 항우울제 투여군에서 우울 증상을 42% 줄였고, SSRI 투여군에서 41%, 위약 투여군에서 31% 감소시켰다고 결론 짓는다.[23] 새 약들이 오래된 약들보다 더 효과적이진 않은 것이다. 다음으로 오레건 보건과학대학의 에릭 터너는 1987년과 2004년 사이에 승인된 12종류의 항우울제에 대한 FDA 자료를 검토한 결과, 74건의 실험 중 36건에서 항우울제의 통계적 이득을 보여주지 못한다고 판단했다. 긍정적인 결과만큼이나 부정적이거나 '의심스러운' 결과를 낸 실험도 많았다.[24] 마침내 2008년 영국 헐 대학의 심리학자 어빙 커쉬는 푸로작, 이팩사, 설존, 그리고 팍실의 임상시험에서 약 복용 환자군의 증상이 해밀턴 우울증 평가 척도 기준으로 9.6점 감소하였고, 위약군에서는 7.8점 감소하였음을 발견한다. 이는 단지 1.8점의 점수 차이다. 영국 국립보건임상연구소(National Institute for Clinical Excellence, NICE)는 '임상적으로 유의한 이득'을 입증하기 위해서는 해밀턴 척도에서 3점의 약과 위약 사이 점수 차가 필요하다고 밝혔었다. 약물이 실제 효능을 가진다고 보이는 경우는 소수의 중증 우울증 환자 집단뿐이었다. 커쉬와 그의 동료 연구자들은 다음과 같이 결론 내린다. "이러한 데이터를 고려할 때, 대안 치료법이 효과를 보이는 한, 중증 우울증 환자를 제외하면 항우울제 처방을 뒷받침할 근거는 거의 확인되지 않는다."[25]

이 연구 결과들은 정신과 의사들이 자신의 논문을 통해 좀 더 깊은 자기 성찰을 불러일으키게 했다. 무작위임상연구는 2009년 《영국정신의학회지(British Journal of Psychiatry)》 사설의 내용을 인정했고, 항우울제 사용이 '제한된 유효 근거'라고 판단한다.[26] 세계보건기구 소속 유럽 정신과 의사 집단은 팍실의 임상 자료를 자체 검토한 후 결론 내린다. "중등도에서 중증 우울증을 가진 성인에게 이 인기 좋은 SSRI 항우울제가 전반적인 치료 효과와 내약성 측면에서 위약보다 우수하지 않다."[27] 매사추세츠 터프츠 의과대학에

임용된 그리스 출신 정신과 의사 존 이오아니디스는 이 약들의 효과성에 대한 믿음이 '살아있는 신화'였다고 기술한다. SSRI 임상 자료 검토는 정신의학의 우울한 결론으로 이어졌고, 이오아니디스의 언급에 대해 그와 그의 동료들은 푸로작이나 다른 SSRI 항우울제로 구원을 바라며 돌아서지도 못했다. 왜냐하면 안타깝게도 "그것들마저 아마 작동하지 않을 것이기 때문이다."[28]

이 연구 역사에 또 하나의 흥미로운 부록이 보인다. 1980년대 후반, 우울증에 시달린 다수의 독일인들이 증상 완화를 위해 세인트존스워트(Saint-John's-wort)로 알려진 식물인 **하이페리쿰 퍼포라툼**(Hypericum perforatum)으로 눈을 돌렸다. 독일 연구자들은 이 약초 요법에 대한 이중맹검 시험을 수행하기 시작했고, 1996년에 《영국의학회지(British Medical Journal)》는 그 근거를 요약했다. 13개의 위약-대조군 시험에서 세인트존스워트로 치료받은 환자의 55%가 호전되어, 위약 투여 환자의 22% 호전과 비교하여 유의한 효과를 보였다. 이 약초 요법은 항우울제와의 정면 승부에서도 우위를 보였다. 그 임상시험들에서 약초 복용의 경우 66%에서 호전을 보여 약 복용을 하여 호전된 55%에 비해 더 나음을 보였다. 독일에서는 세인트존스워트가 이렇게 효과적이었다. 하지만 미국인들에게서도 비슷한 마법이 일어날까? 2001년 미국 11개 병원의 정신과 의사들은 이 약이 전혀 효과적이지 않다고 보고했다. 이 약초로 치료받은 우울증 외래 환자의 15%만이 8주간의 임상시험에서 호전되었다. 하지만 호기심을 자극하는 부분이 보인다. 이 연구에서는 위약 환자군의 5%만이 호전을 보였고, 이는 통상적인 위약 반응보다 훨씬 낮은 것이다. 미국의 정신과 의사들은 약초의 효과가 입증되지 않도록, 누군가의 나아짐을 보고싶지 않은 것 같았다. 그 이후 NIMH는 세인트존스워트의 두 번째 임상시험에 연구비를 지원했다. 그런데 이는 효능을 입증하길 바라는 모든 연구자들에게 복잡한 문제를 만들어주었다. 이 연구에서는 세인트존스워트를 항우울제 졸로푸트 및 위약과 비교하였다. 허브는 구강 건조 같은 부작용을 일으키므로 적어도 활성 위약으로 작용한다. 따라서 이는 진정 맹검 시험이었고, 정신과 의사들은 어떤 환자가 무슨 약을 받는지에 대한 단서로 부작용에 의존하지 못했다. 결과는 다음과 같았다. '완전 반응'을 보인 환자는 세인트존스워트로 치료받은 환자의 24%, 졸로푸트 환자의 25%, 위약군의 32%였다. "이 연구는 중등도 우울증에서 **하이페리쿰 퍼포라툼**의 효능을 뒷받침하지 못함"이라고 연구자들은 결론지으며, 그들의 항우울제가 이 임상시험에서도 실패했다는 사실을 얼버무렸다.[29]

## 만성 요인, 또 다시 The Chronicity Factor, Yet Again

항우울제의 상대적인 단기 효능 부족이 그 자체로 약이 해를 끼친다고 생각할 이유는 아니다. 결국 항우울제로 치료받은 대부분은 증상 완화를 보였다. 단기 임상시험에서 약을 복용한 환자들은 점점 나아졌다. 문제는 그들이 위약 처치군에 비해 훨씬 더 나아지진 않았다는 점이다. 하지만 1960년대에 몇몇 유럽 정신과 의사들은 약물치료받은 환자들의 우울증 장기 경과가 악화되는 듯 보인다고 보고한다.

독일 의사 H.P. 호하이젤은 1966년에 발표한 논문에서 항우울제에 대한 노출이 환자들의 우울 삽화 사이 간격을 단축하는 것처럼 보인다고 기술했다. 4년 뒤 유고슬라비아의 한 의사는 항우울제가 우울증의 '만성화'를 유발한다고 보고했다. 불가리아의 정신과 의사 니콜라 쉽코웬스키는 1970년에 삼환계 항우울제가 '만성화 경과를 일으킨다'는 데 동의했다. 문제는 항우울제를 복용한 많은 이들이 '부분적으로 회복'되었을 뿐이라는 점이다.[30] 그들의 증상은 완전히 관해되지 않았다. 그 후 그들이 항우울제 복용을 중단했을 때 그들의 우울증은 종종 다시, 훨씬 더 나빠진 양상을 보였다.

몇몇 유럽 학회지에서 이러한 우려가 제기되는 가운데 네덜란드의 의사 J.D. 반 샤이엔은 우울증 환자 94명의 병력을 조사했다. 어떤 이들은 항우울제를 복용했고, 어떤 이들은 복용하지 않았다. 두 집단이 5년 동안 어떻게 지냈는지를 살폈을 때 그 차이는 놀라웠다. "특히 여성 환자들에게서 전기경련요법 시행 여부에 무관하게 더 지속적인 항우울제 장기 복용이 주요 우울증의 재발 양상에 역설적 영향을 끼친다는 것이 분명하다. 다시 말해 이러한 치료 접근은 재발률의 증가 및 주기 지속시간의 감소와 관련 갖는 듯했다. …이 재발률의 증가를 삼환계 항우울제 치료의 부정적 장기 부작용으로 간주해야 하는가?"[31]

그 후 20년 동안 연구자들은 항우울제를 복용한 사람들이 약 복용을 중단하면 재발 가능성이 매우 높아짐을 반복 보고했다. 1973년, 영국의 연구자들은 약을 중단한 환자의 50%가 6개월 안에 재발한다고 기록한다.[32] 몇 년 후 펜실베니아 대학의 연구자들은 항우울제를 중단한 환자의 69%가 6개월 안에 재발한다고 발표했다. 그들은 "대부분의 환자들에게 급속한 임상 악화가 나타남"을 인정했다.[33] 1984년 NIMH의 로버트 프리엔은 우울증 환자의 71%가 약 복용을 중단한 지 18개월 내에 재발했다고 보고한다.[34] 결국 1990년, NIMH는 이미프라민을 두 형태의 정신치료 및 위약과 비교한 연구의 장기 결과를 보고하면서 이러한 암울한 전망을 더했다. 18개월이 끝날 무렵 잘 지낸 사람의 비율은 인지 치료군에서 30%로 가장 높았고, 이미프라민 노출군은 19%로 가장 낮았다.[35]

어디에서나 그 내용은 같았다. 항우울제로 치료받다가 정기 복용을 중단한 우울증 환자들은 다시 병에 걸렸다. 1997년 하버드 의대의 로스 발데사리니는 메타 분석 논문에서 재발 위험을 정량화했다. 약물 중단 환자의 50%가 14개월 이내에 재발했다.[36] 발데사리니는 한 사람이 항우울제를 오래 복용할수록 약물 금단으로 인한 재발률이 더 높음을 발견했다. 그것은 마치 그 약으로 치료받은 사람이 그 약을 안 쓰면 하지 못할 것들이 점점 많아지는 것과 같았다. 영국 연구자들도 같은 냉정한 깨달음에 도달했다. "항우울제를 중단한 뒤 증상들이 점차 심해지고 만성화하는 경향이다."[37]

# 모든 정신작용제의 작용 방식?
## Do All Psychotropics Work This Way?

비록 소수의 유럽 정신과 의사들은 1960년대 후반과 1970년에 초반에 우울증의 변화 과정에 대해 경종을 울렸지만, 이탈리아 볼로냐 대학의 정신과 의사 지오바니 파바는 1994년에야 정신의학이 이 문제에 직면했다고 지적한다. 신경이완제의 장기 사용 시 상당한 문제가 드러남이 밝혀졌고, 벤조디아제핀 계열 약도 마찬가지였다. 이제는 항우울제가 비슷한 장기 사용의 부작용을 나타내는 듯 보였다. 파바는 1994년《정신치료및정신신체학회지(Psychotherapy and Psychosomatics)》사설에 다음과 같이 썼다.

> 정신약리학 분야에서 의사들은 그 치료법이 도움이 되기보다 해가 되는지에 대한 논의의 시작을 두려워하지는 않았지만 조심스러워는 했다. …나는 정신작용제가 적어도 어떤 경우에는 치료해야 할 질병 경과를 실제로 악화시킬 가능성에 대해 토론하고 연구를 시작할 때가 되었다고 생각한다.[38]

이 사설과 이어진 몇몇 논문에서 파바는 항우울제를 사용할 때 어떤 일이 벌어지는지에 대한 생물학적 설명을 제공했다. 항정신병약물과 벤조디아제핀처럼 항우울제는 뇌의 신경전달물질 시스템을 교란시킨다. 그는 기술한다. "이는 약의 초기 급성 효과와 반대되는 보상 과정으로 이어진다. … 항우울제 치료가 끝나면, 이 과정은 저항없이 작동하여 금단 증상이 나타나고, 재발의 취약성이 증가한다."[39] 게다가 파바는 발데사리니의 연구 결과를 가리키며 항우울제를 오래 복용할수록 문제를 더 심각하게 만듦이 분명하다고 밝힌다. "우울증 환자를 3개월 동안 치료하든 3년 동안 치료하든, 언제 약을 끊느냐는 중요하지 않다. 한 통계 추세에 따르면 약 치료 기간이 길어질수록 재발 가능성이 높아진다."[40]

214

그러나 파바는 항우울제를 무한정 계속 복용한 사람들의 결과는 또한 어땠을지 궁금했다. 그들은 또한 매우 빈번하게 재발되지 않았나? 아마도 약은 '비가역적 수용체 변형'을 일으켜 뇌를 우울증에 '감작(sensitize)'시킬 가능성 가진다고 파바는 말했다. 이것으로 '우울증의 암울한 장기 결과' 설명이 가능하다. 그는 문제를 다음과 같이 요약한다.

> 우울증에 대한 항우울제는 짧은 기간에는 효과를 본다. 하지만 장기간 두고 보면 우울증의 생화학적 취약성 증가를 통해 질병의 경과를 악화시키는 경향이다. …항우울제를 사용하면 질병이 더 악성화하고 치료 저항성을 띄게 된다.[41]

이 가능성은 이제 정신의학의 최전선이자 중심이 되었다. 발데사리니는 다음과 같이 말한다. "그의 질문과 관련된 몇몇 내용들은 생각하기에 즐겁지 않고 역설적으로 보이지만, 이제 개방적이고 진지한 임상 및 연구 고려가 필요하다."[42] 세 명의 루이빌 의과대학 소속 의사들도 그 생각에 동의한다. 그들은 1999년에 《임상정신의학회지(Journal of Clinical Psychiatry)》에 보낸 서신에서 기술한다. "장기간 항우울제 사용은 오히려 우울증을 유발할 위험성을 가진다. 항우울제는 신경세포 시냅스의 배선 변경이 가능하며, 이는 항우울제를 비효과적으로 만들 뿐 아니라 내재하는 치료 불응성 우울 상태로까지 유도 가능하다."[43]

## 약이 아니라 병인 그것 It's the Disease, Not the Drug

다시 한번 정신의학은 위기의 순간에 도달했다. 초과민성 정신증의 망령은 1980년대 초에 말벌의 벌집을 뒤흔들었고, 1990년대 중반에도 매우 비슷한 우려가 나타났다. 이번에는 아마 그 위험 혹은 판돈이 훨씬 더 큰 듯하다. 파바는 SSRI 항우울제의 미국 판매가 급증하는 상황에서도 이 문제를 제기하는 것이다. 미국 최고 의과대학의 저명한 정신과 의사들이 신문과 잡지 기자들에게 그들의 의구심에 대해 말했다. 이 약들은 이제 백만 명 이상의 미국 어린이들을 포함하여 어느 때보다도 많은 사람들에게 처방되는 중이다. 진료 현장에서 이러한 항우울제가 오히려 사람들을 만성적으로 우울하게 만들 위험성을 가진다고 고백 가능한가? 항우울제가 '악성의' 질병 장기 경과로 이끌었다고 발언 가능한가? 뇌에 생물학적 변화를 일으켜서 사람들로 하여금 우울증에 더 '민감해지도록' 만들었다고 발표 가능한가? 만약 그렇다면, 어떻게 어린이와 10대들에게 처방 가능한가? 왜 의사들은 어린이들에게 그런 짓을 하는가? 파바의 염려는 빠르게 잠재워져야 하는 것이었다. 1994년 초, 파바가 처음 그 주제를 꺼낸 뒤, 컬럼비아 대학의 도널드 클라인은《정신의학 뉴스(Psychiatric News)》에 이 주제의 연구는 진행되지 않을 것이라고 말한다.

그는 다음과 같이 말했다. "의약 산업계는 이 질문에 관심을 안 가진다. NIMH도 그렇고, FDA도 그렇다. 아무도 이 질문에 관심 두지 않는다."[44]

실제로 이 시기에 미국 정신의학의 지도자들은 이미 '암울한' 장기 결과에 대한 대안적인 설명을 제시하는 중이었다. 사람들이 심한 우울 삽화에서 대체로 회복되었고 대다수가 잘 지냄을 보여준 항우울제 사용 전 시기의 오래된 역학 연구는 '오류'를 가진다고 여겨졌다. NIMH가 소집한 전문가 패널은 다음과 같이 말한다. "**기분장애**의 설명 및 분류에 대한 개선된 접근과 최근의 역학 연구는 우울증의 재발 및 만성화 양상을 보여준다. 우울증은 그 질병에 영향을 받는 사람들의 고통과 기능 장애의 지속적인 원인이 된다."[45] 우울증은 마침내 이해되었다. 하지만 그것은 정신의학이 받아들인 내용에 한해서였다. 교과서는 지식의 진보를 말하기 위해 다시 씌었다. 미국정신의학회(American Psychiatric Association, APA)에서 발간한《정신의학 교과서(Textbook of Psychiatry)》에 따르면 "대부분의 우울증 환자는 결국 회복된다고 알려진 상태였다. 하지만 더 광범위한 연구들은 이 가정이 잘못되었음을 입증한다."[46] APA는 밝힌다. "우울증은 재발이 심하고 치명적인 질환이다."

우울증은 1960년대 후반과 1970년대 초반 NIMH의 실버먼과 다른 연구자들이 묘사한 것처럼 상대적으로 가벼운 질환이 아닌 듯 보였다. 우울증이 만성 질환으로 재인식되면서 이제 정신의학은 항우울제 장기 사용의 근거를 갖게 되었다. 문제는 항우울제로의 노출이 사람들로 하여금 우울증에 더욱 취약하게 하는 생물학적 변화를 일으킨다는 것이 아니었다. 문제는 약이 한 번 중단되면 우울증이 다시 재발한다는 것이었다. 더욱이 정신의학은 환자들의 항우울제 지속적 복용의 장점을 증명하는 연구들을 수행했다. 결국 재발률은 약을 계속 복용한 환자들보다 약을 중단한 환자들에서 더 높았다. 문헌을 검토한 정신과 의사 집단은 설명한다. "항우울제는 **우울증**의 재발 위험을 줄인다. 항우울제 지속 치료는 많은 환자들의 우울증 재발을 막는 데 도움될 것이다."[47]

1990년대에 미국 등지의 정신과 의사들은 환자들의 약물 '유지'를 강조한 이 새 치료 패러다임으로 획득한 결과 스펙트럼을 구체화한다. 연구자들은 전체 단극성 우울증 환자의 3분의 1을 항우울제에 대한 '무반응자'로 결론 내렸다. 그들의 증상은 단기간 안에 완화되지 않고, 그들의 장기 결과는 좋지 않다고 한다. 또 다른 3분의 1은 항우울제에 대한 '부분 반응자'이며 단기 임상시험에서 약의 도움을 받았다고 나타난다. NIMH 연구원들은 우울증의 정신생물학에 관한 협력 프로그램이라 불리는 장기 연구에서 이러한 약물 복용 환자들의 장기 결과는 좋지 않음을 발견했다. 2000년 보고서에서 NIMH 전 책임자 루이스 저드는 설명한다. "생애 첫 우울 삽화일지라도 잔여 '역치 이하의(subthreshold)' 우울 증상을 가진 주요 우울 삽화의 완화는 더 심각한 재발성 및 만성을 띈 향후 과정의 첫 단계로 보인다."[48] 환자의 마지막 3분의 1은 단기간에 증상 호전을 보이지만, 항우울제를 유지할 때 계속해서 잘 지내는 사람들은 이 집단의 절반 정도다.[49]

간단히 말해 초기에 항우울제로 치료받은 환자의 3분의 2는 우울증 재발 위험을 가지고, 소수만이 회복되어 잘 지낼 것으로 기대된다. APA의 1999년 교과서는 지적한다. "단극성 우울증 환자 15%만이 단 한 번의 삽화를 경험한다. 나머지 85%는 각각의 새로운 삽화에서 관해는 불완전하고 새로운 재발은 덜 자극적으로 발전한다."[50] 이 결과 자료는 우울증이 악성 장애임을 말하지만, 댈러스 소재 텍사스 사우스웨스턴 병원의 저명한 정신과 의사 존 러쉬는 '실제 결과'가 훨씬 나쁘다고 주장한다. 그 결과 통계들은 항우울제에 잘 반응할 가능성이 높은 선별된 환자들을 대상으로 한 임상시험에서 비롯되었다고 그는 말한다. "민간 또는 공공 영역에서 일상적으로 치료받는 비정신병적 **주요우울증**을 가진 대표성을 띤 외래 환자의 장기 임상 결과는 아직 명확하게 정의되지 않았다."[51]

2004년에 러쉬와 동료들은 의학 문헌에서 이 공백을 메운다. 그들은 118명의 '실제' 환자들을 항우울제로 치료했고 '임상 결과를 극대화하기 위해 특별히 고안된' 풍부한 감정 및 임상 지원을 제공했다. 이는 현대 정신의학이 제공 가능한 최선의 치료였고 그 실제 결과는 다음과 같다. 환자의 26%만이 항우울제에 반응(평가 척도에서 그들의 증상이 최소 50% 감소)했고, 반응한 사람들의 약 절반만이 일정 기간 동안 더 나은 상태를 유지했다. 무엇보다 놀라운 것은 임상시험 1년 동안 환자 중 6퍼센트만이 완전 관해되고 우울증으로부터 멀어졌다는 사실이다. 러쉬는 "이러한 발견은 현저하게 낮은 반응 및 관해율을 의미"한다고 말했다.[52]

실제 결과에 대한 이 암울한 그림은 러쉬가 실행을 도운 STAR*D 임상시험으로 알려진 대규모 NIMH 연구에 의해 곧 확인되었다. 임상시험에 참여한 4,041명의 실제 외래 환자들의 대부분은 중등도 우울증이었지만, 20% 미만이 관해되고 1년 동안 잘 지냈다. 연구자들은 결론 내린다. "대부분의 **주요우울증** 환자들은 만성 경과를 보이고 때로는 삽화 사이에도 상당한 증상과 장애를 가진다."[53]

40년이라는 짧은 기간 동안 우울증은 완전히 다른 것으로 바뀌었다. 약이 존재하기 전에는 상당히 드문 질환이었고 결과도 대체로 좋았다. 환자와 가족들은 정서 문제가 만성화할 가능성을 걱정하지 않고 안심했었다. 환자 회복까지 6개월에서 12개월 정도 시간이면 되었다. 그런데 오늘날 NIMH는 **우울증**이 매년 미국인 10명 중 1명을 괴롭히고, 과거보다 '더 이른 시기에' 나타나며, 우울증에 걸리는 사람들의 장기 전망은 어둡다고 대중에게 알린다. NIMH는 다음과 같이 경고한다. "주요우울증 삽화는 평생 한 번 발생 가능하지만, 일생에 걸쳐 다시 나타나는 경우는 더욱 잦다."[54]

## 약물치료 안 받은 우울증 대 약물치료 받은 우울증
Unmedicated v. Medicated Depression

우리는 이제 항정신병약물로 경험한 것과 비슷한 인식 지점에 도달했다. 대중에게 그렇게나 인기 많은 항우울제가 장기 결과를 악화시키는가? 우리가 지금까지 검토한 모든 자료는 약이 그런 역할을 한다는 것을 보여주지만, 우리가 여전히 놓치는 증거가 하나 존재한다. 오늘날 약물치료를 받지 않은 환자는 어떤 모습인가? 더 나은 장기 경과를 보이나? 불행히도 오타와 대학 연구자들이 2008년에 발견한 것처럼, 항우울제 치료를 받은 환자들과 치료받지 않은 환자들의 장기 결과를 비교하는 양질의 무작위 시험은 존재하지 않는다. 따라서 그들은 무작위 시험이 '장기 치료에 대한 지침을 제공하지 않는다.'[55]고 결론지었다. 하지만 우리는 이 질문에 답하는 데 도움 줄 '자연경과(naturalistic)' 연구 찾기가 가능하다.[22]

영국, 네덜란드, 캐나다의 연구자들은 우울증 환자의 사례 역사를 통해 약 사용의 역사를 검토함으로 이 질문의 답을 살폈다. 1997년 도심 내부 한

---

22. 자연경과 연구의 주의점은 약물치료를 받지 않은 코호트가 초기 진단 시점에서 약 처방을 받은 사람들만큼 우울하지 않을 거라는 점임. 또한 약 처방을 피한 사람들은 더 큰 '내면의 회복탄력성'을 가지는 것이 가능함. 이러한 주의점에도 불구하고 우리는 자연경과 연구를 통해 약물치료 않는 우울증 경과에 대한 감각을 파악해야 하며, 그것이 항우울제 치료를 받는 우울증 경과와 어떻게 다른지 확인해야 함(_지은이)

대규모 시설의 결과 연구에서 영국의 과학자들은 약물치료를 전혀 받지 않은 95명의 환자들 중 62%에서 증상이 감소한 반면, 약물치료 받은 환자 53명의 33%만 증상 감소를 경험했다고 보고한다. 그들은 투약 환자들이 '6개월 내내 계속해서 우울 증상을 보였다'고 결론내린다.[56] 네덜란드 연구자들은 첫 우울 삽화를 겪은 222명의 10년 결과에 대한 후향적(retrospective)[23] 연구에서 항우울제 처방을 받은 50%에 비교, 항우울제로 치료받지 않은 사람의 76%가 회복되어 재발하지 않음을 발견했다.[57] 마지막으로 캘거리 대학의 스콧 패튼은 9,508명 우울증 환자들의 5년 결과를 평가하기 위해 캐나다의 대규모 건강 데이터베이스를 활용했다. 여기서 약을 복용하지 않은 환자는 11주 동안 우울을 경험한 한편 약을 복용한 환자는 19주 동안 우울한 것으로 나타났다. 패턴은 이러한 발견이 지오바니 파바의 다음 가설과 일치한다고 기술한다. "항우울제 치료가 **기분장애**의 장기 경과 악화로 나타날 위험성을 가진다."[58]

　세계보건기구가 우울증 검진의 가치를 평가하기 위해 전 세계 15개 도시에서 시행한 연구에서도 비슷한 결과가 나왔다. 연구자들은 다른 이유로 진료소에 내원한 환자들에게 우울증이 나타나는지 살폈고, 우울증으로 인지된 사람들을 은근한 방식으로 12개월 동안 추적 관찰했다. 그들은 진료소 일반의들이 환자 전부가 아닌 일부에서 우울증을 감지할 것이라고 추측했고, 그 결과 4개 집단으로 분류될 것이라고 가정했다. 우울증으로 진단되고 항우울제 처방을 받은 집단이 가장 상태가 좋을 것이고, 우울증으로 진단되어 벤조디아제핀 약물을 처방받은 경우가 두 번째, 우울증 진단은 받았지만 정신과 약을 처방받지 못한 경우가 세 번째, 우울증이 발견되지 못하고 약으로 치료도 받지 못한 경우가 가장 상태가 안 좋으리라고 예측했다. 하지만 결과는 반대였다. 종합하여 세계보건기구의 연구자들은 740명에게서 우울증이 인지되었다고 했고, 우울증 진단이 되었든 안 되었든 정

---

23. 後向的, 이전에 조사한 내용을 자료로 사용하는 역학 조사 방법(옮긴이)

신과 약에 노출되지 않은 484명이 가장 좋은 결과를 보였다. 그들은 1년 관찰의 끝 무렵 훨씬 더 나은 '전반적 건강 상태'를 누렸고, 그들의 우울 증상은 훨씬 가벼웠으며, 더 낮은 비율의 사람들에게서 정신질환이 지속된다고 판단했다. 지속되는 우울증으로 가장 큰 고통을 받은 집단은 항우울제로 치료받은 환자들이었다. 연구자들은 기록한다. "이 연구는 우울증 인지 실패가 심한 부정적 결과를 초래한다는 관점을 지지하지 않았다."[59]

다음으로 캐나다와 미국 연구자들은 항우울제 사용이 장애율에 영향을 미치는지 연구했다. 캐나다 온타리오의 중독 및 정신건강 센터의 캐롤린 디와와 동료들은 1996년과 1998년 사이 우울증으로 10일 연속 결근하는 단기 장애를 경험한 1,281명을 살펴보았다. 그 후 항우울제를 처방받지 않은 564명은 평균 77일 만에 직장에 복귀했고, 약 복용군은 복귀까지 105일이 걸렸다. 더 중요한 것은 항우울제를 복용한 사람들의 19%에서 장기간 장애가 생겼지만, 약을 복용하지 않은 이들의 경우는 9%만이 장기간 장애를 겪었다.[24] "항우울제를 사용하지 않는 것은 환자 역할(sick role)을 받아들이는 데 저항하는 것이며, 결과적으로 더 빠른 업무 복귀까지 이어지는 것인가?" 디와는 궁금증을 가졌다.[60] 비슷한 맥락으로 아이오와 대학 정신과 의사인 윌리엄 코렐과 국립 정신건강연구소로부터 연구비를 받는 그의 동료들은 한 차례 우울증을 앓았던 547명의 '자연' 경과를 6년 동안 연구했다. 연구자들은 우울증으로 치료받은 사람들이 치료받지 않은 집단에 비해 '중요한 사회 역할'의 '중단'을 겪을 가능성이 3배 더 높고, 결국 '무능력 상태'가 된 경우는 거의 7배 높음을 발견했다. 게다가 치료받은 환자들은 6년 동안 자신들의 경제적 지위가 현저하게 감소함을 보았지만, 약 복용을 하

---

24. 이 연구는 왜 우리 사회가 항우울제의 장점에 대해 착각하는지를 강하게 설명함. 항우울제를 복용한 사람들 중 73%가 직장으로 복귀했고, (8%는 그만두거나 은퇴.) 확실하게 그 집단의 많은 이들은 약물치료가 어떻게 도움되었는지 이야기할 것임. 그들은 이러한 치료 패러다임의 이점을 입증하는 사회적 목소리가 될 것이며, 이러한 종류의 연구 말고는 약이 실제로 장기간의 장애 위험을 증가시킴을 알지 못할 것임(지은이)

우울증에 대한 세계보건기구 선별 연구의 1년 결과 One-Year Outcomes in WHO Screening Study for Depression

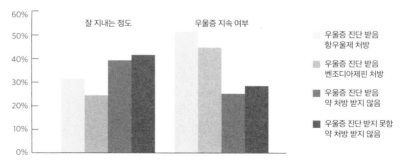

[그림 8.1] 세계보건기구 연구자들은 치료받지 않은 집단이 더 높은 확률로 회복되었으며, 항우울제 치료 집단에서 '지속 우울증'이 가장 높았다고 보고함. 출처: Goldberg D. "일차 진료에서 주요우울증 발견 및 치료의 효과(The effects of detection and treatment of major depression in primary care)." *British Journal of General Practice* 48 (1998): 1840-44

지 않은 그룹은 17%만이 소득이 감소하고, 59%는 오히려 소득이 증가했다. 코리엘은 다음과 같이 기술한다. "여기 설명된 치료받지 않은 사람들은 치료받은 사람들보다 가볍고 짧은 우울증을 경험했고, 치료를 받지 않았는데도 장기간 동안 사회경제적 지위에 큰 변화를 보이지 않았다."[61]

또한 몇몇 국가들은 SSRI 항우울제 출시 이후 우울증으로 인한 장애를 가진 시민들의 수가 극적으로 증가함을 관찰했다. 영국에서는 우울증과 신

우울 환자의 장애 발생 위험 The Risk of Disability for Depressed Patients

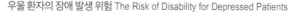

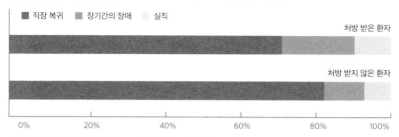

[그림 8.2] 캐나다에서 우울증으로 단기 장애를 경험한 피고용인 1,281명을 대상으로 한 연구. 항우울제 복용 집단이 그렇지 않은 사람들에 비해 장기간 장애로 이환될 확률이 두 배 이상 높았음. 출처: Dewa, C. "항우울제 사용 양상 및 우울증으로 인한 결근 기간(Pattern of antidepressant use and duration of depression-related absence from work)." *British Journal of Psychiatry* 183 (2003): 507-13

경증으로 인한 '무능력 일수(number of days of incapacity)'가 1984년 3,800만 명에서 1995년 1억 1,700만 명으로 3배나 증가했다.[62] 아이슬란드는 우울증으로 인한 장애 인구 비율이 1976년에서 2000년까지 거의 두 배가 되었다고 보고했다. 만약 항우울제가 진정으로 도움이 되었다면, 아이슬란드 연구자들은 이 약 사용이 우울증으로 인한 장애, 질병, 사망률을 낮춤으로 공중보건에 영향을 미친다고 예상했을지도 모른다고 추론한다.[63] 미국의 경우, 건강 설문 조사에서 우울증으로 장애가 발생했다고 응답한 미국 노동 연령의 비율은 1990년대 동안 3배 증가한다.[64]

우리가 검토해야 할 마지막 연구가 하나 남았다. 2006년, 브라운 대학의 정신과 교수 마이클 포스터낙은 고백한다. "불행히도, 우리는 치료받지 않은 우울증의 경과에 대한 직접적인 지식을 거의 가지지 않는다." APA 교과서와 NIMH의 연구에 자세히 기술된 부정적 장기 결과는 약 처방을 받은 우울증에 대한 것이고, 이는 분명히 다른 이야기이다. 이 시대에 치료받지 않은 우울증이 어떤지 연구하기 위해, 포스터낙과 공동 연구자들은 우울증 심리생물학 프로그램에 등록된 환자 84명을 확인했다. 그들은 초기 우울증에서 회복된 후 다시 재발했지만 약물치료로 돌아가지 않았다. 이 환자들

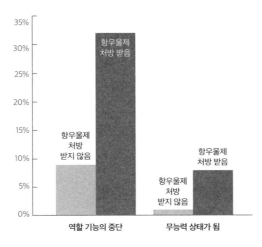

**치료받지 않은 우울증에 대한 미국 정신건강연구소 연구 NIMH's Study of Untreated Depression**

[그림 8.3] NIMH는 이 연구에서 우울증 환자를 치료를 받은 사람들과 그렇지 않은 사람들로 나누어 자연 결과를 살핌. 6년 후, 치료받은 환자들은 그들의 일상 사회 역할에서 기능을 멈추고 무력화했을 가능성이 훨씬 더 높았음. 출처: Coryell, W. "치료되지 않은 주요우울장애의 특징과 중요성(Characteristics and significance of untreated major depressive disorder)." *American Journal of Psychiatry* 152 (1995): 1124-29

은 '약에 노출되지 않은' 집단은 아니었다. 하지만 포스터낙은 여전히 두 번째 우울증 삽화에서 '치료받지 않은' 환자의 회복 추적이 가능했다. 결과는 다음과 같았다. 한 달 안에는 23%, 6개월 안에는 67%, 1년 안에는 85%가 회복되었다. 포스터낙은 치료받지 않은 우울 삽화는 대개 6~8개월 안에 증상이 사라졌으며 이러한 결과는 '아마도 이 추정에 대한 방법론적으로 가장 엄격한 확인'[65]을 제공했다는 크레펠린의 증언을 언급했다.

오래된 역학 연구도 결국 명백한 결함을 갖지 않는 것으로 보인다. 이 연구는 또한 왜 6주 동안 약의 임상시험이 정신의학을 잘못된 방향으로 이끄는지 보여주었다. 비록 약을 복용하지 않은 환자 중 23%만이 한 달 후 회복되었지만, 자발적 관해는 한 주간에 약 2% 비율로 그 이후로도 계속해서 증가했고, 고로 6개월 후에는 3분의 2가 우울증에서 벗어났다. 약물치료를 받지 않은 우울증이 완화되는 데는 시간이 걸리고, 이는 단기 실험에서는 살피지 못할 내용이다. 포스터낙은 말한다. "약물치료를 받지 않은 우울증 환자의 85%가 1년 이내 자발적으로 회복된다면 어떤 개입도 이보다 우월한 결과를 보이기는 극히 어렵다."[66]

조셉 주빈이 1955년에 경고한 것처럼 "2~5년 동안의 추적 관찰을 하지 않은 채 특정 치료법에 대한 확실한 이점을 주장하는 것은 무모한 짓이다."[67]

## 9백만과 숫자 세기 Nine Million and Counting

우리는 이제 항우울제 이야기가 어떻게 서로 들어맞는지, 왜 이 약의 광범위한 사용이 미국에서 장애를 갖는 정신질환자 수 증가에 기여하는지 안다. 단기간 항우울제를 복용하는 사람들은 자신의 증상 완화를 스스로 파악한다. 그들은 의사들이 그러하듯 이를 약이 효과적이라는 증거로 생각할 것이다. 그러나 이러한 증상의 단기 개선은 위약을 처방받은 환자에서보다 현저하게 크지 않으며, 이러한 초기 사용은 문제가 되기도 하는 장기 처방의 과정에 들어서게 한다. 약 복용을 중단하면 재발 위험이 높아진다. 그러나 항우울제를 계속 사용하면 재발성 우울 삽화를 겪을 가능성이 높으며 이러한 만성화로 인해 장애가 발생할 위험이 높아진다. SSRI 항우울제는 어느 정도 신경이완제(항정신병약물)와 같은 방식으로 덫처럼 작용 가능하다.

우리는 또한 항우울제 시대에 우울증으로 인한 장애 갖는 사람들 수 증가를 본다. 1955년에는 우울증으로 인해 전국 정신병원에 38,200명의 환자가 존재했다. 이는 4,345명 중 1명의 장애율이었다. 오늘날 주요우울증은 15~44세 사람들 장애의 주요 원인이다. NIMH에 따르면 우울증은 미국 성인 1,500만 명에게 영향을 미친다. 그리고 존스홉킨스 공중보건대학의 연구원들은 2008년에 이 집단의 58%가 '심한 악화'를 보인다고 보고한다.[68] 이는 거의 성인 900만 명이 이 질환으로 인한 어느 정도 장애를 가짐을 뜻한다.

또한 이 장애는 항우울제로 치료받은 사람들이 우울증 삽화 재발 위험이 높다는 사실에서만 기인하는 것이 아니다. SSRI 항우울제는 여러 골치 아픈 부작용을 일으킨다. 여기는 성기능 이상, 렘 수면 억제, 근육 틱, 피로, 감정 둔화 및 무감동 등이 포함된다. 게다가 연구원들은 약의 장기 사용이 기억력 저하, 문제 해결의 어려움, 창조성 상실, 학습 부족 등과도 연관됨을 보고했다. 2006년 매사추세츠 종합병원의 마우리지오 파바와 동료들은 다음과 같이 고백한다. "우리 분야는 장기간 항우울제 치료 중에 나타나거나 지속되는 인지 증상의 존재에 충분한 주의를 기울이지 않았다. …이 증상은 꽤 흔한 것으로 보인다."[69]

동물연구 또한 놀라운 결과를 보였다. 4일 동안 다량의 SSRI를 섭취한 쥐들은 결국 코르크마개 오프너처럼 부풀어 오르고 뒤틀린 뉴런을 갖게 된다. 필라델피아 제퍼슨 의과대학의 연구원들은 기록했다. "세포가 죽어가는 건지 우리도 모른다. 이러한 효과는 일시적이고 가역적일(reversible) 가능성도, 영구적일 가능성도 가진다."[70] 다른 보고서들은 이 약이 뇌의 시냅스 연결의 밀도를 줄이고, 해마에서 세포사(cell death)를 유발하고, 시상(thalamus)을 수축시키고, 전두엽 기능의 이상을 유발 가능하다고 제안했다. 이러한 가능성들 중 잘 연구되거나 문서로 된 것이 안 보이지만, 항우울제 장기 사용자들의 인지 저하 증상이 '꽤 흔하다면' 분명히 무언가 잘못된 것이다.

## 멜리사 Melissa

나는 우울증으로 생활보조금이나 장애연금을 받는 사람들 다수를 인터뷰했다. 많은 사람들이 멜리사 샌시스와 비슷한 이야기를 했다. 그들은 10대나 20대 초반에 처음으로 항우울제를 복용했고 그 약은 한동안 효과를 보인다. 하지만 그들의 우울증은 재발하고, 그 이후로 그들은 우울 삽화로 힘겨움을 겪는다. 그들의 이야기는 과학 문헌에 자세히 설명된 장기간의 만성성과 놀랄 정도로 들어맞는다. 첫 인터뷰 후 9개월 만에 멜리사를 두 번째로 만났다. 멜리사의 어려움은 거의 그대로였다. 2008년 가을 그녀는 모노아민 산화효소 억제제를 다량 복용하기 시작했고, 그것은 몇 주 동안의 완화를 제공했다. 하지만 그녀의 우울증은 더욱 심하게 재발했다. 그녀는 이제 전기경련요법을 고려하게 되었고, 우리가 태국 음식점에서 점심을 먹을 때, 그녀는 자신의 치료법이 어떻게 다르면 좋겠는지에 대해 애처롭게 말했다.

"만약 16살에 누군가와 이야기를 나누고 건강한 사람이 되기 위해 스스로 할 것들을 배웠다면 어떤 일이 일어났을지 정말 궁금합니다. 저는 그것을 위한 롤 모델을 갖지 못했습니다. 그들은 저의 식이 문제, 체중 관리 및 운동을 돕고 제가 자신을 돌보도록 도왔을 것입니다. 하지만 그 대신 '당신 뇌의 신경전달물질이 문제입니다. 여기, 졸로푸트를 복용해보세요.' 약이 듣지 않으면 '푸로작이라는 이 약을 먹어보세요. 그래도 안 들으면 이팩사라는 약을 쓰세요.' 그 이후 제가 잠을 자는 것이 힘들 때는 '수면유도제를 먹어보세요.'라는 말을 들었습니다." 그녀 목소리는 어느 때보다 애절하게 들린다. "저는 약에 너무나도 지쳤어요."

약어 정리

- 모노아민 산화효소 억제제(monamine oxidase inhibitors, MAOIs)
- 미국정신의학회(American Psychiatric Association, APA)
- 미국 국립정신건강연구소(National Institute of Mental Health, NIMH)
- 미국 식품의약국(the Food and Drug Administration, FDA)
- 선택적세로토닌재흡수억제제(selective serotonin reuptake inhibitor, SSRI)
- 삼환계 항우울제(Tricyclic antidepressant, TCA)
- 영국 국립보건임상연구소(National Institute for Clinical Excellence, NICE)

# 9장

# 양극성 급증
## *The Bipolar Boom*

|

"나는 의학의 역사에서 잘못으로 판명된 행동을 의사들 대부분이 행한
많은 사례들을 지적하고 싶다. 가장 좋은 예는 사혈요법(bloodletting)이다.
이는 기원후 1세기부터 19세기까지 가장 흔한 의료 행위였다."

_나시어 게미(터프츠 메디컬센터 소속, 미국정신의학회 학술대회에서, 2008)

워싱턴 D.C.에서 열린 미국정신의학회(American Psychiatric Association, APA)
2008년 연례회의 때였다. 매일 기자회견이 진행되고, 앞으로 다가올 위대
한 발전에 대한 발표가 이루어졌다. APA의 지도자들이 참석한 기자들과
과학 작가들에게 "정신과 치료가 작동하고 효과적이며, 정신질환이 심혈관
질환이나 암처럼 실재하는 질병이라는 메시지를 대중에게 알리도록 도와
달라."고 촉구했다고 APA 회장 캐롤린 로비노위츠는 말했다. "우리는 환자
와 가족들에게 이 소식을 전하도록 파트너로서 협력해야 한다." 언론이 중
요한 역할을 맡는다고 차기 회장 나다 로건 스토트랜드는 설명한다. "대중
은 잘못된 정보에 취약하기 때문이다." 그녀는 기자들에게 강조했다. "정신
질환은 현실이고 정신과 치료는 효과적이며, 우리 데이터가 의학 다른 분
야와 같이 견고함을 대중에게 알리도록 도와달라."

비록 이 책《약이 병이 되는 시대》가 APA가 염두하는 파트너십 모델에
잘 맞을 것 같진 않았지만, 나는 모든 발언을 내 공책에 휘갈겨 썼다. 그리
고서 나는 매일 거대한 전시장을 한가로이 거닐었다. 일라이 릴리, 화이자,
브리스톨 마이어스 스퀴브, 그리고 다른 정신과 약의 주요 판매사들은 만

약 내가 의사였다면 다양한 기념품과 선물을 받을 거대한 환영 센터를 운영했다. 정신과 의사들은 매일 새로운 개인 맞춤형 선물을 받았다. 어느 날에는 작은 손전등에 이름을 새긴 선물을 받았고, 다음날에는 휴대폰 충전기를 받았다. 〈의사 경주 챌린지〉라는 비디오 게임에 참여해도 선물을 받았다. 양극성 질환[25] 치료제로서 지프라시돈(ziprasidone)[26]의 경이로움에 대한 질문에 얼마나 잘 대답하느냐에 따라 결승선을 향한 가상 경주 속도가 결정되었다. 그 게임을 한 후 많은 사람들이 본인 사진을 찍고 '지구상 최고의 의사'라고 적힌 캠페인 버튼에 도장을 찍기 위해 줄을 섰다.

그 학회장에서 사람들이 가장 많이 참석한 행사는 제약회사 후원 심포지엄이었다. 아침, 점심, 저녁 시간마다 의사들은 호화로운 무료 식사를 즐겼고, 이어서 선택한 주제에 관한 토론이 이어졌다. 우울증, ADHD, 조현병, 그리고 어린이와 청소년의 항정신병약물 처방에 대한 심포지엄이 열렸다. 거의 모든 연사들이 일류 대학에서 칭송받는 인물들이었다. APA가 새로운 공개 정책의 일환으로 제약회사 자금이 공급된 모든 방식을 나열하는 도표를 발표했기에, 오피니언 리더들이 모두 제약회사로부터 지원받는다는 사실은 공개적으로 밝혀졌다. 연구 지원금 수령 외에도 대부분의 '전문가'는 컨설턴트, '자문위원회', '연사국'의 일원으로 활동했다. 이에 따라 1990년대 청소년 양극성장애 대중화에 앞장선 보스턴 매사추세츠 종합병원 정신과의사 조셉 비더먼이 8개 기업으로부터 연구비를 지원받고, 9개 기업에 '컨설턴트' 역할을 했으며, 8개 기업에서 '연사' 역할을 했음이 드러났다. 그의 긴 제약회사 고객 목록은 그리 특이한 것이 아니었고, 최근 고객 목록에 또 다른 제약회사를 추가하였기에 강연자들은 연단에 오를 때 공개 가이드

---

25. 조울병, 양극성 질환, 양극성 상태 모두 양극성장애(bipolar disorder)를 일컬음. 양극성장애는 우울 삽화와 기분이 비정상적으로 고양되는 조증 삽화 혹은 그보다 정도가 조금 가벼운 경조증 삽화가 나타나는 정신질환. DSM-5에서는 정도에 따라 한 번 이상의 조증 삽화가 나타나면 I형 양극성장애로, 한 번 이상의 경조증 삽화와 우울 삽화가 나타나면 II형 양극성장애로 진단(_옮긴이)
26. 미국 내 약 상품명 : 지오돈(Geodon)(_옮긴이)

에서 정보를 업데이트해야 했다. 하버드 의과대학의 진 프레이저는 그러한 정보를 충분히 전달한 뒤, 어린이 환자에 대한 정신과약 다약제 처방의 장점을 다룬 심포지엄에서, 정색을 하고 말한다. "여러분들이 내 발표를 편견 없이 생각하길 바란다."

연사들은 마치 제약회사로부터 대중 연설 연습을 제공받은 것처럼 매우 세련된 발표를 했다. 그들은 대부분 자신의 발표 파워포인트 슬라이드로 넘어가기 전에 농담으로 발표를 시작했다. 파워포인트 슬라이드는 극장보다 더 큰 스크린에서 돌아간다. 종종 식사하는 청자들은 발표 도중 객관식 질문에 답이 가능한 휴대용 원격 장치를 제공받았다. 미국의 퀴즈쇼, 〈제퍼디(Jeopardy!)〉 결승전처럼 응답을 버튼으로 누르는 동안 극적 음악이 재생되고, 그들의 집단 지성이 화면에 드러날 때면 대부분이 정답을 맞추고, 한 연사는 말한다. "당신들은 정말 똑똑하군요."

패티 듀크는 2008년 APA 연례 회의의 유명인사로 본인의 정신질환 환자 이야기를 들려주었다. 아스트라제네카는 그녀의 발언을 후원했고, 그녀를 소개한 제약회사 대변인은 청중들이 그녀가 해야 할 말의 요점을 놓칠지도 모른다고 우려한 듯, 모든 사람들에게 말했다. "핵심 내용은 정신질환이 진단 가능하고 인식 가능하며, 치료 효과를 가진다는 것이다." 뒤이어 오스카상을 받은 이력이 있는 여배우가 호박 주황색 드레스를 입고 나와 20년 동안 진단받지 못한 양극성 질환을 어떻게 겪었는지 이야기한다. 그 동안 그녀는 술을 지나치게 많이 마셨고 성적으로 문란했다. 그녀는 말했다. "진단과 약물치료가 나의 결혼생활을 가능하도록 만들었다." 미국 전역에서 여러 환자 단체들과 이야기를 나눌 때마다 그녀는 이 점을 강조한다. "저는 그들에게 '처방받은 약을 꼭 드세요!'라고 말합니다. 약은 불이익이 거의 없이 병을 고칩니다." 관객들은 그 말에 큰 박수를 보냈고, 미국의 국민 사촌 같은 이 배우는 정신과 의사들에게 마지막 축복의 말을 전한다. "우리를 치료하고 균형 잡힌 삶으로 인도하는, 선택받은 여러분 같은 분들 덕에 우리는 넘치는 축복을 받았습니다. …저는 여러분 같은 정신과 의사들과 전미정신질환연맹(National Alliance on Mental Illness, NAMI)으로부터 정보를 얻습니다. 만약 제가 그러한 정보를 받아들이지 않는다면, 저는 그물에 던져진 듯할 겁니다. 제가 대중과 강연을 통해 만날 때 누군가 '나에겐 약이 불필요해, 나는 안 먹는다'고 말한다면 저는 그들에게 '당신은 스스로에게 바보짓을 하는 것'이라고 합니다."

이 연설은 기립박수로 이어졌고, 나는 공책에 기록을 정리하면서, 이 연례 회의 안에서 어딜 가든지 핵심 메시지는 상당히 잘 통제될 것으로 보였다. 거의 모든 것이 자신들의 치료를 상당히 신뢰하는 전문가 직종에 대해 이야기하는 방식으로 설정되고 조직되었다. 마틴 해로우가 조현병 치료 결과에 대한 장기 연구에 대해 발표할 예정이었지만, 그에게는 단지 20분이 주어졌다. 그의 세션은 학회장의 작은 방들 중 하나에 배정되었다. 그의 발표는 규칙의 유일한 예외일 것이다. 그래서 나는 화요일 오후에 '양극성장애의 항우울제'라는 제목의 포럼을 보기 위해 사람들로 붐비는 조금은 더 큰 방으로 비집고 들어가면서, 어떤 놀라운 것을 듣게 되리라고 기대하지는 않았다. 나는 강연자들이 어떤 식으로든 이 약물의 사용을 정당화하는 실험 결과를 단순하게 제시하리라고 생각했지만, 곧 나는 맹렬히 받아 적게 되었다. 미국 생물정신의학의 두 원로 프레드릭 굿윈과 로버트 포스트를 포함한 미국 내 최고의 양극성 질환 전문가들이 주도한 토론은 다음 질문에 초점을 두었다. 항우울제가 양극성장애의 장기 경과를 **악화시키는가?** 명백하게 그러한가?

"질병의 양상이 달라졌다." 이 분야 경전으로 여겨지는 《조울병(Manic-Depressive Illness)》의 1990년 초판본 공동 저자인 굿윈은 말한다. "오늘날 우리는 초판에서 밝힌 것보다 훨씬 더 빠른 급속 순환, 훨씬 더 많은 혼재성 양상, 훨씬 더 많은 리튬 저항성, 훨씬 더 많은 리튬 치료 실패를 경험한다. 이 병은 더 이상 크레펠린이 설명한 것이 아니다. 내 생각에 가장 큰 요인은 이 병의 환자 대부분이 기분안정제 노출 전에 항우울제를 복용한다는 것이다."

이 연설을 시작으로 한 시간 동안의 고해성사가 이어졌다. 비록 모든 연사들이 항우울제가 양극성 환자들에게 재앙 같았다는 데 동의하지는 않았지만, 이것이 공통 주제였고, 아무도 지난 20년 동안 양극성 질환의 치료 경과가 눈에 띄게 악화했다는 굿윈의 결론 요약에 의문을 제기하지 않았다. 터프츠 메디컬센터의 나시어 게미는 항우울제가 조증 전환을 유발하고 환자들을 '급속 순환성'으로 만들 위험성을 가지며 우울증 삽화에 보내는 시간을 길게 만든다고 말했다. 포스트는 급속 순환성이 매우 안 좋은 결과로 이어졌다고 덧붙였다.

그는 말한다. "방대한 연구 문헌이 삽화의 수가 많을수록 인지 손상이 더 심해질 가능성을 입증한다. 우리는 더 많은 삽화, 더 많은 치료 저항성이 더 많은 인지기능 장애와 연관됨을 구축하는 중이다. 단극성 또는 양극성 우울 삽화 경험이 4차례면 치매의 노년기 위험이 두 배로 증가한다는 데이터를 본다. 생각해보시라. 이는 전체 내용의 절반에도 미치지 못한다. …미국에서 우울증, 양극성 질환, 조현병을 앓는 사람은 정신건강 체계에 속하지 않은 사람들에 비해 기대 수명이 12~20년 줄어드는 형편이다."

이는 완전히 실패한 치료 패러다임, 환자로 하여금 지속되는 증상과 인지 장애를 지속하여 경험하게 하고 조기 사망에 이르게 하는 치료와 관련되는 발언이었다. 포스트는 거의 비명을 질렀다. "이제 여러분들은 우리가 하는 치료가 장기적으로는 잘 작동하지 않는다는 말을 방금 들었다. 그래서 우리는 도대체 무엇을 해야 하는가?"

고백은 빠르고 격렬했다. 정신의학에는 물론 양극성장애에 항우울제를 사용하는 '근거 기반'을 가졌지만, 포스트는 말한다. "제약회사에서 실시한 임상시험은 임상가인 우리에게 사실상 쓸모가 없다. …우리 환자들이 무엇에 반응할지, 첫 번째 치료에 반응하지 않는다면 다음 치료는 무엇이어야 하는지, 얼마나 오래 그 치료에 머물러야 하는지를 우리에게 말해주지 않는다." 그리고 덧붙인다. "이렇게 항우울제처럼 빈약한 치료에 실제 반응하는 사람은 극히 일부에 불과하다." 굿윈은 말한다. "최근 제약회사 자금 지원 연구를 통해 항정신병약물 치료가 중단된 양극성 환자들이 높은 비율로 재발했음을 보여주었고, 이는 이론적으로 이러한 약의 장기간 복용 필요 증거로 작용했으며, 이 연구는 '위약 집단'에서 재발하도록 설계되었다." "이는 그 약이 여전히 필요하다는 증거가 아니다. 만약 당신이 그 약에 적응된 뇌를 갑자기 바꾼다면, 당신이 재발을 경험할 것이라는 증거다." 포스트는 다음도 덧붙인다. "항우울제가 등장한 지 50년이 지난 지금, 우리는 여전히 양극성 우울증을 어떻게 치료해야 할지 잘 모른다. 우리는 그냥 만들어진 것이 아니라 새로운 치료 알고리즘이 필요하다."

이 모든 것은 커튼이 젖혀지면 전능한 마법사가 아닌 쇠약한 노인으로 밝혀지는 영화 〈오즈의 마법사〉 장면과 흡사했다. 양극성 질환에 대한 지프라시돈 약의 경이로움에 대한 비디오게임 질문에 답하면서 화이자의 환영 센터에서 아침을 보낸 청중 누구에게나 충격적이었을 것이다. 30년 전 가이 슈이나드와 배리 존스는 약물 유발 '초과민성 정신증'에 대한 이야기로 정신의학계를 뒤흔들었다. 이제 정신의학계는 양극성 질환의 치료 경과가 30년 전보다 더 나빠졌고, 항우울제가 범인일 가능성이 높다는 사실을 직시하라는 요청을 받았다. 정신자극제도 양극성 환자 악화가 가능할 듯 보였고 마침내 게미는 청중들에게 정신의학은 정신과 약 사용에 대해 '히포크라테스적' 접근법을 채택해야 한다고 말했다. 이 접근법은 그 약의 처방이 장기적으로 진정 유익하다는 명백한 근거가 나오지 않는 한 처방을 중단하도록 요구하는 것이다. 그는 "약을 쉽게 쓰기보다 진단을 신중하게 함이 더 중요하다"고 말했고, 어느 순간 이 토론으로 점점 더 동요된 청중 중 몇몇이 그에게 야유를 보냈다.

그는 양극성장애 치료로 항우울제를 사용한 전문가들에 대해 말하면서 "5만 명의 정신과 의사들이 틀렸다는 것인가?"라는 질문을 받았다. 그는 다음과 같이 대답했다. "아마도 그 대답은 '그렇다'라고 생각한다."

# 리튬 이전의 양극성 질환 Bipolar Before Lithium

여기까지 읽은 이 책 독자들은 약물치료 시대에 양극성장애의 치료 경과가 극적으로 악화했다는 사실을 알고도 놀라지 않을 것이다. 유일하게 놀라운 것은 이 실패가 APA 연례 회의에서 공개적으로 논의되었다는 점이다. 약물치료를 시행한 조현병, 불안장애, 우울증의 장기 결과에 대해 과학 문헌이 밝힌 바를 감안할 때, 양극성 질환 치료에 사용되는 정신과 약물 칵테일이 장기적으로 좋은 결과를 가져오지 못하리라는 이유가 존재한다. 증가된 만성화, 기능 저하, 인지 장애 및 신체 질환의 증가 등 이 모든 것들은 항우울제, 항정신병약물, 기분안정제, 벤조디아제핀 계열 항불안제, 그리고 신경자극제를 포함하는 약물 칵테일로 치료되는 사람들에게서 나타날 것으로 예상된다. 이는 예상 가능했던 의료 사고였다. 안타깝게도, 이 이야기의 역사를 추적하면서 보이는 세부 내용들이 상당히 익숙하게 느껴질 것이다.

'양극성' 질환은 1980년 APA의 《정신질환의 진단 및 통계 편람, 제3판(Diagnostic and Statistical Manual of Mental Disorders, 3rd Edition, DSM-III)》에 처음 등장한 최근 진단명이지만, 히포크라테스 시대 의학 문헌에는 조증과 우울증이 번갈아 나타나는 환자에 대한 설명이 담겼다. 17세기 독일 의사 크리스티안 바터는 다음과 같이 기록했다. "우울증(melancholia)은 종종 조증으로 바뀌기도 하고 그 반대이기도 하다. 우울증 환자였던 사람들은 이제 웃고, 슬퍼하고, 수많은 여러 터무니없는 몸짓과 행동의 모양을 표현한다." 영국의 광인 전문 의사 존 하슬람은 말한다. "가장 격노하는 조증 환자들이 갑자기 깊은 우울증에 빠지고, 가장 우울하고 비참해하던 사람들이 갑자기 폭력과 광란의 상태가 된다." 1854년 프랑스 수용소의 의사 쥘 베이아쥐는 이 병을 **이중 광기**(la folie à double forme)라고 불렀다. 이는 흔하지 않지만 인식 가능한 광기의 형태였다.[1]

에밀 크레펠린이 진단 교과서를 출판했을 때, 그는 이 환자들을 조울병 집단에 포함시켰다. 이 진단 범주에는 우울증이나 조증 단독으로(둘 다가 아닌) 앓는 환자도 포함되었으며, 크레펠린은 이러한 다양한 감정 상태가 모두 동일한 기저 질환에서 비롯되었다고 추론했다. 조울병을 단극성과 양극성 으로 분리하는 것은 1957년 독일의 정신과 의사 칼 레온하르트가 조증 형 태의 정신질환이 우울 형태의 정신질환보다 가족력의 특성을 더 많이 보인 다고 판단하면서부터 시작되었다. 그는 조증 환자들을 '양극성(bipolar)'이라 고 불렀고, 다른 연구자들은 이후에 조울증의 단극성 형태와 양극성 형태 사이의 추가 차이점을 발견했다. 양극성 환자는 20대에 발병하는 경우가 많았고, 만성 질환 양상 위험성도 다소 높게 나타났다.

세인트루이스 소재 워싱턴 대학교 교수 조지 위노커는 1969년 저서 《조 울병(Manic Depressive Illness)》에서 단극성 우울증과 양극성 질환을 별개의 질 환으로 여겼다. 이러한 구분이 이루어지면서 그와 다른 연구자들은 '양극 성' 환자의 데이터를 분리하기 위해 조울병에 관한 문헌을 검토하기 시작 했다. 평균적으로 과거 연구에서 조울증 집단의 약 4분의 1이 조증 삽화 를 겪었고 따라서 이들은 '양극성'이었다. 어느 모로 보나 이는 드문 질환 이었다.[2] 1955년 양극성 질환으로 입원한 사람은 12,750명이었는데, 이는 13,000명당 1명의 장애율이었다. 그 해 미국 정신병원에서 양극성 질환으 로 입원한 사람은 약 2,400명에 불과했다.[3]

위노커가 발견한 바와 같이, 약물치료 이전 시대의 조증 환자들 장기 결 과는 꽤 좋았다. 호레이쇼 폴록은 1931년 연구에서, 첫 번째 조증 발작으로 뉴욕 주립 정신병원에 입원한 환자의 50%는 두 번째 조증을 앓지 않았으 며, 20%만이 세 번 이상의 삽화를 경험했다고 보고한다.[4] 1929년 존스홉킨 스 의과대학의 F. I. 워덤은 2,000명의 조울증 환자들을 대상으로 한 연구에 서 조증 환자의 80%가 1년 내 회복되었고, 장기 입원을 필요로 하는 경우 는 1% 미만이었다고 보고하였다.[5] 거너 런드퀴스트의 연구에 따르면 103 명의 조증 환자들 중 75%가 10개월 이내 회복되었고, 이후 20년의 관찰 기 간 동안 환자 절반은 다시 조증 발작을 경험하지 않았으며, 8%만이 만성 경과를 보였다. 집단의 85%가 '사회적으로 회복'되어 이전 위치로 복귀했다.[6] 마지막으로 아이오와 대학의 밍 쯔엉은 1935년에서 1944년 사이에 86명의 조증 환자들이 정신병원에 입원한 후 30년 동안 어떻게 지내는지를 연구했는데 거의 70%가 좋은 결과를 보임을 발견했다. 이는 그들이 결혼하고, 자신의 집에서 살며, 직업을 가진다는 것을 의미했다. 전체의 절반은 이 긴 추적 조사 기간 동안 증상이 안 나타났다. 쯔엉의 연구에서 대체로 조증 환자들은 단극성 우울증 환자들과 마찬가지로 잘 지내는 편이었다.[7]

이 결과는 다음을 드러낸다고 위노커는 밝힌다. "조울정신병을 앓는 이들이 이 병으로 평생 시달린다고 생각할 근거는 존재하지 않는다. 조현병과는 분명히 다른 경과를 보인다." 어떤 이들은 여러 조증 및 우울 삽화를 겪었지만 각 삽화는 단지 '몇 달 동안만 지속'되었고, '환자들 상당수는 단 한 번의 삽화'만을 경험한다. 가장 중요한 것은, 일단 환자들이 양극성 삽화에서 회복되면 그들이 보통 '평소 하던 일을 다시 시작하기가 쉽다'는 사실이다.[8]

## 양극성으로 가는 통로 Gateways to Bipolar

미국 국립정신건강연구소(National Instutute of Mental Health, NIMH)에 따르면 미국 성인 40명 중 1명이 양극성장애를 앓는다. 그래서 우리가 이 질병의 결과에 대한 문헌 검토 전에, 우리는 이 놀라운 유병률의 증가를 이해하려 노력해야 한다.[9] 빠르고 쉬운 설명은, 정신의학이 진단의 경계를 크게 확장했다는 것이다. 하지만 이는 이야기의 일부에 불과하다. 합법적인 것이든 불법적인 것이든 정신작용제는 양극성 급증을 부채질한다.

맥린 병원, 피츠버그 대학, 신시내티 대학 병원의 연구자들은 첫 번째 삽화를 경험하는 양극성 환자를 대상으로 한 연구에서 적어도 연구 참여자의 3분의 1이 조증 또는 정신증 삽화 이전에 마리화나 또는 다른 불법 약물을 사용했다는 사실을 발견했다.[10] 신시내티 대학 연구자들은 결론짓는다. 이러한 약물 남용이 "점차 더 심각한 정서 반응을 유발하여 조증 또는 우울증 삽화로 절정에 이르고, 그 후 이 상태가 평생 지속 가능하다."[11] 2008년 마운트 시나이 의과대학 연구자들은 2005년과 2006년에 코네티컷의 실버힐 병원에 입원한 양극성 환자 중 거의 3분의 2가 불법 약물 남용 후 처음으로 '기분 불안정'을 경험했다고 보고한다.[12] 각성제, 코카인, 마리화나, 환각제가 흔한 원인이었다. 2007년 네덜란드 연구자들은 마리화나 사용이 "양극성장애의 첫 진단 위험의 5배 증가와 연관되고" 네덜란드의 새로운 양극성장애 사례 중 3분의 1이 마리화나로 인해 발생한다고 보고한다.[13]

항우울제 또한 많은 이들을 양극성 진영으로 이끈다. 그 이유를 알려면 항우울제군 약물의 발견으로 돌아가면 된다. 우리는 이프로니아지드 치료를 받은 결핵 환자들이 병동에서 춤을 추었다는 내용을 앞에서 살폈다. 이 잡지의 보도는 다소 과장되긴 했지만, 무기력한 환자들이 갑자기 조증처럼 행동하는 것을 이야기한다. 1956년 조지 크레인은 항우울제 유발 조증에 대한 첫 논문을 발표했으며, 이 문제는 그 이후 과학 문헌에 계속 등장한다.[14] 1985년 취리히 주르크홀즐리 정신병원에서 환자 구성의 변화를 추적하던 스위스 연구자들은 항우울제 도입 이후 조증 증상을 보이는 환자 비율이 급격히 증가했다고 보고한다. "양극성장애가 증가했고, 잦은 삽화로 입원하는 환자들이 더 많아졌다."[15] 1993년 우울증 진료지침에서 APA는 고백한다. "전기경련요법(ECT, electroconvulsive therapy)을 포함한 모든 항우울 치료가 조증 또는 경조증 삽화 유발 위험을 가진다."[16] 몇 년 후, 예일대학교 의과대학의 연구자들은 이러한 위험을 정량화했다. 1997년~2001년에 우울증 또는 불안장애 진단을 받은 환자 87,290명의 기록을 검토한 결과, 연간 항우울제 치료를 받은 환자의 7.7%가 양극성 질환으로 전환되었고, 이는 항우울제를 쓰지 않은 환자보다 3배 더 높은 수치였다.[17] 그 결과 장기간에 걸쳐 오늘날 단극성 우울증으로 먼저 진단받은 환자의 20~40%가 결국 양극성 질환으로 진단이 바뀐다.[18] 실제로 우울조울협회 회원을 대상으로 한 최근 설문조사에서 양극성 진단받은 사람의 60%는 먼저 주요 우울

장애를 앓는다고 판정받은 뒤에 양극성으로 진단이 바뀌었다고 응답한다.[19]

이는 양극성 환자가 일상적으로 **만들어지는** 과정을 알려주는 데이터이다. 프레드 굿원은 2005년 《일차정신의학(Primary Psychiatry)》에 실린 인터뷰에서 설명한다. "의인성으로(iatrogenically) 양극성 **질환이 한 번** 발생하면 항우울제 처방을 중단하더라도 양극성 질환 재발 가능성이 크다. 의학 근거에 따르면 한 번 조증 삽화를 겪은 환자는 항우울제로 자극 않더라도 또 다른 조증 삽화를 겪을 가능성이 높다."[20] 이탈리아의 지오바니 파바는 다음과 같이 말한다. "항우울제 유발 조증은 단순히 일시적이면서 완전하게 복귀 가능한 현상이 아니다. 이는 정신질환 악화의 복잡한 생화학 기전 유발이 가능해진다."[21]

불법 및 합법 약물이 양극성 질환으로 가는 길에 기름을 붓는 상황에, 1955년의 희소 정신질환이 오늘날 흔해진 것은 놀랍지 않다. 1990년대에 선택적세로토닌재흡수억제제(selective serotonin reuptake inhibitor, SSRI)가 미국을 강타해 1996년부터 2004년까지 양극성 질환 진단을 받은 성인의 수는 56% 증가했다. 동시에 지난 35년 동안 정신의학이 진단의 경계를 꾸준히 확장해온 것도 양극성 급증을 일으키는 데 일조했다.

양극성장애가 조울병과 처음 구분될 때, 양극성장애 진단을 위해서는 조증과 우울증을 각각 입원할 정도로 심하게 앓아야 했다. 그 후 1976년에 NIMH의 굿원과 다른 연구자들은 조증이 아닌 우울증으로 입원한 사람이 가벼운 조증(경조증) 삽화를 경험한 경우 덜 심한 형태의 질환인 제2형 양극성으로 진단 가능하다고 제안했다. 그 뒤 제2형 양극성 진단이 확장되어 우울증이나 조증으로 입원하진 않았지만 단순하게 두 가지 삽화 모두 경험한 사람들도 제2형 양극성장애 진단에 포함되었다. 이후 1990년대에 정신의학계는 경조증 진단을 위해 더 이상 4일 넘게 '기분이 들뜨거나, 의기양양하거나, 과민한 기분'을 필요로 하지 않았다. 대신 2일 동안만이라도 그러한 기분이 지속되면 경조증으로 진단하도록 결정했다. 양극성장애가 유행하였고, 이런 식으로 진단 범위가 확대되면서 연구자들은 양극성장애가 인구의 최대 5%까지 영향을 미친다고 갑작스럽게 발표했다. 그러나 양극성 질환의 급증은 거기에서 멈추지 않았다. 2003년 당시 NIMH 총 책임자 루이스 저드와 다른 연구자들은 많은 사람들이 우울증과 조증의 '역치 이하(subthreshold)' 증상을 겪으므로 '양극성 스펙트럼 장애'로 진단 가능하다고 주장했다.[22] 한 양극성 전문가는 설명한다. "제1형 양극성, 제2형 양극성, 그리고 '양극성장애와 정상 사이 양극성 중간 상태(bipolarity intermediate)'가 가능하다."[23] 저드는 미국 성인의 6.4%가 양극성 증상을 겪는다고 계산했고, 다른 이들은 이제 성인 4명 중 1명이 포괄적 양극성 집단에 속한다고 주장한다. 한때 드물었던 이 질병이 감기만큼 흔히 발생하게 되었다.[24]

## 리튬 시대 The Lithium Years

1960년대 정신약리학 혁명이 한창일 때, 모든 정신질환에는 마법 탄환이 필요하다고 여겨졌고, 양극성장애가 단극성 우울증과 구분되어 조울병으로부터 분리된 뒤 정신의학은 적절한 치료제 후보로 리튬을 발견했다. 이 알칼리 금속으로부터 추출된 염류 성분은 150년 이상 의학 주변부에 머물다가 1970년대 초부터 리튬은 갑작스레 새롭게 발견된 양극성 질환의 치료제로 선전한다. 컬럼비아 대학교의 정신과 의사인 로널드 피브는 1975년에 출간한 저서 《기분순환(Moodswing)》에서 서술한다. "정신의학에서 조증 및 우울증 재발에 리튬만큼 빠르고, 구체적이고, 영구적으로 효과적인 치료법을 찾지 못했다."[25]

자연에서 가장 가벼운 금속인 리튬은 1818년 스웨덴 해안의 암석에서 발견되었다. 요산을 분해한다고 보고되어 신장 결석과 통풍 환자들의 관절에 모인 요산 결정을 없애는 치료제로 시판되었다. 1800년대 후반과 1900년대 초반에 리튬은 소위 만병통치약과 강장제의 인기 많은 재료가 되었고, 심지어 맥주를 비롯한 음료수에도 첨가되었다. 그러나 결국 리튬은 요산 분해 성질을 갖지 않는다고 밝혀졌고 1949년, 리튬이 심혈관질환을 일으킨다고 밝혀진 후 미국 식품의약국(the Food and Drug Administration, FDA)는 사용을 금지했다.[26]

리튬의 정신과 약물로의 부활은 호주 의사 존 케이드가 기니피그에게 리튬을 먹인 결과 기니피그가 온순해짐을 관찰하면서부터 시작되었다. 1949년, 그는 10명의 조증 환자를 리튬으로 성공적으로 치료했다고 보고했다. 하지만 이 치료로 한 명이 사망하고 다른 두 명이 중태에 빠졌다는 사실은 발표 논문에 언급하지 않았다. 리튬 강장제 제조업자들이 예전부터 파악해왔듯이 리튬은 아주 적은 양으로도 독성 유발이 가능하다. 지적 기능과 운동 능력이 손상 가능하며, 너무 많은 양을 투여하면 혼수 상태에 빠져 사망에도 이른다.

APA 소속 미국 정신과 의사들은 양극성 질환이 뚜렷한 질환으로 등장하기 전까지 리튬에 대해 거의 관심을 갖지 않았다. 이전에는 조증 발작을 완화하기 위해 클로르프로마진 및 기타 신경이완제가 사용되었으므로 비슷한 뇌 억제효과를 갖는 다른 약이 필요하지 않았다. 하지만 1969년에 조지 위노커가 조울병을 단극성 우울증과 양극성 형태로 구분한 저서를 발표하면서 정신의학계로서는 양극성 질환이라는 새로운 질환에 대한 해독제가 필요했다.

어떤 제약회사도 리튬의 특허를 취득 못했기에 APA는 FDA 승인을 받는 데 앞장섰다. 리튬에 대한 위약 대조 임상시험은 단 몇 건밖에 실시되지 않았다. 1985년, 과학 문헌을 샅샅이 뒤진 영국 연구자들은 리튬에 대한 긍정 연구 결과를 단 4건 찾아냈다. 이 연구에서 리튬은 환자의 75%에서 좋은 반응을 보였으며, 이는 위약 집단의 반응률보다 훨씬 높았다.[27] 리튬 근거 기반의 두 번째 부분은 보통과 마찬가지로 금단 연구에서 나왔다. 1949년에 19건의 임상시험을 분석한 연구자들은 리튬 중단 환자의 53.5%가 재발한 반면, 리튬 유지 환자의 37.5%가 재발한 사실을 발견했다. 이는 리튬이 재발을 방지한다는 근거로 받아들여졌지만, 연구자들은 환자가 리튬을

**서서히** 중단한 소수 연구에서 29%만이 재발을 일으켰으며, 이는 리튬을 유지한 환자들의 비율보다 낮았다고 지적했다.[28]

대체로 리튬이 환자에게 도움 된다는 확실한 근거는 없었고, 1980년대 몇몇 연구자들은 리튬의 장기 효과에 대해 우려를 제기하기 시작했다. 그들은 리튬 도입 이후 미국과 영국에서 조증으로 인한 재입원율이 증가했다는 점에 주목했다. 이는 결국 양극성 환자의 높은 응급실 방문율에 대한 설명이 되었다.

여러 연구에 따르면 리튬 치료를 받은 환자의 50% 이상이 단기간에 약물 복용을 중단한다고 밝혀졌다. 리튬의 중단은 대개 정신의 둔화와 신체 움직임의 느려짐에서 벗어나게 해주기 때문이다. 하지만 리튬을 중단하면 놀라울 정도로 높은 비율의 재발이 나타났다. 1999년에 로스 발데사리니는 리튬에 노출되지 않았을 때 양극성 환자 절반이 재발하는 데 거의 3년이 걸렸지만, 리튬 치료를 받다가 끊은 환자의 절반은 5개월 안에 재발했다고 보고한다. 리튬이 중단된 후 삽화와 삽화 사이 시간은 자연 경과 때보다 **7배 더 짧았다.**[29] 발데사리니는 기록한다. "리튬 치료 중단 후 재발 위험은…특히 조증의 경우 치료 전 환자의 경과나 질환의 자연사(natural history)에 대해 일반 지식으로 예측한 것보다 훨씬 더 높다."[30] 다른 연구자들도 같은 현상에 주목했다. 피츠버그 대학의 조나단 히멜호크는 설명한다. "조증 재발은 '리튬 금단에 의해' 쉽게 유발되며, 아마도 초과민화한 수용체 또는 세포막 경로의 방출에 의해 유발될 것이다."[31]

이는 리튬 치료를 받다가 복용을 중단한 양극성 환자들이 '약물치료를 전혀 받지 않은 경우보다 더 악화함'을 의미한다고 영국의 정신과 의사 조아나 몬크리프는 지적한다.[32] 스코틀랜드의 정신과 의사 가이 굿윈은 1993년에 환자가 리튬에 노출되었다가 첫 2년 이내 복용을 중단하면 재발 위험이 너무 커 리튬이 "양극성 환자에게 해로울 것"이라고 결론 내린다. 또 리튬 도입 이후 양극성 환자의 재입원율 증가는 리튬으로 인한 악화라고 "전적으로 설명 가능"[33]하다고 말한다.

그런 리튬을 계속 복용한 환자들도 특별히 좋은 상태를 유지하지 못했다. 약 40%가 첫 입원 후 2년 이내 재발했고, 5년이 지나자 60% 이상이 다시 병에 걸렸다.[34] 초기 리튬 치료 환자 중 약 20%에 해당하는 우수한 장기 리튬 반응자 핵심 집단이 존재했지만, 환자 대부분에게는 장기 완화 효과가 거의 안 나타났다. 1996년 일리노이 대학의 마틴 해로우와 조셉 골드버그는 4.5년이 지난 시점에서 리튬 복용 환자의 41%가 '좋지 않은 결과'를 보였고, 거의 절반이 재입원했으며, 집단 전체로는 약을 복용하지 않은 환자보다 '기능'이 더 나아지지 않았다고 보고된다.[35] 이는 암울한 결과였다. UCLA의 마이클 기틀린도 리튬 치료를 받은 양극성 환자들의 5년 경과 연구에서 비슷한 결과를 보고했다. "적극적인 약물 유지 치료조차도 양극성 환자 상당수에서 상대적으로 좋지 못한 결과를 예방하지 못한다."[36]

리튬은 오늘날에도 여전히 사용되지만, 1990년대 후반 '기분안정제(mood stabilizers)'가 출시되면서 일차 치료제로서의 위치를 잃었다. 1997년에 몬크리프는 리튬의 효능에 대한 기록을 요약하면서 다음과 같이 썼다. "양극성 장애의 장기 전망에서 리튬은 효과를 보지 못하리라는 징후를 보이며, 오히려 다양한 형태의 해악과 관련 갖는 것으로 알려졌다."[37]

## 평생 양극성 Bipolar All the Time

정신과 약물을 활용한 양극성 질환 치료에 대한 과학 문헌에는 두 가지 이야기가 존재한다. 첫 번째는 리튬이 양극성장애 치료의 마법 탄환으로 떠올랐다가 사라진 이야기다. 두 번째는 정신약물학 시대에 양극성장애의 경과가 어떻게 극적으로 악화했는지를 설명하며, 이 분야 전문가들은 계속해서 이에 대해 논문화 작업을 진행한다.

리튬이 미국 정신의학계에 성공적으로 진입하기 전인 1965년 초, 독일 정신과 의사들은 조울병 환자들에게서 나타나는 변화에 대해 의아해하며 기록했다. 항우울제로 치료받은 환자들은 자주 재발했으며, 이 약물이 "양극성 질환을 다양한 시간 간격을 갖는 삽화성 과정에서 지속적 질병의 만성화 과정으로 바꾸었다." 독일 의사들은 또한 다음과 같이 지적한다. 일부 환자에서 "약물이 처음으로 경조증과 우울증 사이를 계속 순환하는 불안정성을 일으켰다."[38]

조울병 환자의 좋은 결과는 그들이 삶의 대부분을 삽화 사이의 무증상 기간으로 보냈고, 그 기간에 기능을 잘 유지했기 때문이었고, 이는 분명히 놀라운 것이었다. 항우울제는 이러한 무증상의 시간을 없애거나 적어도 극적으로 단축시켰다. 약물 시대 이전에 크레펠린과 다른 연구자들은 조증 환자의 약 3분의 1만이 평생 세 번 이상 삽화를 겪는다고 보고했다. 그러나 1960-70년대의 양극성 환자 대상 연구에서는 3분의 2가 만성 질환을 앓는다고 한다. 프레드 굿윈은 1979년에 말했다. "삼환계 항우울제 투여는 인위적으로 높아진 재발률 추정치를 설명한다. 조증의 발생, 긴 삽화를 여러 삽화로 나눔…급속 순환성(rapid cycling)의 발생…등은 삼환계 항우울제 투여가 삽화 수 증가에 기여하는 기전의 일부이다."[39]

정신과 약물이 정신질환의 경과를 악화시킨다는 사실이 다시 한 번 분명해졌다. 1983년 로마의 기분장애 클리닉 소장인 아타나시오스 쿠코풀로스는 동료들과 함께 이탈리아 환자들에게서 같은 현상을 관찰하는 중이라면서 서술한다. "오늘날 임상의사들의 일반적 인상은 조울병의 재발 과정이 지난 20년 동안 크게 변했다는 것이다. 많은 환자들의 재발이 더 빈번해졌다. 더 많은 조증과 경조증…더 심해진 급속 순환성, 더욱 만성화한 우울증을 본다." 약물 시대 이전에는 급속 순환성이 알려지지 않았지만, 쿠코풀로스의 조울병 환자 중 16%가 이러한 상황에 처했으며, 항우울제 치료 전에는 1년에 한 번도 안 일어나던 조증 삽화가 연간 6.5회나 발생하였다. 그는 인정한다. "우울증 치료제가 질병의 진행을 악화시킨다는 사실은 확실히 역설적이다."[40]

이러한 정보에도 불구하고 양극성 환자에게 항우울제가 계속 처방되었고, 오늘날에도 60~80%의 양극성 환자가 SSRI 또는 기타 항우울제에 노출된다. 그 결과로 연구자들은 항우울제의 해악에 대해 지속해서 논문을 작성해왔다. 2000년에 나시어 게미는 항우울제로 치료받은 38명의 양극성 환자를 대상으로 한 연구에서 전체의 55%에서 조증(또는 경조증)이 발생했고 23%는 급속 순환성으로 전환되었다고 보고했다. 항우울제 치료를 받은 집단은 그렇지 않은 양극성장애 환자 집단에 비해 '훨씬 더 많은 시간을 우울한 상태로' 보낸다.[41] 게미는 몇 년 후에도 과거에 여러 차례 언급한 메시지를 반복 기록한다. "항우울제는 조증과 장기 악화의 유의미한 위험성을 갖는다."[42] 루이빌 대학의 리프 엘 말락도 마찬가지로 결론 내린다. 항우울제가 "정신질환을 불안정하게 만들어 조증과 우울증 삽화 수 증가가 가능하다. 이 약물이 우울증과 조증이 동시에 발생하는 "혼합 상태의 가능성을 높인다."[43]

2003년 쿠코풀로스는 다시 한번 항우울제로 인한 급속 순환성이 장기간 (문제를 일으킨 항우울제를 중단한 후에도) 환자의 3분의 1에서만 완전 완화하고, 40%의 환자는 '여러 해 동안 조정되지 않는 중증 급속 순환성'을 지속한다고 보고한다.[44] 곧이어 2005년 엘 말락은 또 다른 문제를 지적한다. 항우울제는 양극성 환자에게 '만성적이고, 불쾌하며, 과민한 상태'를 유발 가능하며, 이는 그들이 거의 계속해서 우울하고 괴로운 상태를 유지함을 의미한다.[45] 마지막으로 2008년 '양극성장애에 대한 체계적 치료 강화 프로그램(the Systematic Treatment Enhancement Program for Bipolar Disorder, STEP-BD)'이라는 대규모 NIMH 연구에서 게미는 지적한다. "더 나쁜 결과를 예측하는 주요 요인은 환자의 60%가 복용하는 항우울제 사용이다."[46] 항우울제 복용 환자들은 다른 환자들에 비해 급속 순환성 발생 확률이 거의 4배 더 높았고, 조증 또는 우울증 삽화를 여러 차례 겪을 확률이 2배 더 높았다.[47] 게미는 《미국정신의학회지(American Journal of Psychiatry, AJP)》 사설에 다음과 같이 기록한다. "이 연구는 양극성장애에서 항우울제 사용이라는 관에 못을 하나 더 박는 것과 같다."

지난 10년 동안 여러 대규모 연구에서 오늘날 양극성 환자가 얼마나 지속적으로 증상을 보이는지 문서화했다. 1978-1981년 NIMH 연구에 참여한 146명의 제1형 양극성 환자를 장기 추적 관찰한 결과, 루이스 저드는 이들이 추적 기간 중 32%는 우울증, 9%는 조증 또는 경조증, 6%는 혼재성 양상을 겪는다는 사실을 발견했다.[48] 이 연구에 참여한 제2형 양극성 환자들은 더 심각한 상황으로, 그들 중 50%가 우울증에 시달렸다. 저드는 다음과 같이 기록한다. "이 기만적으로 '가벼운 듯' 보이는 조울병의 본질은 너무나도 만성적이어서 우울이 전체 삶을 채우는 듯 보인다."[49] 뉴저지 의과대학의 러셀 조프는 2004년에 자신이 연구한 제1형 양극성 환자의 33%, 제2형 양극성 환자의 22%가 급속 순환성이었고, 두 집단 모두 거의 전체 연구 기간 중 거의 절반의 시간 동안 증상을 보였다고 보고했다.[50] 한편 로버트 포스트는 자신이 연구한 258명의 양극성 환자들 중 거의 3분의 2가 1년에 4번 이상의 삽화를 경험한다고 발표했다.[51]

이 모든 연구들은 동일한 결론을 보여준다. 저드는 말한다. "양극성장애는 만성적이고, 잦은 우울 삽화의 재발을 특징으로 하는 경과를 나타냄이 이제 확실하다."[52]

## 경험되고 있는 해악 The Harm Done

하버드 의과대학의 정신과 교수 카를로스 자라테와 일라이 릴리에서 근무한 정신과 의사 모리시오 토헨은 2000년 《정신의학계간지(Psychiatric Quarterly)》에 발표한 논문에서 오늘날 양극성 환자는 과거보다 증상이 훨씬 심할 뿐만 아니라 기능도 제대로 발휘하지 못한다는 새로운 우려의 목소리를 냈다. 자라테와 토헨은 다음과 같이 말한다. "약물치료 이전 시대에는 조증이 나쁜 경과로 이어지는 것이 비교적 드문 일로 여겨졌다. 그러나 최근의 결과 연구에 따르면 양극성 환자의 대다수가 높은 비율의 기능 장애를 보인다고 나타난다." '이러한 차이'를 어떻게 설명할 것인가?[53]

양극성 환자의 기능적 결과의 현저한 감소는 문서화가 쉽다. 리튬 이전 시대에는 조증 환자의 85%가 직장에 복귀하거나 '발병 전(premorbid)' 사회 역할(예를 들어 주부)로 복귀했다. 1969년에 위노커가 쓴 것처럼, 대부분 환자는 '일상 재개가 어렵지 않았다.' 그러나 양극성장애 환자들이 응급실을 더 자주 방문하기 시작했고, 취업률 감소가 시작됐고, 곧 연구자들은 전체 양극성 환자 중 절반 미만이 고용되거나 '기능적으로 회복되었다'고 보고한다. 1995년 UCLA의 마이클 기틀린은 5년 후 양극성 환자의 28%만이 '좋은 직업적 결과'를 보였다고 보고한다.[54] 3년 뒤 신시내티 대학의 정신과 의사들은 1년의 치료 경과 후 양극성 환자의 24%만이 '기능 회복'을 경험한다고 발표했다.[55] 피츠버그 의과대학의 데이비드 쿠퍼는 2,839명의 양극성 환자 대상 연구에서 60%가 대학을 다녔고 30%가 졸업했지만 3분의 2가 실직 상태였다는 사실을 발견했다.[56] 로스 발데사리니는 2007년 리뷰 논문에 다음과 같이 기록한다. "제1형 양극성 환자의 기능 상태는 이전에 생각했던 것보다 훨씬 더 손상되었으며, 놀랍게도 제2형 양극성 환자들의 기능 결과가 제1형 양극성 환자들보다 더 나빠지기가 가능하다는 몇몇 근거가 존재한다."[57]

항우울제는 양극성 환자들이 병을 앓는 삽화 빈도를 증가시켜 자연스레 직장에 복귀할 만한 능력을 떨어뜨린다. 하지만 최근 몇 년 동안 분명해진 바와 같이 문제는 훨씬 더 깊다. 크레펠린 때로 돌아가 생각하면, 조울병의 특징 중 하나는 조증과 우울증 삽화에서 회복되면 그들이 아프기 전처럼 다시 인지기능을 회복한다는 것이었다. 자라테와 토헨은 2000년 논문에서 언급한다. "1975년 이전에 수행된 연구에서는 양극성 환자의 인지 손상에 대한 일관된 결과가 나타나지 않는다." 그러나 리튬이 사고를 둔화시킨다고 알려지면서 연구자들은 이러한 믿음을 재평가하기 시작했다. 1993년 NIMH 연구자들이 양극성 환자와 조현병 환자의 인지 기능을 비교하였다. 그들은 양극성 환자에게도 장애 징후가 나타났지만 조현병 환자에서 "더 심각하고 광범위한 손상"[58]이 나타났다고 결론 내린다.

이것은 유리잔이 절반만 찬 상태와 같은 발견이었다. 이 연구 결과를 두고 양극성 환자의 인지 손상이 그리 심각하지 않다는 해석도 가능하다. 만일 리튬 이전의 시대를 기억한다면 왜 갑작스런 정신기능의 저하를 보이는지 놀라는 것도 가능하다. 하지만 이는 비극의 서막에 불과했다. 리튬 단독요법이 지지를 잃자 정신과 의사들은 환자를 치료하기 위해 '약물 칵테일'로 전환하기 시작했고, 곧 연구자들은 다음과 같은 보고를 하였다. "조현병과 기분장애에서 나타나는 인지 장애를 충분한 신뢰도를 갖고 질적으로 구분하기 어렵다."[59] 이 두 질환의 손상 정도는 갑자기 한 지점으로 수렴(converging)하였다. 2001년에 볼티모어 소재 셰퍼드 프랫 정신병원의 페이스 디커슨은 이러한 수렴에 대해 더 자세한 그림을 제시한다. 그녀는 약물치료를 받는 조현병 환자 74명과 약물치료를 받는 양극성 환자 26명을 대상으로 41가지의 인지 및 사회 기능 변수를 평가하는 일련의 검사를 시행한 결과, 양극성 환자도 41가지 측정 항목 중 36개에서 조현병 환자만큼 장애가 심함을 발견했다. 그녀는 기록한다. "조현병 환자와 양극성장애 환자의 인지기능 패턴이 비슷했다. 대부분의 사회 기능 측정에서도, 양극성장애 환자는 조현병 환자 집단과 크게 다르지 않았다."[60]

그 후 영국, 스웨덴, 독일, 호주 및 스페인 등 전 세계의 정신의학 연구자들로부터 양극성 환자의 심각한 인지 저하에 대한 연구가 쏟아지는 듯 보였다. 호주 연구자들은 2007년에 양극성 환자들 증상이 경미할 때도 그들의 의사 결정 능력과 언어 유창성 및 기억력이 저하되는 등 '신경심리학적 손상을 입는다'고 보고했다.[61] 한편 스페인 연구자들은 양극성 환자와 조현병 환자의 인지기능이 '어떤 검사에서도 시간이 지남에 따라 다르지 않음'을 지적한 후, 두 집단 모두 '전전두엽 피질과 측두 변연계 구조'의 기능 장애를 겪는다고 결론지었다. 그들은 또한 '환자가 더 많은 약을 복용할수록 심리사회적 기능 장애가 더 커짐'을 관찰했다.[27][62] 마지막으로 양극성 환자

---

27. 이 연구에서 연구자들은 인지 장애가 가장 적게 나타난 집단부터 가장 많이 나타난 집단까지 다음 순

의 일상생활을 조사한 영국의 연구자들은 그들 중 3분의 2 이상이 '친구와 사회 활동을 거의 혹은 전혀 하지 않음'을 발견했으며, 이들의 사회생활은 조현병 진단을 받은 환자만큼이나 빈곤한 것으로 나타났다.[63]

이는 두 진단 군 사이 장기 결과에서의 놀라운 수렴이었다. 이 내용을 논문에 실은 미국을 비롯한 세계의 정신과 의사들은 대부분 현상에 대한 논의에서 약물이라는 '방 안의 코끼리[28]'를 무시하려고 노력했지만, 일부는 이 현상의 원인이 정신과 약물 때문일 가능성을 고백하였다. 자라테는 자신의 논문 중 하나에서 밝힌다. 전형 항정신병약물이 "질병의 전체 경과에서 부정적 영향을 미치기도 한다."[64] 그 후 자라테와 토헨은 쓴다. "약물로 인한 변화가 초기 연구와 최근 연구 사이의 회복률 차이를 설명하는 또 다른 요인이 되기도 한다. 항우울제는 질병 경과를 악화시키기도 하고, 항정신병약물은 우울 삽화를 더 많이 유발하고 기능 회복률을 낮추기도 한다." 인지 저하는 약물치료 받은 조현병 환자가 장기적으로 좋지 않은 경과를 보이는 주된 이유이며, "약물 부작용이 양극성 환자의 인지 손상을 부분적으로 설명 가능하다고 제안되어 왔다."[65] 발데사리니도 2007년 리뷰 논문에서 '신경약리학적 신경독성요인'이 '양극성 환자의 인지 손상'을 유발 가능하다는 점을 인정했다. 마지막으로 쿠퍼는 한 가지 우려를 더 제기했다. 그는 양극성 환자들에게서 나타나는 심혈관 질환, 당뇨병, 비만, 갑상선 기능 장애 등 모든 신체 질환을 구체적으로 나열했다. 그리고 약물로 인한 독성과 같은 치료 요인이 이러한 치명적인 질병을 유발하거나 적어도 원인이 되기도 하는지 의문을 드러냈다.[66]

이 모든 논문의 저자들은 그들의 염려를 조건부 맥락으로 단서를 달았

---

서라고 보고했다. 리튬 단독요법 집단, 치료받지 않은 집단, 신경이완제 단독요법 집단, 약물 병합요법 집단. 그러나 '치료받지 않은 집단'에 대한 세부 정보는 제공되지 않았고, 과거 정신 치료 경험 여부도 드러나지 못함(지은이)

28. 잘못된 상황임을 모두 알면서도 먼저 그 말을 꺼낼 경우 초래될 위험이 두려워 아무도 먼저 말하지 않는 문제(옮긴이)

다. 그들은 약물이 환자들의 정신과 육체의 저하를 **일으킬 가능성**[29]을 언급했다. 하지만 그들의 주저함은 과학적으로 부적절한 것임이 쉽게 드러난다. 조현병 환자는 시간이 지남에 따라 인지기능이 악화해 치매로 발전하는 반면, 조울병 환자는 그렇지 않았기에 조현병과 조울병은 진단적으로 별개의 질환으로 분류되었다.[30] 하지만 이후 두 집단 모두 유사한 약물 칵테일(보통 항정신병약물이 포함됨)로 치료를 받은 뒤 결과의 수렴이 발생했다. 2005년에《항정신병약물과 기분안정제(Antipsychotics and Mood Stabilizers)》를 저술한 스테픈 스탈은 다음과 같이 언급한다. "정신의학 영역에서는 조현병과 양극성장애 치료의 약리학적 접근 방식의 수렴이 목격된다."[67] 정신의학은 '두 질환에 대해 비슷한 형태의 다약제 치료법'을 채택하였다. 두 집단의 결과가 수렴하는 것은 치료에 의인성 과정이 작용함을 반영한다. 두 집단은 '본래' 문제와는 별개로, 둘 다 결국 '다약제 정신과 약물로 인한 질병 상태(polypharmacy psychiatric drug illness)'로 고통받게 된다.

오늘날 양극성 질환은 과거와 많이 달라졌다. 정신약물학 시대 이전에 양극성 질환은 1만 명 중 한 명 꼴로 발생하는 희귀 질환이었다. 이제 이 질환은 40명 중 1명(어떤 통계에서는 20명 중 1명)에게 영향을 미친다. 그리고 오늘날 환자 대부분은 진단 초기에는 과거 입원 환자들만큼 고통받지 않지만 장기 예후는 거의 이해 못 할 정도로 나쁘다. 발데사리니는 2007년 리뷰 논문에서 이렇게 현저한 악화 결과를 단계별로 자세히 설명하기도 했다. 약물치료 이전 시대에는 '증상이 안 나타나는 보통기분으로의 회복과 삽화 사이의 양호한 기능적 적응'이 존재했다. 이제는 '급성 삽화에서 느리거나 불완전한 회복, 지속적인 재발 위험, 시간이 지남에도 불구하고 지속적인 질환

---

29. '일으킨다'는 명시적 표현이 아니라 '가능성'에 대한 표현임을 강조한 것_옮긴이
30. 치매로 악화하는 조현병 환자들은 크레펠린이 서술한 조발성 치매 환자와 같음. 이 환자군은 오늘날 조현병 환자와는 매우 다른 증상을 보임. 그리고 마틴 해로우의 15년 연구에서 보았듯이 약을 복용하지 않은 많은 조현병 환자들이 회복됨. 코트니 하딩도 장기경과 연구에서 약을 복용하지 않은 환자 다수가 완전히 회복했다고 보고. 따라서 오늘날 조현병 진단을 받은 사람들 중 지속적으로 약을 복용하지 않는다면 시간이 지나며 인지기능 악화 비율이 얼마나 될지는 불분명함(_지은이)

현대에 들어 달라진 양극성장애 The Transformation of Bipolar Disorder in the Modern Era

| | 리튬 치료 이전의 양극성 장애 | 오늘날 약물치료를 받는 양극성 장애 |
|---|---|---|
| 유병률 | 5,000명에서 20,000명 중 1명 | 20명에서 50명 중 1명 |
| 좋은 장기 기능 경과 | 75~90% | 33% |
| 증상 과정 | 한정된 시간 동안의 조증과 우울증 급성 삽화로 삽화 사이의 보통 기분과 양호한 기능 적응으로 회복됨 | 급성 삽화로부터 느리거나 불완전한 회복을 보이며 재발의 지속 위험과 시간이 지남에도 병적 상태의 지속 |
| 인지 기능 | 삽화나 장기간 손상 사이에 인지 장애가 발생하지 않음 | 삽화 사이에도 인지 장애를 보임, 여러 인지 영역에서 장기간 저하를 보임, 약물 치료를 받은 조현병 환자에서 보이는 것과 같은 인지 장애를 보임 |

[표 9.1] 표의 정보는 여러 출처에서 가져옴. 특히 헉슬리와 발데사리니가 저술한 다음 논문 참조. "양극성장애 환자의 장애발생과 그 치료(Disability and its treatment in bipolar disorder patients)." *Bipolar Disorders* 9 (2007): 183-96

상태'가 존재한다. 이전에는 양극성 환자의 85%가 완전한 '발병 전' 기능을 회복하고 직장에 복귀했다. 하지만 이제는 3분의 1만이 '발병 전 수준으로 완전한 사회 및 직업 기능의 회복'을 달성한다. 이전에는 환자들이 장기간에 걸친 인지 장애를 보이지 않았다. 그러나 이제 그들은 거의 조현병 환자들만큼의 장애를 갖게 되었다. 이 모든 것이 놀라운 의학적 재앙을 말해준다. 발데사리니는 전체 정신약리학 혁명에 딱 어울리는 비문(epitaph)[31]으로 여겨지는 글을 썼다.

양극성장애의 예후는 한때 비교적 양호하다고 여겨졌지만, 최근의 연구 결과에 따르면 주요 치료법의 발전에도 불구하고 결국 장애(disability)와 불량한 예후로 이어지는 경우가 많다.[68]

---

31. 저자는 정신약리학 혁명의 실패를 죽음에 비유, 무덤 앞에 놓인 비문(碑文) 은유를 사용.(옮긴이)

# 모든 것을 설명하는 그래프 The Graphic That Tells It All

이제 (성인의) 주요 정신질환 결과 문헌 검토가 마무리 단계에 접어든다. 조현병의 결과에 대한 마틴 해로우의 15년 연구에 대한 재검토로 정점에 다다를 것이다. 조현병 환자를 추적 관찰하는 것 외에도 해로우는 크레펠린에 의해 조울병 코호트로 묘사한 '기타 정신병적 장애'를 가진 81명의 환자 집단을 연구했다. 이 집단에는 양극성 환자 37명과 단극성 우울증 환자 28명, 여러 가지 경미한 정신병적 질환 환자 16명이 포함되었다. 이 집단의 거의 절반이 연구 기간 동안 정신과 약물 복용을 중단했다. 그래서 해로우가 실제로 추적 관찰한 집단은 약을 복용하는 조현병 환자군, 약을 복용하지 않는 조현병 환자군, 약을 복용하는 조울병 환자군, 약을 복용하지 않는 조울병 환자군, 4가지로 분류되었다. 결과를 살피기 전에 우리 자신의 생각을 간단히 살펴 보자. 네 집단의 장기 결과가 어떻게 누적되어 나타나리라

조현병 및 조울병 환자의 15년 결과 15-Year Outcomes for Schizophrenia and Manic-Depressive Patients

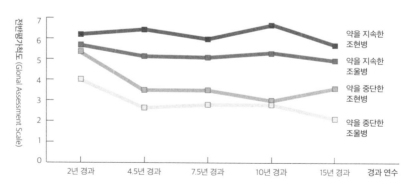

[그림 9.1] 이 그래프에서 '조울병'으로 분류된 집단은 양극성 질환, 단극성 우울증 및 경미한 정신병적 장애를 가진 정신병적 환자로 구성. 출처: Harrow, M. "항정신병약물을 복용하지 않는 조현병 환자의 결과 및 회복에 관여하는 요인(Factors involved in outcome and recovery in schizophrenia patients not on antipsychotic medications)." *The Journal of Nervous and Mental Disease* 195 (2007): 406-14

고 예상해야 할까?

연필을 꺼내어 결과가 어떻게 되리라 생각하는지 적어보라.

그의 연구 결과는 다음과 같다. 장기적으로 볼 때 정신과 약 복용을 중단한 조울병 환자들은 꽤 잘 지냈다. 하지만 회복에는 **시간**이 걸렸다. 2년이 지난 뒤에도 그들은 여전히 병과 싸웠다. 연구가 끝날 무렵에는 전체 점수가 '회복됨'의 범주(해로우의 전반 평가 척도에서 1~2점)에 속하게 되었다. 회복된 환자들은 최소한 시간제로 일하는 중이었고, 사회 기능도 '수용 가능한' 수준이었으며, 대부분 증상은 안 나타났다. 이들의 경과는 조울병에 대한 크레펠린의 이해와 일치했다.

정신과 약을 계속 복용한 조울병 환자들은 그다지 잘 지내지 못했다. 2년이 지난 뒤에도 그들은 약을 끊은 조현병 환자들보다 상태가 조금 더 나빠질 정도로 여전히 병세가 심각했다. 그 후 2년 반 동안 약을 끊은 조울병과 조현병 환자들은 호전되었지만, 약을 계속 복용한 조울병 환자들은 그렇지 않았다. 4.5년이 지난 뒤에는 약 복용을 중단한 조현병 집단보다 현저히 상태가 나빠졌다. 이러한 격차는 남은 연구 기간 동안 유지되었으며, 이에 따라 장기 결과가 가장 좋은 것부터 가장 나쁜 것까지의 순서는 다음과 같았다. 약 복용을 중단한 조울병 – 약 복용을 중단한 조현병 – 약 복용 중인 조울병 – 약 복용 중인 조현병.[69]

물론 조현병은 오랫동안 장기 예후가 가장 나쁜 정신과적 진단으로 알려져 왔다. 조현병은 가장 심각한 정신질환이다. 하지만 NIMH가 연구비를 지원한 이 연구에서 약을 복용한 두 환자 집단은 약을 복용하지 않은 조현병 환자보다 더 나쁜 예후를 보였다. 이 결과는 의학적 치료가 끔찍하게 잘못되었음을 말하지만, 그다지 놀라운 일도 아니다. 50여 년 전부터 시작된 정신과 치료 경과에 관한 문헌의 역사를 아는 사람이라면 누구라도 이러한 방식으로 결과가 누적되리라고 예측 가능할 것이다.

현대의 장애(disability)를 초래하는 정신질환 유행에 기여한다는 면에서 양극성 인구수는 엄청나다. 1955년에는 양극성 질환으로 입원한 사람이 약

12,750명이었다. NIMH에 따르면 현재 미국에서는 성인 약 600만 명이 양극성 질환을 앓는다. 존스홉킨스 공중보건대학 연구진에 따르면 이들 중 83%는 삶의 일부 측면에서 '심각한 손상'을 겪는다.[70] 양극성 질환은 현재 조현병에 이어 세계에서 여섯 번째로 중요한 의료 관련 장애 원인이라고 한다. 가까운 미래에 점점 더 많은 사람들이 양극성 상태 진단을 받고 약물 칵테일을 복용해, 양극성 질환이 조현병을 제치고 미국인의 정신질환 유병률 1위인 우울증 바로 다음 자리를 차지하리라고 예상 가능하다. 이것이 바로 정신약리약 혁명이 낳은 씁쓸한 열매다.

## 양극성 이야기 Bipolar Narratives

이 책을 위해 60명이 넘는 정신과적 진단을 받은 사람들을 인터뷰했다. 대략 절반 정도가 양극성 진단을 받은 경험을 가진다. 그러나 양극성 진단을 받은 30명 중 '기질적(organic)' 양극성 질환이라 할 병을 앓는 사람은 단 4명뿐이었다. 이들은 조증 삽화로 입원한 경험을 가지고 불법 약물이나 항우울제에 노출되지는 않았던 사람들이다. 이제 현대의 양극성 급증에 대해 과학이 우리에게 말해주는 바를 알게 되었다. 이에 대해 '2장 입증되지 않은 생각들'에서 만난 세 사람의 이야기를 다시 살펴보고 그들의 이야기가 과학과 어떻게 일치하는지 확인 가능하다. 그리고 양극성 진단을 받은 두 사람이 해로우의 15년 연구에 참여했다면 '약 복용 중단' 집단에 속했을 것이라는 이야기를 들었을 것이다.

### ▌ 도레아 비얼링-클라센 Dorea Vierling-Claassen

이제 도레아 비얼링-클라센의 이야기를 살펴보면, 그녀는 양극성 질환 진단을 받지 않을 만한 충분한 이유를 가진다. 그녀는 너무 많은 눈물을 흘리게 되어 덴버의 심리치료사를 만나러 갔다. 그녀는 조증 병력을 안 가진다. 하지만 대학 기말고사 주간에 그녀는 잠을 잘 이루지 못하고 불안해했고, 곧 양극성 진단을 받고 항정신병약물이 포함된 약물 칵테일 처방을 받았다. 밝은 10대였던 도레아는 정신증 환자로 전락했고, 약을 끊지 않았다면 평생 정신증 환자로 살았을 것이다. 내가 마지막으로 그녀와 이야기 나눈 2009년 봄, 그녀는 아들 루벤을 낳아 모성애로 환하게 빛나고 있었다. 그녀와 배우자인 앤젤라는 바쁘게 자녀를 키웠다. 도레아는 곧 매사추세츠 종합병원에서 박사 후 연구 과정을 재개할 계획이었고, 그녀의 '양극성' 시절 기억은 점점 더 먼 과거로 사라져 갔다.

## ▌ 모니카 브릭스 Monica Briggs

내가 이 책을 쓰는 동안 모니카 브릭스는 초기 인터뷰 후 사회보장 장애연금(또는 생활보조금)에서 유일하게 벗어났다. 그녀는 정신질환으로부터의 '회복'을 돕는 데 초점을 둔 보스턴 소재 동료지원 단체인 전환센터(Transformation Center)에서 정규직으로 일하게 되었는데, 그녀의 의료 경험을 분석해보면 직장 복귀는 약 복용 변화와 유관함이 쉽게 파악된다.

처음 만났을 때 나는 모니카에게 항우울제로 인한 조증 위험성을 언급했고, 모니카는 미들베리 대학에서 겪은 조증 증상들을 떠올리며 고개를 끄덕였다. "저는 항우울제 데시프라민(desipramine)을 복용한 지 6주 만에 조증이 생겼어요. 저에게도 그런 일이 일어났던 것 같습니다." 첫 조증 삽화 이후 그녀는 항우울제가 포함된 약물 칵테일을 처방받았고, 이후 20년 동안 병원을 들락거리며 우울증, 조증 삽화, 자살 충동과 끊임없이 싸웠다. 그녀는 정신과 의사들로부터 다른 종류 항우울제 8~9가지를 처방받았고, 전기경련치료도 여러 차례 받았다. 하지만 그 중 어느 하나도 효과를 보지 못했다. 그러던 2006년, 그녀는 '무심코' 항우울제 복용을 중단했다. 처음으로 리튬만 단독 복용해 보았다. 빙고! 정답이었다. 우울증과 조증, 그리고 자살 충동이 사라졌다. 그 증상의 완화로 그녀는 풀타임으로 일하게 되었고, 그녀는 끔찍했던 20년을 돌아보며 놀라움을 금치 못하였다. "항우울제를 사용한 룰렛 게임이 제 병을 악화시켰을 가능성에 대한 엄청난 충격에서 저는 아직 헤어나오지 못했습니다."

## ▌ 스티브 라펜 Steve Lappen

우울증 및 양극성장애 지지 동맹(the Depression and Bipolar Support Alliance, DBSA)의 보스턴 지역 리더인 스티브 라펜은 1969년, 19세에 조울병 진단을 받았다. 그는 내가 인터뷰한 조울병이 '기질적(organic)'인 네 명 중 한 명이었다. 처음 만났을 때 그는 매우 흥분한 상태로 말이 너무 빠르기에 나는 재빨리 펜을 치우고 대신 녹음기를 꺼내 들고 말했다. "좋아요, 시작해 보세요."

매사추세츠주 뉴턴의 불우한 가정에서 자란 스티브는 어릴 적부터 학교 선생님들과 부모 모두로부터 '나쁜 어린이'라는 꼬리표를 달고 살았다. 그는 말한다. "저는 수업에 방해가 되었어요. 매일 국기에 대한 충성을 맹세하는 시간이면 연필을 깎으러 가곤 했습니다. 누군가 부르지도 않았는데 일어나서 어지럼증에 휩싸일 때까지 빙글빙글 돌기도 했습니다. '나는 토네이도'라고 외치곤 했지요." 그는 어릴 때부터 감정기복(mood swing)으로 고생했다. 열여섯 살 때는 실신하여 병원 입원했던 어느 날 밤 침대에서 뛰쳐나와 흰 의사 가운을 입었다. "저는 마치 제가 의사인 것처럼 병실을 돌아다니며 사람들과 대화를 나눴습니다. 저는 조증 상태였어요."

보스턴 대학에서의 첫 해 동안, 그는 극심한 우울증에 시달렸다. 그의 병은 진짜 조울병의 전형적인 사례였고, 만약 크레펠린이 목격했다면 그 이후 5년 동안 진행된 그의 질병 경과를 이해했을 것이다. 그는 말한다. "저는 약을 먹지 않았습니다." 그리고 그는 여러 차례 우울증을 겪었지만 삽화 사이의 기간, 특히 그가 약간의 조울증 상태일 땐 잘 지냈다. 그는 말한다. "제가 기분이 좋으면 저는 더 많은 책을 읽었고, 2~3개월이 지나기 전에 논문을 쓰곤 했습니다. 경조증 상태에서는 놀라운 생산성을 경험합니다." 그는 철학과 영어를 복수 전공하고, 거의 A에 가까운 평균 점수로 졸업했다.

하지만 롱아일랜드의 스토니 브룩 대학원에 입학한 첫 해에 그는 본격적인 조증 증상을 겪은 후 우울에 빠져 자살 충동까지 느꼈다. 그때 그는 처음으로 리튬과 삼환계 항우울제를 함께 복용하기 시작했다. "그 후로 기분순환 증상은 안 나타났지만, 정상적으로 기능하는 기준선을 갖는 대신 우울한 기분이 들었습니다. 약을 복용하는 내내 우울한 기분이 들었습니다. 1년 동안 약을 복용하다가 '더 이상은 안되겠다'고 생각했습니다."

그 후 20년 동안 스티브는 대부분의 시간 동안 정신과 약을 멀리했다. 결혼하여 두 아들을 낳고 이혼을 했다. 직장을 다니다가 이직을 반복했다. 그의 삶은 조울병과 분명히 관련된 혼돈스러운 상태였지만, 아직은 직업적 어려움을 겪지 않고 항상 일자리 찾기가 가능했다. 1994년, 그는 자신을 괴롭히던 기분의 오르내림에서 벗어나기 위해 꾸준히 정신과 약을 복용하기 시작했다. 끝없이 많은 항우울제와 기분안정제를 복용했지만 그 어느 것도 오래 지속되지 않았다. 약물치료의 실패로 14번의 전기경련요법을 받았고, 그 결과 기억력이 크게 손상되었다. 재무 설계사로서 직장에 복귀했을 때를 회상하며 그는 말한다. "저는 더 이상 최고의 고객을 알아보지 못하게 되었습니다." 1998년, 그는 삼환계 항우울제 데시프라민을 복용하기 시작했고, 이는 곧바로 그를 급속 순환성으로 바뀌게 했다. 그는 설명한다. "아침에 일어나면 기분이 좋아지고 우울증이라는 악마로부터 완전히 해방된 것 같지만 이틀 후면 다시 우울증에 빠졌습니다. 그로부터 이틀 뒤 다시 기분이 좋아집니다. 제 외부 상황 중에는 그러한 기분 변화를 설명할 만한 조건은 존재하지 않았습니다."

그는 이후 계속 장애연금을 받는다. 좋은 소식은 그가 2000년 이후 입원하지 않았고, 양극성 증상과의 계속되는 싸움에도 불구하고 생산적인 삶을 산다는 점이다. 현재 재혼한 그는 신체 장애가 있는 사람들을 위해 책 읽어주는 자원봉사를 하고, 지역 사회 단체에서 양극성 질환에 대한 강연을 하며, 보스턴 지역 DBSA의 리더 중 한 명으로 활동한다. 또한 다양한 독립출판을 통해 수필과 시를 발표하였다. 하지만 내가 마지막으로 그와 대화를 나눈 2009년 봄, 그는 여러 차례 기분 순환을 겪었고 증상은 계속 나빠지는 중이었다.

"대체로 약을 복용하는 동안 더 힘들었다고 말하고 싶습니다. 지금 제가 복용하는 약은 애매한 수준입니다. 저를 복제하면 좋겠어요. 임상시험에서 제 자신이 저의 대조군이 될 수 있도록이요. 약을 먹지 않을 때 더 좋아질지 비슷할지 더 나빠질지 알고 싶습니다."

### ▌ 브랜든 뱅크스 Brandon Banks

브랜든 뱅크스는 자신이 '양극성'이 된 정확한 순간을 기억한다. 그것이 항우울제 복용과 연관되긴 하지만, 양극성에 이르게 된 일련의 인생 사건이었다. 켄터기주 엘리자베스타운에서 어머니뿐인 가난한 가정에서 자란 그에게는 성적 학대와 신체적 학대, 그리고 고모와 삼촌을 비롯한 여러 친척이 사망하는 끔찍한 교통사고에 대한 고통스러운 기억이 있다. 학교에서는 다른 어린이들이 얼굴 모반에 대해 자주 놀렸고, 그 경험이 트라우마로 작용하여 모반을 가리기 위해 머리를 낮게 눌러 모자를 쓰기 시작했다. 2000년 고등학교를 졸업하고 루이빌로 이사한 그는 학점제 대학에 다니며 밤에는 UPS에서 화물 배송 일을 했다. 곧 그는 '몸이 좋지 않음'을 알아차렸고, 집으로 돌아갔을 때 그의 주치의는 '중등도 우울증' 진단을 내리고 항우울제를 처방했다. 브랜든은 말한다. "3일 만에 조증 상태가 되었습니다. 정말 순식간이었지요."

그의 의사는 그가 약에 대해 조증 반응을 보였으므로 단순 우울이 아니라 양극성이 확실하다고 설명했다. 그 약이 '가려졌던' 질병의 가면을 벗겨 주었다고 브랜든은 여겼고 그는 이를 긍정적으로 받아들였다. "내가 양극성이라는 사실을 바로 확인하지 못한 채 오랜 기간 그저 이렇게 머물렀을 가능성도 가지니 이는 그리 나쁘지 않다고 생각했습니다." 이후 그는 기분 안정제, 항우울제, 항정신병약으로 구성된 약물 칵테일을 복용했는데, 이것이 그에게 충격을 주었다. "이후 심각한 상황으로 치달았습니다."

그 후 4년 동안 그의 정신과 의사는 계속해 처방을 바꾸었다. "칵테일들이 올려진 탁자 주위를 돌면서 음악이 끝났을 때 빈 의자에 앉지 못하면 탁자 위에 남은 술을 마시는 게임인 '뮤지컬 체어'를 하는 것 같았어요. 의사들은 저에게 '이 약을 빼고 저 약을 넣자'고 말하곤 했습니다." 그는 데파코트(성분명 '디발프로엑스', 기분안정제의 일종), 뉴론틴(성분명 '가바펜틴', 항경련제의 일종), 리스페달(성분명 '리스페리돈', 항정신병약물의 일종), 자이프렉사(성분명 '올란자핀', 항정신병약물의 일종), 쎄로켈(성분명 '쿼티아핀', 항정신병약물의 일종), 할돌(성분명 '할로페리돌', 항정신병약물의 일종), 쏘라진(성분명 '클로르프로마진', 항정신병약물의 일종), 리튬(기분안정제의 일종), 그리고 끝없이 많은 항우울제를 복용했고 시간이 지나면서 혼재성 삽화에 시달리는 급속 순환성 상태가 되었다.

그의 의료 기록에는 불안, 공황 발작, 강박 행동, 환청, 환각 등 새로운 정신과적 증상의 발생도 기록되었다. 그는 여러 차례 입원했고, 한 번은 주차장 차고 위에 올라가 뛰어내리겠다고 위협도 했다. 집중력이 심각하게 저하되어 켄터키주에서는 그의 운전 면허를 박탈했다. "하루 종일 집에 있다가 아침에 일어나면 선반에 약을 놓고 약을 먹은 다음 깨어있으려 해도 그러지 못하고 다시 잠을 자는 것이 제 생활이 되었습니다. 그 후 일어나서 비디오 게임을 하고 가족들과 어울려 시간을 보내곤 했습니다."

스물네 살의 나이에 그는 자신을 완전히 실패한 사람처럼 느꼈고, 어느 날 어머니와 싸운 뒤 집을 나와 약 복용을 중단했다. 그는 회상한다. "저는 상태가 심각하게 나빠졌습니다. 목욕도 하지 않고 식사도 하지 않았지요." 하지만 몇 주가 지나고 몇 달이 지나자 그의 양극성 증상은 줄어들었다. 그리고서 그는 "그냥 내가 잠시 망가진 것 같다는 생각이 들기 시작했습니다." 변화의 가능성을 찾고자 그는 희망을 품고 남부를 여행하기 시작했다. '차라리 노숙자가 되는 게 낫겠다'고 스스로에게 말하기도 했다. 그 여행은 결국 변화의 계기가 되었다. 집으로 돌아왔을 때 그는 육식과 음주를 끊고 요가를 하는 '건강 덕후(health freak)'가 되었다. "여행을 마치고 돌아왔을 때 저는 완전히 정상 상태가 되었습니다. 사촌, 친척, 숙모, 삼촌 등 가족 모두가 어릴 적 이후로 제가 이렇게 빛나는 모습을 보지 못했다고 말했어요."

그 후 브랜든은 정신과 약을 끊었다. 하지만 쉽지 않은 일이었고, 오르락내리락 하는 그의 삶의 특성은 2008~2009년 사이 엘리자베스타운 커뮤니티 기술 대학에 재학하는 동안 극명하게 드러났다. 그는 2008년 1월 저널리스트와 작가의 꿈을 가지고 그 학교에 입학, 가을에는 학교 신문 편집장이 되었다. 그의 리더십 아래 학교 신문은 2008~2009년 동안 켄터키대학 언론협회로부터 24개 상을 받았다. 브랜든은 기사 쓰기 대회에서 1등을 차지하는 등 그 개인도 10개 상을 받았다. 놀랍게도 그 9개월 동안 브랜든은 다른 성공도 거두었다. 그가 쓴 단편 소설 중 하나는 공모전에서 2등을 차지하여 루이빌 주간지에 게재되었고, 그의 사진 중 하나는 문학 잡지 표지로 선정되었으며, 그가 촬영한 단편 영화는 지역 영화제에서 최우수 다큐멘터리상 후보에 올랐다. 2009년 5월에는 학교로부터 '우수 2학년생' 상을 받기도 했다. 하지만 이 놀라운 성취 시기에 브랜든은 몇 차례 경조증과 우울증 삽화를 겪으며 자살 충동을 느꼈다. 그는 말한다. "주말마다 총을 손에 쥐고 우울한 작가들의 책을 읽으며 시간을 보냈습니다. 이러한 순간에 제가 이룬 성취들은 모든 것을 더 악화시키는 것만 같았습니다. 결코 충분해 보이지 않았어요."

2009년 여름, 그의 인생에 문제가 생겼다. 그는 성공하면서도 동시에 어려움을 겪었다. 만약 정신과 약물이 처음에 효과를 보였다면, 그는 기꺼이 그것을 통해 도움을 받고자 했을 정도로 어려움을 겪었다. 그는 설명한다. "저는 여전히 다른 사람들로부터 꽤 고립된 존재입니다. 저는 얼굴에 있는 모반 때문에 눈에 띕니다. 저는 남들과 다르지요. 사람들과 섞이지 못합니다. 사람들 사이에서 이야깃거리가 됩니다. 하지만 저는 자신을 삶에 더 통합시키려고 애씁니다. 지금 제 인생에는 이전 어느 때보다 많은 이들이 곁에 존재합니다. 더 많은 사람들과 접촉하기 시작했어요. 얼마 전 친구와 점심을 먹었습니다. 사람들을 대하고 감정을 다스리는 것이 쉽지 않기에 사람들과 어울림이 저에겐 어렵습니다. 더 잘 하려고 노력합니다."

## ▌그렉 Greg

자신의 성을 사용하지 말아 달라고 부탁한 그렉은 수학과 과학에 관심이 많은 어린이였다. 중학교 때 청소기와 샐러드 그릇 등의 폐품으로 밴더 그래프 발전기를 만들던 어린이였다. 하지만 그는 부모님과 관계가 좋지 않았고, 고등학교 3학년이 시작될 무렵 불법 약물을 사용하지 않은 상태로 광적인 상태에 빠지기 시작했다. 그는 말한다. "저는 망상에 빠졌고, 편집증이 심했으며, 불안으로 가득했습니다. 부모님이 저를 죽이려 한다고 확신했어요."

6주 동안 입원한 그렉은 양극성 경향을 띤 조현정동장애('조증-우울증' 유형 진단)로 진단받고, 두 가지 항정신병약물과 한 가지 항우울제로 이루어진 약물 칵테일을 처방받고 퇴원했다. 그러나 약은 그의 편집증적 생각을 쫓아내지 못했고, 그가 두 번째로 입원한 후 그의 담당 정신과 의사는 약물 칵테일에 기분안정제와 벤조디아제핀을 추가하고 그에게 학자로서의 꿈을 포기해야 한다고 말했다. "의사들은 제가 평생 약을 먹어야 하고, 아마 주립 정신병원에 입원할 것이며, 25살에서 30살 정도 되면 파트타임 일을 구하는 정도 가능할 거라고 말했습니다. 저는 그 말을 믿었고 그랬기에 그들이 말하는 절망감을 어떻게 극복하고 살아갈지 고민하기 시작했습니다."

그 후 5년은 정신과 의사 예측대로 흘러갔다. 그렉은 매사추사츠주에 있는 우스터 폴리테크닉 대학교에 입학했지만 약을 너무 많이 먹었고, 이에 대해 그는 다음과 같이 말한다. "저는 대부분 시간을 안개 속에서 살았습니다. 머릿속이 모래알 같았지요. 그래서 학교 성적이 정말 나빴습니다. 방에서 거의 나가지도 않았고 현실과 동떨어졌지요." 그는 몇 년 동안 학교를 다니면서도 별다른 진전을 이루지 못했고, 2004~2006년에는 대학을 자퇴하고 주로 집에 머물며 마리화나를 계속 피웠다. "마리화나는 제가 어쩌지 못할 상황을 받아들이는 데 도움이 되었기 때문입니다." 키가 188cm인 그렉의 체중은 115kg에서 227kg까지 늘어났다. "마침내 저는 스스로에게 말했습니다. 이건 말도 안 된다고, 미치지 않기 위해 삶을 포기할 바에는 차라리 미치더라도 삶을 사는 쪽을 택하겠다고요."

그는 약을 줄이기 위한 첫걸음으로 생각하고 건강 검진을 받으러 갔다가 간 기능이 저하되었으므로 데파코트(성분명 '디발프로엑스', 기분안정제의 일종)와 지오돈(성분명 '지프라시돈', 항정신병약물의 일종) 복용을 즉시 중단해야 한다는 통보를 받았다. 갑작스러운 금단 증상으로 인해 '발한, 관절통, 근육통, 메스꺼움, 어지러움'과 같은 신체 고통이 생겨나 그는 자신의 편집증이 재발하는지조차 신경 쓰지 못했다고 말한다. 하지만 얼마 지나지 않아 그는 가끔 신경자극제를 복용하는 것을 제외하고 모든 정신과 약물을 끊었고 마리화나를 피우는 것도 멈추었다. 그는 말한다. "솔직히 5년 만에 처음으로 깨어난 느낌이었어요. 그동안 나는 꺼진 상태와 마찬가지였고, 휠체어를 탄 채 이리저리 떠밀리다가 마침내 깨어나서 다시 나 자신으로 돌아간 것 같았습니다. 약이 제 모든 것을 빼앗아 간 기분이었지만, 약을 끊고 나니 뇌가 깨어나서 다시 작동하기 시작했습니다."

2007년 말, 그렉은 대학교로 돌아갔고 나는 2009년 봄에 그를 다시 만났다. 정신질환 발병 기간 동안의 이야기를 내게 들려준 뒤, 그가 한 주간에 80시간씩 보내며 MRI 안에서 뇌 수술이 가능한 로봇을 설계하고 제작하는 WPI의 연구실을 안내해 주었다. 몇 주 후 그는 기계공학 학사 학위를 받을 예정이었고, 학부 과정을 밟는 동안 석사 과정에 입학했기에 그해 여름에 기계공학과 전기공학이 융합된 메카트로닉스 학과 석사 학위를 받을 예정이었다. 내가 그를 찾아가기 전날, 그의 로봇 공학 연구는 WPI 대학원생 187명이 참가한 경진대회에서 2등 상을 받았다. 이미 그는 본인 프로젝트에 관한 논문 3편을 학술지에 발표했고, 몇 주 후에는 일본으로 건너가 강연할 예정이었다. 그는 WPI 소속 교수 지도 아래 이 프로젝트를 진행하였고, 2009년 가을 로봇으로 동물 및 해부용 시체를 대상으로 실험을 진행할 예정이었다. 모든 것이 순조롭다면 인간을 대상으로 한 임상시험은 2년 후 시작될 것이다.

실험실에서 그렉은 나에게 로봇과 회로 기판의 컴퓨터 도면을 보여주었는데 엄청나게 복잡해 보였다. 나는 자연스럽게 책《뷰티풀 마인드》를 통해 정신과 약을 중단한 상태에서 조현병으로부터 회복한 감동적인 이야기를 들려준 프린스턴 대학의 수학 교수 존 내쉬가 떠올랐다. 45kg 이상 체중을 감량한 그렉은 말한다. "여전히 직장 생활을 시작하기 전에 고쳐야 할 나쁜 습관과 간직해야 할 더 나은 습관을 가졌다고 생각하지만, 제 인생에서 정신질환과 관련된 부분은 확실히 벗어났다고 느낍니다. 솔직하게 말해 저는 이제 정신질환에 대해 생각하지 않습니다. 저는 스스로 불안감을 갖기 쉬운 사람이라고 생각하지만, 제가 이 불안을 느끼기 시작하거나 무언가에 대해 부정적으로 느끼기 시작할 때, 저는 잠시 멈추어 스스로에게 묻습니다. '이것들이 내가 진정 느끼는 합리적인 감정인가? 아니면 불안정함에서 나오는 걸까?' 이럴 땐 시간을 내 자신을 점검해야 합니다." 그는 다음과 같이 결론짓는다. "이제 저는 제 미래를 상당히 낙관합니다."

약어 정리

- 선택적세로토닌재흡수억제제(selective serotonin reuptake inhibitor, SSRI)
- 미국정신의학회(American Psychiatric Association, APA)
- 미국정신의학회지(American Journal of Psychiatry, AJP)
- 미국 국립정신건강연구소(National Instutute of Mental Health, NIMH)
- 미국 식품의약국(the Food and Drug Administration, FDA)
- 양극성장애에 대한 체계적 치료 강화 프로그램(the Systematic Treatment Enhancement Program for Bipolar Disorder, STEP-BD)

- 우울증 및 양극성장애 지지 동맹(the Depression and Bipolar Support Alliance, DBSA)
- 전기경련요법(ECT, electroconvulsive therapy)
- 전미정신질환연맹(National Alliance on Mental Illness, NAMI)
- 정신질환의 진단 및 통계 편람, 제3판(Diagnostic and Statistical Manual of Mental Disorders, 3rd Edition, DSM-III)

# 10장

# 설명되는 유행병
## *An Epidemic Explained*

❚

"정신과 약물을 사용하면 일정 기간 동안 한 가지 문제를 해결 가능하지만,
그 다음에는 두 가지 문제가 발생한다. 정신과 치료는 위기의 시기를
만성 정신질환으로 만든다."_에이미 업햄(2009)[1]

'젊은 여인과 노파'라 불리는 유명한 착시현상을 아시는가. 여러분이 어떻게 이 그림을 보느냐에 따라 여러분은 아름다운 젊은 여성 또는 늙은 마녀를 보게 된다. 이 그림은 대상에 대한 인식이 어떻게 갑자기 뒤바뀌는지를 보여준다. 어떤 의미에서는, 내 책에서 살을 붙여 나간 논쟁 역사도 비슷한 호기심을 불러일으킨다. 미국 사회 대부분이 믿는 정신약리학 시대의 '젊은 여인' 그림은 정신질환 치료의 혁명적 발전을 말하고, 이 책에서 스케치한 '노파' 그림은 사회 기능 장애를 일으키는 정신질환 유행을 만든 치료의 한 형태를 이야기한다.

정신약물학 시대의 젊은 여인 그림은 역사, 언어, 과학, 임상 경험의 강력한 조합에서 비롯된다. 역사에 따르면 1955년 이전에는 주립 정신병원에 광인들이 넘처났다. 하지만 연구자들이 **항정신병약물**인 쏘라진(성분명 '클로르프로마진')을 발견, 이 약 덕분에 주 정부는 쇠퇴한 병원을 폐쇄하고 지역사회에서 조현병을 치료하였다. 그 후 정신의학 연구자들은 **항불안제, 항우울제**, 그리고 양극성장애에 대한 마법 탄환 리튬을 발견했다. 그후 과학은 약물 효과를 증명했다. 임상시험에서 이 약들은 위약에 비해 단기간에 목표 증상

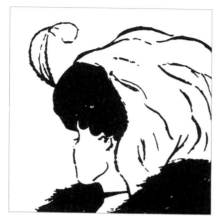

[그림 10.1] '젊은 여인인가, 노파인가?' 눈을 살짝 움직이면 그림에 대한 인식이 한쪽에서 다른 쪽으로 바뀜 (Courtesy of Exploratorium 익스플로러토리움 제공)

을 더 잘 개선한다고 밝혀졌다. 마침내 정신과 의사들은 약의 효과성을 계속 관찰했다. 그들은 고통받는 환자들에게 약을 투여했고, 환자 증상은 종종 완화되었다. 환자가 약 복용을 중단하면 증상이 자주 재발했다. 초기 증상 감소와 약물 중단 시 재발이라는 임상 경과는 환자들이 다음과 같이 말할 근거를 제공했다. "약이 필요해요, 약 안 먹으면 잘 지내지 못해요."

정신약리학 시대의 '노파 그림'은 역사를 신중히 살피고 과학을 철저히 검토하면서 비롯된다. 탈원화 역사를 다시 검토할 때, 만성 조현병 환자들 퇴원은 1960년대 중반 메디케어 및 메디케이드 법안 제정에서 비롯된 것이지 쏘라진의 정신병원 도입 때문이 아님을 발견했다. 우리는 약물에 관해 쏘라진 및 기타 1세대 항정신병약물의 도입으로 이어진 과학적 혁신은 아니었음을 발견한다. 대신 마취제나 전염병에 대한 마법 탄환으로 사용할 화합물을 연구하던 과학자들은 독특한 **부작용**을 갖는 몇몇 약물을 우연히 발견했다. 그 후 30년 동안 연구자들은 이러한 약물이 뇌 내 신경 경로의 정상 기능을 교란하는 방식으로 작용함을 밝혀냈다. 이후 뇌는 약물의 메시지 전달 체계 교란에 대처하느라 '보상 적응(compensatory adaptations)'을 거친다. 이로써 뇌가 '비정상적' 방식으로 기능한다. 약물은 뇌의 화학 불균형을 해결하기보다는 오히려 불균형을 **만들어낸다**. 그리고 문헌을 검토한 결과, 이런 약물이 적어도 전체적으로는 장기 결과를 **악화시킨다**는 사실을 발견했다. 연구자들은 약물이 왜 이렇게 역설적인 장기 영향을 미치는지, 생물학적 설명까지 내놓는다.

이는 정신약리학 시대의 경쟁적인 두 가지 관점이다. 만약 당신이 정신과 약물을 '항질병제(anti-disease agents)'로 생각하고 단기 결과에 초점을 두면 젊은 여성이 눈에 들어온다. 반면 당신이 정신과 약물을 '화학 불균형제(chemical imbalancers)'로 생각하고 장기 결과에 초점을 두면 노파가 나타난다. 시선을 어디 두느냐에 따라 두 이미지 중 하나를 만난다.

## 간단한 사고 실험 A Quick Thought Experiment

이 책의 서두에 제시한 퍼즐을 풀었는지 살펴보기 전에 잠시 이 노파 그림을 좀 더 명확하게 볼 간단한 방법을 소개한다. 사람들을 하루에 12시간, 14시간씩 잠들게 만드는 바이러스가 갑자기 우리 사회에 나타났다고 상상해보라. 바이러스에 감염된 사람들은 다소 느리게 움직이고 감정이 위축된 듯 보인다. 많은 사람들의 체중이 10kg, 20kg, 30kg 심지어 50kg까지 증가한다. 종종 혈당 수치가 치솟고 콜레스테롤 수치도 높아진다. 어린이들과 청소년을 포함하여 수수께끼의 질병에 걸린 많은 이들이 상당히 짧은 시간에 당뇨병에 걸린다. 췌장염으로 사망하는 환자들에 대한 보고가 의학 문헌에 종종 등장한다. 신문과 잡지는 대사기능 장애 질환(metabolic dysfunction illness)이라 불리는 이 새로운 재앙 관련 기사로 지면을 가득 채운다. 부모들은 자녀가 이 끔찍한 질병에 걸릴지도 모른다는 공포에 사로잡힌다. 연방 정부는 이 바이러스의 내부 작용을 해독하기 위해 최고 대학 과학자들에게 수억 달러를 지원한다. 이 바이러스가 이러한 전반적인 기능 장애를 일으키는 이유는 도파민, 세로토닌, 무스카린, 아드레날린, 히스타민 등 뇌의 다양한 신경전달물질 수용체를 차단하기 때문이라고 보고한다. 이러한 뇌 내모든 신경 경로의 손상이 관찰된다. 한편, MRI 연구에 따르면 바이러스는 수년에 걸쳐 대뇌 피질을 수축시키며 이러한 수축은 인지기능 저하와 관련된다고 나타났다. 겁에 질린 대중은 치료법을 요구하며 아우성친다.

이제 이러한 질병은 실제로 수백만 명의 미국 어린이와 성인을 강타했다. 여기까지는 일라이 릴리의 베스트셀러 자이프렉사의 영향력에 관한 설명이다.

## 수수께끼 풀기 A Mystery Solved

우리는 질문을 제기하면서 이 책을 시작했다. 정신작용제의 '발견' 이후 미국에서 정신질환을 앓는 장애인 수가 급격히 증가한 이유는 무엇일까? 최소한 한 가지 주요 원인은 파악했다고 생각한다. 이 유행병은 대부분 의인성(iatrogenic)이다.

유행병에 기여하는 여러 사회적 요인이 가능하다. 오늘날 우리 사회는 엄청난 스트레스와 정서적 혼란을 초래하는 방식으로 이루어진다고 보인다. 예를 들어, 우리가 건강하게 지내도록 도움을 줄 가까운 이웃을 못 만나기도 한다. 인간관계는 행복의 기초이거나, 그럴 가능성을 가진다. 로버트 퍼트넘이 2000년에 기록했듯이, 우리는 너무 많은 시간을 《나홀로 볼링(Bowling alone)》[32]을 치며' 보낸다. 우리는 또한 텔레비전을 너무 많이 보고 운동을 턱없이 적게 한다. 이것이 우울증으로 가는 지름길이다. 더 많은 가공식품을 비롯한 우리가 먹는 음식들도 어떠한 역할을 하고 있을지 모른다. 또한 마리화나, 코카인, 환각제 등 불법 약물의 흔한 사용도 유행병의 확산에 기여한다고 알려졌다. 하나 더 언급하자면, 생활보조금 또는 사회보장 장애연금을 받으면 직장 복귀 때 심각한 재정적 어려움에 마주친다. 장애인들은 이를 '수급권의 덫(entitlement trap)'이라고 부른다. 건강보험료를 감당할 만한 일자리를 구하지 못하면 직장에 복귀해도 안전망을 잃게 되고,

---

32. 로버트 퍼트넘이 저술한 책 제목. '더불어 함께' 볼링 치지 않고, '나홀로' 볼링을 치는 미국인들이 늘어난 것처럼 사회적 연계가 약해지고 개인화한 미국사회를 비판적으로 고찰한 책(옮긴이)

일을 시작하면 임대료 보조금도 끊기기 때문이다.

그러나 이 책에서 우리는 정신의학과 정신과 약물이 이 유행병과 관련하여 어떤 역할을 하는지에 초점을 맞추었고 그 증거는 꽤 분명하다. 첫째, 진단 범위를 크게 확장함으로써 정신의학은 그 어느 때보다 더 많은 수의 어린이와 성인을 정신질환 영역으로 끌어들인다. 둘째, 그렇게 진단받은 사람들은 정신과 약물치료를 받게 되는데 이는 질환을 만성화할 가능성을 높인다. 정신작용제로 치료받은 많은 이들은 결국 새롭고 더 심각한 정신과적 증상을 겪게 되고, 신체 건강도 나빠지며, 인지 장애를 겪게 된다. 이것이 지난 50년 동안 과학 문헌에 기록된 비극 이야기다.

정신과 약물로 인한 장애의 기록은 쉽게 요약된다. 조현병의 경우, 쏘라진이 도입되기 전 10년 동안 첫 번째 정신증 삽화를 겪은 환자의 약 70%가 18개월 이내 퇴원했으며, 대부분은 상당히 긴 추적 관찰 기간에 재입원하지 않았다. 쏘라진 이후 연구자들은 약물치료를 받지 않는 환자들에 대해서도 비슷한 결과를 보고했다. 연구자들 중 라파포트, 카펜터, 모셔는 모두 조현병 진단을 받은 환자의 절반 정도가 약물을 계속 복용하지 않아도 상당히 잘 지냄을 발견했다. 하지만 지금은 약물을 지속 복용하는 것이 표준 치료법이다. 해로우의 연구에 따르면 약물치료를 받은 환자 중 장기간 회복 비율은 5%에 불과하다. 현재 미국 성인 약 200만 명이 조현병으로 인해 장애를 겪는다고 추정되며, 항정신병약물을 선택적이고 신중한 방식으로 사용하는 치료 패러다임을 적용한다면 이 장애 수를 절반으로 줄일 수 있을 것이다.

정동장애(affective disorders)의 경우, 약물 기반 패러다임의 의인성 영향이 더욱 분명하게 드러난다. 예전에는 불안증을 입원할 필요가 거의 없는 가벼운 질환으로 여겼다. 오늘날 정신질환이 원인인 장애로 인해 생활보조금이나 장애연금을 받는 젊은 성인의 8%가 주요 진단명으로 불안증 진단을 받았다. 마찬가지로 주요우울증의 결과도 과거에는 좋았다. 1955년에는 우울증 입원자가 3만 8천 명에 불과했고, 이 질병으로부터의 완치가 기대 가능했다. 오늘날은 주요우울증이 미국의 15~44세 사이 인구 집단에서 장애 발생 주요 원인이다. 존스홉킨스 공중보건대학 연구진에 의하면 1,500만 명의 성인이 우울증을 앓으며, 이 중 60%가 '심각한 장애'를 겪는다고 한 다. 극히 드물었던 양극성장애가 이제는 흔한 질환이 되었다. 미국 국립정 신건강연구소(National Instutute of Mental Health, NIMH)에 따르면 현재 약 성인 600 만 명이 양극성장애를 앓는다. 예전에는 양극성 환자의 85%가 회복되어 직장에 복귀했지만, 지금은 이 환자의 약 1/3만이 기능을 회복하고, 약물을 지속 복용하는 양극성 환자도 장기간 살피면 신경이완제(neuroleptics)를 계 속 복용하는 조현병 환자만큼 장애가 남는다. 존스홉킨스 연구진은 전체의 83%가 '심각한 장애를 갖는다'고 결론 내렸다.

1955년에는 불안증 및 조울병으로 입원한 사람이 5만 6천 명에 달했다. NIMH는 오늘날 최소 성인 4천만 명이 이러한 정동장애 중 하나를 앓는다 고 보고한다. 150만 명 이상이 불안, 우울증 또는 양극성 질환으로 인해 겪 게 되는 장애로 생활보조금을 받으며, 존스홉킨스 대학 자료에 의하면 이 러한 진단을 받은 1,400만 명 이상이 사회생활 기능에서 '심각한 장애'를 보인다. 이는 지난 50년 동안 진단의 경계를 극적으로 확장하고 정상 뇌 기 능을 교란하는 약물로 환자를 치료해 온 의학의 한 분과가 만들어 낸 놀라 운 결과이다.

게다가 이 유행병은 계속 확장된다. 내가 연구하고 이 책을 쓰는 18개월 동안, 사회보장국은 생활보조금과 장애연금 프로그램에 대한 2007년 보 고서를 발표했고, 그 숫자는 예상대로였다. 2007년 한 해 동안 정신과 진단 으로 인한 장애 때문에 생활보조금 및 장애연금 명단에 추가된 65세 미만 어린이와 성인은 401,255명이었다. 정신질환으로 인해 새로운 장애를 갖 게 된 어린이 250명과 성인 850명이 매일 대형 강당을 가득 채운다고 상 상해보시라. 이 유행병으로 얼마나 끔찍한 대가를 치러야 하는지 그림이 그려진다.

# 신체 질환, 인지 장애, 조기 사망
## Physical Illness, Cognitive Impairment, and Early Death

질병의 본질을 파악하려면 보통 발생 가능한 모든 증상을 파악한 다음 시간의 흐름에 따르는 경과를 추적해야 한다. 이전 장에서는 주로 정신과 약물이 장기간에 걸쳐 목표 증상을 악화시킨다는 연구에 초점을 두었으며 약물이 신체 문제, 정서의 무감각, 인지 장애를 일으키는 가능성을 간략하게 언급했다. 정신과 약물치료는 또한 조기 사망으로 이어지는 치료의 하나이기도 하다. 중증 정신질환자들은 현재 일반인보다 15년에서 25년 일찍 사망하며, 이러한 조기 사망 문제는 최근 15년 동안 훨씬 더 뚜렷해졌다.[2] 이들은 심혈관 질환, 호흡기 질환, 대사 질환, 당뇨병, 신부전 등으로 사망하는데, 항정신병약물(또는 약물 칵테일)의 여러 해 복용으로 신체에 부담이 쌓인 탓으로 보인다.[3]

다음은 이러한 다양한 장기 위험에 관한 세 가지 사례이다.

### ▌ 에이미 업햄 Amy Upham

에이미 업햄은 버팔로의 원룸 아파트에 산다. 내가 거실로 들어서자 그녀는 서류가 어지럽게 쌓인 탁자를 가리켰다. "정신과 약물을 복용하는 저에 대한 정보들입니다." 그녀가 말하며 의료 서류 더미를 건네주었다. 약물 유발 뇌부종, 신장 기능 저하, 간 부종, 담낭 부종, 갑상선 문제, 위염, 인지 기능 이상 등이 적혔다. 150cm 조금 넘는 키에 적갈색 곱슬머리의 서른 살 에이미는 체중이 40kg 언저리다. 그녀는 팔꿈치 주변의 느슨한 피부 주름을 꽉 쥐기도 했다. 살 속 근육이 사라져 버린다. "헤로인 사용자들에게서 보이는 것과 비슷하지요."

에이미는 열여섯 살 때 라임병에 걸리고 우울증을 앓으면서 처음 정신과 약물을 복용했다. 12년이 지난 후에도 여전히 항우울제를 복용하면서, 과거 기록을 검토해 약물이 경조증 삽화를 유발하고 강박 행동을 악화시킨 몇 가지 상황을 확인했다. 마침내 2007년, 그녀는 복용하던 두 가지 약물을 서서히 끊기로 결심했고 처음에는 순조롭게 진행되었다. 하지만 당시 그녀는 카운티 정신건강 부서에서 정신질환자들을 옹호하는 일을 맡았고, 결국 익명의 누군가가 그녀의 상사에게 그녀가 약을 끊는 중임을 알렸다. 이는 기관의 방침에 어긋나는 것이었고, 결국 에이미는 직장을 잃고 누군가 자신을 스토킹한다는 편집증에 시달리게 되었다. "신경쇠약이 왔어요. 이것을 숨기려고 병원에 입원을 했어요."

에이미가 병원에 입원한 것은 이번이 처음이었다. 그녀는 즉시 리튬(기분 안정제의 일종)이 포함된 약물 칵테일을 처방받았다. 몇 달 지나지 않아 내분비 계통에 문제가 생기기 시작했다. 월경이 중단되고, 갑상선에 이상이 나타났으며, 뇌파 검사에서는 뇌의 부종 소견을 보였다. 그 후 신장의 작동이 멈추었다. 그녀는 급하게 리튬 복용을 중단해야 했고, 이는 조증 삽화로 이어졌다. 의사들은 조증에 대응하기 위해 아티반(성분명 '로라제팜', 항불안제의 일종)을 처방했지만, 그 약은 끔찍한 분노를 불러일으키고 자살 충동을 느끼게 했다. 몇 달이 지난 2008년 12월, 그녀는 정신과 병원에 다시 입원했고, 그곳에서 아티반 중독 상태로 진단을 받았다. 한 간호사가 그녀에게 말했다. "아티반이 당신을 힘들게 하는 만큼 심한 약의 부작용 경험을 보지 못했다." 병원은 그녀의 처방을 아티반에서 클로노핀(성분명 '클로나제팜', 항불안제의 일종)으로 바꾸고 아빌리파이(성분명 '아리피프라졸', 항정신병약물의 일종)를 처방했다. 하지만 이후 경련 발작이 일어났다. 그 후 의사는 클로노핀과 관련되어 보이는 심장의 문제를 발견했고, 에이미는 다시 아티반을 복용하게 되었다. "그 이후에 제 인생에서 처음으로 환각을 느끼기 시작했습니다. 걷잡기 어렵게 안절부절 못하게 되고 피부 밖으로 무언가가 기어 나오는 느낌이었습니다." 다른 약물 관련 합병증이 계속되었다. 2009년 2월 24일, 에이미는 병원 부지에 있는 쉼터로 옮겨졌다. 당시 그녀의 생각이 너무나 산만해서 간호사는 '조기 알츠하이머 치매 가족력을 갖는지' 궁금해할 정도였다.

놀랍게도 이 이야기의 대부분은 에이미가 나에게 준 서류 뭉치에 기록된 것이다. 그녀는 최근 4개월 동안 아티반을 끊기 위해 노력했지만, 용량을 낮출 때마다 분노와 섬망에 가까운 증상을 겪었다. "무서워요." 제가 서류를 살핀 후 그녀에게 다시 건넬 때 그녀가 말했다. "금단 증상이 정말 심하지만 저는 혼자 살아요. 공황, 불안이 계속되고 광장공포증도 약간 느껴요. 안전하지 않아요."

## ▎레이첼 클라인 Rachel Klein

2008년 봄, 레이첼 클라인을 처음 만났을 때, 그녀는 지팡이를 짚고 안내견과 함께 내 사무실로 절뚝거리며 들어왔다. 우리가 이야기하는 동안 안내견은 그녀의 발밑에 드러누웠다. 아직 마흔 살도 되지 않은 나이였지만 그녀는 나를 위해 시계를 아주 빠르게 되감았다. 곧 1984년의 화창한 가을 날을 이야기하였다. 열여섯 살에 매사추세츠 공과대학에 입학한 그녀는 IQ 173의 신동이었으며 그녀 귓가에는 언젠가 노벨상을 받으리라는 기대가 울리는 듯했다. "메고 있던 배낭에서 곰인형이 빼꼼 튀어나온 채 캠퍼스에 도착했습니다." 그녀는 기억을 떠올리며 살짝 미소 지었다. "그때 저는 정서적으로 감당할 준비가 안 된 상태였습니다."

레이첼은 2학년 말에 '완전히 정신병적 상태이던' 선배와 사귀게 되었고 엑스터시, LSD, 환각버섯, 이산화질소 등 불법 약물에 노출되며 MIT에서 정서적 혼란을 겪게 되었다. 자아감이 무너지기 시작했고, 그 어느 때보다 혼란스러운 여름을 보낸 후 그녀는 정신병적 우울증으로 입원했다. 퇴원 후 그녀는 항정신병약물, 항우울제, 자낙스(성분명 '알프라졸람')와 같은 벤조디아제핀 계열 항불안제를 처방받았다. 그녀는 말한다. "그 어떤 약도 저에게 도움이 되지 않았습니다. 약은 저를 둔하게 만들었고, 자낙스를 끊으려는 시도는 재앙과 같았습니다. 이것은 세상에서 가장 악한 약입니다. 중독성이 너무 강합니다. 애초에 입원의 이유였던 모든 증상들은 약을 끊으려 하면 일천 배 더 심해집니다."

결국 레이첼은 MIT를 졸업하고 콜로라도 대학교의 석박사프로그램에 합격했지만 병원 입퇴원을 반복하기 시작하였고 MIT에서의 정서적 혼란은 만성 정신질환으로 발전했다. 그녀는 회상한다. "의사들은 저의 상태가 절망적이며 절대 나아지지 않을 거라고 말했어요." 1995년부터 2001년까지 보스턴의 한 그룹홈에서 보조 매니저로 일하면서 안정된 시기를 보냈지만 오빠가 갑자기 사망하면서 심리적 문제가 다시 불거졌다. 그녀의 담당 정신과 의사는 리스페달(성분명 '리스페리돈', 항정신병약물의 일종)을 끊고 고용량의 지오돈(성분명 '지프라시돈', 항정신병약물의 일종)과 이팩사(성분명 '벤라팍신', 항우울제의 일종)로 바꾸었으며 다른 정신과 약물도 주사했다.

레이첼은 기억을 떠올리며 고개를 절레절레 흔들었다. "저는 독성 반응의 일종인 심각한 세로토닌 반응을 겪었습니다. 이로 인해 뇌에 혈관 수축이 일어났고, 뇌 손상이 발생했습니다. 결국 저는 휠체어에 앉아서 지내게 되었고, 생각하거나 말하거나 걷지 못하게 되었습니다. 그러한 뇌의 중추에는 많은 양의 자원이 필요합니다."

그 후 그녀의 삶에는 부침이 있었다. 그녀는 보스턴의 동료 옹호 단체인 엠파워(M-Power)에서 자원봉사 활동을 하며 위안을 삼았고, 2008년 봄에는 청각장애인에게 서비스를 제공하는 애드보케이츠(Advocates, Inc.)에서 일주일에 16시간씩 일했다. 하지만 그녀는 난소암 투병을 하기도 했다. 정신과 약물과 신체 질환이 관련될 가능성이 존재한다. 현재 그녀는 그러한 약물의 유용성을 생각하기도 하지만, 자신의 삶을 돌아볼 때 완전히 실패한 치료 패러다임을 마주하면서 그녀는 말한다. "정말 엉터리 같았어요."

## ▌ 스콧 섹스턴 Scott Sexton

2005년 봄, 스콧 섹스턴은 라이스대학교에서 MBA(경영학 석사 학위)를 받았다. 그 순간 밝은 미래가 눈앞에 펼쳐졌지만, 결혼하려던 여성과 헤어지고 우울증으로 입원하게 되었다. 5년 전 부모님이 이혼하셨을 때 첫 번째 우울증을 겪었고, 이번에는 그의 두 번째 주요우울증이었다. 스콧의 아버지가 양극성 질환을 앓던 중이어서 그도 같은 진단을 받았다. 그는 자이프렉사(성분명 '올란자핀', 항정신병약물의 일종)가 포함된 약물 칵테일을 처방받았다.

그해 가을, 그는 대형 회계법인인 딜로이트에서 컨설턴트로 일하기 시작했다. 입사 후 처음 몇 달은 괜찮았지만 2006년 초에는 자이프렉사 복용으로 인해 하루에 12~16시간씩 잠을 자게 되었다. 그는 곧 아침에 일어나기 위해 또 다른 약이 필요했고 '엄청나게 살이 찌기 시작'했다고 그의 어머니 케이는 회상한다. "아들은 키가 178cm정도였는데 체중이 85kg에서 110kg 이상으로 늘었습니다. 마치 술꾼의 배처럼 복부비만이 심했고, 부푼 뺨은 다람쥐와 같았습니다. 우리는 자이프렉사가 체중 증가를 일으킨다는 사실을 알긴 했지만 이 정도일 줄 몰랐습니다. 아들도 나도 놀랐습니다."

2006년 가을이 되자 스콧은 주말에는 오후가 되어서야 일어날 정도로 잠이 늘었다. 그는 사무실 출근을 중단하고 딜로이트에서 재택근무 중이었다고 한다. 추수감사절에 그는 어머니에게 전화하여 배가 심하게 아프다고 말했다. 그는 다음날 휴스턴에 있는 세인트 루크 성공회병원에 입원했다. 어머니는 미들랜드에서 비행기를 타고 아들에게 향했다. "스콧의 얼굴이 붉게 변했고 땀을 흘리고 있었습니다. 손이 너무 부어 반지를 빼기 힘들 정도였어요. 열이 심했고 혈액검사 결과는 심각했습니다. 기준치를 많이 벗어난 상태였습니다. 콜레스테롤 수치는 하늘을 찌를 듯 높았어요. 중성지방도 너무 높아서 수치가 표시되지 않을 정도였습니다."

스콧의 췌장은 작동을 멈춘 상태였다. 자이프렉사는 췌장염을 유발한다고 알려졌지만 세인트 루크 병원의 의사들은 이를 제대로 파악하지 못했다. 의사들은 스콧이 12월 7일 사망할 때까지 그 약을 계속 투여했다. 그의 어머니는 말한다. "저는 항상 아들에게 약을 먹으라고 말했지요. 저는 '아들아, 네가 약을 끊었다고 하면 내가 휴스턴으로 날아가서 널 총으로 쏴버릴 거야'라고 말하곤 했습니다. 아들은 이 사회에서 자기 역할을 하고 생산적인 구성원이 되기 위해 해야 한다고 생각한 모든 것을 행하였는데, 그것이 결국 그를 죽게 했습니다."

약어 정리

• 미국 국립정신건강연구소(National Instutute of Mental Health, NIMH)

# 어린이에게 퍼지는 유행병
## The Epidemic Spreads to Children

I

"많은 부모와 가족에게 자녀가 정신질환 진단을 받는 경험은 재앙이 된다.
우리는 반드시 이걸 말해야 한다." _제인 코스텔로(듀크 대학교 정신의학교실 교수, 2006)[1]_

1980년 이전에 정신과 약물을 처방받는 어린이와 청소년은 상대적으로 적었고 그들에게 정신과 약을 처방하는 것은 최근 현상이다. 이 이야기를 조사하면서 우리는 이 책의 논지를 두 번째로 시험해 볼 기회를 갖는다. 과학 문헌과 사회 데이터를 통해 어린이와 청소년의 정신과 약물 복용을 통한 득보다 실이 더 많음을 살피기가 가능할까? 처음에는 학교에 대한 무관심이나 일시적인 슬픔과 같은 비교적 사소한 문제로 어려움을 겪는 많은 어린이들을 평생 장애로 이어지는 길로 내모는 것은 아닐까? 과학의 원칙 중 하나는 실험 결과가 반복적으로 나타나야 한다는 것이다. 본질적으로 어린이에게 정신과 약물을 투여하는 것은 두 번째 실험이다. 먼저 정신질환 진단을 받은 성인에게 약물을 투여했지만, 이전 장에서 살펴본 것처럼 좋은 장기 결과를 얻지 못했다. 그 다음으로 지난 30년 동안 우리는 다양한 정신질환을 가진 어린이와 청소년을 진단하고 정신과 약물을 투여했다. 이제 두 번째 결과도 동일한지 확인 가능하다.

나는 이것이 어린이의 약물 복용에 대한 우리의 조사 틀을 다소 냉정하고 분석적인 방식으로 구성함을 안다. 어린이와 청소년의 결과가 성인과 동일하다면, 미국 청소년 수백만 명에게 정신과 약물을 처방함은 거의 헤아리지 못할 만큼 큰 피해를 그들에게 입히는 것이다. 그러나 그러한 가능성은 의학 문헌에 대한 감정적 검토에 가깝다. 그렇기에 가능한 한 냉정하게 탐구를 진행하려고 한다. 사실 자체가 말해주어야 한다.

　어린이의 약물치료에 대한 정신의학 진보의 이야기는 성인 정신질환 치료 진보에 대해 말하는 것과는 조금 다르다. 1955년 쏘라진이 등장했을 당시 정신병원에는 성인 수십만 명이 입원 중이었고, 이들은 과거가 잘 파악되는 질병으로 진단을 받았다. 하지만 정신약물학 시대가 시작될 때 '정신질환' 진단을 받은 어린이는 극소수였다. 초등학교에서 괴롭힘을 당하거나 장난기 많은 어린이들이 존재했지만, 주의력결핍 과잉행동장애(attention-deficit/hyperactivity disorder, ADHD)라는 진단명은 아직 생기기 전이라 ADHD로 진단되지 않았다. 변덕스럽고 감정 기복이 심한 10대 청소년들이 존재했지만, 사회는 이들이 어느 정도 정상적 성인으로 성장할 것으로 기대했다. 그러나 정신과에서 정신작용제로 어린이를 치료하기 시작하면서 어린이 시기에 대한 이런 관점은 재고되었다. 지난 50년 동안 어린이들이 정신질환을 앓는다는 사실을 **발견했으며**, 이는 생물학적으로도 마찬가지라고 정신의학은 이제 말한다. 먼저 정신의학은 ADHD를 식별 가능한 질병으로 구체화했고, 주요우울증과 양극성 질환이 지속하여 어린이와 청소년을 강타함을 확인했다. 하버드 의대 정신과 교수인 로널드 케슬러는 2001년에 이 '역사'를 다음과 같이 요약한다.

　　어린이와 청소년 기분장애에 관한 역학 연구는 여러 해 진행되었으나, 두 가지 오해로 인해 오랫동안 발전이 저해되었다. 기분장애는 성인이 되기 전에는 드물다는 것, 그리고 기분장애는 어린이와 청소년 발달의 정상 과정이며 저절로 낫는다는 특성(self-limiting aspect)을 갖는다는 점이다. 현대 연구에서 이 두 믿음은 모두 사실이 아님이 분명해졌다. 우울증, 조증, 조증 유사증상은 모두 어린이와 청소년 전체에서 비교적 흔한 증상이다.[2)]

예전에는 발견되지 않던 질병들이 이제는 밝혀지는 추세다. 이 과학 진보 이야기의 두 번째 부분에서는 정신과 약물이 어떻게 도움이 되고 필요한지를 설명한다. 조용히 고통받던 어린이들 수백만 명이 이제 치료를 통해 성장에 도움을 받는다. 실제로 어린이 정신과 영역에서는 정신작용제가 건강한 두뇌를 만드는 데 도움 된다고 최근 이야기된다. 정신과 의사 존 오닐은 2006년 출간한 저서 《어린이와 청소년 정신약물학 쉽게 보기(Child and Adolescent Psychopharmacology Made Simple)》에서 정신질환을 앓는 어린이들이 약물치료를 받아야 하는 이유를 다음과 같이 설명한다.

> 일부 정신과적 장애를 치료하지 않고 방치할 경우 신경생물학적 손상이 진행된다는 증거가 늘어난다. …글루타메이트 같은 독성 수준의 신경전달물질이나 코티졸 같은 스트레스 호르몬은 신경 조직을 손상시키거나 정상 신경 성숙 경로를 방해할 위험성 가진다. 이러한 장애에 대한 약물치료는 증상을 개선하는 데 성공적일 뿐만 아니라 신경 보호 효과도 가진다(즉, 의학적 치료가 뇌 손상을 방지하거나 정상 신경 성숙의 촉진 가능).[3]

이것이 사실이라면 정신의학은 지난 30년 동안 정말 큰 도약을 이룬 것이다. 이 분야는 예전에는 알아채지 못했던 어린이의 뇌 질환을 진단하는 방법을 익혔으며, '신경 보호 효과를 가진' 약물을 통해 이제 어린이들이 정상 성인으로 자라게 한다.

## ADHD의 급증 The Rise of ADHD

주의력결핍장애(attention-deficit disorder, ADD)는 1980년에야 《정신질환의 진단 및 통계편람(Diagnostic and Statistical Manual, DSM)》에 등장했지만, 이 분야에서는 주의력결핍장애가 갑자기 나타난 것이 아님을 지적한다. 이 질환의 의학적 뿌리는 1902년으로 거슬러 올라간다. 그 해 영국의 소아과 의사인 조지 프레드릭 스틸 경이 지능은 정상이지만 '폭력적인 분노, 무자비한 장난, 파괴성, 처벌에 대한 반응 부족'을 보이는 어린이 20명에 대한 일련의 연구를 발표했다.[4] 또한 그는 이들의 나쁜 행동이 잘못된 양육이 아니라 생물학적 문제에서 비롯된다고 추론했다. 뇌전증, 뇌종양, 뇌수막염 등의 이미 알려진 질병을 앓는 어린이들이 종종 공격적으로 반항하는 경우는 많았다. 하지만 이번 어린이들 20명은 명백한 질병이나 외상을 갖지 않았음에도 '최소한의 뇌 기능 이상'을 앓는다고 판정되었다.

그 후 50년 동안 연구자 몇몇은 과잉행동이 뇌 손상의 지표라는 개념을 발전시켰다. 1917년부터 1928년까지 전 세계를 휩쓸었던 바이러스성 전염병인 기면성 뇌염(encephalitis lethargica)에서 회복된 어린이들은 종종 반사회성 행동과 심한 감정 기복을 보였다. 소아과 의사들은 이 질병이 경미한 뇌 손상을 일으켰다고 결론 내렸지만 그 손상의 본질 파악은 어려웠다. 1947년 위스콘신주 라신에서 장애 청소년을 위한 학교의 교장이던 알프레스 스트라우스는 극도로 과잉행동을 하는 학생들을 '정상 뇌 손상 어린이(normal brain injured children)'이라 불렀다.[5] 1952년에 발간된 정신의학 최초의 DSM에서는 이러한 어린이가 '기질성 뇌 증후군'을 앓는다고 설명한다.

정신자극제(stimulants)가 이런 어린이들에게 도움이 되리라는 생각은 1937년 찰스 브래들리가 두통을 호소하는 과잉행동 어린이에게 새로 합성된 암페타민인 벤제드린(Benzedrine)을 투여하며 생겨났다. 벤제드린이 두통 치료는 못했지만 브래들리는 이 약이 어린이들을 '진정'시키고 학업에 더 집중하는 데 도움을 주었다고 보고했다. 어린이들은 벤즈드린을 '수학 잘하게 하는 알약(arithmetic pill)'이라 불렀다.[6] 브래들리 보고서는 그 후 20년 동안 거의 잊혔지만, 1956년 시바-게이지(Ciba-Geigy)는 기면증 치료제로 리탈린(성분명 '메틸페니데이트', 정신자극제의 일종)을 출시하면서 암페타민의 '안전한' 대안으로 선전했다. 브래들리의 연구 결과를 이미 알던 존스홉킨스 의과대학 의사들은 곧 이 신약이 '뇌 손상 증후군'을 앓는 듯한 '산만한' 어린이들을

진정시키는 데 유용하다고 판단했다.[7]

1960년대에는 정신과 의사들이 일반 학교에 다니는 안절부절못하는 어린이들에게 리탈린을 처방하려고 서두르지 않았다. 당시에는 정신활성약물은 위험성이 많기에 입원 중이거나 거주 시설 어린이에게만 투여해야 한다는 인식이 존재했기 때문이다. '기질적 뇌 기능 이상'으로 진단될 정도로 과잉행동이 심한 어린이 인구는 소수에 불과했다. 그러나 1970년대에 정신과에서 리탈린을 사용하는 어린이가 서서히 증가하기 시작하여 1970년대 말에는 미국에서 어린이 약 15만 명이 이 약을 복용하였다. 그 후 1980년, 정신의학계에서《정신질환의 진단 및 통계 편람 제3판(Diagnostic and Statistical Manual of Mental Disorders, 3rd Edition, DSM-III)》을 발간하면서 처음으로 '주의력결핍장애(ADD)'를 질병으로 규정했다. 주요 증상은 '과잉행동' '부주의' '충동성'이었다. 학교에서 자기 자리에 안절부절못하고 집중하는 데 어려움을 겪는 어린이들이 많아지면서 ADD 진단이 확산되기 시작했다. 1987년 정신의학은 진단 경계를 더욱 완화하여 DSM-III 개정판에서 '주의력결핍 과잉행동장애(ADHD)'로 진단명을 바꾸었다. 그리고서 시바-게이지는 이 '질병'에 대한 대중의 인식을 높이기 시작한 '환자 지원 단체'인 '어린이 및 성인 주의력결핍 과잉행동장애 당사자들(Children and Adults with Attention Deficit Hyperactivity Disorder, CHADD)'에 기금을 지원했다. 마침내 1991년, CHADD는 장애인 교육법이 적용되는 장애에 ADHD를 포함시키느라 의회에서 성공적으로 로비를 펼쳤다. 이제 ADHD 진단을 받은 어린이는 연방 자금으로 지원되는 특수 서비스를 받게 되고, 학교에서는 정기적으로 이 질환을 앓는다고 보이는 어린이를 식별하기 시작했다. 2009년에《하버드정신의학리뷰(Harvard Review of Psychiatry)》에서 언급했듯 오늘날에도 ADHD 진단은 주로 교사의 불만에서 비롯되는데, 이는 '장애를 가진 어린이 중 소수만이 진료실 방문 시에 증상을 보이기 때문'이다.[8]

갑자기 모든 교실에서 ADHD 어린이를 발견하게 되었다. 1990년에는 진단받은 어린이 수가 거의 100만 명으로 증가했고, 그 후 5년 동안 두 배 이상 증가했다. 현재 미국 어린이 350만 명이 ADHD로 인해 정신자극제를 복용하며, 2007년 미국 질병통제센터(Centers for Disease Control, CDC)는 4~17세 미국 어린이 23명 중 1명이 약을 복용한다고 보고했다. 이러한 처방은 대부분 미국에서만 나타나는 현상이다. 전 세계 어린이가 복용하는 정신자극제 양을 합친 것보다 미국 어린이가 3배나 많은 양을 복용한다.

대중은 ADHD가 '뇌 질환'이라는 연구 결과를 자주 듣지만, 사실 그 원인은 아직 밝혀지지 않았다. 1991년 소아 신경과 전문의 제럴드 골든은 기록했다. "ADHD의 생물학적 근거를 정의하려는 시도는 지속적으로 실패했다. 영상 연구에서 입증된 바와 같이 뇌의 신경해부학은 정상이다. 신경병리학적 소인은 확인되지 않았다."[9] 7년 후 미국 국립정신건강연구소(National Institute of Mental Health, NIMH)가 소집한 전문가 패널은 다음 주장을 되풀이한다. "수년간의 임상 연구와 ADHD에 대한 경험에도 불구하고 ADHD의 원인 또는 원인에 대한 우리의 지식은 대부분 추측에 불과하다."[10] 1990년대에 CHADD는 ADHD 어린이가 도파민 체계의 저활성화를 특징으로 하는 화학 불균형으로 고통받는다고 대중에게 조언했지만, 이는 단순히 약물 마케팅다운 주장일 뿐이었다. 리탈린과 다른 정신자극제는 시냅스 틈새의 도파민 수치를 증가시키므로 CHADD는 이러한 약물이 뇌 화학을 '정상화'하는 것처럼 보이게 하려 했지만, 1997년 미국정신의학회 출판사의《신경정신의학 교과서(Textbook of Neuropsychiatry)》에서 고백했듯이 "ADHD 어린이의 선택적 신경화학 불균형을 확인하려는 노력은 실망스러웠다."[11]

그러므로, 이 역사에서 ADHD라고 불리는 '정신질환'에 대해 새롭게 밝혀진 것은 존재하지 않는다. 의학계에서는 극도로 과잉행동을 하는 어린이들이 어떤 종류의 뇌 기능 이상을 앓는다는 추측이 오랫동안 계속되었고 이는 분명 합리적인 생각이었지만, 그 기능 이상의 본질은 밝혀지지 않았다. 그런 와중에 1980년 정신의학은 펜을 휘둘러 '과잉행동'에 대해 극적으로 확장된 정의를 DSM-III에서 만들어 냈다. 1970년에는 '덤벙이'라

11장 어린이에게 퍼지는 유행병

281

고 불렸을 듯한 안절부절못하는 일곱 살 소년이 이제는 정신과적 질환을 앓는 것이다.

ADHD의 생물학은 아직 밝혀지지 않았으므로, 리탈린과 다른 ADHD 약물은 신경전달물질 체계를 인위적으로 흔들어놓는 방식으로(perturbing) '작용'한다는 표현이 적당하다. 리탈린은 도파민 재흡수 억제제로 가장 잘 설명된다. 치료 용량에서는 시냅스 틈새에서 도파민을 제거하여 시냅스 전 뉴런으로 다시 가져오는 '수송체(transporters)'의 70%를 차단한다. 코카인도 같은 방식으로 뇌에 작용한다. 그러나 메틸페니데이트는 코카인보다 뇌에서 훨씬 더 천천히 제거되므로, 코카인이 비교적 짧은 시간 동안 도파민 재흡수를 방해하는 것과는 대조적으로 몇 시간 동안 도파민 재흡수를 차단한다.[33]

메틸페니데이트에 대한 반응으로 어린이의 뇌는 일련의 보상 적응을 거친다. 도파민이 시냅스 틈새에 너무 오래 남기 때문에 어린이의 뇌는 도파민 기계의 작동을 멈춘다. 시냅스 후 뉴런의 도파민 수용체 밀도는 감소한다. 리탈린은 세로토닌과 노르에피네프린 뉴런에도 작용하여 이 두 경로에서 유사한 보상 관련 변화를 일으킨다. 세로토닌과 노르에피네프린의 수용체 밀도가 감소하고, 시냅스 전 뉴런에 의한 두 화학물질의 출력량도 변경된다. 스티브 하이먼이 말했듯이, 이제 어린이의 뇌는 '정상 뇌 상태와 양적으로뿐 아니라 질적으로도 다른 방식으로 작동'한다.[12]

이제 결과 데이터로 눈길을 준다. 이 치료가 ADHD 진단을 받은 어린이들에게 장기간의 관점에서 도움이 될까? 과학 문헌은 어떤 결과를 보여줄까?

---

33. 코카인이 단기 작용하기에 메틸페니데이트보다 중독성이 강함. 코카인이 뇌를 떠나자마자 중독자는 도파민 경로가 처음 과잉 활동 상태로 전환할 때 오는 '러시(rush)'를 다시 경험하고 싶어하기 때문임(지은이)

# 수동적이고, 가만히 앉았으며, 홀로인 어린이들
## Passive, Sitting Still, and Alone

리탈린과 다른 ADHD 약물은 어린이의 행동을 확실하게 변화시키며, 1937년 찰스 브래들리는 그의 보고서에서 벤제드린의 효능에 대한 근거를 제시했다. "30명의 어린이 중 15명이 벤제드린을 복용한 후 뚜렷하게 차분해진 정서 반응을 보였다. 임상적으로 모든 사례에서 사회적 관점의 개선이 나타났다."[13] 1961년 미국 식품의약국(the Food and Drug Administration, FDA)가 어린이에게 사용하도록 승인한 리탈린도 비슷한 진정 효과를 가진다고 밝혀졌다. 오하이오 주립대학의 심리학자 허버트 리는 1978년 진행한 이중맹검 시험을 통해 3개월 동안 28명의 '과잉행동' 어린이 대상 연구를 진행했으며, 이 중 절반은 메틸페니데이트를 처방받았다. 그는 다음과 같이 기록한다.

적극적인 약물치료를 받는다고 후향적으로 확인된 어린이는 평가 시점에 뚜렷하게 더 단조롭거나 '밋밋한' 감정을 보였으며, 연령에 따른 감정 표현의 다양성과 빈도가 모두 부족했다. 이들은 반응이 적고, 주도성이나 자발성을 거의 또는 전혀 보이지 않았으며, 흥미나 반감을 거의 나타내지 않았고 호기심이나 놀라움과 즐거움도 거의 드러내지 않았으며, 유머감각이 없는 듯 보였다. 유쾌한 말이나 상황도 알아채지 못하고 지나쳤다. 요컨대, 적극적인 약물치료를 받는 동안 어린이들은 상대적이긴 하지만 명백하게 정서가 부족하고, 유머 감각을 보이지 않았으며, 무관심했다.[14]

수많은 연구자들도 비슷한 관찰 결과를 보고했다. 1978년 위스콘신 의과대학의 심리학자 러셀 바클리는 리탈린을 복용한 어린이의 '약물 관련 단독 놀이가 현저히 증가하고 그에 따라 사회적 상호작용의 시작이 줄었다'

고 발표한다.[15] 볼링 그린 주립대학의 심리학자 낸시 피들러는 이 약물이 어린이의 '환경에 대한 호기심'을 감소시킨다고 살핀다.[16] 1989년 캐나다 소아과 의사 틸 데이비는 약물을 복용한 어린이가 '때로 생기발랄함을 잃는다'고 쓴다.[17] 1993년 UCLA 심리학자 팀은 정신자극제 치료를 받은 어린이들은 종종 '수동적이고 순종적이며 사회적으로 위축된다'고 결론짓는다.[18] 어바인 캘리포니아 대학교의 ADHD 센터 소장인 심리학자 제임스 스완슨은 약물을 복용하는 일부 어린이가 '좀비처럼 보인다'고 지적한다.[19] 《옥스퍼드 임상 정신약물학 및 약물치료 교과서(Oxford Textbook of Clinical Psychopharmacology and Drug Therapy)》 편집자들은 정신자극제가 '행동 반응의 수를 줄임으로' 과잉행동을 억제한다고 설명한다.[20]

　이 보고서들은 모두 같은 이야기를 들려준다. 이전에는 의자에 앉았긴 하지만 심하게 안절부절못하거나 선생님이 칠판에 글씨를 쓰는 동안 옆자리 친구와 잡담을 하는 등 교실의 골칫거리였던 학생이 리탈린을 복용하자 가만히 앉게 되었다. 그 어린이는 많이 움직이지도 않고 친구들과 그다지 사교적으로 어울리지도 않는다. 수학 문제 풀이와 같은 과제가 주어지면 그 어린이는 문제에 집중한다. 찰스 브래들리는 이러한 행동 변화를 '사회적 관점의 개선'으로 생각했으며, 이러한 관점은 리탈린과 기타 ADHD 약물의 효능 시험에서 나타난다. 교사와 다른 관찰자들이 어린이의 움직임과 다른 사람과의 어울림이 감소함을 긍정적으로 보는 평가 도구를 작성하고, 그 결과를 표로 만들면 70~90%의 어린이가 ADHD 약물에 '좋은 반응'을 보인다고 보고된다. 1995년 NIMH 연구자들은 이러한 약물이 '과제와 무관한 활동(예 : 손가락 두드리기, 안절부절못함, 소근육 운동, 직접 관찰 중 과제 외 행동 등) 및 수업 방해와 같은 다양한 핵심 ADHD 증상을 극적으로 줄이는 데 매우 효과적'이라고 기록한다.[21] ADHD 전문가들은 과학 문헌을 비슷한 방식으로 요약했다. "현존하는 문헌은 정신자극제가 신체적 과잉행동, 충동성, 부주의 등 ADHD의 전형적인 행동을 감소시킨다는 사실을 명확하게 제시한다."[22]

　그러나 이들 중 어느 것도 어린이 본인에게 도움이 되는 약물치료에 대

284

해 알려주지 않는다. 정신자극제가 교사들에게는 도움이 될 것이다. 하지만 어린이들에게도 도움이 될까? 연구자들은 시작부터 여기서 벽에 부딪혔다. 일리노이 대학 의사인 에스더 슬레이터는 어린이 52명에게 리탈린을 어떻게 생각하는지 물어본 결과 다음과 같이 말한다. "무엇보다도, 우리는 과잉행동 어린이들 사이에 정신자극제 복용에 대한 혐오감이 만연했음을 발견했다."[23] 1990년 텍사스 대학교의 심리학자 데보라 재코비츠는 리탈린을 복용한 어린이들이 '행복감이 떨어지고 자신에 대한 만족감이 낮으며 불쾌감을 더 크게 느끼는 것'으로 평가되었다고 보고한다. 또한 정신자극제는 어린이가 친구를 사귀고 우정을 유지하도록 돕는 "유의미한 긍정 효과는 안 나타내고 부정적인 효과의 발생률만 높았다."[24] 다른 연구자들은 리탈린이 어린이의 자존감에 어떤 해를 끼치는지 자세히 설명했다. 어린이가 그러한 약을 먹어야 한다면 자신이 '못난' 또는 '멍청한' 사람임이 확실하다고 느낄 것이라고 말한다. 미네소타 대학의 심리학자 앨런 스루프는 말한다. "어린이는 자신의 두뇌와 신체의 건강함, 학습 능력과 행동 조절 능력이 아니라 '나를 착한 어린이로 만들어주는 마법의 약'을 믿게 된다."[25] 이 모든 것은 어린이를 우울하고 외롭고 부적절감으로 가득 차게 만드는 약물로 인한 해악에 대해 설명한다. 연구자들은 리탈린이 과잉행동 어린이가 학업에 잘 적응하고 좋은 성적을 받아 학생으로서 성공하는 데 도움이 되는지 조사했을 때 그렇지 않음을 발견했다. 수학 시험에 집중했더라도 장기적인 학업 성취도로 이어지지는 않는다는 사실이 밝혀졌다. 1973년 스루프는 이 약이 '지속적인 주의가 필요한 반복적이고 일상화된 작업'의 수행 능력을 향상시키지만 '추론, 문제 해결 및 학습에는 [긍정적인] 영향을 미치지 않는 것 같다'고 설명했다.[26] 5년 후 허버트 리는 훨씬 더 부정적인 보고를 한다. 그는 리탈린이 학생들의 '어휘, 읽기, 철자, 수학' 학습에 아무런 도움이 되지 않았으며 문제 해결 능력에 방해가 되었다고 보고했다. "어린이들의 반응은 학습에 중요하게 생각되는 종류의 전념행동이 감소했음을 강력하게 시사한다."[27] 같은 해 위스콘신 의과대학의 러셀 바클리는 관련 과학 문헌을 검토한 결과 "정신자극제의 주요 효과는 학업 성적보다는 학급 관리의 수월함 향상으로 보인다."[28] 다음으로 제임스 스완슨이 의견을 제시할 차례였다. 그는 약물이 종종 어린이들을 '고립시키고, 위축시키고, 과도하게 집중'하게 만든다는 사실은 '학습을 개선하기보다 오히려 어렵게 만든다'고 말했다.[29] 1997년에 캘리포니아 어바인 대학의 심리학자 캐롤 월렌은 "특히 우려되는 것은 유연한 문제 해결이나 다양한 사고와 같은 복잡하고 고차원적인 인지 기능 영역에서 [리탈린의] 효과가 도움이 되지 않으리라는 점이다."[30] 결국 2002년에 캐나다의 연구자들은 최소 3개월 이상 지속된 1,379명의 청소년을 대상으로 한 14개 연구를 검토하여 문헌의 메타분석을 수행했다. 그 결과 그들은 결론내린다. "학습 성취도 향상에 대한 증거는 거의 발견되지 않는다."[31]

리탈린에 대한 또 하나의 실망스러운 점이 존재한다. 연구자들은 정신자극제가 장기간에 걸쳐 어린이의 행동을 개선하는지 여부를 살폈지만 아무런 이점을 발견하지 못했다. 어린이가 리탈린 복용을 중단하면 ADHD 행동이 지속해서 나타나고 '흥분성, 충동성, 또는 수다스러움'이 그 어느 때보다 심해졌다. 월렌은 고백한다. "약물치료를 중단했을 때 행동이 얼마나 빠르게 악화하는지 관찰하는 것은 종종 실망스러운 일이다."[32] 정신자극제를 계속 복용한다고 해서 행동이 지속적으로 개선된다는 증거도 나오지 않았다. 스완슨은 1993년에 기록한다. "교사와 부모는 장기적인 학업 성취도 향상이나 반사회적 행동 감소를 기대해서는 안 된다."[33] 미국정신의학회(American Psychiatric Association, APA)에서 출간한 1994년판 《정신의학 교과서(Textbook of Psychiatry)》에서도 동일한 결론을 인정했다. "정신자극제는 공격성, 품행장애, 범죄성, 교육 성취도, 직업 기능, 결혼 관계 또는 장기간 적응에 지속적인 개선을 만들어내지는 못한다."[34] 30년 연구에서도 정신자극제가 '과잉행동' 어린이의 성장에 도움이 된다는 양질의 근거를 제시하지 못했다. 1990년대 초 저명한 ADHD 전문가들로 구성된 NIMH의 장기 연구인 'ADHD 어린이에 대한 다기관 복합 치료 연구' 담당으로 선정된 연구팀은 다음과 같이 인정한다. "정신자극제 약물의 장기효능은 어린이 기능의 **어떤** 영역에서도 입증되지 않았다."[35]

---

## 낙제점을 받은 정신자극제 Stimulants Flunk Out

NIMH는 ADHD 연구를 '어린이 시기 정신장애'에 대해 실시한 '최초의 주요 임상시험'이라고 선전했다. 그러나 이 연구는 시작부터 다소 결함을 갖는 지적 연습경기와 같았다. NIMH의 어린이 및 청소년 연구 부책임자 피터 젠슨이 이끄는 연구진은 계획 단계에서 정신자극제가 장기 경과를 개선한다는 과학 문헌의 증거가 부재함을 인정했지만, '효능이 알려진 치료'를 장기간 보류하는 것은 '비윤리적'이라는 이유로 연구에 위약 대조군을 포함하지 않았다. 이 연구는 기본적으로 약물치료와 행동치료를 비교했지만, 시험 시작 시 행동치료 집단의 20%가 정신자극제를 복용하는 중이었으며, 14개월 동안 이 집단의 모든 어린이가 약물을 중단하지 않았다.[36]

이러한 명백한 연구 설계의 결함에도 불구하고 NIMH 지원을 받은 연구자들은 14개월이 지난 뒤 정신자극제의 승리를 선언했다. '세심하게 만들어진 약물 관리'는 핵심 ADHD 증상을 줄이는 측면에서 행동치료보다 '우월함'이 입증되었다. 또한 약물을 복용한 어린이들이 다른 과목은 아니지만 읽기 평가에서 더 나은 성적을 거둔다는 암시도 나왔다. 그 결과 정신과에서는 이후 정신자극제의 지속 효과를 입증하는 장기 연구를 진행하게 되었다. 연구진은 결론짓는다. "이제 대부분의 전문가들이 ADHD를 만성 질환으로 여기므로 지속 치료가 필요한 경우가 많다."[37]

초기 14개월의 치료가 끝난 뒤, 연구자들은 주기적으로 학생들을 추적 관찰하여 그들의 상태와 ADHD 약물 복용 여부를 평가했다. 이 연구는 마틴 해로우가 조현병 경과에 대해 수행한 연구와 매우 유사한 자연경과 연구였으며, 과학 문헌에 익숙해진 이 책의 독자들은 다음에 어떤 결과가 나올지 쉽게 짐작할 것이다. 3년이 지난 후 젠슨과 다른 연구자들은 다음과 같이 언급한다. "약물 사용이 유익한 경과가 아니라 악화를 나타내는 중요한 지표임을 발견했다. 즉 24~36개월 동안 약물을 사용한 참가자는 약물을 사용하지 않은 참가자에 비해 실제 그 기간 동안 증상이 늘어난 것으로 나타났다."[38]

즉 약물을 복용하는 어린이들은 적어도 약물을 복용하지 않는 어린이들에 비해 충동성, 부주의, 과잉행동과 같은 핵심 ADHD 증상이 **악화**하는 것을 목격했다. 또한 약물을 복용하는 학생들은 3년 후 '비행 점수(delinquency scores)'가 더 높았다. 이는 학교와 경찰에서 문제를 일으킬 가능성이 더 높음을 의미한다.[39] 그들은 또한 약물을 복용하지 않는 어린이들보다 키가 작고 몸무게도 더 적게 나갔다. 이는 약물이 성장을 억제한다는 증거이다. 이러한 결과는 약물치료가 장기적으로 해를 끼친다는 것을 말해준다. NIMH의 지원을 받은 연구자들의 6년 경과 보고에서도 결과는 동일하였다. 약물 사용은 '과잉행동-충동성 및 적대적 반항 장애 증상의 악화와 전반적 기능 장애의 심화와 관련'되었다.[40]

ADHD가 '진짜' 질병인지의 논란은 오랫동안 계속되었지만, 이 연구는 정신자극제를 사용하여 ADHD를 치료할 때 이 쟁점이 미결이 됨을 보여준다. 그럼에도 불구하고 만약 ADHD가 진짜라고 해도 정신자극제가 장기간에 걸쳐 도움이 되지는 않을 것이다. 수석 연구자 중 한 명인 뉴욕주립대 버팔로 캠퍼스의 윌리엄 펠햄은 말한다. "우리는 어린이들이 약을 더 오래 복용하면 더 나은 치료 결과를 얻으리라 생각했다. 하지만 그렇지 않았다. 유익한 효과는 전혀 못 보았다. 약물치료가 어린이 행동을 단기간 개선하는 데 도움이 되지만 장기적으로는 아니다. 그리고 그 정보는 부모에게 매우 정확하게 전달되어야 한다."[41]

# 위해성 평가하기 Tallying Up the Harm

　모든 약물에는 이익-위험 평가(benefit-risk assessment)가 이루어지며, 이익이 위험보다 크기를 기대하며 약물을 사용한다. 하지만 이 경우 NIMH는 장기적 관점에서 이익으로 볼 것이 **전무함**을 발견했다. 이제 집계해야 할 위험만 남았다. 그래서 우리는 정신자극제가 어린이에게 해를 끼칠 모든 방식을 살펴봐야 한다.

　리탈린과 다른 ADHD 약물은 신체적, 정서적, 정신적 부작용을 일으킬 가능성을 가진다. 신체적 문제로는 졸음, 식욕 부진, 무기력, 불면증, 두통, 복통, 운동 이상, 안면 및 음성 틱, 턱 떨림, 피부 문제, 간 질환, 체중 감소, 성장 억제, 고혈압, 심장 돌연사 등이다. 정서의 어려움에는 우울증, 무관심, 전반적인 둔감함, 감정 기복, 울며 떼쓰기, 과민성, 불안, 세상에 대한 적대감 등이 포함된다. 정신과적 문제에는 강박 증상, 조증, 편집증, 정신병적 삽화 및 환각이 포함된다. 메틸페니데이트는 또한 뇌의 혈류와 포도당 대사를 감소시켜 일반적으로 '신경병리학적 상태'와 관련된 변화를 일으킨다.[42]

　정신자극제에 대한 동물 연구도 경각심을 불러일으킨다. 1999년 예일 의과대학의 과학자들은 암페타민에 반복적으로 노출된 원숭이가 약물 노출이 중단된 후에도 오랫동안 남는 '비정상적 행동'을 보인다고 보고한다.[43] 다양한 실험쥐 연구는 메틸페니데이트에 장기간 노출될 경우 도파민 경로가 영구적으로 둔감해질 가능성을 보이며, 도파민은 뇌의 '보상 체계'이므로 이 약물 복용 어린이는 '쾌락 경험 능력이 저하된' 성인이 될 위험을 드러낸다.[44] 댈러스주 텍사스 사우스웨스턴 메디컬 센터의 과학자들은 15일 간 메틸페니데이트에 노출된 '사춘기 전' 쥐가 불안하고 우울한 '어른' 쥐로 변한다는 사실을 발견했다. 어른 쥐는 덜 움직이고, 새로운 환경에 덜 반응하며, '성적 행동의 결핍'을 보였다. 연구진은 뇌가 아직 발달하는 단계에서 '메틸페니데이트를 투여'하면 '성인기에 비정상적인 행동 적응을 초래한다'

고 결론 내렸다.[45)]

리탈린 및 그 외 ADHD 약물에 대한 결과 문헌은 이와 같다. 이러한 약물은 교사와 일부 부모가 도움이 된다고 생각하는 방식으로 단기간 과잉행동을 하는 어린이의 행동을 변화시키지만, 그 외에는 여러 면에서 어린이의 삶을 위축시키고 기쁨을 경험하는 생리적 능력이 저하된 성인으로 만들 가능성 가진다. 이 장의 후반에서 정신자극제의 또 다른 한 가지 절망스러운 위험성에 대해서도 탐색할 것이다.

---

## 실망스런 결과 Depressing Results

푸로작이 출시된 1988년만 해도 미국의 19세 미만 어린이 250명 중 1명만이 항우울제를 복용하였다.[46)] 이는 부분적으로는 청소년이 원래 변덕스럽고 우울증에서 빨리 회복된다는 문화적 믿음 때문이었고, 또 다르게는 이 연령대에서 삼환계 항우울제가 위약보다 효과가 적다는 연구 결과가 잇따라 발표되었기 때문이다. 1992년, 《아동청소년정신약물학회지(Journal of Child and Adolescent Psychopharmacology)》의 한 사설은 인정한다. "우울증 치료를 받는 청소년에서 삼환계 항우울제의 효능 검증 연구 결과가 확실히 무의미함을 피하지 못한다."[47)]

그러나 푸로작과 다른 선택적세로토닌재흡수억제제(selective serotonin reuptake inhibitor, SSRI)가 시장에 출시되고 '경이로운 약(wonder drugs)'으로 선전되면서 어린이에게 항우울제 처방이 급증했다. 1988년과 1994년 사이에 항우울제를 복용하는 어린이 비율이 3배로 증가했고, 2002년에는 미국 내 19세 미만 어린이 40명 중 1명이 항우울제를 복용하였다.[48)] 아마도 이러한 약물은 삼환계 항우울제가 갖지 못하는 단기 이익을 어린이와 청소년에게 제공하는 것으로 추정되지만, 안타깝게도 오늘날 널리 알려진 바와 같이 연구 문헌은 절망적으로 치우쳤기에 과학 논문을 검토해 사실 여부를 확인하긴 어렵다. 임상시험은 의도적으로 편향되었고, 과학 학술지에 발표된 결과는 실제 데이터와 일치하지 않았으며, 부작용은 경시되거나 누락되었고, 부정적인 연구는 발표되지 않거나 긍정적인 연구로 둔갑했다. 학술지 《란셋(Lancet)》은 2004년 사설에 기록한다. "어린이 우울증에 대한 SSRI의 사용에 대한 연구는 혼란, 조작, 제도적 실패로 점철된 이야기다." 주요 의과대학의 정신과 의사들이 이러한 과학적 기만 행위에 가담했다는 사실은 '의사에 대한 환자의 신뢰를 남용한 것'에 해당한다.[49]

그러나 우여곡절 끝에 이 약물이 어린이에게 가지는 효능에 대해 어느 정도 정확한 그림이 나타났다. SSRI 관련 소송이 진행되는 동안 원고 측 전문가 증인인 영국 정신과 의사 데이비드 힐리와 미국 정신과 의사 피터 브레긴이 일부 임상시험 데이터를 살펴본 결과, 이 약물이 자살 위험성을 증가시킨다는 사실을 확인했다. 이들은 자신들이 발견한 바를 공개했고, 자녀가 SSRI 항우울제를 복용한 후 자살했다는 고통에 시달리는 부모들이 늘어나면서 FDA는 2004년에 이 위험성에 대한 청문회를 열어야 했다. 그 결과 FDA의 토마스 라프렌은 이 약물이 어린이에게 미치는 영향에 대해 놀랄 만한 사실을 인정했다. 15건의 어린이 항우울제 임상시험 중 12건이 실패로 돌아갔기 때문이다. 실제로 FDA는 어린이에게 항우울제를 판매하기 위해 승인을 요청한 6개 제조사의 신청을 거부했다. 라프렌은 고백한다. "이는 냉혹한 결과다."[50]

라프렌이 검토한 세 가지 긍정 결과가 나온 연구 중 두 가지가 푸로작의 임상시험에서 나온 것이기에 FDA는 어린이에 대한 푸로작 사용을 승인했다. 그러나 많은 비평가들이 지적했듯이 과학의 관점에서 볼 때 푸로작이 다른 SSRI보다 더 낫다고 생각할 이유가 존재 안 한다. 두 건의 긍정적 임상시험에서 푸로작에 반응한 어린이의 비율은 12건의 실패한 임상시험에서 나타난 약물 반응률과 비슷했으며, 일라이 릴리는 단순히 약이 효과적인 듯 **보이게** 하기 위해 편향된 임상시험 설계를 더 잘 이용했을 뿐이다. 예를 들어, 두 개의 푸로작 임상시험 중 하나에서는 모든 어린이에게 첫 번 일주일 동안 위약을 투여한 후 그 기간에 증상이 호전되면 그들을 임상시험에서 제외했다. 이는 위약 반응률을 낮추는 데 도움이 되었다. 그런 다음 무작위로 푸로작을 투여받은 어린이들을 일주일 동안 평가한 뒤, 약물에 '잘 적응한' 어린이들만 연구에 등록했다. 이는 약물 반응률을 높이는 역할을 했다. "연구가 시작되기 전부터 약물 집단과 위약 집단 간 차이를 극대화하려는 메커니즘이 마련되었다. 위약 집단은 푸로작 **비반응자**(nonresponders)를 대상으로, 약물 집단은 푸로작 **반응자**(responders)를 대상으로 미리 선정되었다."[51] 학술지《윤리적인간심리학및정신의학회지(Ethical Human Psychology and Psychiatry)》의 편집장 조나단 레오의 설명이다. 그러나 이렇게 극도로 편향된 임상시험 설계에도 불구하고, 푸로작 치료를 받은 자가 평가 척도나 부모의 평가에서 위약 집단보다 더 나은 결과를 얻지 못했다. 또한 이 임상시험은 '일차평가변수(primary endpoint)'에서 플루옥세틴의 효능을 입증하지 못했고, 따라서 효능은 전적으로 일라이 릴리로부터 연구비 지원을 받고 임상시험을 수행한 정신과 의사들이 작성한 2차 '개선' 척도에서 비롯되었다.

어린이 우울증 임상시험에서 SSRI가 만들어 낸 효과에 대한 기록은 이러하다. 대부분의 임상시험은 효과를 입증하지 못했고, 일라이 릴리는 푸로작의 효과성을 드러내려고 크게 편향된 임상시험 설계를 사용해야 했다. 2003년, 영국 의약품건강관리제품규제청(Medicines and Healthcare Regulatory Agency, MHRA)은 18세 미만 환자에게 플루옥세틴을 제외한 SSRI의 사용을 원천 금지했다. 그 후 영국 과학자들은 모든 관련 데이터를 검토한 결과 'MHRA가 내린 결론'을 지지한다고 학술지《란셋》에 보고했다.[52]《란셋》의 편집자들은 함께 실은 사설에서 설명한다. "진실은 이 약물이 어린이에게 효과적이지 않고 해가 된다는 것이다."[53] 호주 과학자들은《영국의학학술지(British Medical Journal)》에 비슷한 내용의 논문을 발표했다. 미국의 정신과 의사들이 애초에 SSRI가 이익인 듯 보이려고 사용한 연구의 속임수 설명이 이 논문에 활력을 불어넣었다. 그들은 긍정적 연구의 저자들이 '이익을 과장하거나, 해악을 가볍게 여기거나, 혹은 둘 다'라고 표현했다. 호주 연구진은 또한 어린이를 대상으로 한 릴리의 플루옥세틴 임상시험을 검토한 결과 '효능에 대한 증거가 설득력을 못 가진다'고 판단하면서 결론 내린다. "어떠한 항우울제든 1차 치료는 물론 치료 옵션으로 추천하는 것은 부적절하겠다."[54]

효능이 입증되지 않은 상황에서 우리는 이제 어린이와 청소년에게 항우울제를 처방함으로 발생하는 피해를 집계해야 하는 불행한 과제를 떠안았다. 먼저 신체 문제부터 살펴보자. SSRI는 불면증, 성기능 장애, 두통, 위장관 문제, 어지러움, 떨림, 신경과민, 근육 경련, 근력 약화, 경련 발작, 그리고 폭력 및 자살 위험성 증가와 관련된 '좌불안석증(akathisia)[34]' 같은 심한 내적 초조 등이 발생 가능하다. 이 약이 유발 가능한 정신과적 문제들은 훨씬 더 심각하다. 매사추세츠 종합병원의 티모시 우리렌스와 조셉 비더먼은 SSRI로 치료받은 어린이 82명의 의무기록을 검토한 결과, 이들 중 22%가 정신 부작용을 겪은 것으로 확인되었다. 정신 부작용 경험 어린이 전체의 10%는 정신병적 증상을, 6%는 조증 증상을 보였다. 연구진은 기록한다. "가장 힘겨운 부작용 중 하나는 정서, 인지, 행동 증상의 악화다. 약물에 대한 이러한 정신 부작용은 심각한 어려움을 일으킨다."[55] 노스캐롤라이나의 정신과 의사 토마스 괄티에리는 자신이 치료한 어린이와 청소년 128명 중 28%에서 일종의 '행동 독성'이 발생했다고 밝힌다.[56] 다른 의사들은 SSRI 치료를 받은 젊은 환자들이 공황 발작, 불안, 신경과민, 환각 등의 증상을 겪었다고 말한다.

이러한 연구 결과는 SSRI로 인해 어린이와 청소년이 오히려 정신적으로 고통받게 되었음을 말하며, 이는 단기간에 나타난 현상이다. 장기간의 위험을 파악하기 위해 성인과 동물 연구에서 나타난 문제를 살펴보겠다. 어린

---

34. 운동장애의 일종으로 가만히 있기 어렵게 만들고 조절하기 어려운, 움직이려는 내적 충동을 일컬음. 계속해서 안절부절못하거나, 걸어다니게 되거나 다리를 꼬았다 풀었다를 반복하는 등의 모습을 보이게 됨. 심한 경우는 공격성이나 자살 사고가 심해지기도 함. 신경전달물질 중 도파민의 작용과 관련된 것으로 생각됨. 항정신병약물, 항우울제 등의 부작용으로 나타나기도 함(_옮긴이)

이들이 약을 끊으면 신체적 및 정신적, 양쪽 모두의 금단 증상을 겪는다. 수년 동안 약 복용을 계속하면 만성 우울증에 걸릴 위험이 높다. 또한 APA 교과서에서 경고했듯이 그들에게 '동기 부여 상실, 수동성 증가, 무기력, 감정의 무미건조함'을 특징으로 하는 '무감동 증후군(apathy syndrome)'이 발생 가능하다.[57] 또한 기억력 감퇴와 인지력 저하도 염려되며, 앞서 살펴보았듯 동물 연구에 따르면 세로토닌 신경세포가 비대해지고 잘못된 모양으로 형성될 위험성도 가진다.

## 또 다른 질병의 등장 Yet Another Illness Appears

처음에는 ADHD가 폭발적으로 증가했고, 그 다음에는 어린이 시기 우울증이 만연한다는 소식이 들려왔으며, 얼마 지나지 않아 1990년대 후반에는 청소년 양극성장애가 대중 시야에 등장했다. 신문과 잡지에서 이 현상에 대한 특집을 실었고, 정신의학에서는 다시 한번 과학적 발견에 대한 이야기로 그 모습을 설명했다. 정신과 의사 드미트리 파폴로스는 베스트셀러 《양극성 어린이(The Bipolar Child)》에 다음과 같이 기록한다. "정신의학계에서는 10대 중후반까지는 양극성장애 진단을 내리지 못하고, 조증은 극히 드물다고 오랫동안 여겨져 왔다. 하지만 연구 분야 선두의 과학자들은 양극성장애가 아주 어릴 때부터 시작 가능하고, 이전 생각보다 훨씬 더 흔함을 증명하기 시작했다."[58] 그러나 양극성장애 진단을 받은 어린이와 청소년 수가 1995년부터 2003년까지 40배나 증가한 것은 너무나 놀라운 일이었기에, 당시 《타임》은 '청년과 양극성'이라는 제목 기사에서 뭔가 다른 일이 일어나는 것은 아닌지 의문을 표했다.[59] 이 잡지는 다음과 같이 설명한다. "양극성장애에 대한 새로운 인식만으로는 청소년 양극성 사례의 폭발적인 증가를 설명하기에 불충분할 것이다. 일부 과학자들은 양극성 상태에서 벗어나기가 가능한 어린이와 청소년을 그 상태로 몰아넣는 무언가가 환경이나 현대의 생활 방식 안에 존재할 것을 우려한다."[60]

　그 추측은 완벽하게 납득된다. 어떻게 그렇게 심각한 정신질환이 오래도록 알려지지 않았고, 어떻게 의사들은 어린이들 수천 명이 조증 증세를 보인다는 사실을 이제야 알아차렸을까? 하지만《타임》이 독자들에게 제안한 것처럼 **환경 속** 새로운 무언가가 이러한 행동을 유발했다면 유행병에 대한 논리적 설명이 가능할 것이다. 전염성 요인이 유행병을 부추긴다면 청소년 양극성장애의 증가를 추적하면서 우리가 발견하고 싶은 것이 바로 이것이다. 이 현대의 유행병을 일으키는 '외부 요인'을 식별 가능한가? 앞서 살펴본 바와 같이 조울병은 정신약물학 시대 이전에는 만 명 중 한 명꼴로 발병하는 드문 질환이었다. 15~19세에 처음 발병하는 경우도 존재했지만, 대개 20대 전에는 증상이 나타나지 않았다. 그러나 더 중요한 것은 13세 미만 어린이에게는 양극성장애가 실제로는 **전혀** 나타나지 않았다는 사실이다. 소아과 의사와 의학 연구자들 모두 이 점을 종종 강조한다.

　1945년에 찰스 브래들리는 어린이 조증이 매우 드물기에 '어린이의 경우 조울정신병 진단을 피하는 것이 최선'이라고 말했다.[61] 오하이오주 의사 루이스 루리는 1950년에 문헌 검토를 통해 다음 내용을 발견했다. "관찰자들은 조증이 어린이에게 발생하지 않는다는 결론을 내렸다."[62] 2년 후 바튼 홀은 5~16세 정신과 환자 2,200명의 사례 기록을 검토한 결과 조울병은 단 두 건만 발견했다. 두 경우 모두 환자는 13세 이상이었다. 홀은 다음과 같이 말한다. "이러한 사실은 조울 상태가 성인이 되어가는 과정 혹은 성인이 된 후의 인격이 갖는 질병이라는 일반적인 믿음을 뒷받침한다."[63] 1960년 워싱턴 대학의 정신과 의사 제임스 앤서니는 의학 문헌에서 어린이의 조울병 사례 보고를 샅샅이 뒤졌지만 단 세 건만 찾아냈다. 그는 이렇게 기록했다. "**임상 현상으로서** 유아기에 조울병이 나타난다는 것은 아직 입증되지 않았다."[64]

　하지만 그 후 느리지만 확실하게 그러한 사례 보고가 나타나기 시작했다. 1960년대 말과 1970년대 초에 정신과 의사들은 과잉행동 어린이에게 리탈린을 처방하기 시작했고[35], 1976년 워싱턴 대학교의 소아 신경과 전문의인 워렌 와인버그는 《미국소아질병학회지(American Journal of Diseases of Childhood)》에 어린이가 조증에 걸린다는 사실을 인식할 때가 되었다는 글을 기고했다. 그는 다음과 같이 쓴다. "조증이 어린이에게 발생한다는 개념을 받아들임은 조증을 나타내는 어린이를 식별하고, 자연 경과를 명확하게 하고, 이러한 어린이에게 적절한 치료를 수립하고 제공하기 위해 중요하다."[65]

이것은 의학 문헌에서 어린이 양극성장애가 본질적으로 '발견된' 순간이었다. 논문에서 와인버그는 이전에는 알려지지 않은 이 질환을 앓는 다섯 어린이 사례를 검토했지만, 다섯 명 중 적어도 세 명이 **조증이 되기 전에** 삼환계 항우울제나 리탈린으로 치료받았다는 사실을 서둘러 지나쳤다. 2년 후 매사추세츠 종합병원의 의사들은 조울병에 걸린 어린이 9명을 확인했다고 발표했지만, 이들 역시 9명 중 7명이 이전에 암페타민, 메틸페니데이트 또는 '행동에 영향을 미치는 기타 약물'로 치료받았던 사실을 간과했다.[66] 그 후 1982년, UCLA 신경정신의학 연구소의 마이클 스트로버와 가브리엘 칼슨은 청소년 양극성 이야기에 새로운 전환점을 마련한다. 항우울제로 치료한 청소년 60명 중 12명이 3년 동안 '양극성'으로 변했는데, 이는 약물이 조증을 일으켰다고 생각할 만한 지점이다. 하지만 스트로버와 칼슨은 이 연구를 통해 항우울제를 **진단적** 도구로 사용 가능하다고 파악한다. 항우울제가 일부 어린이에게 조증을 유발하는 것이 아니라, 양극성 질환을 앓는 어린이만이 항우울제에 대해 조증 반응을 보이므로 약물이 양극성 질환을 **드러낸다는** 것이다. 그들은 말한다. "우리의 데이터는 잠재적 우울 아형(subtypes) 간 생물학적 차이가 초기 청소년기에 이미 존재하고 이의 감지가

---

35. 1980년 전에는 과잉행동 및 주의력 결핍에 대한 정신의학의 공식 진단명이 없었음. 1980년 DSM-III에서 처음으로 '주의력결핍장애(Attention Deficit Disorder, ADD)'라는 공식 진단명이 등장했으며, 1987년 DSM-III-R에서는 ADD가 '주의력결핍 과잉행동장애(Attention Deficit Hyperactivity Disorder, ADHD)'로 개정됨(옮긴이)

가능하며, 약리학적 시도가 청소년의 특정 정동 증후군(affective syndromes) 구분에 신뢰할 만한 한 가지 도움이 될 것을 드러낸다."[67]

어린이 양극성 질환의 '가면 벗기기'는 곧 가속화하였다. 1980년대 말과 1990년대 초에 리탈린과 항우울제 처방이 시작되었고, 이에 따라 양극성장애가 폭증했다. 정신과 병동에 입원하는 적대적이고 공격적이며 통제 불능인 어린이 수가 급증했고, 1995년 오레곤 연구소의 피터 르윈슨은 전체 미국 청소년의 1%가 양극성이라는 결론을 내린다.[68] 3년 후 칼슨은 자신의 대학병원에서 치료받은 어린이 환자 중 63%가 조증을 앓는다고 보고했는데, 이는 정신약물학 이전 시대의 의사들이 어린이에게서 거의 보지 못했던 바로 그 증상이었다. 그녀는 언급한다. "조증 증상은 예외가 아니라 규칙이다."[69] 실제로 르윈슨의 역학 데이터는 이미 시대에 뒤떨어지는 것이었다. 양극성 진단을 받고 퇴원하는 어린이 수는 1996년과 2004년 사이에 5배나 증가하여, 이제 미국에서는 사춘기 전 어린이 50명 당 1명꼴로 이 '지독한 정신질환'을 앓는다고 알려졌다. 텍사스 대학교의 정신과 의사인 로버트 허쉬펠드는 2002년 《타임》과의 인터뷰에서 밝힌다. "아직 정확한 수치는 알지 못한다. 양극성장애가 존재한다는 것만 다만 알 뿐, 진단은 이루어지지 못하는 실정이다."[70]

유행병의 시대가 도래했다. 역사는 어린이에게 정신자극제와 항우울제를 처방하는 동시에 유행병이 증가했음을 드러낸다.

## 양극성 어린이 만들기 Creating the Bipolar Child

이러한 연대기를 고려할 때 정신자극제와 항우울제가 왜 이러한 의인성 효과를 가지는지 설명할 데이터를 찾아야 한다. 5백만 명의 어린이와 청소년을 이러한 약물로 치료하면 20% 정도가 양극성 진단으로 이어질 정도로 증상이 악화한다는 데이터가 나와야 한다. 유행병에 수학적으로 합산 가능한 의인성 피해의 증거가 존재해야 한다.

리탈린부터 시작하겠다.

리탈린이 처방되기도 전에 암페타민이 정신증 및 조증 삽화를 유발 가능하다는 사실은 잘 알려졌다. 실제로 정신의학 연구자들은 조현병의 도파민 가설을 뒷받침하는 증거로 암페타민의 효과를 지적할 정도였으니 말이다. 암페타민은 뇌의 도파민 수치를 증가시키고 정신증을 유발한다는 가설이 제기되었다. 1974년 캘리포니아 대학교 샌디에고 의과대학의 의사 데이비드 야노프스키는 조현병 환자에게 도파민을 증가시키는 세 가지 약물(디암페타민, 엘암페타민, 메틸페니데이트)을 투여하여 이 가설을 시험했다. 세 가지 약물 모두 환자들의 정신병적 증상을 악화시켰는데, 메틸페니데이트는 정도가 가장 심해 증상의 심각성을 두 배로 증가시켰다.[71]

메틸페니데이트에 대한 이러한 이해를 고려할 때, 정신과 영역에서 어린이들에게 리탈린을 투여하면 많은 어린이들이 조증이나 정신병적 삽화를 겪을 것으로 예상된다. 이 위험의 정량화는 어렵지만 캐나다의 정신과 의사들은 1999년에 평균 21개월 동안 정신자극제로 치료한 ADHD 어린이 96명 중 9명에게 '정신병적 증상'이 나타났다고 보고했다.[72] 2006년 FDA는 이 위험에 대한 보고서를 발표했다. 2000~2005년에 FDA는 어린이와 청소년의 정신자극제 유발 정신증 및 조증에 대한 거의 천 건의 보고를 받았다. 이러한 약물안전성감시체계인 메드워치(MedWatch)의 보고가 실제 부작용 건수의 1%에 불과하다는 점을 고려할 때, 이 5년 동안 ADHD 진단을 받은 청소년 10만 명이 정신증 또는 조증 삽화를 겪은 것으로 추정된다. FDA는 이러한 삽화가 정신증에 대한 '식별 가능한 위험 요인을 갖지 않는 환자'에서 정기적으로 발생했으며, 이는 분명히 약물에 의해 유발되었고 사례의 '상당 부분'이 10세 이하의 어린이에서 발생했다고 판단했다. FDA는 이렇게도 기록한다. "곤충, 뱀, 벌레와 관련된 환시 및 환촉이 어린이들에게서 우세하다는 점이 놀랍다."[73]

약물 유발 정신증이 발생하면 어린이들은 보통 양극성장애 진단을 받게 된다. 또한 약 처방을 받는 ADHD에서 양극성 질환으로 진단되는 과정은 이 분야의 전문가들에게 잘 알려졌다. 양극성 어린이와 청소년 195명을 대상으로 한 연구에서 드미트리 파폴로스는 65%가 '정신자극제 처방에 대해 경조증, 조증, 그리고 공격적인 반응을 보였음'을 발견했다.[74] 2001년 신시내티 대학교 메디컬 센터의 멜리사 델벨로는 조증으로 입원한 청소년 환자 34명 중 21명이 '정동 삽화가 시작되기 전'에 정신자극제를 복용하는 중이었다고 보고하면서 고백한다. "이러한 약물이, 양극성장애가 발생하지 않았을 어린이들에게 우울증 및(또는) 조증을 유발했을 가능성 가진다."[75]

그러나 정신자극제는 더 큰 문제를 갖는다. 정신자극제는 어린이들이 **매일** 각성 상태와 불쾌감 상태를 반복하게 만든다. 어린이가 약물을 복용하면 시냅스의 도파민 수치가 증가하여 각성 상태가 만들어진다. 어린이는 이로 인해 에너지 증가, 집중력 증대 및 과민성을 보인다. 어린이에게 불안, 짜증, 공격성, 적대감, 수면 어려움 등도 나타난다. 더 극단적인 각성 증상으로는 강박 사고 및 강박 행동, 그리고 경조증 행동도 가능하다. 그러나 약물이 뇌에서 빠져나가면 시냅스의 도파민 수치가 급격히 떨어지고 이로 인해 피로, 무기력, 무관심, 사회적 금단, 우울증과 같은 불쾌한 증상이 나타난다.

ADHD에서 양극성으로 가는 경로 The ADHD to Bipolar Pathway

| 정신자극제 유발 증상 | | 양극성 증상 | |
|---|---|---|---|
| 각성 | 불쾌감 | 각성 | 불쾌감 |
| 증가된 활력 | 졸림 | 증가된 활력 | 슬픈 기분 |
| 증대된 집중력 | 피로, 무기력 | 증대된 목표 지향 활동 | 활력 저하 |
| 높아진 각성 | 사회적 철수, 고립 | 수면 욕구 감소 | 활동에서 흥미 감소 |
| 이상행복감 | 감소된 자발성 | 심한 기분 변화 | 사회적 고립 |
| 초조, 불안 | 감소된 호기심 | 자극과민성 | 의사소통의 어려움 |
| 불면 | 정동의 위축 | 초조 | 스스로 가치 없게 느낌 |
| 자극과민성 | 우울증 | 파괴적 분노 표출 | 예상되지 않은 눈물 |
| 적개심 | 감정가변성 | 말수 증가 | |
| 경조증 | | 산만함 | |
| 조증 | | 경조증 | |
| 정신증 | | 조증 | |

[표 11.1] ADHD 치료에 사용되는 정신자극제는 각성 및 불쾌감 증상 둘 다 유발 가능. 약물로 인한 이러한 증상은 청소년 양극성장애의 특징으로 알려진 증상들과 상당 부분 겹침

부모들은 이러한 일상적인 '무너짐(crash)'에 대해 자주 이야기한다. 그러나 이것이 핵심이다. 이러한 각성 및 불쾌감 증상은 NIMH가 양극성 어린이의 특징으로 식별하는 바로 그 증상이다. NIMH에 따르면 어린이 조증의 증상으로는 활력 증가, 목표 지향적 활동 강화, 불면증, 과민성, 동요, 파괴적 흥분 등이다. 어린이 우울증의 증상으로는 에너지 상실, 사회적 고립, 활동에 대한 흥미 상실(무감동), 슬픈 기분 등이다.

요컨대, 정신자극제를 복용하는 모든 어린이는 약간의 양극성으로 변하며, ADHD 진단을 받은 어린이가 정신자극제 치료를 받은 후 양극성 진단으로 진행될 위험도 정량화하였다. 매사추세츠 종합병원의 조셉 비더먼과 동료 연구자들은 1996년 ADHD 진단을 받은 어린이 140명 중 15명(11%)이 4년 이내 초기 진단 시에는 없던 양극성 증상을 나타낸다고 보고한다.[76] 이는 청소년 양극성 유행을 해결하기 위한 첫 번째 수학 방정식을 제공한다. 현재 미국처럼 한 사회가 어린이와 청소년 350만 명에게 정신자극제를 처방한다면 이 관행으로 양극성 청소년 40만 명이 양산될 것을 예상해야 한다. 《타임》이 지적했듯이, 양극성 질환을 앓는 어린이 대부분은 다른 정신과적 질환으로 먼저 진단받게 되는데 'ADHD가 될 가능성이 가장 높다'고 한다.

이제 SSRI에 대해 살펴보겠다.

항우울제가 성인에게 조증 삽화를 유발함은 잘 알려졌으며, 당연히 어린이들에게도 이러한 영향을 미친다. 1992년, 어린이에 대한 SSRI 처방이 막 시작되었을 때 피츠버그 대학 연구진은 푸로작으로 치료받은 8~19세 남아의 23%가 조증 또는 조증 유사증상을 보였고, 다른 19%는 '약물로 인한' 적대감을 나타냈다고 보고한다.[77] 일라이 릴리의 어린이 우울증에 대한 푸로작의 첫 연구에서, 푸로작으로 치료받은 어린이 중 6%가 조증 삽화를 겪었지만 위약 집단에서는 아무도 조증을 경험하지 않았다.[78] 한편 루복스(성분명 '플루복사민', 항우울제의 일종)는 18세 미만 어린이에서 4%의 조증을 일으킨다고 보고되었다.[79] 2004년 예일 대학 연구진은 어린이와 청소년 인구와 노인 인구에서 항우울제 유발 조증의 위험성을 평가했고, 그들은 13세 미만

에서 **가장 높음**을 발견했다.[80]

위에서 언급한 발병률은 단기 시험에서 나온 것이다. 어린이와 청소년이 항우울제를 장기간 복용하면 그 위험은 증가한다. 1995년, 하버드 정신과 의사들은 우울증 진단을 받은 어린이와 청소년의 25%가 2~4년 내에 양극성 질환으로 전환된다는 사실을 확인했다. 이들은 다음과 같이 설명한다. "항우울제 치료는 성인에서도 거의 확실하게 나타나는 것처럼, 청소년의 경우도 조증 전환, 급속 순환성 또는 정동 불안정이 나타날 가능성 가진다."[81] 워싱턴 대학의 바바라 겔러는 추적 관찰 기간을 10년으로 연장했는데, 그녀의 연구에서 사춘기 전 우울증 치료받은 어린이의 절반가량이 양극성장애로 진행되었다.[82] 이 연구 결과는 양극성 유행 해결을 위한 두 번째 수학 방정식을 제공한다. 어린이와 청소년 2백만 명이 SSRI 항우울제로 우울증 치료를 받으면 50만~100만 명의 양극성 청소년이 생겨날 것이다.

우리는 이제 40만 명은 ADHD를 통해, 그리고 적어도 50만 명 이상은 항우울제를 통해 양극성 어린이로 유입되는 등 의인성 유행병의 발생 수치를 확보했다. 이러한 결론을 다시 한번 확인 가능한 방법이 존재한다. 연구자들이 청소년 양극성 환자를 조사할 때, 대부분 이 두 가지 의인성 경로 중 하나를 따라 이동함이 확인 가능할까?

결과는 다음과 같다. 루이빌 대학의 정신과 의사 리프 엘-말라크는 2003년 청소년 양극성 환자 79명을 대상으로 한 연구에서 49명(62%)이 조증이 되기 전에 정신자극제나 항우울제로 치료를 받았었다고 밝혔다.[83] 같은 해에 파폴로스는 연구 대상이었던 195명의 양극성 어린이 중 83%가 다른 정신질환으로 먼저 진단받았으며, 3분의 2가 항우울제에 노출된 경험 가진다고 보고했다.[84] 마지막으로, 지아니 파에다는 1998년부터 2000년 사이에 뉴욕의 루치 비니 기분장애 클리닉에서 양극성 질환 치료를 받은 어린이의 84%가 이전에 정신과 약물에 노출된 사실을 발견했다. 파에다는 다음과 같이 기록한다. "놀랍게도 정신과 치료 시작 단계부터 양극성 장애 진단을 받은 경우는 **10% 미만**이었다."[85]

부모들이 이러한 의인성 과정을 목격하는 것은 놀랍지 않을 정도다. 1999년 5월, '어린이 및 청소년 양극성 재단'의 전무이사인 마사 헬랜더와 '양극성 어린이 부모 모임'의 창립자인 타미 버크는《어린이및청소년정신의학아카데미학회지(Journal of the Academy of Child and Adolescent Psychiatry)》에 공동으로 다음 편지를 썼다.

> 대부분 어린이는 처음에 ADHD 진단을 받고 정신자극제 그리고(혹은) 항우울제를 투여받았지만 반응 않거나 분노, 불면, 초조, 압출언어(pressured speech)[36] 같은 조증 증상을 겪었다. 부모들은 이러한 현상을 '넘치는 에너지 현상'으로 표현한다. 정신자극제, 삼환계 항우울제, SSRI 치료로 인해 조증 또는 혼재성 상태(자살 행동 및 시도 포함)가 촉발되거나 악화하는 동안 첫 입원이 자주 발생했다.[86]

많은 청소년들이 SSRI를 처방받으면서 대학 캠퍼스에서도 조증 환자가 급증했다. 2002년《사이콜로지 투데이(Psychology Today)》는 '캠퍼스의 위기'라는 제목 기사에서 우울증 처방전을 손에 들고 대학에 입학하는 학생들이 학기 중에 심하게 무너지는 경우가 늘어난다고 보도했다. 시카고 대학의 상담 서비스 책임자 모튼 실버먼은 다음과 같이 말한다. "매년 조증의 첫 번째 삽화가 더 많이 발생합니다. 매우 파괴적입니다. 이로 인해 일반적으로 학생들은 입원을 하게 됩니다." 이 잡지는 조증 유행이 시작된 정확한 시점이 1988년이라는 것까지 파악할 수 있었다.[87] 독자들은 푸로작이 언제 시장에 출시되었는지 기억하기만 하면 역사의 연관성을 이해하게 된다.

마지막 증거는 네덜란드에서 나왔다. 2001년 네덜란드의 정신과 의사들은 자국 내 어린이 양극성 질환 사례가 39건에 불과하다고 보고했다. 그 후 네덜란드 연구자 카트리엔 라이하르트는 미국과 네덜란드에서 양극성장애

---

36. 평소보다 말의 양이 많아지고 속도가 빨라져서 멈추기 힘든 상태. 한 생각에서 다른 생각으로 치밀한 논리적 연결성 없이 건너뛰기도 함. 듣는 사람들이 압출언어가 있는 사람의 말을 따라가기 어렵기도 함. 조증 혹은 경조증의 한 양상으로 나타나기도 함(옮긴이)

를 잃는 부모의 자녀를 연구했다. 그 결과 미국의 어린이가 네덜란드의 어린이보다 20세 이전에 양극성 증상을 보일 확률이 10배 더 높다는 사실을 발견했다. 라이하르트는 이러한 차이의 원인으로 '미국에서는 어린이 환자에게 항우울제와 정신자극제를 처방하는 비율이 훨씬 높기 때문'이라고 결론내린다.[88]

이 모든 것은 유행병이 대부분 의인성임을 말해준다. 50년 전만 해도 의사들은 10대 청소년에게서 조울병을 거의 보지 못했고, 청소년에게 진단을 내린 경우도 거의 안 나타난다. 그러다가 소아과 의사와 정신과 의사가 과잉 행동 어린이에게 리탈린을 처방하기 시작했고, 갑자기 의학 학술지에 조증 어린이에 대한 사례 보고가 실리기 시작했다. 이 문제는 리탈린 처방이 증가함에 따라 커졌고, SSRI가 도입되면서 폭발적으로 증가했다. 그 후 연구에 따르면 이 두 약물 모두 어느 정도 어린이 및 청소년에게 양극성 증상을 유발한다고 나타났다. 이들은 유행병을 일으키는 두 가지 '외부 요인'이며 정상 뇌 기능을 교란한다는 사실을 기억해야 한다. 병원 응급실에 내원한 조증 어린이는 약물에 의해 변경된 도파민 및 세로토닌 경로를 가지며 현재 '비정상적' 방식으로 기능한다. 이것이 유행병을 설명하는 단계별 논리이다.

또한 청소년 양극성 질환 진단에 이르는 경로는 최소 세 가지가 더 존재한다. 엘-말라흐, 파폴로스, 파에다가 모두 발견했듯이, 항우울제나 정신자극제에 노출되지 않았던 어린이 및 청소년도 진단받는 경우를 본다. 이러한 환자의 대다수가 어디에서 오는지 쉽게 파악된다. 첫째, 하버드 정신과 의사 조셉 비더먼은 1990년대에 진단 경계를 확장하는 데 앞장섰다. 극도의 '과민성(irritability)'을 양극성 질환의 증거로 판단 가능하다고 제안했다. 더 이상 조증 상태가 아니어도 양극성으로 진단 가능하다는 것이다. 둘째, 여러 주에서 위탁 어린이는 이제 꽤 자주 양극성 진단을 받는다. 그들 감정의 격동은 역기능 가정에서 생긴 것이 아니라 생물학적인 질환의 결과로 보인다. 끝으로, 법적 문제를 갖는 청소년들은 이제 정기적으로 정신과

**유행병의 확산** AN EPIDEMIC UNFOLDS

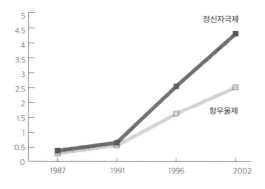

**의인성 물질의 확산**
The Iatrogenic Agents Spread

[그림 11.1] 정신자극제 또는 항우울제를 복용하는 20세 미만 미국 청소년 비율

처방률은 세 개의 개별 보고서에서 취합함. 지토가 저술한 다음 논문 참고 바람. Zito, J. "소아 및 청소년의 정신작용제 진료 양상 (Psychotropic practice patterns for youth)." *Archives of Pediatric Adolescent Medicine* 157 (2003): 17-25

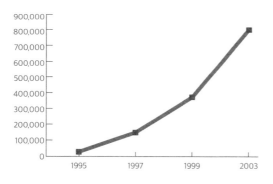

**청소년 양극성 진단의 비약적 증가** Juvenile Bipolar Diagnoses Leap

[그림 11.2] 양극성장애 진단을 받은 20세 미만 청소년의 외래 진료 방문 건수

출처: Moreno, C. "소아 및 청소년 양극성장애의 외래 환자 진단 및 치료의 전국 추세(National trends in the outpatient diagnosis and treatment of bipolar disorder in youth)." *Archives of General Psychiatry* 64 (2007): 1032-39

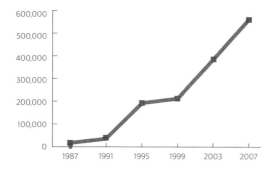

**그리고 장애 인구 수의 급증**
And Disability Numbers Soar

[그림 11.3] 정신질환으로 장애를 입은 18세 미만 생활보조금 (Supplemental Security Income, SSI) 수급자 수, 1987-2007년

출처: 미국 사회보장국(Social Security Administration) 보고서, 1987-2007년

적 역할에 투입된다. 많은 주에서 위법 청소년들을 교정시설 아닌 병원이 나 정신과 쉼터로 보내는 '정신건강 법원'을 설치했으며, 이 청소년들도 양 극성 환자 수를 늘린다.

## 다가올 운명 The Fate That Awaits

이 책 앞부분에서 살펴보았듯이, 지난 40년 동안 성인 양극성 환자의 예 후는 극적으로 악화하였으며, 최악의 결과는 '혼재성 상태'와 '급속 순환' 증상을 띤 환자에서 나타난다. 성인의 이러한 임상 경과는 정신약물학 시 대 이전에는 거의 안 나타났다. 오히려 항우울제 노출과 관련된 과정이었 으며, 비극적으로도 바로 이러한 증상이 청소년 양극성 환자의 압도적 다 수를 괴롭히는 바로 그 증상이다. 바바라 겔러는 1997년에 설명한다. 청소 년 양극성 환자들은 "치료 저항성이 있는 중증 성인에게 보고되는 임상 양 상과 유사한 증상을 보인다."[89]

따라서 이것은 단순히 양극성으로 변한 어린이들만의 이야기가 아니다. 이것은 특히 심한 형태의 양극성에 시달리는 어린이들 이야기다. 파폴로스 는 195명의 청소년 양극성 환자 중 87%가 조증과 우울한 기분 상태를 끊 임없이 오가는 '초급속 순환성'을 겪음을 발견했다.[90] 마찬가지로 파에다는 루치 비니 기분장애 클리닉에서 치료받은 청소년 양극성 환자 중 66%가 '초급속 순환성'이며, 나머지 19%는 그보다 조금 덜 극단적인 급속 순환성 을 경험한다고 판단했다. 파에다는 기록한다. "일부 성인 양극성장애 환자 의 이상성(biphasic), 삽화성, 비교적 느린 순환 경과와는 달리 어린이 양극성 장애는 일반적으로 혼합된 기분 상태와 아만성(subchronic), 불안정성, 증상 이 완화되지 않는 경과를 보인다."[91]

결과 연구에 따르면 이러한 어린이들의 장기 예후는 암울한 것으로 나타 났다. NIMH는 STEP-BD 연구의 일환으로 542명의 어린이와 청소년 양극성 장애 환자의 결과를 도표화했다. 성인이 되기 전 발병은 '높은 동반 불안 장애 및 약물 남용 비율, 잦은 재발, 짧은 보통기분(정상 기분) 기간, 높은 자살 기도 및 폭력 가능성과 유관하다'고 보고한다.[92] 피츠버그 대학의 보리스 비르마허는 '조기 발병' 양극성 환자의 경우 발병 시기의 약 60% 시간 동안 증상이 나타나며, 평균적으로 우울증에서 조증으로 또는 그 반대로 '극성(polarity)'이 1년에 16번씩 바뀜을 발견했다. 그는 말하기를, 사춘기 이전의 양극성 환자는 사춘기 이후 발병한 양극성 환자보다 "회복 가능성이 낮을 확률이 두 배였다. 어린이들이 성인이 되면 치료에 잘 반응하지 않을 것으로 예상했다."[93] 델벨로는 첫 번째 양극성 삽화로 입원한 청소년 집단을 추적 관찰한 결과, 1년 이내 기능 회복 비율이 41%에 불과했다는 결론을 내린다.[94] 비르마허는 이러한 장애가 발병 1년이 지나면 더욱 악화한다고 판단했다. "양극성의 기능 장애는 발병 연령에 무관하게 청소년기에 증가한다고 보인다."[95]

양극성 질환 진단을 받은 청소년은 일반적으로 비정형 항정신병약물과 기분안정제를 포함한 약물 칵테일을 복용하게 된다. 이는 양극성 환자의 뇌에 여러 신경전달물질 경로가 꼬여 감을 의미하며, 당연히 이러한 치료로는 정서와 신체의 건강을 되찾기 어렵다. 2002년에 겔러는 리튬, 항우울제, 기분안정제 모두 2년 후 양극성 청소년의 상태를 개선하는 데 도움이 되지 못했음을 보고했다. 그녀는 다음과 같이 말했다. "신경이완제 치료를 받은 사람들은 그렇지 않은 사람들보다 회복 가능성이 유의하게 낮았다."[96] 6년 뒤, 의료 서비스 제공자를 위해 약물에 대한 '치우치지 않은(unbiased)' 평가를 수행하는 펜실베니아 소재 컨설팅 회사 '헤이즈(Hayes, Inc.)'는 어린이 양극성에 처방된 기분안정제와 비정형 항정신병약물이 안전하거나 효과적이라는 양질의 과학적 증가가 부재하다는 결론을 내렸다. '헤이즈'의 수석 분석가인 엘리자베스 하우츠뮬러는 이렇게 말한다. "우리의 연구 결과는 현재로서는 양극성장애 진단을 받은 어린이에게 항경련제와 비정형 항정신병약물을 권장 못함을 시사한다."[97] 이러한 보고서는 약물 효능의 부족을 증명하지만, 하우츠뮬러가 지적했듯 이러한 '약물치료'로 인한 부작용은 '심상치 않다.' 특히 비정형 항정신병약물은 대사 장애, 호르몬 이상, 당뇨병, 비만, 감정 둔화, 지연운동이상증 등의 유발 위험성을 가진다.[37] 결국 이러한 약물은 인지기능 저하를 유발하고 성인이 되어서도 계속 약물 칵테일을 복용하는 어린이는 조기 사망에 이르기도 한다.

이것이 의인성 질환의 장기 경과이다. 과잉행동을 하거나 우울한 어린이는 조증 삽화 또는 어느 정도의 정서 불안정을 유발하는 약물을 복용하게 된다. 그리고 나서는 평생 동안의 장애를 유발하는 약물 칵테일 처방을 받는다.

---

## 장애 인구 수 The Disability Numbers

'조기 발병' 양극성 환자가 성인이 되었을 때 생활보조금 및 사회보장 장애연금 수혜자 명단에 등재되는 비율에 관한 양질의 연구는 아직 안 보인다. 그러나 생활보조금을 받는 '중증 정신질환' 어린이 인구가 놀랍게 급증한 것은 얼마나 큰 혼란이 야기되는 중인지를 잘 보여준다. 1987년에는 18세 미만이면서 정신과적 장애를 지닌 청소년 16,200명이 생활보조금 명부에 올랐으며, 이는 전체 장애 어린이의 6%에 미치지 못했다. 20년 후 생활보조금 명부에 등재된 정신질환으로 인한 장애 어린이는 561,569명으로 전체의 50%이다. 이 유행병은 미취학 어린이에게도 영향을 미친다. 약 10년 전부터 2~3세 어린이에게 항정신병약물을 처방함이 일반화하기 시작했다. 그 결과 생활보조금을 받는 6세 미만의 중증 정신질환 어린이 수는

---

37. 2008년 유럽 신경정신약물학회에서 발표한 보고서에 따르면 스페인 연구자들은 '어린이와 청소년이 항정신병약물을 복용할 때 추체외로(extrapyramidal) 증상인 [운동장애], 프로락틴 상승으로 [높은 호르몬 수치], 진정, 체중 증가, 대사 효과 같은 부작용 경험 위험이 성인보다 더 높다'고 관찰. 연구자들은 또한 이러한 위험이 남아보다 여아에게 더 높으리라고 예상 보고함(지은이)

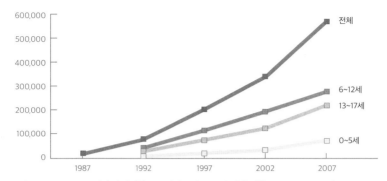

미국 어린이를 강타한 유행병 The Epidemic Hits America's Children

[그림 11.4] 1987-2007년에 정신질환으로 장애를 입은 18세 미만 생활보조금(SSI) 수급자
1992년 이전에는 정부의 생활보조금 관련 보고서에서 어린이 수급자를 연령별 하위 집단에 분류하지 않
았음. 출처: 1987-2007년 미국 사회보장국 보고서

2000년 22,453명에서 2007년 65,928명으로 **세 배나** 증가했다.[98]

　게다가 생활보조금 수혜 대상자의 수는 피해 범위 암시의 시작일 뿐이
다. 어린이 및 청소년 정신 건강 악화의 증거는 도처에서 발견된다. 1995
년부터 2005년까지 어린이의 정신과 관련 응급실 방문은 59% 증가했다.[99]
2001년 미국 공중보건국장 데이비드 새처는 미국 어린이의 정신건강 악화
를 '건강 위기(a health crisis)'[100]라고 선언했다. 다음으로 미국의 대학들은 갑
자기 왜 그렇게 많은 학생들이 조증 삽화를 겪거나 동요된 행동을 하는지
궁금해했다. 2007년 시행한 설문조사에 따르면 대학생 6명 중 1명은 전년
도에 고의로 '자신의 몸에 칼로 긋는 상처를 내거나 화상을 입었음'이 드러
났다.[101] 이 모든 일로 인해 미국 회계감사원( U.S. Government Accountability Office,
GAO)은 무슨 일이 일어나는 것인지 조사하기 시작했고, 2008년에는 18세
에서 26세 사이의 청년 15명 중 1명이 현재 '심각한 정신질환'을 앓는다고
보고했다. 이 연령 집단에는 양극성장애를 앓는 68만 명과 주요우울증을
앓는 80만 명이 포함되며, 노숙자나 수감자 혹은 시설에 수용된 청년은 포
함되지 않아 실제로는 과소 집계된 것이라고 GAO는 지적한다. 이 모든 청
년들은 어느 정도 '기능 장애'를 가진다고 GAO는 말한다.[102]

3부 결과

이것이 오늘날 우리 국가가 존재하는 모양새다. 20년 전, 우리 사회는 어린이 및 청소년에게 정기적으로 정신과 약물을 처방하기 시작했고, 이제 미국인 15명 중 1명은 '심각한 정신질환'을 앓고 성인이 된다. 이는 약물 기반 치료 패러다임이 득보다 실이 훨씬 많다는 가장 비극적인 증거이다. 어린이와 청소년에 대한 약물치료가 보편화한 지 얼마 되지 않았지만, 이미 수백만 명이 평생 정신질환의 길로 들어섰다.

**약어 정리**

- 미국정신의학회(American Psychiatric Association, APA)
- 미국 국립정신건강연구소(National Institute of Mental Health, NIMH)
- 미국 식품의약국(the Food and Drug Administration, FDA)
- 미국 회계감사원( U.S. Government Accountability Office, GSO)
- 생활보조금(Supplemental Security Income, SSI)
- 선택적세로토닌재흡수억제제(selective serotonin reuptake inhibitor, SSRI)
- 어린이 및 성인 주의력결핍 과잉행동장애 당사자들(Children and Adults with Attention Deficit Hyperactivity Disorder, CHADD)
- 영국 의약품건강관리제품규제청(Medicines and Healthcare Regulatory Agency, MHRA)
- 정신질환의 진단 및 통계편람(Diagnostic and Statistical Manual, DSM)
- 주의력결핍장애(attention-deficit disorder, ADD)
- 주의력결핍 과잉행동장애(attention-deficit/hyperactivity disorder, ADHD)

# 12장

# 아파지는 어린이들
## *Suffer the Children*

I

**"당신은 항상 궁금할 것이다. 내가 자녀를 돕는 중일까?**

**아니면 해치는 중일까?"** _자스민의 엄마(2009)

약물치료를 받는 어린이들의 이야기는 무궁무진하다. 이 책을 집필하면서 가정에서든 위탁 시설에서든 정신병원에서든 이러한 어린이들은 어디에나 존재함을 알게 되었다. 이를 통해 지난 30년 동안 우리가 만들어낸 이 새로운 사회를 잠시나마 엿보았다. 물론 많은 부모들이 자녀가 정신과 약물을 통해 어떤 도움을 받았는지를 이야기한다. 이러한 치료 패러다임에서 발생하는 결과의 다양한 스펙트럼을 고려할 때 이는 거의 확실한 사실이다 (적어도 단기적으로는). 하지만 이 책은 미국에서 발생한 장애를 유발하는 정신질환의 유행에 관한 것이므로, 이어지는 이야기는 기껏해야 양가성(ambivalent)을 띤 장기 결과와 어린 시절의 진단과 치료가 어떻게 장애의 삶으로 이어지겠는가에 관한 설명이다.

## 시애틀에서 길을 잃다 Lost in Seattle

나는 자스민이라는 가명의 젊은 여성을 잠깐 만났다. 짧은 만남 동안에도 그녀는 눈에 띄게 불안해했다.[38] 1988년생인 자스민은 현재 시애틀 교외의 다소 낡은 중증 정신질환자 그룹홈에 거주한다. 그녀의 어머니와 내가 시설에 다가갈 때도 창문 너머로 왔다 갔다 하는 자스민 모습이 보였다. 안으로 들어서자 자스민은 나를 한 번 쳐다보더니 겁에 질린 야생 동물처럼 재빨리 벽 옆에 웅크리고 물러났다. 그녀는 청바지와 하늘색 상의를 입었고 어머니와도 거리를 유지했다. 자스민은 아무도 자기 몸 가까이 다가오는 것을 허용하지 않을 듯했다. 내가 함께 차에 탄다면 자스민이 가려고 하지 않을 듯하여, 우리는 두 대의 차에 나누어 타고 근처 패스트푸드 체인점 '데어리 퀸'으로 향했다. 도착한 후에도 자스민은 뒷자석에 앉아 정면을 응시하며 앞뒤로 몸을 흔들었다. "만약 그녀가 다시 말을 하게 된다면 할 이야기가 꽤 많을 것입니다." 그녀의 어머니가 조용히 말했다.

자스민이 어릴 때의 사진에서부터 이야기를 시작하면 좋겠다. 그녀 어머니가 이전에 보여준 사진들에는 모두 행복한 어린 시절이 담겼다. 자스민이 디즈니랜드 놀이기구 앞에서 즐거워하며 두 자매와 나란히 줄을 서는 모습 사진, 유치가 빠진 듬성듬성한 치아를 보이며 싱긋이 웃는 모습 사진, 장난스럽게 혀를 내미는 모습 사진 들이다. "자스민은 매우 똑똑하고 재밌었으며 우리 삶의 빛과도 같았습니다." 그녀의 어머니는 회상한다. "여느 어린이들처럼 밖에서 자전거를 타고 길을 오르내리며 놀곤 했지요. 심지어 이웃집을 돌아다니며 자신에게 50센트를 주면 동요 〈노를 저어라(Row, Row, Row Your Boat)〉를 불러주겠다고 말하기도 했어요. 정말 개구쟁이였지요. 이 사진들을 보면 자스민이 얼마나 활달한지 잘 보여요."

초등학교 5학년 여름까지만 해도 자스민의 삶에서 모든 것이 괜찮았다. 자스민은 여전히 가끔씩 자다가 오줌을 지려 캠프 같은 데 가기를 불안해했다. 그에 대해 가정의는 삼환계 항우울제로 분류되는 '야뇨증' 약을 처방

---

38. '자스민'이 본인 이름 사용에 동의 불가능했기에 그녀 어머니와 나는 그녀의 신원을 숨기는 데 합의. 같은 이유로 그녀 어머니의 이름도 밝히지 않음(지은이)

했다. 하지만 얼마 지나지 않아 자스민은 초조해하며 적개심을 보였고, 어느 날 오후 자신의 엄마에게 이렇게 말했다. "끔찍한 생각이 들어요. 사람을 죽이고 싶다는 생각이 들어요."

돌이켜보면 자스민에게 무슨 일이 생겼는지 쉽게 이해된다. 그녀의 극심한 초조는 자살 및 폭력과 밀접히 관련되는 항우울제의 부작용인 좌불안석증(akathisia)으로 고통받는다는 신호였다. 그녀 어머니는 말한다. "하지만 아무도 그 약이 살인 충동을 유발했는지에 대해 말하지 않았습니다. 몇 년 후 인터넷을 통해서야 이미프라민 부작용 가능성을 알았습니다." 대신 자스민은 정신과 의사에게 의뢰되었다. 정신과 의사는 졸로푸트(성분명 '설트랄린', 항우울제의 일종), 루복스(성분명 '플루복사민', 항우울제의 일종), 자이프렉사(성분명 '올란자핀', 항정신병약물의 일종)로 구성된 약물 칵테일을 처방했고, 그해 가을 중학교에 입학했을 때 그녀는 전혀 다른 사람으로 변했다.

"끔찍했습니다." 그녀의 어머니는 말을 잇는다. "자이프렉사를 복용하면서 체중이 40kg 이상 늘었고, 키는 160cm에서 더 자라지 않았어요. 초등학교 때부터 알고 지내던 친구들이 '어떻게 된 거야?'라고 자스민에게 묻기도 했지요. 남자애들은 그녀를 '짐승'이라고 부르기 시작했습니다. 결국 자스민은 친구를 모두 잃었습니다. 계속 울면서 친구들이 식사하는 식당에 가지 않고 교장실에서 홀로 점심을 먹게 해달라고 말했습니다." 한편 집에서의 자스민의 분노는 계속되었다. 정신과 의사는 자스민의 눈이 머릿속으로 말려 들어가 꼼짝 못 할 만큼 자이프렉사 복용량을 늘렸다. "그녀는 마치 고문을 당하는 것 같았어요. 그녀는 침대에 누워 '왜 나에게 이런 일이 일어나는 거예요?'라고 비명을 지르곤 했습니다."

결국 졸로푸트 처방이 종결된 후 자스민은 자이프렉사와 데파코트(성분명 '디발프로엑스', 기분안정제의 일종)를 함께 복용하면서 상당히 안정되었다. 반 친구들과는 거의 어울리지 않았지만 학업 성적이 좋았고, 고교 1학년 때는 꾸준히 A 성적표를 받았고, 사진과 미술 활동에 대해 칭찬을 들었다. 그녀는 인도주의 단체, 노인 센터, 푸드뱅크 등에서 일손을 도우며 봉사활동에도 열중했다. 학교에서 이 공로를 인정받아 '숨은 영웅'상을 받기도 했다. 그녀는 자신이 양극성임을 받아들이게 되었고, 다른 청소년들이 양극성장애를 이해하는 데 도움이 될 책을 쓸 계획까지 세웠다. "딸은 저에게 '엄마, 제가 고등학교를 졸업하면 사람들 앞에서 손을 들고 이렇게 물어볼 거예요, 나에게 무슨 일이 일어났는지 궁금한 사람 계신가요?'라고 말하곤 했어요. 딸은 정말 용감했습니다."

중학교 3학년 말에 자스민은 인터넷에서 자이프렉사가 체중 증가, 저혈당증, 당뇨병 등을 유발할 위험성 가진다는 글을 읽었다. 그녀는 체중 증가와, 저혈당증을 겪었지만, 그녀가 정신과 의사에게 자이프렉사의 부작용에 대해 물었을 때 의사는 그녀의 우려를 일축했다. 분노한 자스민은 그를 '해고'하고 2005년 6월에 두 가지 약물을 갑자기 중단했다. 자이프렉사를 마지막으로 복용한 지 열흘 후, 그녀는 어머니와 함께 여행을 가던 중 갑자기 얼굴이 잿빛으로 변하고 입술에 땀이 비 오듯 쏟아졌다. 자스민은 중얼거렸다. "제 몸이 정말 이상해요. 엄마, 저를 위해 싸워주세요."

그 이후로 자스민은 세상과 거의 소통을 하지 않았다. 병원에 도착했을 때 자스민은 비명을 지르며 자기 머리를 쥐어뜯었다. 그녀는 심한 금단 정신증 상태였고, 의사들은 금단 증상을 완화하기 위해 강력한 약물을 잇따라 투여하기 시작했다. "13일 동안 11가지 약물을 투여했습니다. 그녀의 뇌는 거의 다 타버린 것 같았어요." 그녀의 어머니는 말한다. 자스민은 병원을 들락날락하기 시작했고 퇴원할 때마다 안 좋은 결말을 맞았다. 때때로 그녀의 정신병적 증상이 너무 심해서 경찰에게 전화하여 자신이 납치당했다고 말하거나 사람들이 자기 집 앞마당에 폭탄을 설치했다고도 말했다. 여러 번 그녀는 집에서 '탈출'하여 비명을 지르며 거리로 뛰어나갔다. 또한 번은 자기 엄마를 발로 차고 주먹으로 때렸고, 뒤이어 음료수 캔을 찌그러뜨려 그걸로 자신의 손목을 그었다. 병원 직원은 이러한 사건에 대해 자스민 엄마에게 말했다. "이 응급실 역사상 가장 심한 정신증을 보인 사람입니다."

2006년 말에 정신과 의사는 자스민에게 항정신병약물인 클로자릴(성분명 '클로자핀', 항정신병약물의 일종)을 처방했고, 그 후 자스민은 잠시 안정을 찾았다. 자스민은 거의 말을 하지 않았지만 차츰 안정을 되찾고 장애 학생을 위한 학교에 입학했다. 어머니는 밤마다 자스민에게 몇 시간 동안 책을 읽어주며 자스민에게서 보이는 온전한 정신의 불꽃을 살리기 위해 노력했다. "또한 알츠하이머 치매 환자에게 하는 것처럼 제가 노래를 불러주면 자스민도 노래를 따라 불렀습니다. 노래로 소통을 하였지요." 하지만 2007년 초 자스민은 또다시 심각한 정신증 삽화를 겪었다. 도로 한복판에서 소리를 지르는 것이 마지막 장면이었다. 의사들은 '더 이상 희망이 없다'고 판단했다. 곧 자스민은 거주 시설에 입소하여 다른 사람과의 접촉을 피하고 가끔 말을 한두 마디 하는 것 외에는 입을 다문 채 하루하루를 보낸다.

그녀의 어머니는 말한다. "의사들은 딸이 항상 조현병 환자인 것처럼 말하더군요. 하지만 어떤 의사도 이 병력에 대해, 약을 먹기 전에는 어땠는지에 대해 묻지 않았어요. 받아들이기 힘든 게 뭔지 아세요? 딸이 열한 살이던 그해 여름에는 정신과와는 전혀 무관한 사소한 문제로 도움을 청하려 했던 거였어요. 제 마음속에선 열한 살 딸의 웃음소리가 들리는 것 같아요. 하지만 그녀의 삶은 도둑맞았습니다. 딸의 몸은 생존하지만 우리는 그녀를 잃은 것만 같아요. 잃어버린 예전 그 모습이 눈에 선합니다."

## 시러큐스의 양가 감정 Ambivalent in Syracuse

앤드류 스티븐스에게 고교 3학년 때는 좋은 시절이었다. 초등학교 1학년 때 주의력결핍 과잉행동장애(attention-deficit/hyperactivity disorder, ADHD) 진단을 받고 약을 복용한 그는 고3이 될 때까지 학교 생활에 기복이 심했다. 하지만 그는 자동차 정비에 관한 수업을 들었고, 빙고! 그는 이전에 안 보이던 탁월함을 보였다. "저에게 딱 맞는 걸 찾았어요." 그가 설명했다. "저는 이것이 즐거워요. 학교에 다니는 것 같지 않아요."

우리는 어느 날 오후에 만났다. 키가 165cm 정도 되는 아담한 체구의 앤드류는 짧은 머리에 검은색 귀걸이를 하고 만화경과 같이 화려한 색상의 티셔츠와 반바지를 입고 테니스화를 신은 상태였다. 마치 스케이트보더와 같은 모습이었다. 나는 1년 전 뉴욕 알바니에서 열린 컨퍼런스에서 앤드류의 어머니 엘렌을 만났었다. 그녀는 우리 사회가 청소년에게 정신과 약을 먹이는 것에 대한 도덕적 고찰을 깔끔하게 요약하여 그에 대한 본인의 감정을 드러내며 말했다. "앤드류는 의료 분야의 기니피그였습니다."

아주 일찍부터 앤드류가 다른 두 남매와 다름을 부모는 깨달았다. 앤드류는 언어 장애를 가졌고, 행동은 독특했으며, '분노'로 어려움을 겪었다. 초등학교 1학년 때 앤드류는 너무 쉽게 흥분했기에 어느 정도 시간마다 한 번씩 복도로 나가 작은 트램펄린 위에서 뛰고 내려와야 다시 집중 가능할 정도였다. 그의 어머니는 말한다. "앤드류가 ADHD 진단을 받았을 때 내가 눈물을 흘린 기억이 납니다. 그에게 정신질환이라는 꼬리표가 달렸기 때문이 아니었습니다. 앤드류에게 어떤 어려움이 분명히 존재하고, 의료진은 어떻게 그를 도울지 알리라고 생각했지요. 앤드류의 어려움은 우리가 상상 못 했습니다."

앤드류의 부모는 앤드류에게 **리탈린**(성분명 '메틸페니데이트', 반감기가 2~3시간가량 짧고 약 성분이 빠르게 방출되는 속방형 정신자극제의 일종)을 투여하는 것을 염려했지만, 의사와 학교 당국은 앤드류에게 약을 주지 않으면 '부모로서 의무를 다하지 않는 것'이라고 설득했다. 처음에는 '기적과 같았다'고 그녀는 말한다. 앤드류의 두려움은 줄어들고, 자기 신발 끈을 매는 법을 배웠으며, 선생님들은 앤드류의 나아진 행동을 칭찬했다. 하지만 몇 달이 지나자 약이 더 이상 잘 듣지 않는 것처럼 보였고, 약의 작용 시간이 다 되면 '반동 효과'가 나타나곤 했다. 앤드류는 '통제 불능의 야생마처럼' 행동하였다. 의사는 앤드류의 복용량을 늘렸다. 앤드류는 '좀비' 같은 상태가 되었다. 약효가 어느 정도 줄어들어야 그의 유머 감각이 다시 살아났다. 그 후 앤드류는 밤에 잠들기 위해 클로니딘(알파-2 아드레날린성 작용제의 일종. ADHD 치료에 쓰이면서 진정효과를 가지기도 하여 메틸페니데이트 제제의 부작용인 두근거림, 불면에 효과를 갖기도 함_옮긴이)을 복용해야 했다. 약물치료가 별 도움이 되지 않자 리탈린은 애더럴(복합 암페타민 성분의 약. 정신자극제의 일종), 콘서타(성분명 '메틸페니데이트', 12시간가량 작용하며 약 성분이 서서히 방출되는 서방형 정신자극제의 일종), 덱스트로암페타민(정신자극제의 일종) 등 다른 정신자극제로 대체되었다. 앤드류의 어머니는 말한다. "항상 더 많은 약을 먹어야 했습니다."

한편 앤드류가 교실에서 보이는 성취는 담당 교사의 능력에 따라 달라졌다. 4학년과 5학년 때는 앤드류와 함께 공부하는 방법을 잘 아는 선생님들이 존재했고, 앤드류는 꽤 잘 해냈다. 하지만 6학년 담임 선생님은 앤드류를 기다려주지 않았고, 앤드류의 자존감은 급격히 떨어졌다. 그 이듬해에 어머니는 앤드류에게 홈스쿨링을 시켰다. 이 기간에 앤드류의 불안은 더욱 심해져서, 앤드류는 어머니가 돌아가실지도 모른다는 걱정에 '과잉 집중'을 하는 경우가 많았다. 앤드류는 또한 또래 친구들보다 유난히 키가 작았다. 앤드류의 부모는 약물이 앤드류의 성장을 억제했다고 생각하며 말한다. "그 점이 가장 답답한 부분이었어요. 어느 부분이 내 아들 본연의 모습이고, 어느 부분이 약의 영향으로 인한 것인지 알기 어려웠습니다."

현재 앤드류의 어머니는 약물에 대한 양가 감정이 너무 커서 시간을 되돌려 다른 방법을 시도해보고 싶다고 한다. 그녀는 설명한다. "제 아들 앤드류는 원도 아니고 정사각형도 아니며 삼각형도 아닙니다. 앤드류는 마름모 사다리꼴이고 다른 틀에는 절대 맞지 않아요. 만약 우리가 약을 먹이지 않았다면 그는 더 많은 대처 방식을 배웠을 것이라고 생각합니다. 그리고 우리는 앤드류와 같은 어린이들이 스스로 그렇게 많이 다르다고 느끼지 않게 하고, 어린이들의 식욕을 억제하지 않고, 약물의 장기 영향에 대해 걱정하지 않으면서 어린이들을 도와야 합니다. 이것이 지금 염려하는 전부입니다."

앤드류가 어렸을 때 가끔 '약물 휴식'이 허용되었다. 앤드류에게 그때 어땠는지 물어보니 클로니딘을 먹지 않고도 잠들었기에 얼마나 좋았는지 기억한다. 약을 먹지 않으니 '덜 답답하고 더 자유로워진 느낌'이었다고 그는 말한다. 그래도 그는 곧 고교 졸업을 앞두었고 좋은 직장에 취직했다고 말한다. 그는 여자 친구와 사귀며 스케이트보드와 기타 연주를 즐기고, 자동차 정비 수업 덕에 언젠가 본인 정비소를 열겠다고 한다. "다른 모습이 가능했으리라고, 시간을 돌이켜 생각하기는 어렵습니다." 그는 약과 함께한 삶을 생각하고 어깨를 으쓱이며 말한다. "옳고 그른 선택이 존재했다고 생각하지 않습니다. 지나간 건 지나간 거지요."

---

## 당신이 10대에 주립 정신병원에 입원한다면, 아마도 양극성 If You're a Ward of the State, You Must Be Bipolar

1990년대 후반부터 미국에서 위탁 어린이에 대한 약물치료가 시작되었기에 나는 이 현상을 제대로 알기 위해 테레사 게이틀리를 방문하기로 결정했다. 그녀는 남편 빌과 함께 1996년부터 2000년까지 96명의 위탁 어린이를 보스턴의 집에서 돌보았고, 이 사회가 위탁 어린이를 대하는 방식의 변화를 직접 목격했다. 사회복지국에서 초반에 연결해준 어린이들은 정신과 약을 먹지 않았지만, 나중에는 "모든 어린이들이 정신과 약을 복용하는 듯했다."고 그녀는 말한다.

몇 시간 동안 우리는 그녀 집 현관에 앉아 보스턴의 꽤 험한 동네 번화가를 내려다보았다. 지나가는 거의 모든 사람이 인종에 무관하게 손을 흔들며 다정한 인사를 건넸다. 테레사 게이틀리는 금발 머리에 마른 체격 여성으로 입양아 출신이라는 특징적 이력을 가졌다. 1964년에 태어난 그녀는 양아버지에게 성적 학대를 당했고, 10대 때 너무 반항적으로 변해 메릴랜드 정신병원에 입원하였다. 그곳에서 그녀는 쏘라진(성분명 '클로르프로마진', 항정신병약물의 일종)과 또 다른 신경이완제를 투여받았다. 간호사가 지켜보는 가운

데 약을 먹어야 했는데, 약을 혀로 가리고 나중에 뱉어 버리는 방법으로, 약을 먹지 않은 후에야 머리가 맑아지기 시작했다고 말한다. 그러나 그녀는 '약 복용에 반대(anti-medication)'하지 않는다. 몇 년 전 힘든 시기에 항우울제와 기분안정제가 매우 도움 됨을 알았고, 지금도 그 약들을 복용한다.

위탁모로서 게이틀리는 '의학적 조언'에 따라, 입양된 어린이들에게 정신과 약물을 투여해야 했다. 어린이들 대부분이 약물 칵테일을 복용하였다. 주로 어린이들을 더 조용하고 관리가 쉽게 만드느라 약물을 사용하는 것 같다고 그녀는 생각했다. 그녀는 회상한다. "리즈라는 한 여자 어린이는 약을 너무 많이 먹어서 생각을 전혀 못 할 상태였습니다. 고기 반찬을 먹고 싶냐고 물어봐도 대답을 하지 않았지요. 또 다른 어린이는 저를 찾아왔을 때 거의 '벙어리'였습니다. 이미 말을 하지 않는 사람에게 약을 더 주는 건 하지 말아야 합니다." 게이틀리는 몇몇 위탁 어린이의 이력을 더 살펴본 결과 결론 내렸다. "어린이 96명 중 아마도 9~11명 정도에게만 약이 필요하고 약이 도움 되었을 겁니다."

그녀는 아흔여섯 명의 어린이들을 추적했고, 예상대로 많은 어린이들이 성인이 되어 큰 어려움을 겪었다. 나는 궁금했다. 그녀는 과연 약물 칵테일을 계속 복용한 어린이들과 복용을 중단한 어린이들의 삶에 차이가 생김을 알게 되었을까? 그녀는 말한다. "약을 계속 복용한 어린이들과 끊은 어린이들을 돌아보면, 결국 약을 끊은 어린이들이 성공적이었습니다. 리즈는 정신과 약물 복용을 하지 말았어야 합니다. 그녀는 약을 끊고 잘 지냅니다. 간호대학에 다니며 졸업을 앞두었고 결혼할 예정입니다. 중요한 점은 누구나 약물에서 벗어나면 이러한 대처 메커니즘을 구축하기 시작한다는 것입니다. 내면의 관리(internal controls)를 배우게 되고, 강점을 구축하기 시작합니다. 이 어린이들 대부분은 아주 나쁜 일을 겪은 경험을 가집니다. 하지만 약을 끊고 나면 과거를 딛고 일어서게 되고 앞으로 나아가기가 가능합니다. 약물을 복용해왔고 앞으로도 계속 약물을 복용해야 하는 어린이들은 대처 기술을 키울 만한 기회를 전혀 못 만납니다. 어릴 때 그런 기회를 못 만났기에 성인이 되어서도 스스로 무엇을 해야 할지 모릅니다."

그녀의 경험이 과학 연구는 아니다. 하지만 그녀의 경험은 위탁 어린이의 약물 복용으로 인한 대가를 엿보게 해준다. 그녀는 약물을 계속 복용한 어린이들 대부분이 결국 '장애 등록'을 하게 되었다고 말한다.

테레사 게이틀리와 마찬가지로 뉴욕주 뉴로셸에서 사회복지사로 일하는 샘 클레이본은 미국에서 위탁 어린이로 자라는 것이 어떤 것인지, 본인 경험을 통해 말한다. 1965년 할렘에서 태어났을 때 그의 어머니는 그를 돌보지 못했고, 여섯 살이 되었을 때 그는 주거 그룹홈에서 살았다. 크로톤 온 허드슨의 그의 아파트에서 만났을 때, 그는 아주 빠르게 전후 맥락을 설명했다. 그는 이야기한다. "그 당시에는 정신과 진단에 대한 관심이 그리 높지 않았습니다. 위탁 시설 사람들은 우리를 때리고, 신체적으로 구속하고, 빈 방에 던져 넣는 데 더 관심이 많았지요. 제가 지금 그곳에서 자랐다면 빌어먹을 약에 취해서 지냈을 테니, 그래도 지금보다는 그때 자라서 다행입니다. 약에 취해 정신을 잃었을 테니까요."

지난 20년 동안 그와 파트너 에바 덱은 웨스트체스터 카운티에서 위탁 어린이와 빈곤 청소년을 위한 옹호 활동을 해왔다. 에바 덱 역시 힘든 어린 시절을 보냈다. 정신병원에서 강제로 약물치료를 받았고, 위탁 어린이의 정신과 약물치료에서 인종적 측면을 경험했다. 2000년경부터 양극성장애 진단을 받은 흑인 청소년의 비율이 급증했다. 병원 퇴원 환자를 기준으로 볼 때 백인 청소년보다 더 높은 비율로 흑인 청소년이 양극성장애를 앓는 것으로 알려졌다.[1] 클레이본은 이 진단이 어린이들에게 약을 먹이는 근거를 제공하고, 이는 결국 어린이들에게 또 하나의 부담을 안겨준다고 말한다.

"터스키기 매독 실험[39]은 이것과 비교하면 아무것도 아닙니다. 오늘날 흑

---

39. 터스키기 매독 실험(Tuskegee syphilis experiment)은 1932년에서 1972년 사이에 미국 공중보건국이

인 어린이들에게 저지르는 짓에 비하면 가벼운 것이지요. 제약회사와 정부는 한통속이 되어 수많은 사람의 목숨을 담보로 사악한 춤을 춥니다. 그들은 이 어린이들에 대해 전혀 신경 쓰지 않습니다. 모두 자본주의에 관한 것이지요. 그들은 커뮤니티 안의 모든 흑인들을 희생시킬 것입니다. 우리는 이 어린이들을 평생토록 손상시키며, 대부분의 어린이들은 결코 회복되지 못할 것입니다. 이 어린이들은 파괴될 것이고 생활보조금 수혜자 목록은 넘쳐날 것입니다."

클레이본이 멘토링한 지역 청소년 중 한 명인 조나단 배로우는 대화 내내 거실 바닥에 누워 절반은 자고 절반은 듣는 모습이었다. 1985년 할렘에서 마약 중독자인 어머니에게서 태어난 조나단은 어려서 여러 곳을 떠돌다 결국 화이티 플레인스의 할아버지 집에서 살았다. 7살 때 그는 ADHD 진단을 받고 리탈린을 복용했다. 중학생이 되면서 반항심이 생기기 시작했고 몇 차례 싸움을 벌이고는 양극성장애 진단을 받고 데파코트(성분명 '디발프로엑스', 기분안정제의 일종)와 리스페달(성분명 '리스페리돈', 항정신병약물의 일종)을 처방받았다. 그때까지만 해도 조나단은 여가 시간 대부분을 농구 코트에서 보내는 활동적인 청소년이었지만, 이제는 대부분 시간을 '방에서 고립된 채' 보내기 시작했다고 클레이본은 말한다. 그는 양극성 질환으로 인해 '심각한 장애'를 가졌다고 판명되어 18세가 되기 전에 생활보조금 수혜 대상자가 되었고, 지금도 여전히 생활보조금을 받는다. 조나단은 오후에 낮잠을 자느라 여전히 다소 무거운 눈꺼풀을 보이며 설명한다. "약에 취한 상태여요. 저는 그게 싫어요. 졸리고 마약 중독자가 된 기분이에요."

이 말을 듣고 클레이본은 어느 때보다 흥분해 의자에서 일어났다. "오늘날 많은 형제들에게 이런 일이 일어납니다. 일단 약을 복용하면 자기 자신에게서 멀어지게 됩니다. 그들은 투쟁하고, 변화하고, 스스로 무언가를 만

----

매독을 치료하지 않고 내버려 두면 어떻게 되는지 알기 위해서 앨라배마 메이컨 카운티 터스키기의 흑인들을 대상으로 시행한 악명높은 생체실험. 자기도 모르는 사이 매독에 감염되고 방치된 피해자들은 정부의 무료 건강관리를 받는 것이라고 기만당함(옮긴이)

들려 하고, 성공하려는 모든 의지를 잃습니다. 그들은 빌어먹을 약물의 화학적 수갑에 굴복합니다. 바로 의료라는 이름의 속박이지요."

인터뷰가 끝나고 얼마 지나지 않아 나는 매사추세츠 주 웨스트버러 주립병원에서 열린 주 전체 청소년 자문위원회 회의에 참석했다. 이 협의회는 18세 이전에 정신건강 시스템으로 들어온 청소년들로 구성되었으며, 정신과적 문제가 있는 청소년이 성인으로 성장하는 데 도움이 될 방법에 대해 매사추세츠 정신건강부에 조언을 제공한다. 2008년, 이 위원회의 코디네이터는 중학교 1학년 때 처음 정신질환 진단을 받은 매튜 맥웨이드였다. 그가 바로 나의 방문을 가능하게 해주었다.

회의에서 나는 테이블을 돌며 모두에게 어떻게 정신건강 시스템으로 들어오게 되었는지 물었다. 처음에는 정신자극제나 항우울제를 복용하다가 양극성 진단을 받은 어린이들의 이야기를 들을 수 있으리라 생각했는데, 인종이 섞인 이 그룹에 속한 몇몇 이들은 정신과적 장애(psychiatric disability)로 이어지는 또 다른 사회적 경로에 대해 이야기했다.

칼 존스[40]는 열여섯 살 때 폭력적인 언쟁을 벌이다가 보스턴의 어린이병원 응급실에서 치료를 받게 되었다. 응급실 의료진에게 '그 어린이를 죽이고 싶었다'고 말한 그는 정신과 병원에 입원했고, 그곳에서 양극성 질환 진단을 받았다. 그는 말한다. "그들은 어떤 검사도 하지 않았어요. 그냥 몇 가지 질문만 하고 약을 잔뜩 먹이기 시작했어요." 그 후 그는 스물다섯 번이나 입원한다. 그는 항정신병약을 좋아하지 않아 퇴원하면 규칙적인 약 복용 대신 마리화나를 피웠고 이는 반드시 문제로 이어졌다. "체포되어 (정신)병원으로 다시 보내지지요. 뭐 괜찮아요. 그냥 사업일 뿐이라고 생각합니다. 환자가 많을수록 의사들은 돈을 더 버는 거지요. 그런데 저는 그게 싫어요. 견디기가 어려워요. 나치 수용소의 노예가 된 기분이에요."

40. 칼 존스는 가명. 병원 직원은 입원 환자의 이름을 밝히지 말아 달라고 요청함(_지은이)

회의에 참석한 다른 세 명도 비슷한 이야기를 한다. 한 청년은 2002년 고등학교를 졸업한 직후 가정문제로 화가 나 차 유리창을 깨뜨렸다고 말했다. "저는 힘든 시기를 보내는 중이었어요. 그들은 저를 정신병자로 분류하고 싶어 했어요. 제가 정말 정신병자인지 저도 모르겠어요." 또 한 사람은 6개월 전 경미한 범죄 행위를 저질렀을 때 판사가 감옥에 갈지 웨스트버러 주립병원에 갈지 선택권을 줬다고 설명한다. 그는 '감옥보다 이곳이 더 안전하다'며 자신의 선택을 설명했다. 위원회의 세 번째 사람은 '사람을 죽였다'는 이유로 열세 살 때 조울증 진단을 받았다고 말한다.

이들 이야기는 가난한 청소년들이 정신건강 시스템으로 진입하는 또 다른 경로를 보여준다. 비행과 범죄로 인해 정신질환 진단을 받고, 약을 복용하고, 정신병원에 입원한다. 협의회에 참석한 많은 청소년들이 무거운 약물 칵테일에 취해 느릿느릿 움직이며 말한다. 한편 사람을 죽여봤고 현재는 약을 복용하지 않으며 지역사회에서 사는 그 청소년은 말한다. "국가가 정말 우리를 돕고 싶다면 일자리 프로그램에 돈을 투입해야 합니다."

## 시러큐스로 다시 돌아와서 Back to Syracuse

마지막으로 2008년 봄에 만난 시러큐스의 두 가족, 제이슨과 켈리 스미스 그리고 숀과 그웬 오츠를 다시 방문했다. 가족, 친구, 상담사, 의사들은 두 가족에게 자녀가 약을 먹어야 하는지 각기 다르게 조언했다. 두 가족은 당황스러운 조언에 직면해 상반된 결정을 내린다.

### ▌제시카 Jessica

이전의 전화 통화를 통해 제시카 스미스가 잘 지내는 중임을 알았다. 그들의 집에 도착했을 때 1년 전과 마찬가지로 그녀가 문으로 달려와 나를 반겨주었다. 제시카는 4살 때 양극성장애 진단을 받았다. 그때 그녀 부모는 항정신병약물을 포함한 세 가지 약물 칵테일을 복용하라는 뉴욕주립대 보건과학센터 소속 의사의 권고를 거부했었다. 오늘날 그들은 동화작가 모리스 센닥의 사랑스러운 캐릭터 '진짜 로지(Really Rosie)'를 연상시키는 8살 소녀, 제시카와 함께한다. 외향적인 어린이인 제시카는 최근 학교 뮤지컬에 출연하기도 했다. 그녀의 아버지는 "딸이 뮤지컬을 정말 좋아해요"라고 말하며 첫 공연 날 딸의 행동을 그녀의 감정 조절 능력이 얼마나 나아졌는지를 보여주는 증거로 꼽았다. "제시카는 똑똑녀 역할을 맡았어요. 다른 여자 어린이가 뮤지컬 도중에 제시카의 의자를 훔쳤는데, 그러면 안 되는 일이었지요. 제시카가 화가 났음을 우리는 알았어요. 하지만 제시카가 그냥 넘어가더라고요. 딸이 상황을 감당하는 데 점점 더 요령을 키우는 모습을 보았습니다."

제시카는 더 이상 상담사를 만나지 않지만 '여전히 어려움은 존재'한다고 그녀 어머니는 말한다. "제시카는 한 번에 어린이 여러 명과 함께 노는 그룹 활동을 여전히 어려워합니다. 그리고 누군가 자신의 감정을 상하게 하면 여전히 화를 냅니다. 대장이 되고 싶어 하고 시끄럽고 거친 모습을 보이기도 합니다. 하지만 발로 차고 무는 행동은 사라졌어요."

그녀 아버지도 덧붙인다. "그녀는 감당하기 어려운 성격이긴 합니다. 하지만 우리 다른 가족도 마찬가지이지요. 저도 그렇고요. 저는 매우 시끄러운 어린이였습니다. 가만히 앉아 있질 않았지요. 그래도 저는 잘 자랐어요."

## ▌ 네이선 Nathan

네이선 오츠는 그 어느 때보다 힘든 열두 달을 보냈다. 2008년 여름, 4살 때 ADHD 진단을 받고 이후 양극성 질환 진단을 받은 네이선은 잘 지낸다고 그의 어머니와 여러 차례 통화했다. ADHD 치료제로 콘서타를, 양극성

장애 치료제로 리스페달을 복용하던 그해 여름, 네이선 자신이 '육상을 좋아한다'는 사실을 발견했다고 그의 어머니는 내게 말했다. "허들과 멀리 뛰기를 어떻게 하는지 배우는 중입니다." 더 중요한 것은 기분 변동도 덜 심해지고 누이에 대한 적대감도 줄었으며 잠도 더 잘 자게 되었다는 점이다. 그의 어머니가 말한다. "아들이 더 책임감 갖춰 행동하고 싶다고 하더군요. 아침에 일어나서 침대를 정리하고, 이제는 혼자서 샤워를 하는 단계에 이르렀습니다. 제가 잔소리하지 않아도 혼자서 챙기기 시작했어요. 스스로 성숙해져 가는 것 같아요."

가슴 벅찬 이야기였지만 네이선이 가을에 학교로 돌아가며 비교적 평화롭던 시간은 끝났다. 네이선의 불안과 변덕이 심해졌고 등교를 거부하기 시작했다. 그의 치료를 담당한 의료진은 그의 불안이 진정되길 바라며 리스페달의 용량을 늘렸다. 그의 어머니는 2009년 초 전화 인터뷰에서 설명한다. "의료인들은 아들의 불안이 양극성과 유관한지 아니면 별도 질환인지 알아내려 합니다. ADHD는 괜찮고 잘 조절됩니다. 그래도 효과가 안 나타나면 의료진은 항불안제를 투여할 것입니다. 고용량의 리스페달로 인해 아들이 너무 무기력해지지 않도록 하기 위해서지요."

이듬해 봄에 내가 시러큐스로 돌아왔을 때 네이선의 부모님은 네이선이 겪는 어려움 때문에 거의 절망하는 상태였다. 네이선의 불안은 줄어들지 않았고 설상가상 배뇨 조절이 어려웠다. 며칠 전 그의 어머니는 이런 상황이 아들에게 어떤 영향을 미치는지 가슴 아픈 방식으로 목격했다. 그녀는 말한다. "아들을 데리러 학교에 갔는데 빈 교실 한가운데 홀로 자기 책상에 앉았더라고요. 마치 다른 사람들에게는 우리 아들이 보이지 않는 것 같았어요. 선생님들은 아들도 친구를 가졌다고 제게 말하지만 아들은 누구에 대해서도 말하지 않았어요. 아들을 괴롭히지 않는 반 친구는 단 한 명뿐이었어요." 네이선의 어머니는 이러한 고립감이 집에서도 이어진다고 덧붙인다. "아들은 항상 자기 방 안에만 있어요."

네이선의 아버지는 또 다른 '약물 조정(medication adjustment)'이 아들에게

324

도움이 되리라는 희망을 버리지 않았다. 하지만 그 이후에는 부모 모두 어떻게 해야 할지 막막하다고 고백했다. 네이선을 상담한 심리학자는 아이디어가 고갈되었고, 학교는 네이선의 심한 불안을 완화하기 위해 별다른 조치를 취하지 않았으며, 가족과 친구들은 이 모든 것이 얼마나 어려운지 이해하지 못했다. "이 상황 가운데 혼자인 것만 같아요." 네이선의 어머니는 말한다. "지칠 대로 지쳤어요. 아들을 생각하며 눈물밖에 나지 않습니다. 더 이상 어떻게 해야 할지 모르겠어요. 어떻게 아들을 도울지 모르겠습니다."

내가 떠나기 전에 네이선은 방에서 나와 〈스타워즈〉 헬멧과 같은 자신이 좋아하는 물건 몇 가지를 수줍게 보여줬다. 그는 자신의 가장 친한 친구(자신을 놀리지 않는 유일한 반 친구) 이름이 재커라이어라고 말했다. 내게 종이비행기 접는 법을 알려주고 방 안에서 그걸 날려 보였다. 네이선은 캠코더로 영화 만드는 걸 좋아한다고 말했다. 나는 네이선이 좋아할 만한 주제로 퀴즈를 냈고 그는 나에게 설명해 주었다. "〈타이타닉〉은 1912년에 침몰했어요." 그리고 해골 그림에 매료된 네이선은 인체의 다양한 뼈를 자랑스럽게 구분해냈다. "그래도 선생님들은 모두 저희 아들을 사랑해줘요." 그의 어머니는 말했고, 함께 하는 시간 동안 나는 그 이유를 쉽게 이해했다.

**약어 정리**

• **주의력결핍 과잉행동장애**(attention-deficit/hyperactivity disorder, ADHD)

# Explication of
# a Delusion

# 4부

# 망상에 대한 설명

Anatomy
of an
Epidemic

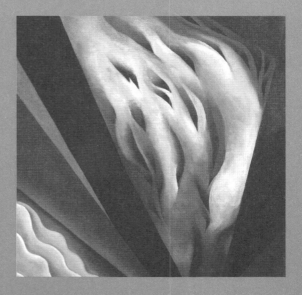

# 13장

# 이데올로기의 부상
## The Rise of an Ideology

**┃**

"의대생들이 정신의학의 생의학적 환원주의 도그마를 무비판적으로
받아들이는 것은 놀라운 일이 아니었다. 원본 문헌을 읽고 분석할 시간을 갖지
못하기 때문이다. 내가 전공의 과정을 거치면서 정신과 의사도 비판적 독서를
거의 하지 않는다는 사실을 이해하는 데 시간이 조금 필요했다."

_콜린 로스(텍사스주 댈러스 사우스웨스트 메디컬센터 정신과 임상 부교수, 1995)[1]

우리는 지난 50년 동안 미국에서 발생한 정신질환의 유행에 대해 단계별
로 조사했다. 각 주요 정신질환에 대한 결과 문헌을 검토했다면 다음으로
살펴보아야 할 분명한 질문이 남는다. 과학 문헌에 따르면 혁명이 실현되
지 않았음이 명백히 드러나는데도 우리 사회는 왜 지난 50년 동안 '정신약
물학적 혁명(psychopharmacological revolution)'이 일어났다고 믿는 것일까? 다시
말해, 이 놀라운 사회적 망상의 근원은 무엇일까?

이 질문에 답하기 위해서는 '생물정신의학(biological psychiatry)'이 주목을 받
게 된 과정을 추적한 후, 그 신념 체계를 수용한 정신의학이 어떤 이야기를
들려주는지 살펴야 한다.

# 정신과에 대한 불만이 가득하던 시절
## Psychiatry's Season of Discontent

매년 새롭고 획기적인 약이 발견되는 듯했던 1950년대에는 정신의학의 미래에 대해 낙관할 만한 이유가 존재했다. 정신의학에도 다른 의학 분야와 마찬가지로 마법의 약이 존재했고, 미국 국립정신건강연구소(National Instutute of Mental Health, NIMH) 및 다른 기관의 연구진들이 정신질환의 화학 불균형 이론을 발전시키자 이 약이 실제로 신체 질환의 해독제처럼 될 듯했기 때문이다. 전 NIMH 총 책임자 제럴드 클러먼은 외쳤다. "미국 정신의학은 정신약물학을 자신의 영역으로 받아들였다."[2] 그러나 20년이 지난 지금 그 호황의 시절은 이미 지난 지 오래고, 정신의학은 생존을 걱정할 정도로 여러 방면에서 포위된 채 심각한 위기에 처했다. 1980년 미국정신의학회(American Psychiatric Association, APA)의 대표 멜빈 사브신은 말한다. "정신의학계가 심각한 포위 공격을 받는 중이며 동맹들로부터 단절된 상태."[3]

정신의학에 처음으로 제기된 문제는 1961년 시러큐스에 있는 뉴욕 주립대학교의 정신과 의사인 토마스 사스(Thomas Szasz)에 의해 시작된 정신의학의 정당성에 대한 지적 도전이었다. 그는 저서 《정신질환의 신화(The Myth of Mental Illness)》에서 정신질환은 의학적인 것이 아니라 '생활상의 문제'로 어려움을 겪거나 단순히 사회적으로 일탈 행동을 하는 사람들에게 붙이는 꼬리표라고 주장했다. 그는 정신과 의사들은 의사보다 목사나 경찰과 더 많은 공통점을 갖는다고 말했다. 그의 비판은 정신의학 분야를 뒤흔들었다. 《애틀랜틱》이나 《사이언스》 같은 주류 출판물에서도 그의 주장이 설득력을 가지며 중요하다고 평가했으며, 후자는 그의 논문이 '엄청나게 용기 있고 매우 유익하며…대담하고 때때로 훌륭하기까지 하다'고 결론지었다.[4] 사스는 훗날 《뉴욕타임스》와의 인터뷰에서 밝힌다. "담배 연기가 자욱한 방에서 나는 몇 번이고 사스가 정신의학을 죽였다는 견해를 들었다. 나는 그렇게 되길 바란다."[5]

그의 저서는 '반정신의학' 운동의 시발점이 되었다. 미국과 유럽의 다른 학자들(미셸 푸코, R.D. 랭, 데이비드 쿠퍼, 어빙 고프만 등)도 이 운동에 동참한다. 이들은 모두 정신질환에 대한 '의료모델(medical model)'에 의문을 제기하며 광기는 억압적인 사회에 대한 '제정신'의 반응이겠다고 주장한다. 정신병원은 치유를 위한 곳이라기보다는 사회 통제를 위한 시설로 묘사하는 것이 더 적절하겠는데, 이러한 관점은 1975년 아카데미 영화제 오스카상을 휩쓴 영화 〈뻐꾸기 둥지 위로 날아간 새(One Flew Over the Cuckoo's Nest)〉에서 구체화하고 대중에게 알려진다. 이 영화에서 간호사 랫치드는 악랄한 간수처럼 그려졌다. 결국 정신병원의 질서를 따르지 않은 랜디 맥머피(잭 니콜슨 분)는 뇌엽 절제술을 받는다.

정신과가 직면한 두 번째 문제는 환자 유치 경쟁이 치열해졌다는 점이다. 1960년대와 1970년대에 미국에서는 심리치료 산업이 꽃을 피웠다. 수천 명의 심리학자와 상담사는 프로이트가 미국에 상담용 의자(couch)를 가져온 이후 정신의학이 주장해 온 '신경증' 환자들에게 서비스를 제공하기 시작했다. 1975년 미국에는 비정신과의사 심리치료사가 정신과 의사보다 많았다. 벤조디아제핀이 인기를 잃으면서 1960년대에 '행복해지는 알약(happy pills)'을 복용하는 데 만족하던 신경증 환자들은 원초적 비명 요법, 에살렌 수련, 그 외 상처받은 영혼을 치유하는 데 도움이 된다는 여러 '대안' 요법을 받아들이기 시작했다. 이러한 경쟁의 결과로 1970년대 후반 미국 정신과 의사의 평균 수입은 70,600달러에 불과했다. 당시에는 꽤 괜찮은 임금이었지만 의료에서는 여전히 정신과 수입이 최하위권이었다. 터프츠 대학의 정신과 의사 데이비드 애들러는 기록했다. "정신과 의사가 아닌 정신건강 전문가들이 정신과 업무 영역의 일부 혹은 전부를 차지한다." 그는 "정신의학의 죽음"[6]에 대해 걱정해야 한다고 말한다.

내부 분열도 깊었다. 쏘라진 출시 이후 대부분의 정신과 의사들이 약물에 대해 잘 알려는 열망을 갖고 생물정신의학으로 전환했지만, 1950년대에 많은 의과대학을 장악한 프로이트주의자들은 그 흐름에 완전히 편승하지 못했다. 그들은 약물의 일부 효용을 발견했지만 여전히 대부분의 질환을 심리적인 것으로 생각했다. 따라서 1970년대에는 프로이트 학파와 정신질환에 대한 '의료모델'을 수용하는 그룹 사이에 깊은 철학적 분열이 존재했다. 또한 이 분야에는 '사회 정신의학자들(social psychiatrists)'로 구성된 세 번째 그룹도 존재했다. 이들은 정신병과 정서적 고통이 종종 개인과 환경의 갈등에서 비롯된다고 생각했다. 그렇다면 로렌 모셔가 소테리아 프로젝트에서 했던 것처럼 환경을 바꾸거나 지지적인 새로운 환경을 조성하는 것이 개인의 치유를 돕는 좋은 방법이 될 것이다. 프로이트 학파처럼 사회 정신의학자들은 약물을 치료의 중심이 아니라 때로는 도움이 되고 때로는 도움이 되지 않는 약제로 보았다. 사브신은 이 세 가지 접근 방식이 충돌하면서 정신의학이 '정체성의 위기'를 겪는다고 말한다.[7]

1970년대 말, 미국정신의학회(APA)의 지도자들은 자신들의 분야가 '생존'을 위한 싸움을 벌인다고 계속해 이야기했다. 1950년대에 정신의학은 의학 내에서 가장 빠르게 성장하는 전문 분과였지만, 1970년대에는 의대 졸업생 중 정신과를 선택하는 비율이 11%에서 4% 미만으로 떨어졌다.《뉴욕타임즈》는 "정신의학이 불안의 날들을 보내다"라는 기사에서 정신의학에 대한 이러한 관심 저하를 '특히나 고통스러운 반감의 표현'[8]으로 보도한다.

## 명백한 것 피하기 Avoiding the Obvious

1970년대에 정신의학의 자기 평가는 그러했다. '반정신의학' 운동의 공격을 받고, 비정신과의사 심리치료사들에 의해 경제적으로 위협받고, 내부 의견 차이로 분열된 정신의학계의 모습을 스스로가 거울처럼 들여다보았다. 그러나 사실 정신의학계는 정신과 약물이 시장에서 실패한다는 근본 문제를 외면하였다. 이것이 바로 위기가 시작되고 확산된 원인이다.

    1세대 정신작용제가 정말 효과적이었다면 대중은 정신과 의사에게 약 처방을 받기 위해 정신과 문을 두드렸을 것이다. 정신질환이 '신화'라는 사스의 주장이 일부 사람들에게는 지적으로 흥미롭고 학계에서는 토론할 만한 가치를 갖는다고 여겨졌을지 모르지만, 기분과 기능을 개선하는 약물에 대한 대중의 욕구를 줄이지는 못했을 것이다.

    마찬가지로 정신의학은 심리학자나 상담사들로부터의 경쟁을 자신들에게 해가 안 되는 정도의 골칫거리로 치부 가능했을 것이다. 우울하고 불안한 사람들은 비명 요법과 진흙 목욕에 빠져들고 심리학자로부터 상담 치료를 받았을지 모르지만, 여전히 집집마다 정신과에서 처방받은 약을 약장에 챙겨놓았을 것이다. 정신의학계의 내부 분열도 지속되지 않았을 것이다. 약을 통한 증상 완화가 장기적으로 입증되었다면, 정신과에서는 정신분석과 양육 환경 개선과 같은 다른 형태의 치료가 지나치게 노동 집약적이고 불필요하게 인식되어 모든 정신의학계가 의료모델을 수용했을 것이다. 1970년대 정신의학이 위기에 빠진 이유는 '기적의 알약'이라는 환상이 사라졌기 때문이다.

    쏘라진을 비롯한 신경이완제가 정신병원 진료에 도입된 때부터 많은 입원 환자들이 약에 대해 불쾌감을 느꼈고, 그들 중 다수가 약을 '혀로 감추었다(tongued).' 이러한 방법은 널리 퍼져 1960년대 초 제약회사 '스미스클라인앤드프랜치(Smith, Kline and French)'는 환자가 삼켜야 하는 액상 쏘라진을 개발했다. 다른 제약회사들은 주사제 형태의 신경이완제를 개발하여 입원 환자에게 강제로 투약하도록 했다. 액상 쏘라진 광고는 다음과 같은 문구를 내걸었다. "경고! 정신병 환자들은 악명 높은 **약물 기피자**들입니다."[9] 1970년대 초, 이러한 강제 치료를 경험한 환자들은 '광기 해방 전선(Insane Liberation Front)', '정신과적 폭력 반대 네트워크(Network Against Psychiatric Assault)' 등의 이름을 가진 단체를 결성하기 시작했다. 이들의 집회에서는 많은 사람들이 **'약이 아닌 다독임을!**(HUGS, NOT DRUGS!)'이라 적힌 팻말을 들었다.

    〈뻐꾸기 둥지 위로 날아간 새〉는 대중의 마음 속 저항을 정당화시키는 데 도움을 주었다. 이 영화는 구 소련이 반체제 인사들을 고문하기 위해 신경 이완제를 사용한다는 뉴스 보도로 정신의학계가 곤혹을 치른 직후 나왔다. 이 약물은 명백한 신체 고통을 주었기에 제정신인 사람이라면 할돌(성분명 '할로페리돌', 항정신병약물의 일종)의 반복 투여를 견디기보다는 공산주의 정부에 대한 비판을 철회할 정도였다고 한다. 반체제 인사들은 정신과 약물이 사람들을 '식물인간'으로 만든다고 말했고, 《뉴욕타임스》는 이러한 관행을 '영적 살인'으로 본다고 결론 내린다.[10] 그 후 1975년 인디애나 주 상원의원 버치 베이가 소년원에서의 신경이완제 사용에 대한 조사를 시작했을 때, 정신질환 진단과 치료 경험을 갖는 이들이 공청회에 나와 정신과 약물이 '극심한 고통'을 유발하고 자신을 감정적인 '좀비'로 만들었다는 증언을 쏟아냈다. 한 환자경험자(ex-patient)는 다음과 같이 말했다. "항정신병약물이 치료나 도움을 위해서가 아니라 고문과 통제를 위해 사용됩니다. 단순합니다."[11]

1954년 《타임》이 보도한 것처럼 이 약물들은 더 이상 미쳐 날뛰는 광인을 '가만히 앉아서 제정신으로 말하게' 만드는 약으로 대중에게 소개되지 않았다. 항정신병약물에 대한 새로운 시각이 대중의 마음 안에 자리 잡는 동안 벤조디아제핀 계열 항불안제는 불명예를 안게 되었다. 연방 정부는 벤조디아제핀을 스케줄 IV 약물로 분류했다. 그로부터 머지않아 에드워드 케네디 상원의원은 벤조디아제핀이 '의존과 중독의 악몽을 낳았다'고 발표한다.[12] 항정신병약물과 벤조디아제핀은 정신약물학 혁명을 일으킨 두 종류의 약물이었지만, 둘 다 대중에게 부정적으로 비춰지면서 1970년대에 정신과 약물 판매량은 1973년 2억 2천 3백만 건에서 1980년 1억 5천 300만 건으로 급감했다.[13] 《뉴욕타임스》는 정신과의 '불안한 시절'에 관한 기사에서 의대 졸업생들이 정신과를 기피하는 주된 이유는 정신과 치료법의 '효능이 낮다'고 인식되었기 때문이라고 설명한다.

이는 정신의학에서 언급하거나 인정하고 싶지 않은 주제였다. 하지만 동시에 정신과 의사가 치료 시장에서 경쟁 우위를 점할 만한 요인이 무엇인지 모두가 이해했다. 뉴저지의 정신과 의사 아서 플랫은 1970년대 후반 한 전문가 회의에 참석했을 때 기조 연설자로부터 이런 말을 들었다. 플랫은 회상한다. "그는 '우리를 구해낼 수 있는 것은 우리가 의사라는 점'이라고 말했다."[14] 정신과 의사들은 처방전 쓰기가 가능하지만 심리학자와 사회복지사는 그렇지 않다. 이는 이 분야의 명백한 해결책을 제시하는 경제적 환경이다. 정신작용제의 이미지가 회복 가능하다면 정신의학은 번영할 것이다.

---

## 흰 가운 입기 Putting on the White Coat

정신과 약물에 대한 대중의 인식은 1970년대에 회복되기 시작했다. 미국 정신의학회(APA)는 정신과 의사가 '의사'로서의 역할을 제대로 하지 못한다는 사스의 비판에 위협을 느꼈다. APA는 정신과 의사가 제 역할을 보다 명확히 받아들여야 한다고 주장했다. 1977년 APA의 사브신은 말한다. "정신의학을 재의료화(remedicalize)하려는 적극적인 노력이 강력하게 뒷받침되어야 한다."[15] 이것이 무엇을 의미하는지 설명하는 수많은 논문이 《미국정신의학회지(American Journal of Psychiatry, AJP)》를 비롯한 여러 학술지에 실렸다. 켄터키 대학의 정신과 의사 아놀드 루드비히는 기록한다. "의료모델은 정신과 의사의 기본 정체성이 의사라는 전제에 기초한다."[16] 텍사스 대학의 폴 블레이니는 정신질환을 '유기적 질병'으로 보아야 한다고 말했다.[17] 정신과 의사의 초점은 '질병의 증상과 징후' 목록에서 비롯된 적절한 진단을 내리는 데 두어야 한다고 워싱턴 대학의 사무엘 구즈는 말했다. 그는 덧붙인다. 정신과 의사만이 "오늘날 정신과 환자에게 가장 효과적인 치료법인 정신활성약물(psychoactive drugs)과 전기충격요법의 최적 사용에 필요한 의학 훈련을 받았다."[18]

정신과 의사들의 치료 모델은 내과에서 곧바로 나온 것이었다. 의사는 환자 체온을 재거나 혈당 수치를 확인, 또 다른 진단 검사를 한 후 질병이 확인되면 적절한 약을 처방했다. 정신의학의 '재의료화'는 프로이트의 진료

소파가 쓰레기통에 버려짐을 의미했고, 그러면 정신의학이 대중 이미지를 회복하리라고 기대되었다. 터프츠 대학 정신과 의사 데이비드 애들러는 설명한다. "의료모델이 대중의 마음속에 과학적 진실과 가장 강하게 연결되었다."[19]

1974년, APA는 정신과 의사들이 이 방식으로 환자를 치료하도록 촉구하기 위해 APA의《정신질환의 진단 및 통계 편람(Diagnostic and Statistical Manual of Mental Disorders, DSM)》을 개정하는 태스크포스 팀 수장으로 컬럼비아 대학의 로버츠 스피처를 임명했다. 1967년 발표된 DSM-II는 프로이트의 '신경증(neurosis)' 개념을 반영하였다. 스피처와 다른 정신과 의사들은 이러한 진단 범주가 '신뢰하기 어려운' 것으로 악명 높다고 주장했다. 스피처는 워싱턴 대학교의 사무엘 구즈 등 다른 생물정신의학에 지향점을 둔 정신과 의사 4명과 함께 태스크포스 팀에 참여했다. 스피처는 약속한다. DSM-III이 "정신과적 문제에 적용되는 의료모델을 방어하는 역할을 할 것이다."[20] 1977년 APA 회장 잭 와인버그는 말한다. 이 매뉴얼은 "우리가 정신의학을 의학의 한 전문 분야로 여긴다는 것을 의심하는 모든 사람들에게 명확한 메시지를 줄 것이다."[21]

3년 후 스피처와 그의 동료들은 그들이 정리한 연구결과를 발표했다. DSM-III는 265가지의 정신질환을 확인했으며, 이 질환들은 모두 종류가 분명히 구분되는 것이라고 한다. 100명이 넘는 정신과 의사들이 500페이지에 달하는 이 책 제작에 기여했다. DSM-III는 미국 정신의학의 집단 지성을 대변하는 저술로 평가받았다. 정신과 의사는 DSM-III에 근거한 진단을 내리기 위해 환자에게 해당 질환의 특징적인 증상 중 필요한 수의 증상을 확인한다. 예를 들어 '주요우울 삽화(major depressive episode)'에 공통되게 나타나는 9가지 증상 중 5가지 이상 나타나면 이 질환으로 진단된다. 스피처는 새 매뉴얼이 '현장 검토(field test)'를 거쳤으며, 이러한 시험을 통해 다른 기관의 임상의사가 같은 환자를 마주할 때도 동일한 진단에 도달할 가능성이 높음이 입증되어 진단이 더 이상 이전처럼 주관적이지 않

다고 자랑스레 말한다. "이러한 [신뢰성] 결과는 우리가 예상한 것보다 훨씬 더 좋았다." [22]

정신의학은 이제 의료모델의 '바이블'을 갖게 되었고, APA를 비롯한 정신의학계 인사들은 서둘러 찬사를 보냈다. 사브신은 말한다. DSM-III가 "놀라운 출간물…훌륭한 역작이다." [23] 제럴드 클러먼은 이렇게 언급한다. "DSM-III 개발은 미국 정신의학계 역사에서 운명적인 시점이다…[그리고] DSM-III의 사용은 미국 정신의학이 의학적 정체성과 과학적인 의료에 대한 헌신을 재확인하는 것이다." [24] 컬럼비아 대학 정신과 의사 제롤드 맥스 먼은 기록한다. "DSM-III 덕분에 과학적 정신의학의 주도권이 공식화했다…오래된 [정신분석적] 정신의학은 이론과 가설로부터 생겨났지만, 새로운 정신의학은 '과학적 사실'에서 비롯된다." [25]

그러나 당시 비평가들이 지적했듯, 이 매뉴얼이 왜 위대한 **과학적** 성과로 인정되어야 하는지 이해하기 어려웠다. 정신과 진단 재구성을 이끌어낸 과학적 발견이 뒷받침되지 않았기 때문이다. 정신질환의 생물과학은 여전히 미지의 영역이었고, DSM-III의 저자들조차도 이 사실을 고백했다. 대부분의 진단이 "임상 경과, 예후, 가족력, 치료 반응과 같은 중요한 상관변수에 대한 데이터에 의해 아직 완전히 검증되지 않았다." [26] 또한 질병과 질병 아님 사이 경계선이 자의적으로 그어졌음도 분명하다. 왜 우울증의 특징 증상 9가지 중 5가지가 나타나야만 우울증 진단을 내리는가? 왜 6가지나 4가지가 아닌가? 미국심리학회(American Psychological Association, 미국심리학회도 미국정신의학회처럼 APA 약어 사용) 회장인 시어도어 블라우는 평한다. DSM-III는 "과학적 근거에 기반한 분류 체계라기보다는 미국정신의학회의 정치적 입장 표명 문서에 가깝다." [27]

그러나 그 어느 것도 중요치 않았다. DSM-III의 출간과 함께 정신의학은 공개적으로 '흰 가운'을 입게 되었다. 프로이트 학파는 패배했고, 신경증이라는 개념은 쓰레기통에 버려졌으며, 이제 정신의학계의 모든 사람들이 이 의료모델을 받아들일 것으로 예상되었다. 사브신은 말한다. "이제 정체성 위기는 끝났다고 강력하게 표명할 때이다."²⁸⁾ 실제로 《미국정신의학회지》(American Journal of Psychiatry, AJP)는 회원들에게 촉구한다. "지지를 확보할 뿐만 아니라 환자를 확보하려 하고 명성을 추구하는 수많은 다른 정신건강 전문가들에 맞서 [정신의학의] 입장을 뒷받침하기 위해 단합된 목소리로 발언하라."²⁹⁾ 1981년 테네시 대학의 정신과 의사 벤 버스텐은 "군대를 결집하여…공격자들을 저지, [그리고] 내부의 적을 격퇴하는 데"³⁰⁾ 의료모델과 DSM-III를 사용했다고 표현하였다.

사실 프로이트 학자들만 패배한 것은 아니었다. 로렌 모셔와 그의 사회정신의학 동료들 역시 크게 패해 짐을 싸야 했다.

1971년에 모셔가 소테리아 프로젝트를 시작했을 때, 모두 이 프로젝트가 정신질환에 대한 '의료모델' 이론을 위협한다고 생각했다. 새로 진단받은 조현병 환자들은 약물 없이 비전문가에 의해 일반 가정에서 치료를 받는 중이었다. 이들의 치료 결과를 병원 환경에서 약물치료받은 환자와 비교하려 했다. 소테리아 환자들의 치료 결과가 더 좋았다면 정신의료와 정신과적 치료법에 대해 어떤 시사점을 주기가 가능할까? 모셔가 이 실험을 제안한 순간부터 미국 정신의학의 지도자들은 이 실험이 실패할 것이라고 확신했다. 모셔는 NIMH의 조현병 연구 센터를 이끌었지만, 주요 의과대학의 정신과 의사들로 구성된 NIMH의 외부 연구 프로그램을 감독하는 연구 보조금 위원회의 지원을 받아야 했다. 이 위원회는 모셔가 처음 요청한 5년 간 70만 달러의 연구비를 2년간 15만 달러로 삭감해 버렸다. 이로 인해 프로젝트는 처음부터 재정 문제로 어려움을 겪었고, 1970년대 중반에 모셔가 소테리아 환자들에 대한 좋은 치료 결과를 보고하기 시작하자 위원회는 반격에 나섰다. 위원회는 이 연구의 설계가 '심각한 결함'을 갖는다고 언급했다. 소테리아 환자들이 더 나은 결과를 얻었다는 증거는 '설득적이지 않았다.'³¹⁾ 학계 정신과 의사들은 모셔가 편견을 갖는다고 결론 내렸고, 모셔를 연구책임자에서 해임할 것을 요구했다. 모셔는 25년 후 인터뷰에서 다음과 같이 말한다. "메시지는 분명했다. 우리가 이렇게 좋은 결과를 얻었음을 고

수한다면, 나는 정직하지 않은 과학자가 되는 것이었다."[32] 그 후 얼마 지나지 않아 연구보조금 위원회는 이 실험에 대한 지원을 완전히 중단했다. 위원회는 이 프로젝트에 대한 최종 검토에서 마지못해 "이 프로젝트는 비전문가가 운영하는 유연한 지역사회 기반의 비약물 주거 심리사회 프로그램이 기존의 지역사회 정신건강 프로그램만큼이나 효과적인 가능성을 입증"했다고 결론지었음에도 불구하고 모셔는 NIMH에서 쫓겨나게 되었다.

NIMH는 다시는 이런 유형의 시험에 자금을 지원하지 않았다. 게다가 모셔의 축출은 이 분야의 모든 사람들에게 분명한 메시지를 전달했다. 생물의학 모델을 따르지 않는 사람에게는 미래가 없다는 것이다.

## 정신의학의 〈매드맨〉 Psychiatry's Mad Men

DSM-III가 발표되자 APA는 '의료모델'을 대중에게 마케팅하기 시작했다. 전문 의료 단체는 항상 회원들의 경제적 이익을 증진하기 위해 노력해왔지만, 상업적 무역 단체에 익숙한 마케팅 관행을 전문 단체가 이렇게 철저하게 받아들이기는 이번이 처음이었다. 1981년 APA는 '정신과 의사들의 의학적 정체성을 강화'하기 위해 '출판 및 마케팅 부서'를 설립했고, 얼마 지나지 않아 매우 효과적인 마케팅 조직으로 탈바꿈했다.[33] 1986년 APA 부회장 폴 핑크는 말한다. "정신과 의사들의 수입을 보호하는 것이 APA의 임무다."[34]

첫 번째 단계로 1981년 APA는 "정신의학에 대한 최고의 능력과 최신 지식을 대중에게 전달"[35] 가능하리라고 기대되는 자체 언론사를 설립했다. 이 언론사는 곧 1년에 30권 이상의 책을 출간했고, 1983년 사브신은 기꺼이 언급한다. 이 책들이 "정신의료 전문가들에 대해 긍정적인 대중 교육을 제공할 것이다."[36] APA는 또한 출간한 교과서를 검토하는 위원회를 구성하여 저자들이 메시지를 놓치지 않도록 했다. 실제 1986년《정신질환의 치료(Treatment of Psychiatric Disorders)》출간을 준비하면서 APA 선출직 임원 중한 명인 로저 필은 이 문제에 대해 다시 걱정하며 묻는다. "회원 32,000명을어떻게 조직하여 옹호 활동을 펼칠까요? 누가 정신질환 치료 이슈에 대해말해야 할까요? 연구자들만? 학계 엘리트들만?⋯APA 회장이 임명한 회원들만?"[37]

APA는 의료모델 사례를 언론에 홍보하는 '전문가' 명단 개발이 매우 중요하다는 사실을 일찍이 깨달았다. 이를 위해 '공공 홍보 연구소'를 설립하여 회원들에게 '라디오와 텔레비전을 다루는 기술'을 교육했다. 1985년에만 APA는 '텔레비전 인터뷰에서 살아남는 법' 워크숍을 9회 운영했다.[38] 한편 전국의 모든 지부에서는 언론 인터뷰를 요청하는 '공보 담당자'를 선정했다. 사브신은 다음과 같이 말한다. "이제 우리는 모든 종류의 미디어에 효과적으로 대처 가능한 숙련된 지도자 네트워크를 갖추었다."[39]

제품을 판매하는 여느 영리 기업과 마찬가지로 APA는 정기적으로 언론을 찾아다녔고 긍정적인 보도가 실리면 우쭐했다. 1980년 12월에는 '정신의학의 새로운 발전'을 주제로 하루 동안 미디어 컨퍼런스를 개최했다. "미국에서 가장 권위적이고 널리 배포되는 신문사 대표들이 참석"[40]했다며 사브신은 흡족해했다. 다음으로 사브신은 텔레비전에 '공익 광고'를 내보내 정신의학에 대한 이야기를 전했으며, 여기에는 케이블 텔레비전의 2시간짜리 프로그램인 〈당신의 정신건강(Your Mental Health)〉을 후원하는 노력도 포함되었다. 또한 정신질환의 유병률과 정신과 약물의 효과에 대해 설명하는 '팩트 시트(fact sheets)'를 개발하여 언론에 배포했다. APA 공보위원회 위원장인 하비 루빈은 인기 라디오 프로그램에 출연하여 전국의 청취자들에게 의학모델의 메시지를 전달했다.[41] APA는 전면적인 미디어 공세를 펼쳤고, 마음에 드는 기사를 쓴 기자들에게 상을 수여했으며, 사브신은 매년 이러한 노력이 얼마나 좋은 홍보 효과를 가져왔는지 자세히 설명했다. 1983년, 그는 공보부(Division of Public Affairs)의 도움과 촉구로 《유에스 뉴스 앤 월드 리포트(U.S. News and World Report)》에 저명한 정신과 의사들의 상당한 인용문을 포함한 우울증에 관한 주요 커버스토리를 게재했다고 밝혔다.[42] 2년 후 사브신은 발표한다. "저널리스트 필 도나휴가 진행하는 프로그램, 〈나이트라인〉 및 기타 텔레비전 프로그램에 APA 대변인을 배치했다. 《리더스 다이제스트》에 정신건강에 대한 내용을 독립된 장에 싣게 되었다."[43]

이 모든 것이 큰 성과를 거두었다. 신문과 잡지의 헤드라인은 이제 정신의학에서 진행 중인 '혁명'에 대해 정기적으로 보도했다. 《뉴욕타임스》독자들은 '인간의 우울증은 유전자와 관련 갖는다', '과학자들이 공포와 불안의 생물학을 밝힌다'는 사실을 알게 되었다. 《뉴욕타임스》는 연구자들이 '우울증의 화학적 열쇠'를 발견했다고 보도했다.[44] 생물정신의학에 대한 사회적 믿음은 APA의 희망대로 분명히 자리를 잡아갔다. 1984년 《볼티모어 이브닝 선》 신문의 존 프랭클린은 이 분야에서 이루어지는 놀라운 발전에 대해 '마음 수선공(The Mind-Fixers)'이라는 제목의 7부작 연재 기사를 썼다.[45] 그는 이 혁명을 역사적 맥락에서 설명한다.

지그문트 프로이트 시대부터 정신의학은 과학이라기보다는 예술에 가까웠다. 주술의 기운에 둘러싸여 인상과 직감에 의존하고 종종 비효율적이던 정신의학은 현대 과학의 엉뚱하고 때로는 유머러스한 의붓아들이었다. 하지만 10년 이상 정신과 의사 연구자들은 실험실에서 조용히 쥐와 인간의 뇌를 해부하고 마음의 비밀을 밝히는 화학 공식을 알아내기 위해 노력해왔다. 1980년대인 지금, 이들의 연구가 결실을 맺는다. 그들은 인간의 사고와 감정을 만들어내는 서로 맞물린 분자를 빠르게 밝혀낸다…그 결과 오늘날 정신의학은 분자유전학만큼 정확하고 정량화가 가능한 정확한 과학의 문턱에 섰다. 앞으로는 정신 공학 시대가 열리고, 아픈 마음을 치유하는 특수 약물과 치료법이 개발될 것이다.

이 연재를 위해 50명 이상의 저명한 정신과 의사를 인터뷰한 프랭클린은 이 새로운 과학을 '인구의 20%를 괴롭히는 정신질환을 치료 가능한 분자 정신의학(molecular psychiatry)'이라고 불렀다. 그는 이 작품으로 퓰리처상 해

설 저널리즘 부문을 수상했다.

이 시기에 정신과 의사들이 일반 언론을 위해 쓴 책들도 비슷한 이야기를 들려준다. 예일대학교 정신과 의사 마크 골드는 《우울증에 관한 좋은 소식(The Good News About Depression)》에서 독자들에게 다음과 같이 설명한다. "이 새로운 분야에서 일하는 우리들이 연구하는 과학은 생물정신의학(biopsychiatry)이라는 영역이다…이는 과학 연구의 모든 최신 진보를 통합하여 정신의학을 의료모델로 되돌리고 역사상 처음으로 정신적 고통의 진단, 치료, 치유 및 예방에 대한 체계적인 방법을 제공한다." 골드 교수는 지난 몇 년 동안 정신의학이 '역사상 가장 놀라운 의학 연구를 수행했다'고 덧붙였다… "우리는 모든 정신질환의 궁극적 이해와 치료가 가능한 과학 및 인간 이해의 최전선을 탐구해 왔다."[46]

이러한 믿음을 대중에게 확고히 심어준 하나의 책을 든다면 바로 《고장난 뇌(The Broken Brain)》이다. 1984년에 출간된 이 책은 훗날 《미국정신의학회지》의 편집자가 될 낸시 안드레센이 저술한 것으로, '정신질환의 진단과 치료 영역에서 생물의학 혁명에 대한 최초의 종합적인 설명'이라는 찬사를 받았다. 이 책에서 안드레센은 생물정신의학의 원리를 간결히 정리한다. "주요 정신질환은 질병이다. 당뇨병, 심장병, 암과 같이 의학적 질병으로 간주해야 한다. 이 모델에서 강조하는 것은 내과 의사나 신경과 의사처럼 환자가 앓는 질환 각각을 신중하게 진단하는 것이다."[47]

《고장난 뇌》는 대중이 쉽게 이해하고 기억할 핵심 메시지를 전달하는 멋진 제목을 가진 책이었다. 하지만 책의 여러 곳에서, 정신질환 진단을 받은 사람들의 뇌가 고장났음을 연구자들이 아직 제대로 **발견** 못했다고 안드레센이 고백했음은 대부분의 독자가 눈치채지 못했다. 연구자들은 뇌 기능을 살피는 새로운 도구를 가졌고, 이를 통해 뇌의 이해를 넓힐 새로운 지식을 발견하길 바랐다. 안드레센은 다음과 같이 설명한다. "그럼에도 불구하고 우리는 과정상 여러 해 걸리더라도 상황이 극적으로 변화하리라는 느낌,

즉 혁명의 정신을 상당히 크게 갖는다."[48]

25년이 지난 지금도 그 획기적인 순간은 여전히 미래의 일이다. 조현병, 우울증, 양극성장애의 생물학적 근원은 아직 밝혀지지 않았다. 그러나 대중은 오래 전부터 그렇지 않다고 확신해 왔다. 이제 우리는 이러한 망상을 불러일으킨 마케팅 과정을 본다. 1980년대 초, 정신의학은 미래를 걱정하였다. 그 전 7년 동안 정신과 약물의 판매는 눈에 띄게 감소했고, 의과대학 졸업생 중 정신의학 분야로 진로를 생각하는 사람은 극소수였다. 이에 APA는 대중에게 자기들의 의료모델을 판매하느라 정교한 마케팅 캠페인을 펼쳤고, 몇 년 후 대중은 명백한 발전이 놀라워 숨이 막힐 정도. 정신과 의사는 이제 '마음수선공'이 되었고, 존스홉킨스 대학의 '뇌화학자'인 마이클 쿠하가 존 프랭클린에게 말했듯 이 '새로운 지식의 폭발'은 새로운 약물과 사회의 광범위한 변화를 '환상적'[49]으로 이끌 참이었다.

## 4중창단의 화음 Four-Part Harmony

미국 사회에서 정신의학의 생의학적 혁명을 열망하는 사람은 정신과 의사들만이 아니었다. 1980년대에 이 이야기를 전하기 위해 강력한 목소리를 내는 사람들이 모였다. 이들은 재정 영향력, 지적 명성, 도덕적 권위를 갖춘 집단이었다. 이들은 대중을 설득하는 데 필요한 모든 자원과 사회 지위를 함께 누렸고, 이 스토리텔링의 연합은 그 후도 계속 유지된다.

앞서 살펴본 바와 같이 의회가 의사에게 처방 독점권을 부여한 1951년 제약회사와 의사의 재정적 이해관계는 밀접하게 연결되었다. 그러나 1980년대에 APA와 업계는 이러한 관계를 한 단계 더 발전시켜 본질적으로 의약품 마케팅 '파트너십'을 체결했다. APA와 학술 의료 센터의 정신과 의사들이 이 계약의 전면에 나서면서 대중은 '과학의 사람들'을 무대에서 보았고, 제약회사는 이 자본주의 기업에 조용히 자금을 제공했다.

4부 망상에 대한 설명

이 파트너십의 씨앗은 1974년 APA의 미래를 위한 제약회사 지원의 중요성을 평가하기 위해 태스크포스를 구성하면서 심어졌다. 그 결과 '매우 중요'하다는 답이 나왔고, 1980년 APA는 획기적인 정책 변화를 도입하였다. 당시까지만 해도 제약회사들은 APA 연례 회의에 정기적으로 화려한 전시물을 설치하고 사교 행사에 비용을 지불했지만, '과학적' 강연은 허용되지 않았다. 그러나 1980년 APA 이사회는 제약회사가 연례 회의에서 과학 심포지엄을 후원하도록 허용을 결정했다. 제약회사들은 이 특권에 대한 대가로 APA에 비용을 지불했고, 곧 연례 회의에서 가장 많은 사람이 참여하는 행사는 업계에서 자금을 지원하는 심포지엄으로, 참석자들에게 호화로운 식사를 제공하고 '전문가 패널'의 발표를 제공했다. 연사들은 강연을 위해 많은 돈을 받았고, 제약회사들은 연사들의 발표가 원만히 진행되도록 지원했다. 사브신은 설명한다. "이러한 심포지엄은 회의 전 리허설을 통해 꼼꼼하게 준비되며 시청각 콘텐츠도 훌륭하다."[50]

의료모델과 정신과 약물의 이점을 대중에게 판매하는 본격적인 '파트너십'의 문이 열렸고, APA는 이제 많은 활동에 자금을 지원받기 위해 정기적으로 제약회사 자금에 기대기 시작했다. 제약회사들은 지속 교육 프로그램(continuing education programs)과 병원에서 열리는 학술 집담회(grand rounds)를 '지원'하기 시작했고, 한 정신과 의사가 관찰하였듯 제약회사들은 '열정적으로 무료 향응을 제공하여 배움에의 갈망을 고취시켰다.'[51] 1982년 APA가 의회 로비를 위해 정치행동위원회를 출범했을 때에도 제약회사로부터 자금 지원을 받았다. 제약업계는 APA의 미디어 교육 워크숍 비용을 지원했다. 1985년 프레드 고틀리브 APA 비서관은 APA가 매년 '수백만 달러의 제약회사 자금'을 받는다고 밝혔다.[52] 2년 후 APA의 뉴스레터인 《정신의학 뉴스(Psychiatric News)》에는 스미스클라인앤드프랜치가 APA 회장 로버트 파스나우에게 수표를 건네는 사진이 실렸다. 이에 대해 한 정신과 의사 독자는 APA가 '미국 정신제약회사 협회(American Psychopharmaceutical Association)'가 되었다고 비꼬았다.[53] APA는 1980년 1,050만 달러였던 매출이 1987년

2,140만 달러로 급증하는 등 재정적으로 번창하였고, 워싱턴 D.C.의 멋진 새 건물에 입주했다. '업계 파트너'에 대해 공개적으로 이야기도 했다.[54]

제약회사 입장에서 이 새로운 파트너십의 가장 큰 장점은 명문 의과대학의 정신과 의사들이 스스로를 '독립적'이라고 생각하게 하면서도 그들을 '연사'로 활용 가능하다는 점이다. 연례 회의의 유료 심포지엄은 이 새로운 관계에 기름을 부었다. 심포지엄은 '교육적' 발표로 불리고, 제약회사는 전문가들의 발언을 '통제'하지 않겠다고 약속했다. 하지만 그들의 발표는 **리허설까지** 진행되었고, 모든 연사는 각본에서 벗어나 정신과 약물의 단점에 대해 이야기하기 시작하면 다시 초대받지 못할 것임을 알았다.[1] 업계가 후원하는 심포지엄 중 '초과민성 정신증'이나 벤조디아제핀의 중독성 또는 항우울제가 활성 위약보다 효과적이지 않다는 사실에 대한 심포지엄은 열리지 않았다. 유료 심포지엄의 연사들은 '정신의학적 사상의 리더(thought leaders)'로 알려졌고, 그들은 심포지엄 패널로 참여하면서 이 분야의 '스타' 반열에 오르게 되었다. 2000년대 초반, 그들은 연설당 2,000달러에서 10,000달러의 강연료를 받기도 하였다. E. 풀러 토리는 다음과 같이 고백한다. "우리 중 일부는 현재의 시스템이 고급 매춘에 가까워지는 것이라고 믿는다."[55]

이 '사고의 리더'들은 언론에서 정기적으로 인용하는 전문가들이 되었고, APA에서 발행하는 교과서를 집필하기도 했다. 정신의학적 사고의 리더들은 정신질환에 대한 우리 사회의 이해를 형성했으며, 이들이 유료 연사로 활동하기 시작하자 제약회사들은 여러 경로를 통해 그들에게 지원금을 보냈다. 2000년 《뉴잉글랜드의학회지(New England Journal of Medicine, NEJM)》는 다

---

1. 학계 정신과 의사들도 지역 정신과 의사들의 모임에서 정기적으로 저녁 식사를 제공하는 강연을 하기 시작. 2000년에 미시시피 대학의 정신과 의사 존 노턴은 《NEJM》에 보낸 편지에서 스폰서 받았던 약물의 부작용에 대한 글을 쓴 후 '한 달에 4~6회 정도였던 강연자로서의 초청이 갑자기 거의 사라졌다'고 고백. 그는 '그런 일이 있기 전에는 내가 스폰서에 휘둘리지 않고 의사들을 교육한다고 스스로를 착각했다'고 말함(지은이)

음과 같이 관찰했다. 사고의 리더들은 "연구 중인 약품을 보유한 회사의 자문위원으로 활동하고, 자문위원회 및 연사 사무국에 가입하고, 특허 및 로열티 협정을 체결하고, 이해관계가 있는 회사가 대필한 논문의 저자로 등재되는 데 동의하고, 회사가 후원하는 심포지엄에서 약물과 기기를 홍보하고, 값비싼 선물과 호화 여행을 대접받는다."[56] 제약업계가 돈으로 구애한 것은 학계의 정신과 의사 몇 명만이 아니었다. 제약업계는 이것이 약을 마케팅하는 매우 효과적인 방법임을 알았고, 제약회사는 이 분야의 거의 모든 유명 인사에게 돈을 지불하기 시작했다. 2000년 《NEJM》에서 우울증에 관한 사설을 쓸 전문가를 찾으려 했을 때, '항우울제를 만드는 제약회사와 재정적 관계를 갖지 않는 사람은 극소수'였다고 한다.

NIMH도 이 스토리텔링 연합에 합류했다. 생물정신의학자들은 소테리아 프로젝트가 종료되고 모셔가 축출되었을 때 그들이 NIMH를 성공적으로 장악했음을 알았다. 1980년대에 NIMH는 생물정신의학 이야기를 대중에게 적극적으로 홍보했으며, 이러한 노력은 셔버트 프레이저의 지휘 아래 날개를 달았다. 프레이저는 1984년 NIMH의 수장으로 발탁되기 전 제약회사의 후원을 받아 미디어 교육 워크숍을 운영하던 APA 공보위원회를 이끌었다. 그는 곧 NIMH가 40년 역사상 처음으로 우울증 인식, 인지 및 치료 (Depression Awareness, Recognition and Treatment, DART) 프로그램이라는 대규모 교육 캠페인을 시작한다고 발표했다. NIMH는 이 교육 노력이 대중에게 우울증이 '흔하고 심각하며 치료 가능한 질환'임을 알릴 것이라고 밝혔다. 제약회사는 '이 프로젝트에 자원, 지식 및 기타 형태 지원을 제공'할 것이며, NIMH는 이 프로젝트가 최소 10년 동안 지속될 것을 약속했다.[57] 이 프로젝트가 정신과 약물 시장을 확대하는 데 도움이 되었기에 NIMH는 대중에게 '고장난 뇌' 이야기가 사실임을 확신시키기까지 했다. 아직 아무도 정신질환 병리의 본질을 설명 못 함에도, 1990년에 루이스 저드 NIMH 소장은 말한다. "20년간의 연구를 통해 [정신질환]은 다른 질병/질환과 마찬가지로 질병이자 질환이라는 사실이 밝혀졌다."[58]

이 스토리텔링 캠페인에 참여한 마지막 단체는 전미정신질환연맹(National Alliance on Mental Illness, NAMI)이었다. 1979년 위스콘신 주에 살던 두 명의 여성 베벌리 영과 해리엇 쉘터에 의해 설립된 이 단체는 조현병을 '어머니의 냉담함과 무관심, 자녀와의 유대감 형성 능력의 부족과 집착'의 탓으로 돌리는 프로이트 이론에 대한 풀뿌리 항의에서 시작되었다고 NAMI 역사가는 말한다.[59] NAMI는 다른 종류의 이데올로기를 받아들이기를 열망했고, 이를 통해 확산하고자 한 메시지는 1991년 아그네스 햇필드 전 NAMI 회장이 말했듯이 다음과 같다. "정신질환은 정신건강의 문제가 아니라 생물학적 질병이다. 가족 입장에서는 신체적 질병이라는 관점에 초점을 맞춤이 상당히 명확하다."[60]

APA와 제약회사에게 NAMI의 등장이 이때보다 더 적절하기는 어려웠다. NAMI는 생물정신의학 수용을 열망하는 부모들의 모임이었다. APA와 제약회사들은 NAMI에게 적극적으로 손을 뻗었다. 1983년 APA는 신경이완제에 관한 홍보물을 제작하기 위해 'NAMI와 협약'을 맺었고, 곧 APA는 전국 지부에 'NAMI 지역 지부와의 협력'을 장려했다.[61] APA와 NAMI는 의회에 생의학 연구 예산 증액을 위한 로비를 함께 진행했고, 1980년대에 연구 예산이 84%나 급증한 NIMH는 이러한 노력의 수혜자가 되어 NAMI의 부모들에게 감사를 표했다. 루이스 저드 NIMH 소장은 1990년에 쓴 편지에서 NAMI의 로리 플린 회장에게 말한다. "깊이 생각해보면 NIMH는 NAMI의 연구소입니다."[62] 당시 125,000명 이상이 NAMI에 가입된 회원이었다. 이들 대부분은 중산층이었고, "언론, 공무원, 의료 서비스 제공자, 교육자, 비즈니스 커뮤니티 및 일반 대중에게 뇌 질환의 실체에 대해 교육"하기 위해 분주하게 움직였다고 한 NAMI 소속 주요 인사는 말했다.[63] NAMI는 '고장난 뇌' 이야기에 강력한 도덕적 권위를 부여했고, 자연스럽게 제약회사들은 1996년부터 1999년까지 18개의 제약회사가 1,172만 달러를 기부하는 등 교육 프로그램 기금 마련에 열심이었다.[64]

요컨대, 1980년대에 '정신질환이 뇌 질환'이라는 이야기를 대중에게 알리고자 하는 강력한 4중창단(APA, NIMH, 제약회사, NAMI)의 목소리가 모였다. 제약회사들은 재정적 지원을 제공했다. APA와 일류 의과대학의 정신과 의사들은 제약산업에 지적 정당성을 부여했다. NIMH는 이 이야기의 연구에 정부의 승인 도장을 찍었다. NAMI는 여기에 도덕적 권위를 제공했다. 이 연합은 미국 사회를 설득할 거의 모든 것을 갖추었다. 연합에게 더 좋은 소식은, 나름대로 이 이야기를 사회적으로 단단하게 이슈화시키는 데 도움을 준 또 다른 목소리가 현장에 존재했다는 점이다.

## 외계인을 믿는 비평가들 The Critics Believe in Aliens

'정신약리학 혁명'에 대한 이야기는 1950년대와 1960년대에 처음 나왔고, 이 장에서 살펴본 바와 같이 1980년대에 부활했다. 그러나 1980년대에 정신약리학 혁명의 이야기를 전하고자 한 사람들은 이전 수십 년 동안의 스토리텔러들보다 비판에 더 취약했는데, 그 이유는 20년 동안의 연구가 그들의 서사를 약화시켰기 때문이다. 어떤 약물도 장기적으로 사람들의 기능에 도움이 된다고 입증되지 못했고, 정신질환에 대한 화학 불균형 이론은 침몰하던 중이었다. 1984년 NIMH 연구진은 '세로토닌 시스템 기능의 증가 또는 감소 자체는 우울증과 무관함'으로 결론지었다. 《고장난 뇌》를 자세히 읽은 독자라면 사실상 새로운 발견이 이루어지지 않았음을 알 것이다. 고장난 뇌 이야기를 신봉하는 이들이 사실이라고 믿는 것과 실제로 알려진 사실 사이는 하늘과 땅 차이였고, 푸로작과 다른 2세대 약물이 시장에 출시되었을 때에도 이 격차는 마찬가지였다. 그러나 생물정신의학을 지지하는 사람들에게는 다행스럽게도 대중들은 의료모델 및 정신과 약물에 대한 비판을 사이언톨로지(Scientology)와 연관 짓게 되었다.

공상과학 작가인 L. 론 허바드는 1952년에 사이언톨로지 교회를 설립했다. 이 교회의 핵심 교리 중 하나는 지구에는 이전에 다른 행성에 살던 영혼들이 산다는 것으로, 공상과학 소설에서 직접 차용한 '외계' 창조 신화에 가깝다. 또한 허바드는 마음을 치유하는 방법에 대한 자신만의 신념을 가졌다. 사이언톨로지를 설립하기 전에 그는 《다이어네틱스 : 정신건강의 현대 과학》을 출간했다. 이 책에서 그는 마음에서 고통스러운 과거 경험을 제거하기 위해 '감사(auditing)' 과정의 사용 방법을 설명했다. 과학계와 의학계는 다이어네틱스를 엉터리 치료라고 조롱했고 허바드를 사기꾼으로 치부했으며, 허바드는 정신의학에 대한 극심한 증오를 갖게 되었다. 1969년 사이언톨로지와 토마스 사스는 시민인권위원회를 공동 설립하였다. 이 단체는 전두엽절제술, 전기충격, 정신과 약물에 반대하는 캠페인을 벌이기 시작했다.

이는 생물정신의학의 깃발을 든 APA와 스토리텔링 파트너에게 매우 운이 좋은 것으로 판명되었다. 실제로 제약회사들이 비밀리에 사이언톨로지 시위 자금 지원을 결정한 것은 쉽게 상상된다. 의도가 명백하든 아니든 간에 제약회사들은 자신들의 대의를 발전시킬 만한 모든 조직에 돈을 쏟아붓기를 열망했다. 사이언톨로지 교인들은 외계인을 믿었을 뿐 아니라 비밀스럽고 소송을 일삼으며 심지어 악의적인 컬트를 행하는 것으로도 유명했다. 1991년 《타임》은 사이언톨로지를 '마피아와 같은 방식으로 회원과 비판가들을 협박하여 조직을 유지하고 막대한 수익을 올리는 글로벌 사기단'이라고 평했다.[65] 사이언톨로지 덕분에 정신의학계의 권력자들은 완벽한 스토리텔링 보호막을 갖게 되었다. 이제 그들은 의료모델 및 정신과 약물에 대한 비판을 자신들의 연구에서 비롯된 비판이 아니라 대중들이 혐오하는 컬트 집단 회원들이 제기한 말도 안 되는 소리라고 조롱하면서 공개적으로 손만 몇 번 휘저으면 무시되었다. 이처럼 스토리텔링에 사이언톨로지가 섞여듦은 출처가 무엇이든 의료모델과 정신과 약물에 대한 모든 비판을 오염시키는 역할을 했다.

1980년대 스토리텔링의 힘은 바로 이런 것이었다. 푸로작이 시장에 출시되었을 때, 이들은 정신의학이 새롭게 도약하는 이야기를 만들고 유지하기에 완벽하게 준비된 상태였다.

약어 정리

- 뉴잉글랜드의학회지(New England Journal of Medicine, NEJM)
- 미국정신의학회(American Psychiatric Association, APA)
- 미국 국립정신건강연구소(National Instutute of Mental Health, NIMH)
- 우울증 인식, 인지 및 치료 프로그램(Depression Awareness, Recognition and Treatment Program, DART Program)
- 전미정신질환연맹(National Alliance on Mental Illness, NAMI)
- 정신질환의 진단 및 통계 편람(Diagnostic and Statistical Manual of Mental Disorders, DSM)

# 14장

# 들은 이야기…듣지 못한 이야기
## The Story That Was...and Wasn't Told

"현재 정신작용제 임상시험에서 사망자 수는 위약 집단보다 적극 치료 집단에서 더 많이 발생한다. 이는 페니실린을 비롯한 실제 치료 효과가 있는 약물의 임상시험에서 일어나는 현상과는 상당히 다른 양상이다."

_데이비드 힐리(웨일스 카디프 대학교 정신과 교수, 2008)[1]

1920년대 미국 중심부에 사는 라디오를 가진 이들은 캔사스 주의 작은 마을인 밀포드에서 내보내는 방송임에도 불구하고 당시 미국에서 가장 강력한 내용을 송출한 KFKB 방송국에 정기적으로 주파수를 맞췄다. "캔사스와 각지의 친구들에게 인사드립니다. 존 R. 브링클리 박사입니다." 이렇게 시작하는 방송이었다. 브링클리 박사는 정말 놀라운 이야기를 풀어낸다. 1918년에 그는 정력 감퇴를 걱정하는 노인들의 고환에 염소 생식기를 이식하기 시작했다. 15분의 수술로 성기능이 '완전히 회복됨'이 입증되었다고 그는 KFKB 청취자들에게 말했다. 이 대단한 의사는 설명한다. "남자는 생식기가 늙는 만큼 늙는다. 염소 조직이 사람의 조직과 혼합되고 영양을 공급하여 인간 생식기를 새로운 활동으로 자극하므로 이 회춘 수술이 효과를 갖는다."[2]

브링클리는 학위 공장으로 불리는 캔사스시티의 이클렉틱 의과대학에서 학위를 받았다. 그의 의사자격증은 의심스러웠다. 하지만 그는 사람들의 마음을 사로잡는 이야기꾼이자 광고 천재에 가까웠다. 처음 몇 번의 수술 후 그는 캔사스 소재 신문사에 이야기를 전했고, 신문사에서는 수술받은 노인의 자식인 첫 번째 '염소 생식기 아기'를 안은 그의 사진을 게재했다. 노인

4부 망상에 대한 설명

들이 밀포드로 몰려들기 시작했고, 각 수술비로 750달러를 받은 브링클리는 홍보에 박차를 가했다. 그는 세 명의 언론인을 고용하여 바로 인쇄 가능한 신문 특집 기사를 작성하고, 이를 '과학 연구실의 최신 성과를 대중화하는 데 관심 갖는 출판사'에 배포했다. 자연스럽게 의도적으로 심겨진 이 기사에는 시카고 로스쿨의 J.J. 토바이어스 총장처럼 만족감을 느끼는 고객들의 후기가 포함되었는데, 기사에 따르면 그는 가슴을 두드리며 다음과 같이 외쳤다고 한다. "나는 새로운 남자다! 이건 세기의 위대한 일 중 하나다!" 브링클리는 자신만의 '과학 언론'을 설립하고 수술 성공률을 90~95%로 보고했고, 이 수술로 인해 신체가 적절한 호르몬 '균형'을 되찾았다고 설명했다. 1923년 KFKB에서 자신의 이야기를 방송하기 시작하자 매일 3,000통의 편지가 밀포드 병원에 도착할 정도로 유명해졌고, 1920년대 후반에는 미국에서 가장 부유한 '의사'가 되었다. 마침내 미국의사협회(American Medical Association, AMA)가 브링클리 박사를 돌팔이 의사로 지목하면서 결국 그는 역사상 가장 대단한 사기꾼 중 한 명으로 의학사에 남게 되었다. 하지만 염소 생식기 수술을 마케팅하기 위해 그는 오랜 세월이 흘러도 변함없는 광고 기법과 스토리텔링 모델을 사용했다. 그는 과학적으로 보이는 논문을 발표하고, 언론에 호소하고, 수술 성공률이 매우 높다고 주장하고, 수술이 왜 효과적인지 생물학적 근거를 제시하고 만족한 고객들의 인용문을 기자들에게 제공했다. 이는 일라이 릴리와 다른 제약회사들이 증명했듯이 정신과 약물을 상업적 성공으로 이끄는 검증된 공식이다.

## 거짓말 그리고 블록버스터 약물
### Fibs, Lies, and a Blockbuster Drug

오늘날 푸로작이 시장에 출시될 당시 일라이 릴리와 정신의학계가 진술했던 이야기의 허구성은 피터 브레긴, 데이비드 힐리, 조셉 글렌멀런 등에 의해 문서화하여 상당히 잘 알려졌다. 브레긴과 힐리는 민사 소송에서 전문가 증인으로 활동하면서 일라이 릴리의 기록에 접근하여 진술을 작성했으며, 이를 통해 이들은 대중에게 알려진 내용과 다른 데이터와 내부 메모를 살피기가 가능하다. 익숙한 영역 살피기를 되풀이할 위험을 갖지만, '2세대' 정신과 약물의 장점에 대한 우리 사회 망상이 어떻게 형성되었는지를 상당히 명확하게 파악하는 데 도움이 될 것이기에 이 이야기를 다시 간략하게 살펴본다. 일라이 릴리의 푸로작 마케팅은 다른 회사들이 약물을 시장에 출시할 때 따랐던 모델이다. 그들은 과학 문헌에서 거짓을 이야기하고, 언론을 통해 그 이야기를 더욱 부풀리고, 약물 사용 환자들이 장애와 사망으로 이어질 위험성을 숨겼다.

## ▌ **플루옥세틴의 과학** The science of fluoxetine

약물 개발은 실험실에서 약물의 '작용 기전'을 조사하는 것으로 시작되며, 앞서 살펴본 바와 같이 1970년대 중반에 일라이 릴리의 과학자들은 플루옥세틴이 시냅스에 세로토닌을 '쌓이게' 하여 뇌에 일련의 생리적 변화를 일으킨다는 사실을 알아냈다. 그 후 동물 실험에서 이 약물은 쥐의 정형화된 활동(반복적인 냄새 맡기, 핥기 등)과 고양이와 개의 공격적 행동을 유발하는 것으로 밝혀졌다.[3] 1977년, 일라이 릴리는 사람을 대상으로 첫 번째 소규모 임상시험을 실시했지만 "4주 치료를 완료한 8명의 환자 중 약물로 인한 뚜렷한 호전이 나타난 환자는 부재했다." 일라이 릴리의 레이 풀러는 이를 1978년 동료들에게 알렸다. 이 약물은 또한 '상당히 많은 수의 부작용 보고'를 일으켰다. 한 환자는 약물로 인해 정신병적 상태가 되었고, 다른 환자는 '좌불안석증과 안절부절증'으로 고통받았다고 풀러는 말했다.[4]

플루옥세틴의 임상시험은 이제 막 시작되었고, 일라이 릴리에 큰 문제가 있음은 분명했다. 플루옥세틴은 우울증을 완화하는 효과가 없었고, 자살과 폭력 위험을 높이는 것으로 알려진 부작용인 좌불안석증(akathisia)을 유발했

　　　　　　　　　　　　　　4부 망상에 대한 설명

다. 이런 종류의 보고가 더 많이 들어오자 일라이 릴리는 임상시험 프로토콜을 수정했다. 풀러는 1979년 7월 23일에 '향후 연구에서는 동요를 억제하기 위해 벤조디아제핀의 사용이 허용될 것'이라고 기록을 남겼다.[5] 벤조디아제핀은 우울증에 대한 벤조디아제핀의 여러 임상시험에서 삼환계 항우울제만큼 효과적임이 밝혀졌으므로 좌불안석증 보고를 억제하고 효능 결과를 더 높이는 데 효과적일 듯했다. 물론 일라이 릴리의 도로시 돕스가 나중에 법정에서 고백했듯 벤조디아제핀의 사용은 '결과에 혼동 변수'가 되고 '안전성과 효능 분석을 방해'하기에 '과학적으로는 나쁜 것'이었다. 하지만 이를 통해 회사는 플루옥세틴 개발을 계속 진행하기가 가능했다.[6]

하지만 벤조디아제핀을 추가했음에도 플루옥세틴은 좋은 효과를 내지 못했다. 1980년대 초 이 회사는 독일에서 플루옥세틴에 대한 3상 임상시험을 실시했고, 1985년 독일의 허가 당국인 독일 연방보건청(Bundesgesundheitsamt, BGA)은 이 약이 '우울증 치료에 전혀 적합하지 않다'는 결론을 내렸다.[7] (의사의 평가와 달리) 환자들의 '자가 평가'에 따르면 이 약은 "환자들의 임상 양상에 거의 반응이나 호전이 안 나타났다."고 BGA는 지적했다.[8] 동시에 정신증과 환각을 유발하고 일부 환자의 불안, 초조, 불면증을 증가시켰으며, "이는 의학 기준에서 허용된다고 여겨지는 부작용을 초과한다"고 BGA는 기록했다.[9] 무엇보다 문제되는 것은 이 약물치료가 갖는 치명적인 위험성이었다. "16건의 자살 시도가 나왔고, 이 중 2건은 자살로 목숨을 잃은 사례"라고 BGA는 언급한다.[10] 독일의 일라이 릴리 직원이 개인적으로 확인해본 바 플루옥세틴 환자의 자살 시도 발생률은 "다른 활성 약물인 이미프라민보다 5.6배 더 높았다."[11]

독일에서 신청이 거부되자 일라이 릴리는 당연히 플루옥세틴에 대한 미국 식품의약국(the Food and Drug Administration, FDA) 승인을 받지 못할 것을 걱정했다.[2] 일라이 릴리는 자살 데이터를 숨겨야 했고, 1994년 민사 소송에

---

2. 1989년 말 일라이 릴리는 독일에서 플루옥세틴의 시판 허가를 받았지만, 자살 위험성을 높일 수 있다는

서 임상시험 설계 전문가인 낸시 로드는 회사가 어떻게 그 자료를 숨겼는 지 설명했다. 첫째, 일라이 릴리는 연구자들에게 다양한 약물 관련 부작용을 '우울증 증상'으로 기록하도록 지시했다. 따라서 FDA에 제출된 임상시험 결과에는 문제 상태가 플루옥세틴의 부작용이 아닌 질병으로 인한 것으로 기록되었다. 둘째, 일라이 릴리 과학자들은 사례 보고 양식의 데이터를 표로 만들 때 '자살 사고'에 대한 개별 보고를 '우울증'으로 변경했다. 셋째, 릴리 직원들은 독일 데이터를 검토하면서 "연구자들이 자살이라고 생각하지 않는 [자살] 사례를 삭제했다.'"[12]

1994년 로드는 법정에 이러한 모든 조작으로 인해 전체 시험 과정이 과학적으로 '쓸모없게' 되었다고 증언했다. 하지만 이러한 통계 조작에도 불구하고 일라이 릴리는 FDA에 플루옥세틴의 승인을 신청할 때 설득력 갖는 사례를 제시하는 데 여전히 어려움을 겪었다. 일라이 릴리는 8건의 위약 대조 임상시험을 실시했는데, 그 중 4건에서는 플루옥세틴을 복용한 환자들이 위약 집단보다 더 나은 결과를 얻지 못했고, 나머지 임상시험에서는 플루옥세틴이 위약보다 약간 더 나은 결과를 얻었을 뿐이다.[13] 한편 피터 브레긴은 릴리의 문서를 검토한 결과, 이미프라민이 7건의 임상시험 중 6건에서 플루옥세틴보다 더 효과적임을 발견했다.[14] FDA는 1985년 3월 28일 한 대규모 임상시험의 검토에서 동일한 관찰을 했다. "이미프라민은 위약보다 분명히 더 효과적이었지만, 플루옥세틴은 위약보다 일관성 있게 더 나은 결과를 보이지는 않았다."[15] 플루옥세틴의 효능은 기껏해야 매우 미미한 수준이었으며, FDA에서 검토를 수행한 리처드 카핏도 플루옥세틴의 안전성에 대해 우려했다. 플루옥세틴으로 치료받은 환자 중 최소 39명이 단기간의 임상시험에서 정신병적 증상을 보였으며, 1%가 약간 넘는 환자들에게서 조증 또는 경조증 전환이 관찰되었다. 다른 부작용으로는 불면증, 신경과민, 혼돈, 현기증, 기억력 장애, 떨림, 운동 협응 장애 등이 나타났다.

---

경고 문구가 포함된 라벨을 부착함( 지은이)

카핏은 결론 내린다. 플루옥세틴은 "우울증 환자에게 부정적인 영향을 미친다."[16] 검토를 수행한 데이비드 그레이엄에 따르면, FDA는 또한 일라이 릴리가 이런 많은 문제를 숨기려 하고 플루옥세틴이 초래 가능한 피해를 '크게 과소 보고'한다고 파악했다.[17]

이 임상시험은 과학적으로 가치가 떨어질지 모르지만, 그럼에도 불구하고 푸로작이 시장에 출시된 후 어떤 일이 일어날 건지에 대한 정확한 예측임이 입증되었다. 푸로작 치료를 받은 환자가 끔찍한 범죄를 저지르거나 스스로 목숨을 끊었다는 일화가 속출했고, FDA의 '메드워치(MedWatch)' 프로그램에 수많은 부작용 보고가 쏟아지면서 푸로작은 미국에서 가장 불만이 많은 약물이 되었다. 1997년 여름까지 FDA는 푸로작에 대한 3만 9천 건의 신고를 접수했는데, 이는 9년 동안(1988~1997년) 다른 어떤 약품보다도 접수 건수가 훨씬 많았다. 메드워치의 접수 보고에는 수백 건의 자살을 비롯하여 정신병적 우울증, 조증, 비정상적 사고, 환각, 적대감, 혼란, 기억상실, 경련, 떨림, 성기능 장애 등 사람들을 괴롭히는 부작용에 대한 긴 목록이 포함되었다.[18] FDA는 전체 부작용 사례 중 1%만이 메드워치에 보고되었다고 추정하며, 이는 9년 동안 약 400만 명의 미국인이 푸로작에 대해 부정적인 혹은 심지어 치명적인 반응을 보였음을 의미한다.[19]

**▌ 의학회지에 실린 이야기** The story told in the medical journals

임상시험에서 플루옥세틴이 보인 기록은 시장에서의 성공적인 출시를 뒷받침하기 어려움이 분명하다. 독일 허가 당국이 초기 검토에서 우울증 치료제로 '전혀 적합하지 않다'고 판단한 약물을 대중이 받아들일 가능성은 낮았다. 푸로작이 성공하려면 일라이 릴리가 임상시험을 수행하기 위해 재정적 지원을 한 정신과 의사들이 의학회지와 대중에게 매우 다른 이야기를 들려줘야 했다.

플루옥세틴의 미국 임상시험에 대한 첫 번째 기록은 1984년 《임상정신의학회지(Journal of Clinical Psychiatry)》에 실렸다. 워싱턴 소재 노스웨스트 정신약리학 연구소의 제임스 브렘너는 이 새로운 약물이 '효과적인 항우울 작용을 하면서도 이미프라민보다 부작용의 빈도와 강도가 낮다…플루옥세틴 환자가 보고한 부작용 중 약물과 관련된 것으로 간주된 것은 없었다'고 기록했다. 그는 플루옥세틴이 '삼환계 항우울제보다 더 효과적임이 입증되었다'고 덧붙였다.[20] 다음으로 샌디에이고 소재 캘리포니아 대학의 존 페이너는 플루옥세틴의 효능이 적어도 이미프라민과 동등하며, 5주 동안 플루옥세틴 환자 22명을 대상으로 한 연구에서 '심각한 부작용은 관찰되지 않았다'고 보고했다.[21] 매우 안전하고 개선된 항우울제가 개발되었다는 주장이 제기되었고, 일라이 릴리의 연구자들은 그 후 몇 년 동안 이를 고수했다. 1985년에 '플루옥세틴은 이미프라민보다 내약성이 더 좋다'고 캘리포니아의 정신과 의사 제이 콘은 보고했다.[22] 일라이 릴리의 요아킴 베르니케는 《임상정신의학회지》의 다른 논문에서 '이 약은 심각한 부작용이 거의 안 나타난다'고 말했다.[23] 마지막으로, 1985년 대규모 임상 3상 시험 보고서에서 일라이 릴리는 '플루옥세틴은 모든 주요 효능 매개변수에서 위약보다 더 큰 개선 효과를 나타냈다'고 발표했다.[24]

이 보고서들은 기존 계열의 항우울제보다 우수한 신약에 대해 이야기했지만, 여전히 '획기적인' 약물에 대한 이야기는 아니었다. 플루옥세틴이 **왜** 더 효과적인지는 알기 어려웠지만, FDA의 승인이 가까워지면서 새로운 '사실'이 과학 보고서에 드러나기 시작했다. 시드니 레빈은 1987년 《영국정신의학회지(British journal of Psychiatry)》에 실린 논문에 기록한다. "[세로토닌] 결핍이 우울증의 정신생물학에 중요한 역할을 한다는 연구 결과가 존재한다."[25] 이것은 실제로 발견된 것은 아니었다. 그리고 레빈은 '세로토닌 시스템 기능 자체의 상승 또는 저하는 우울증과 무관할 것'이라는 1984년 미국국립정신건강연구소(National Instutute of Mental Health, NIMH) 보고서를 놓친 것 같다. 하지만 레빈의 이 논문은 플루옥세틴이 화학 불균형을 해결하는 약물로 선전 가능한 발판을 마련해주었다. 2년 후, 루이빌 대학교 정신과 의사들은 '최신 항우울제 처방 지침'을 제공하기 위해 플루옥세틴 관련 문헌을 조사하고 언급한다. "우울증 환자는 뇌척수액에서 [세로토닌 대사산물]의 농도가 정상보다 낮다." 하나의 망상적인 믿음이 의학 문헌을 통해 퍼져나갔고, 켄터키의 정신과 의사들이 이론적으로 세로토닌 수치를 높이는 플루옥세틴을 '우울증 치료에 이상적인 약물'이라고 결론짓는 것은 놀라운 일이 아니었다.[26]

의학회지에 실린 이 일련의 보고서는 일라이 릴리가 의사들에게 약을 광고하는 데 필요한 단골 소재를 제공했다. 일라이 릴리는 의학회지에 행복해 보이는 미남, 미녀를 등장시켜 푸로작이 이미프라민과 효능이 동등하고 내약성은 더 뛰어나다는 선전 광고를 쏟아냈다. 과학은 정신의학이 뇌의 화학 불균형을 바로잡는 것으로 보이는 새롭고 훨씬 개선된 우울증 치료제가 존재함을 입증했다.

## ▌대중에게 전달된 이야기 The story told to the public

정신의학 학술지에 실린 이 이야기는 대중의 반향을 일으킬 것이 확실했다. 하지만 당시 항우울제 시장은 아직 규모가 크지 않았다. 푸로작이 승인되었을 때 월스트리트 분석가들은 이 약이 엘라이 릴리의 연간 매출을 1억 3,500만 달러에서 4억 달러까지 끌어올릴 것으로 예측했다. 그러나 제약회사, APA, NIMH의 리더들은 항우울제 시장을 확대하는 데 열중했고, NIMH의 우울증 인식, 인지 및 치료(Depression Awareness, Recognition and Treatment, DART) '대중 인식' 캠페인은 이를 위한 완벽한 수단으로 여겨졌다.

1986년 NIMH가 DART 계획을 발표한 후 우울증에 대한 대중 인식을 조사했다. 설문 조사에 따르면 미국 성인의 12%만이 우울증 치료를 위해 약을 복용할 것이라고 답했다. 78%는 우울증을 스스로 극복 가능하다고 확신하면서 '우울증이 사라질 때까지 참고 살겠다'고 답했다. 이는 불과 15년 전, NIMH의 우울증 부서 책임자인 딘 스카일러가 대중에게 대부분의 우울증은 '특별히 개입 안 해도 경과를 거쳐 사실상 완전한 회복으로 종결될 것'이라고 말한 것과 일치하는 태도였다. 우울증이 지나갈 것이라는 대중의 믿음에는 역학적인 지혜가 보이지만, 셔버트 프레이저와 다른 생물정신의학자들이 지휘봉을 잡은 후 NIMH는 다른 메시지를 전달하고자 했다.

1988년 NIMH는 '우울증을 한 개인의 약점이 아닌 질환으로 더 많이 받아들이도록 대중의 태도를 바꾸는 것'이 DART의 목적이라고 설명했다. 대중은 우울증이 지속적으로 '과소 진단 및 과소 치료'되며 치료하지 않으면 '치명적인 질병'이 됨을 이해해야 했다. NIMH는 적어도 경미한 형태의 우울증을 앓는 미국인이 3,140만 명에 달하며, 이들이 진단을 받는 것이 중요하다고 말했다. 항우울제는 '위약의 20~40%에 비해 70~80%의 회복률'을 보였음을 대중에게 알려야 했다. NIMH는 이러한 '사실'을 대중에게 '알리기' 위해 DART를 무기한 지속할 것을 다짐했다.[27]

NIMH는 푸로작이 약국 진열대에 오른 지 5개월 후인 1988년 5월에 공식적으로 DART를 출범했다. NIMH는 '노동, 종교, 교육 단체'와 기업들에게 DART의 메시지를 전파하는 데 도움을 요청했고, 물론 전미정신질환연맹(National Alliance on Mental Illness, NAMI)도 처음부터 함께했다. NIMH는 언론에 광고를 게재했고, 일라이 릴리는 '우울증, 당신이 알아야 할 것(Depression: What You Need to Know)'이라는 제목의 홍보물 800만 부의 인쇄 및 배포 비용을 지원했다. 이 팜플렛은 무엇보다도 독자들에게 우울증에 대한 '세로토닌' 약물의 특별한 장점을 알렸다. NIMH 소장 루이스 저드는 다음과 같이 말한다. "우울증에 관한 이러한 자료들을 전국의 의사 진료실에서 이용하게 함으로 질문, 토론, 치료 또는 의뢰를 장려하는 환경에서 중요한 정보가 대중에게 효과적으로 전달된다."[28]

미국인의 마음을 재창조하는 작업이 진행 중이었다. '공공 교육' 캠페인을 가장한 우울증 팔이는 지금까지 고안된 가장 효과적인 마케팅 활동 중 하나가 되었다. 신문에서 이 이야기를 다루자 푸로작의 판매량이 급증하기 시작했고, 1989년 12월 18일 《뉴욕》이라는 잡지에서 이 녹색과 흰색으로

4부 망상에 대한 설명

이루어진 캡슐 알약을 표지에 실으며 이 약은 공식적으로 유명인사의 지위를 얻게 되었다. **'우울증이여 안녕'**(BYE, BYE BLUES)이라고 기사의 헤드라인은 외쳤다. 〈**우울증에 대한 새로운 묘약**(A NEW WONDER DRUG FOR DEPRESSION)〉이라는 기사에서 한 '익명의' 푸로작 사용자는 1에서 100점까지 마음이 나아지는 정도의 점수를 스스로 매긴다면 자신은 이제 '100점이 넘었다'고 말한다. 이 새로운 기적의 약 덕분에 정신과 의사들은 자신의 '직업이 활기를 띠게 되었다'고 결론 지었다.[29]

다른 빛나는 기사들도 뒤이었다. 1990년 3월 26일, 《뉴스위크》표지에는 아름다운 풍경 위에 열반처럼 부유하는 녹색과 흰색으로 이루어진 캡슐 약이 등장했다. 이 잡지는 '푸로작, 우울증 치료의 돌파구가 될 약물(PROZAC, A BREAKTHROUGH DRUG FOR DEPRESSION)'이라는 제목으로 기사를 실었다. 《뉴스위크》는 전한다. 의사들은 현재 매달 65만 건의 처방전을 작성하며, '거의 모든 사람들이 이 새로운 치료법이 좋다고 말한다.' 환자들은 큰소리로 외친다. "이렇게 기분이 좋은 적이 없었다!"[30] 3일 후 미국에서 가장 인기 있는 과학 저술가인 《뉴욕타임스》의 나탈리 앵기어는 항우울제가 '뇌에서 신경전달물질 활동의 균형을 회복하여 기분, 생각, 식욕, 통증 및 기타 감각을 조절하는 전기화학 신호의 비정상적인 과잉 또는 억제를 교정하는 방식으로 작용한다'고 설명했다. 프랜시스 몬디모어 박사는 이 신약을 두고 말했다. "알코올이나 바리움과는 다르다. 항생제와 비슷하다."[31] 텔레비전 프로그램에서도 비슷한 메시지를 전했다. 〈60분(60 Minutes)〉에서 레슬리 스탈은 10년 동안 끔찍한 우울증에 시달리다가 푸로작을 복용하고 새롭게 태어난 느낌을 느낀 마리아 로메로라는 여성의 감동적인 이야기를 들려주었다. 로메로는 말한다. "누군가, 무언가가 제 몸을 떠났고 다른 사람이 들어왔습니다." 스탈은 기꺼이 생물학적 치료법에 대해 설명한다. "대부분의 의사들은 로메로와 같은 만성 우울증이 뇌의 화학 불균형에 의해 발생한다고 생각한다. 이를 바로잡기 위해 의사는 푸로작을 처방했다."[32]

# 구출에 나선 사이언톨로지 Scientology to the Rescue

아주 초기에 이 놀라운 약물 이야기가 무너질 위기에 처한 순간이 왔다. 물론 플루옥세틴이 실제로 일부 사람들에게 자살 및 폭력 충동을 불러일으킨다는 문제가 나왔고, 1990년 여름에는 뉴스에서 푸로작의 안전성에 대해 문제를 제기하였다. 그리고 그 중요한 순간에 사이언톨로지가 일라이 릴리와 정신의학 집단에 매우 유용하다는 것이 입증되었다.

1990년까지 플루옥세틴에 대한 부작용을 겪은 사람들이 너무 많아 '전미 푸로작 생존자 지원 그룹(National Prozac Survivors Support Group)'이 결성되었다. 이 약물로 인해 피해를 입은 사람들이 변호사를 선임하여 문제 제기를 했고, 특히 두 건의 소송이 대중의 관심을 끌었다. 첫 번째로 1990년 7월 18일, 신문들은 롱아일랜드의 로다 할라라는 여성이 푸로작을 복용한 후 손목과 '신체의 여러 부위를 수백 번 긋는 행동을 했다'며 일라이 릴리를 고소했다고 보도했다.[33] 2주 후 신문 언론은 켄터키의 한 남성이 저지른 광적인 집단 살인 사건과 관련된 소송을 보도했다. 조셉 웨스베커는 약물 복용을 시작한 지 5주 만에 자신이 일하던 루이빌 인쇄 공장에 들어가 AK-47 소총을 난사하여 8명을 살해하고 12명에게 부상을 입혔다. 시민인권위원회는 신속하게 의회에 이 '살인 약물'의 금지를 촉구하는 보도자료를 발표했다. 바로 그때 일라이 릴리가 뛰어들었다. 일라이 릴리는 이 소송을 '정신과 약물 사용을 비판해온 사이언톨로지 집단이 주도'한다고 크게 발표했다.

이것이 일라이 릴리의 블록버스터 의약품을 구하기 위한 작전의 시작이었다. 일라이 릴리의 최고 의료 책임자 리 톰슨은 1990년에 "푸로작을 잃으면 릴리는 망할 것"이라고 메모를 작성하기도 했다.[35] 릴리는 재빨리 네 가지 메시지를 언론에 전했다. 첫째, 이것은 사이언톨로지 교인들이 제기한 문제다. 둘째, 광범위한 임상시험을 통해 푸로작이 안전한 약물임이 밝혀졌다. 셋째, 자살 및 살인 사건은 '약물 때문이 아니라 질병 때문'이다. 넷째,

'치료의 도움을 받을 사람들이 치료가 두려워 기피하며, 이것이 진정한 대중 위협이다.[36] 릴리는 자문위원으로 고용한 학계 정신과 의사들을 대상으로 미디어 훈련 회기를 실시하여 이 메시지를 전달하는 연습을 시켰다. "솔직히 외부 전문가들의 성과에 감명을 받지 못했습니다." 1991년 4월 한 번의 연습 회기를 마친 후 회사의 부회장 미치 다이넬스는 톰슨에게 불만을 토로했다. 자문위원으로 활동하는 학계 정신과 의사들에게 더 나은 성과를 내도록 회사가 '향후 훈련 회기를 의무화'할 것이라고 그는 말했다.[37]

1991년 4월 19일자 《월스트리트저널》 기사는 일라이 릴리의 훈련 회기가 성과를 거두었음을 보여주었다. 이 신문은 독자들에게 '사이언톨로지가 정신의학과 전쟁을 벌이고 있는 유사종교/사업/준군사 조직이다'라고 알렸다. 이 단체는 '릴리와 무관한 의사들'이 임상시험에서 '다른 항우울제나 대조군에 제공된 위약 캡슐보다 푸로작을 복용했을 때 자살 충동 경향이 낮았음'을 발견했음에도 불구하고 푸로작의 안전성을 공격했다. 리 톰슨은 '의사와 과학자들의 20년 간의 탄탄한 연구가 사이언톨로지 교인들과 변호사들에 의해 단숨에 무너짐을 지켜보는 것은 사기를 떨어뜨리는 일이었다'고 말했다. 실제로 《월스트리트저널》에 따르면 일라이 릴리는 푸로작의 안전성 우려에 따라 '자살 전문가'에게 임상시험 데이터를 다시 면밀히 조사해 달라고 요청했지만, 그들은 '임상시험에서 우울증 환자에게 흔히 나타나는 자살 사고와 푸로작이 무관하다는 결론을 내렸다'고 보도했다. 매사추세츠 종합병원 하버드 의대 정신과 의사 제롤드 로젠바움은 약이 아니라 질병이 문제였고, 이것이 비극이라고 설명한다. "이 캠페인의 결과로 대중은 푸로작에 대한 두려움을 갖게 되었다. 이로 인해 사람들이 치료를 멀리하게 되었고, 이는 잠재적으로 심각한 공중보건 문제가 되었다."[38]

로젠바움은 당연히도 일라이 릴리의 '외부 전문가' 중 한 명이었다. 훗날 《보스턴 글로브》가 보도했듯이, 그는 '푸로작이 출시되기 전에 릴리의 마케팅 자문 패널 위원으로 활동했으며', 일라이 릴리와 로젠바움의 관계는 매우 '편안한' 관계였다.[39] 그러나 《월스트리트저널》은 그를 미국 최고의 우울증 전문 의사 중 한 명의 독립 전문가로 소개했기에 독자들은 한 가지 결론만을 도출하게 되었다. 이것은 정당한 우려라기보다는 불쾌한 사이언톨로지 신도들이 제기한 이슈라는 점이다. 다른 신문과 잡지에서도 같은 방식으로 이 내용을 다루었고, 그해 5월에는 《타임》이 사이언톨로지에 대해 '사이코패스'를 끌어들이는 '범죄 조직'이라고 혹평하는 커버 스토리를 게재했다.[40]

1991년 9월 20일, FDA는 푸로작이 자살 위험성을 증가시키는지에 대한 청문회를 열었지만 제약회사와 연결점을 가진 의사들이 주축이 된 자문 패널은 이 문제를 진지하게 조사하는 데 거의 관심을 보이지 않았다. 20여 명의 시민이 플루옥세틴의 유해성에 대해 증언했지만 패널은 과학적 논의를 플루옥세틴이 완벽하게 안전하다는 일라이 릴리의 입장을 뒷받침하는 프레젠테이션으로 제한했다. 《월스트리트저널》에 따르면, 청문회에서 발표된 과학 데이터는 '플루옥세틴이 자살이나 자살 사고를 증가시키지 않으며, 오히려 이러한 상태를 완화하는 데 도움이 된다'는 사실을 입증했다. 한 릴리 지지자는 이 모든 논란은 '반정신의학 단체가 조직하고 자금을 지원한 완전한 허구'라고 말했다.[41]

그 순간 일라이 릴리와 모든 정신의학계는 오래도록 기억에 남을 홍보의 승리를 거두었다. 경이로운 약물이라는 푸로작에 대한 신비로운 느낌이 회복되었고, 대중과 언론은 정신과 약물에 대한 비판을 사이언톨로지와 연관시키게끔 조건화했다. 이제 이러한 약물의 장점에 대한 논쟁의 한쪽에는 미국 최고의 과학자들과 의사들이, 다른 한쪽에는 종교 광신도가 등장하는 듯 보였다. 그렇다면 대중은 진실이 어디에 있는지 쉽게 확신한다. 다른 선택적세로토닌재흡수억제제(selective serotonin reuptake inhibitor, SSRI)가 출시되고 1992년 푸로작의 매출이 10억 달러를 돌파한 후, 1993년 브라운 대학교 정신과 의사인 피터 크레이머는 그의 저서 《푸로작에 귀 기울이기(Listening to Prozac)》에서 이 놀라운 약물에 대한 이야기를 한 단계 더 끌어올린다. 그는 푸로작이 일부 환자들에서 '좋은 상태를 넘어서는 호전(better than well)'을 이루었다고 기록한다. 크레이머는 '미용 정신약물학'의 시대가 열렸으며, 머지않아 정신과에서는 정상인에게 원하는 성격을 제공하는 약을 개발할 것이라고 제안했다. 이 책은 《뉴욕타임스》 베스트셀러 목록에 21주간 머물렀다. 얼마 후 《뉴스위크》는 독자들에게, 정신의료가 갖는 새로운 힘에 의해 제기되는 윤리적 문제와 이 사회가 씨름하기 시작할 것이라고 경고했다. 1994년에 《뉴스위크》는 다음과 같이 설명했다. "푸로작의 개발로 이어진 뇌에 대한 과학적 통찰은 기성품과 다름없는 인격을 만들 가능성을 높인다." 이런 의문을 던지기도 했다. "뇌의 개조를 거부하는 사람들은 뒤처지게 될까?"

신경정신과 의사 리처드 레스탁은 이렇게 말한다. "인류 역사상 처음으로 우리는 우리 자신의 뇌를 설계하는 위치에 서게 될 것이다."[42]

## 기만당하는 미국 America Fooled

푸로작의 이야기가 언론에 보도되면서 존 브링클리의 유령이 어딘가에서 미소 짓는 것이 분명했다. 그는 염소 생식기 이식 수술의 경이로움에 대한 이야기로 라디오 쇼 청취자들을 매료시켰다. 이제는 우울증 치료에 '적절하지 않은' 약물을 기적의 화합물로 바꾸는 스토리텔링이 시작되었고, 정신과 의사들은 인간의 마음을 변화시키는 신과 같은 새로운 힘을 거머쥐었다. 정신과 의사들이 사람들에게서 '좋은 상태를 넘어서는 호전'을 이루었음을 걱정해야 할까? 모든 사람이 항상 행복하다면 사회는 소중한 무언가를 잃게 될까? 미국인의 마음에 대한 광범위한 약물치료가 이제 시작되었다. 뒤에서 간략히 살펴보겠지만, 공황장애 치료제인 자낙스와 조현병 치료제인 비정형 항정신병약물이 출시된 것도 이같은 스토리텔링 과정 덕이었다. 이러한 '2세대' 약물이 블록버스터가 되자 제약회사와 학계 정신과 의사들은 모든 종류의 정신과 약물을 아동에게 사용하도록 선전하기 시작했고, 이러한 스토리텔링은 수백만 명의 미국 청소년을 '정신질환'의 저장소로 몰아넣었다.

## ▌ **자낙스** Xanax

자낙스(성분명 '알프라졸람')는 1981년 항불안제로 승인되었다. 제조사 업존은 자낙스를 1980년에 DSM-III에 새롭게 진단명으로 등재된 공황장애 치료제로 승인받으려는 노력에 착수했다. 첫째 단계로, 업존은 임상시험 과정을 위한 '운영위원회' 공동의장으로 전 NIMH 소장 제럴드 클러먼을 고용했고, 《일반정신의학회지(Archives of General Psychiatry)》 편집자 다니엘 프리드먼을 '의학 부서' 조력자로 임명했다.[43] 이는 학계 정신의학을 포섭하려는 회사 노력에 불과했다. 런던 정신의학연구소의 불안장애 전문가 아이작 막스는 말한다. "세계 최고의 원로 정신과 의사들에게 업존으로부터의 자문 제안이 쇄도했다."[44]

클레어먼과 업존은 위약 반응이 안 좋을 것으로 예상되는 방식으로 업존의 국가 간 협력 공황 연구(Upjohn's Cross National Collaborative Panic Study)를 설계했다. 벤조디아제핀을 복용하던 환자도 연구에 참여 가능했기에 위약군의 많은 환자가 실제 벤조디아제핀 금단의 공포를 겪었을 것이다. 그리하여 임상시험 첫 주 동안 그들이 극심한 불안을 겪을 것으로 예상되었다. 치료 기간 시작 시 위약 환자의 거의 4분의 1에서 혈중 벤조디아제핀이 검출되었다.[3] [45]

벤조디아제핀은 효과가 빠른 것으로 알려졌으며, 이 연구에서도 그 사실이 입증되었다. 4주 뒤 알프라졸람을 복용한 환자의 82%가 '중간 정도의 개선' 혹은 '호전'된 반면, 위약군은 43%에 그쳤다. 하지만 그 후 4주 동안 위약 환자들은 점차 나아졌지만 알프라졸람 환자는 그렇지 않았다. 8주차 말에는 대부분의 평가 척도에서 '적어도 두 집단 사이에 유의한 차이는 안 나타났다'. 또한 알프라졸람 복용군은 진정, 피로, 어눌한 말투, 기억상실, 협응력 저하 등 다양한 부작용을 경험했다. 알프라졸람 환자 26명 중 1

---

3. 위약군의 1/4에서 벤조디아제핀을 복용하였다는 의미. 금단증상이 사람을 힘들게도 하는 벤조디아제핀 계열 약을 (위약을 대신 주어) 임의로 끊게 하여 어려움에 처하게 하였을 가능성을 뜻하는 말(_옮긴이)

명은 조증 혹은 공격 행동과 같은 약물에 대한 '심각한' 반응을 겪었다.[46]

8주 후, 환자들은 4주에 걸쳐 복용 약물의 용량을 점차 줄인 다음 2주 동안 약물을 복용하지 않은 채 추적 관찰했다. 결과는 예측 가능했다. 알프라졸람을 중단한 환자의 39%는 '증상이 현저하게 악화'해 공황과 불안이 급증했고 다시 약을 복용해야 했다. 알프라졸람 복용 환자의 35%는 연구를 시작할 때보다 더 심한 '반동' 공황 및 불안 증상을 겪었으며, 같은 비율 환자가 혼란, 감각 지각의 증폭, 우울증, 벌레 기어다니는 느낌, 근육 경련, 시야 흐림, 설사, 식욕 감소, 체중 감소 등 그들을 쇠약하게 하는 새로운 증상으로 힘겨워했다.[47]

요약하자면, 14주 후 시점에서 약물 노출군은 위약군보다 상태가 더 나빠졌다. 공포증이 더 심하고, 더 불안하고, 공황에 의한 고통이 더 심했고, 전반적인 안녕을 평가하는 '전반적 임상 척도(global scale)' 점수도 더 나빴다. 44%는 약을 중단하지 못하고, 평생 동안 중독되는 방향으로 갔다. 모든 면에서 연구 결과는 '벤조디아제핀이라는 함정(benzo trap)'에 대한 깊은 인상을 남겼다. 자낙스는 단기간 작용하는 약이었다. 시간이 지날수록 위약 대비 효능이 점차 떨어졌다. 하지만 환자들이 약을 끊으려 하면 몸이 많이 아팠다. 많은 사람들이 습관성 복용을 중단하기 어려워했다. 처음 몇 주 간의 완화 효과가 나타나기는 했지만, 장기적으로는 매우 높은 대가를 치러야 했다. 이전의 벤조디아제핀 연구에서 밝혀진 바와 같이 약물을 계속 복용한 사람들은 결국 신체, 정서, 인지 장애를 겪게 될 가능성이 높았다.

## 자낙스 연구 The Xanax Study

업존의 연구자들은 1988년 5월에 《일반정신의학회지》에 논문 세 편을 발표했다. 데이터를 주의 깊게 검토한 사람이라면 누구나 알프라졸람의 해악을 알아챘다. 하지만 자낙스가 시장에 성공적으로 출시되기 위해서는 연구자들이 다른 종류의 결론을 도출해야 했다. 특히 위의 세 논문 초록에서 그러한 시도가 나타난다. 먼저 연구자들은 치료 기간이 끝나는 8주간의 결과가 아닌 4주간의 결과에 주목하여 '알프라졸람이 효과적이고 내약성이 좋은 것'[48] 으로 나타났다고 발표했다. 다음으로 그들은 알프라졸람 환자의 84%가 8주 동안의 연구를 완료했으며, 이는 '알프라졸람에 대한 환자 수용도가 높다'는 증거라고 언급했다. 연구진은 결론지었다. 알프라졸람 환자들이 '어눌한 말투, 기억상실' 그리고 '정신활동 장애'의 징후 등 어려움을 정기적으로 보였지만, 그들은 여전히 "부작용이 거의 안 나타나고 내약성이 좋다."[49] 마지막으로 그들은 일부 알프라졸람 환자가 약물을 중단했을 때 상태가 좋지 않음을 인정했지만, 너무 짧은 기간 사용되었고 중단이 너무 갑작스레 이루어졌다고 추론했다. 연구진은 말한다. "공황장애 환자는 최소 6개월 이상의 장기 치료를 받을 것을 권한다."[50]

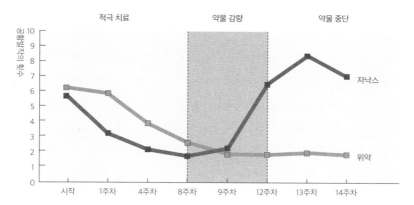

[그림 14.1] 업존의 자낙스 연구에서 환자들은 8주 동안 약물 또는 위약으로 치료를 받았다. 그런 다음 이 치료는 서서히 중단되었고(9~12주), 마지막 2주 동안 환자들은 어떤 치료도 받지 않음. 첫 4주 동안은 자낙스 환자들의 상태가 더 좋았으며, 이는 업존 연구진이 논문에서 주목한 결과. 그러나 자낙스를 복용한 환자들이 약을 끊기 시작하자 위약 환자들보다 훨씬 더 많은 공황 발작을 겪었고, 연구가 끝날 무렵에는 증상이 훨씬 더 심해졌음. 출처: Ballenger, C. "공황 장애 및 광장 공포증에 대한 알프라졸람 처방(Alprazolam in panic disorder and agoraphobia)," *Archives of General Psychiatry* 45 (1988): 413-22. Pecknold, C. "공황 장애 및 광장 공포증에 대한 알프라졸람 처방(Alprazolam in panic disorder and agoraphobia)," *Archives of General Psychiatry* 45 (1988): 429-36

4부 망상에 대한 설명

이후 런던 소재 정신의학 연구소(Institute of Psychiatry)의 아이작 막스와 몇 몇 동료들은 이 모든 것이 얼마나 터무니없는 일인지 지적한다. 그들은 《일 반정신의학회지》에 보낸 편지에서 밝힌다. 연구 종료 시점에 알프라졸람을 복용한 환자들이 '위약을 복용한 환자들보다 더 나쁜 상태'였기 때문에 약 물이 효과적이고 내약성이 좋다는 업존 연구진의 연구결과는 "편향적이고 논쟁의 여지를 갖는 것이다."[51] 막스는 이어서 다음과 같이 쓴다. "이 사건 전체가 산업계로부터 자금 지원을 받는 연구의 위험성을 보여주는 고전적 사례이다."[52]

그러나 알프라졸람 환자들이 평생 중독의 길로 접어들면서 나쁜 결말을 맞았다는 사실은 업존, 클러먼, APA, NIMH가 미국 대중에게 자낙스의 효 능을 선전하는 것을 막지 못했다. 푸로작을 베스트셀러로 만든 것과 같은 마케팅 기법이 다시 사용되었다. 업존은 1988년 APA의 심포지엄을 후원 하여 '전문가 패널'이 '4주 연구 결과'를 강조하는 자리를 마련했다. 1987년 APA의 수장, 로버트 파스나우는 업존이 비용을 지불한 '교육적' 노력의 일 환으로 《불안의 결과(Consequences of Anxiety)》라는 빛나는 소책자를 APA 회 원들에게 보냈다. 셔버트 프레이저와 제럴드 클러먼은 업존이 의사들에게 보낸 공황장애 치료제로서의 자낙스에 대한 홍보 문헌에 포함된 '친애하는 의사에게'라는 편지를 보냈다. 업존은 또한 정신과 의사, 의료 종사자, 대중 을 대상으로 '인식이 부족하고 치료가 미흡한' 공황장애에 대해 '교육'하기 위한 DART와 유사한 캠페인을 진행하도록 APA에 150만 달러를 기부했 다.[53] 마침내 NIMH도 협력하여 공황장애를 우선 관심사로 선정하고 1991 년 공황장애에 대한 컨퍼런스를 후원했으며, 전문가 패널은 '고역가 벤조디 아제핀',[4] 아마도 자낙스를 두 가지 '최우선 치료(treatment of choice)'[54] 중 하

---

4. 역가는 단위 용량당 나타내는 약의 효과를 말함. 저역가이면서 반감기가 긴 벤조디아제핀 디아제팜 5mg는 고역가이면서 반감기가 짧은 벤조디아제핀 알프라졸람 0.5mg와 거의 같은 효능을 나타낸다고 정 신과 교과서 《Synopsis of Psychiatry》에서 말함. 역가를 활용하여 알프라졸람을 점차 감량해갈 때 반감기 가 상대적으로 긴 약, 즉 몸에 머무는 시간이 긴 약으로 전환하면 금단현상을 덜 경험함(옮긴이)

나로 지정했다.

FDA는 1990년 11월에 자낙스를 공황장애 치료제로 승인했고, 많은 신문과 잡지에서 자낙스에 대한 특집 기사를 실었다. 〈공황에 빠졌나요? 도움이 우리에게 오고 있습니다(IN A PANIC? HELP IS ON THE WAY)〉라는 제목으로 《세인트 루이스 포스트 디스패치(St. Louis Post-Dispatch)》의 헤드라인을 장식했다. 이 신문은 '이 나라에서 성인 4백만 명을 괴롭히는' 쇠약한 상태의 환자 70~90%에게 자낙스 치료가 도움 되었다고 전했다.[55] AP 통신은 설명한다. "뇌의 생화학적 기능 장애가 공황 발작 원인 중 하나로 여겨진다. 자낙스는 뇌의 여러 시스템과 상호작용하여 발작 차단이 가능하다."[56] 《시카고 선타임스》에서 시카고 러시 의과대학의 존 자제카 박사는 말했다. "자낙스는 공황장애 치료제 중 가장 빠르게 작용하고 독성이 가장 적다."[57] 다시 한번 매우 효과적이고 안전한 약물이 시장에 출시되었고, 1992년 자낙스는 미국에서 다섯 번째로 많이 처방되는 약물이 되었다.[58]

## ▌ 그닥 비정형적[5]이지 않은 Not so atypical

자낙스가 공황장애 치료제로 출시될 무렵 얀센은 조현병 신약인 리스페리돈에 대한 테스트를 진행 중이었다. 이 무렵 제약회사들이 새로운 '블록버스터' 정신작용제를 개발하기 위해 사용하는 방법은 푸로작 모델이 보편화한 상태였다. 얀센도 일라이 릴리나 업존과 마찬가지로 자사 약물에 유리하도록 편향된 임상시험을 설계했다. 특히 얀센은 여러 용량의 리스페리

---

5. 비정형 항정신병약물은 과거 출시된 정형 항정신병약물(예 : 할로페리돌, 클로르프로마진)과 비교하여 몇 가지 다른 특징을 가진다고 알려졌음. 정형 항정신병약물은 도파민 수용체 차단에만 관여하지만 비정형 항정신병약물은 세로토닌 수용체와도 결합함. 노르에피네린, 히스타민 등과 결합하는 약물도 존재함. 근육 계통 부작용과 관련되는 추체외로 증상과 점막 건조 부작용과 관련되는 항콜린 증상의 발생 빈도가 낮은 편. 사회적 철수, 동기 저하, 감정 표현 둔화와 같은 음성증상에 대한 효과도 정형 항정신병약물에 비해 높다고 알려졌음. 한편 대사 부작용의 가능성은 높음. 비정형 항정신병약물 사용 시 체중 증가, 고지혈증, 당뇨병 확률이 높아질 가능성 가짐.(옮긴이)

4부 망상에 대한 설명

돈과 고용량의 할로페리돌(상품명 '할돌')을 비교했는데, 이는 리스페리돈 용량 기존의 '표준' 신경이완제에 비해 안전성 프로파일이 좋음을 상대적으로 확신했기 때문이다. FDA 검토자들이 지적했듯이, 이러한 연구는 두 약물의 유의미한 비교가 '불가능'했다.[59] FDA가 얀센에 보낸 승인 서한에서 약물평가국 국장 로버트 템플은 이 점을 분명히 했다.

> 리스페리돈이 안전성 또는 효과와 관련하여 할로페리돌 또는 다른 시판 항정신병약물 제품보다 우월하다는 인상을 전달하는 데이터가 제시된 경우, 우리는 리스페리돈에 대한 모든 광고 또는 홍보 라벨이 거짓이고 오해의 소지를 가졌거나 공정한 균형 감각이 부족한 것으로 간주한다.[60]

하지만 FDA는 얀센이 할로페리돌보다 우수하다고 선전하는 광고 게재의 금지는 가능했지만, 얀센이 고용한 학계의 정신과 의사가 말하는 것을 제한할 권한은 가지지 못했다. 1980년대에 정신의학과 제약산업 사이에 형성된 '파트너십'의 상업적 이점이 바로 이런 것이었다. 학계 의사들은 의학 학술지와 대중에게 FDA가 허위라는 주장을 펴기도 했다. 이 사례에서 그들은 정신과 학회지에 리스페리돈이 조현병(정신증)의 양성증상을 줄이는 데 할로페리돌과 동등하거나 더 우수하고, 음성증상(감정의 결여)을 개선하는 데 할로페리돌보다 더 우수하다고 선전하는 20편 이상의 논문을 발표했다. 학계 의사들은 리스페리돈이 입원 기간을 줄이고, 환자의 사회적 기능 능력을 개선하며, 적대감을 감소시킨다고 보고했다. 그들은 《임상정신의학학지》에 기록한다. "리스페리돈은 할로페리돌에 비해 중요한 이점을 보인다. 효과적인 용량 범위에서 투여했을 때 리스페리돈은 조현병의 다섯 가지 차원 모두에서 더 큰 호전을 가져왔다."[61]

이 또한 새롭고 개선된 치료법에 대한 과학적인 이야기였다. 얀센 연구자들은 언론 인터뷰에서 이 놀라운 약에 대해 말했다. 《워싱턴 포스트》는 이 새로운 약물이 '최근까지 절망적으로 여겨진 질병에 대한 희미한 희망을 나타낸다'고 보도했다. 리스페리돈은 '이전 세대의 항정신병약물에서 흔히 나타나는 부작용인 진정, 흐려보임, 기억력 저하 또는 근육 경직과 같은 이전 세대 항정신병약물과 관련된 부작용'을 일으키지 않는다고 설명했다.[62] 《뉴욕타임스》는 얀센의 임상 연구 책임자인 리처드 메이바흐의 말을 인용하여 리스페리돈으로 치료 받은 2,000명 이상의 환자에서 '중대한 부작용'이 나타나지 않았다고 보도했다.[6] 이 기사에서는 리스페리돈이 '세로토닌이나 도파민 또는 두 가지 모두의 과도한 흐름을 차단하여 조현병 증상을 완화하는 것으로 여겨졌다'는 내용이 실렸다.[63]

비정형 혁명이 시작되었다. 리스페달은 뇌의 **여러** 신경전달물질의 균형을 조절하여 정신을 회복시키는 것으로 알려졌다. 그리고 주의할 부작용도 **전무**한 듯 보였다. 1996년 일라이 릴리가 자이프렉사(성분명 '올란자핀')을 출시하면서 비정형 항정신병약물에 대한 대중의 관심은 한 단계 더 높아지게 되었다.

FDA는 관례대로 일라이 릴리가 할로페리돌에 대해 '편향된 설계의' 임상시험을 적용했다고 결론내렸다. 그 결과 위약이 통제되지 않은 대규모 3상 시험은 '유용한 효능 자료를 거의 제공하지 못했다'고 결론지었다. 올란자핀의 안전성을 대략 살펴보면, 임상시험 기간 동안 이 약을 복용한 환자 20명이 사망했고, 22%는 '심각한' 부작용을 겪었으며 (이는 할로페리돌 환자보다 더 높았음), 3분의 2는 임상시험을 완료하지 못했다. 연구 데이터에 따르면 올란자핀은 환자를 졸리고 살찌게 만들며 파킨슨 증상, 좌불안석증, 근긴장이상, 저혈압, 변비, 빈맥, 당뇨병, 경련 발작, 유즙 분비, 발기 부전, 간 이상, 백혈구 장애 등의 문제를 일으켰다. 또한 FDA의 폴 레버는 올란자핀이 여러 종류의 신경전달물질 수용체를 차단하기 때문에 '시판 후 올란자핀 사용과 관련하여 이전에 확인되지 않은 다양한 종류와 심각도를 지닌 사건이

---

6. 실제 리스페리돈으로 치료받는 환자 중 84명이 '심각한 이상 반응'을 겪었음. FDA는 이를 생명을 위협하거나 입원이 필요한 사건으로 정의함(_지은이)

보고되더라도 놀라지 말아야 한다'고 경고했다.[64]

이것이 바로 임상시험 데이터에서 나온 이야기다. 하지만 일라이 릴리가 의학회지와 신문에 싣고자 했던 이야기는 자이프렉사가 얀센이 만든 리스페달보다 낫다는 이야기였다. 그래서 고용된 전문가들은 그렇게 말했다. 학계 정신과 의사들은 올란자핀이 리스페리돈이나 할로페리돌보다 더 '종합적인' 방식으로 작용한다고 발표했다. 올란자핀은 내약성이 좋은 약제로서 양성증상을 감소시키고, 다른 항정신병약물보다 움직임과 관련된 부작용을 적게 일으키며, 음성증상과 인지기능을 낮게 하는 등 전반적인 호전을 가져왔다.[65] 이 두 번째 비정형 항정신병약물은 첫 번째 약보다 더 나았다. 《월스트리트 저널》은 그러한 각도에서 접근했다. 이 신문은 자이프렉사가 현재의 다른 치료법에 비해 '상당한 이점을 갖는다'고 발표했다. 러시 의과대학의 존 자제카는 다음과 같이 설명한다. "실제 현장에서 자이프렉사는 리스페달보다 추체외로 부작용이 적다는 사실이 파악된다."[66] 스탠포드 대학의 정신과 의사 앨런 샤츠버그는 《뉴욕타임스》와의 인터뷰에서 자이프렉사가 '엄청난 규모의 잠재적 돌파구'라고 말했다.[67]

이제 유일한 질문은 자이프렉사가 정녕 리스페달보다 더 나은 효과를 보이는지 여부였다. 아스트라제네카가 세 번째 비정형 치료제인 쎄로켈(성분명 '퀘티아핀')을 출시한 후 언론은 전반적으로 새로운 비정형 약물들이 예전의 정형 약물들보다 극적으로 개선되었다는 개념에 안주하였다. 《퍼레이드》지는 독자들에게 쓴다. "합리적 사고, 체계적인 말하기의 어려움과 같은 음성증상을 치료하는 데 훨씬 더 안전하고 효과적이다."[68] 《시카고 트리뷴》역시 보도한다. "새로운 약물이 예전 약물보다 더 안전하고 효과적이다. 이 약은 사람들이 일을 하게 해준다."[69] 《로스앤젤레스 타임스》는 "예전에는 조현병 환자들이 나아질 희망을 갖지 못했다. 그러나 이제 새로운 약물과 헌신 덕분에 그들은 이전과는 전혀 다른 방식으로 사회로 복귀한다."[70] NAMI는 또한 《항정신병약물의 돌파구》라는 제목의 책을 출간하면서 설명한다. 이러한 신약이 "도파민과 세로토닌을 포함한 모든 뇌 화학물질의 균형을 맞추는 데 더 효과적이다."[71] 이런 논의가 계속되었고 NAMI 총괄 책임자 로리 플린은 언론을 향해 마침내 약속의 땅에 도달했다고 말한다. "이 신약 들은 정말 획기적입니다. 마침내 사람들이 병원에 입원하지 않아도 되고, 조현병으로 인한 장기적인 장애가 종식됨을 의미합니다."[72]

## ▌ 란셋 질문을 던지다 Lancet Asks a Question

이러한 일련의 스토리텔링은 미국에서 정신과 약물 사용이 폭발적으로 증가한 배경이다. 먼저 미국 정신과 의사들은 푸로작을 경이로운 약으로 선전했고, 다음으로 자낙스를 안전하고 효과적인 공황장애 치료제로 칭송 했으며, 마지막으로 비정형 항정신병약물이 조현병의 '돌파구가 될' 치료제 라고 대중에게 알렸다. 이러한 방식으로, 신약에 대한 임상 연구에서 치료 적 진보가 충분히 입증되지 않았는데도 그들은 정신과 약물 시장에 활력을 불어넣었다.

적어도 과학계에서는 2세대 항정신병약물을 둘러싼 '신비의 약'이라는 수식어가 사라진 지 오래다. 앞서 살펴본 바와 같이 SSRI는 2008년에 중증 우울증 환자에게만 유의미한 임상적 이득을 제공한다고 보고되었다. 자낙 스는 현재 비리움보다 훨씬 더 중독성이 강하다고 알려졌으며, 여러 연구 자들은 자낙스 장기 복용자 3분의 2가 약을 끊는 데 어려움을 겪는다고 보 고했다.[73] 가장 많이 팔리는 비정형 항정신병약물의 경우, 정부 지원 연구 결과 1세대(정형) 항정신병약물보다 더 낫다는 사실이 밝혀지지 않았기에 이러한 2세대 비정형 항정신병약물에 대한 과대 광고는 정신의학 역사에 서 당혹스러운 에피소드 중 하나로 여겨진다. 2005년에 NIMH의 '임상 항 정신병약물의 중재 효과 연구(Clinical Antipsychotic Trials of Intervention Effectiveness, CATIE) 임상시험'에서는 비정형 항정신병약물과 이전의 약인 정형 항정신 병약물 사이에 '유의미한 차이가 안 보인다'고 결론 내렸으며, 더욱 문제 되는 것은 신약이나 기존 약물 모두 효과를 분명하게 입증 못 한다는 점

4부 망상에 대한 설명

이다. 1,432명의 환자 중 74%는 '효능이 안 나타나거나 견디기 힘든 부작용'으로 인해 약물을 계속해서 복용 못 한다.[74] 미국 보훈부(U.S. Department of Veterans Affairs) 연구에서도 비정형 약물과 그 이전 약물의 상대적 장점에 대해 비슷한 결론을 내렸고, 2007년 영국 정신과 의사들은 조현병 환자들이 오히려 이전 약물 복용 때가 신약에 비해 '삶의 질'이 더 좋았다고 보고했다.[75] 이 모든 상황으로 인해 두 명의 저명한 정신과 의사는 의학학술지《란셋(Lancet)》에 글을 썼다. 비정형 항정신병약물이 획기적이라는 이야기 그 자체가 "제약업계가 마케팅 목적으로 만들어낸, 이제야 드러나는 발명으로만 여겨진다." 그러면서도 그들은 궁금해한다. "어떻게 우리가 거의 20년 동안 누군가 말했듯이 '속아서' 그 약들이 더 우월하다고 생각하게 되었을까?"[76]

이 책의 독자들이 알듯 역사는 그 질문에 대한 해답을 보여준다. 비정형 항정신병약물 이야기의 씨앗은 1980년대 초, APA가 대중에게 성공적으로 마케팅하던 이야기로 '생물정신의학'을 받아들였을 때 심어졌다. 이는 정신의학계 전체가 간절히 믿고 싶은 이야기였다. 그리고 곧 낸시 안드레센을 비롯한 정신의학자들은 그 비밀이 무엇인지 아무도 정확하게 설명 못 하지만 정신질환이 결국 자신의 생물학적 비밀을 드러내는 혁명이 일어난다고 말하기 시작했다. 이러한 이야기는 대중에게 치료법의 진보가 다가온다는 믿음을 심어주었고, 제약회사들은 새로운 약물을 출시하면서 미국 최고의 정신과 의사들을 고용하여 이 새로운 신비의 약물이 뇌 화학의 '균형'을 어떻게 맞추는지를 설명했다. 그리고 이 이야기에 신뢰성을 부여한 것은 바로 이러한 학계의 협력이었다. 하버드 의대 정신과 의사 제롤드 로젠바움, 전 NIMH 소장 제럴드 클러먼, **스탠퍼드 대학교** 정신과 의사 앨런 샤츠버그가 말을 보탰다.

물론 우리 사회는 이를 믿었다.

# 반대 의견 침묵시키기 Silencing Dissent

앞서 살핀 바와 같이 미국 정신의학은 지난 30년 동안 대중에게 거짓된 이야기를 해왔다. 정신의학계는 약물이 뇌의 화학 불균형을 바로잡는다는 생각을 홍보했고, 2세대 정신작용제의 장점을 지나치게 과장했다. 과학적 진보에 대한 이야기를 계속 유지하기 위해 (그리고 그 이야기에 대한 자신의 믿음을 보호하기 위해) 약물이 초래 가능한 피해에 관한 이야기를 억눌러야 했다.

정신의학계의 자체 단속은 1970년대 후반 로렌 모셔가 소테리아 실험을 수행했다는 이유로 NIMH에서 쫓겨나면서 본격적으로 시작되었다. 다음으로 정신의학계의 암살자 명단에 오른 저명한 정신과 의사는 피터 브레긴이었다. 오늘날에는 '반정신의학' 저술로 유명하지만, 그 역시 한때 NIMH의 촉망받는 연구자였다. 하버드 대학 병원에서 전공의 과정을 마친 브레긴은 1966년 NIMH에서 지역사회 정신건강센터를 개발하는 일을 시작했다. 그는 인터뷰에서 회상한다. "저는 젊고 패기 넘치는 청년이었습니다. 하버드 의대 역사상 최연소 정신과 교수가 될 줄 알았습니다. 그것이 제가 가던 궤도였습니다."[77] 그러나 그는 자신이 관심을 가진 사회정신의학이 아닌 생물정신의학에 미래가 달렸다고 생각했고, NIMH를 떠나 개업을 하여 진료를 했다. 곧 그는 전기충격과 정신과 약물의 위험성에 대한 글을 쓰기 시작했다. 이들은 뇌를 무력화시켜 '효과'를 보인다고 주장했다. APA의 지도자들과 여러 차례 격렬한 논쟁을 벌인 브레긴은 1987년 오프라 윈프리의 텔레비전 쇼에 출연하여 지연운동이상증(tardive dyskinesia, TD)에 대해 발언했다. 이러한 기능 장애가 바로 신경이완제가 뇌를 손상시키는 증거라고 말했다. 그의 발언은 APA를 격분시켰고, APA는 해당 쇼의 녹취록을 NAMI에 보냈다. NAMI는 메릴랜드 주 의료 윤리위원회에 브레긴의 발언이 조현병 환자의 약물 복용을 중단시켜 해를 끼쳤다는 이유로 브레긴의 의사 면허를 박탈해 달라는 민원을 제기했다. 위원회는 어떠한 조치도 취하지 않기로 결

4부 망상에 대한 설명

정했지만, NAMI의 제소를 기각하지 않고 조사를 실시했으며, 이 분야의 모든 사람들에게 다시 한번 분명한 메시지를 전달했다.

브레긴은 다음과 같이 말한다. "흥미로운 점은 로렌 모셔와 제가 이 문제의 양쪽 면을 과학적으로 다뤘다는 것입니다. 로렌은 약물보다 더 나은 조현병 치료법이 존재한다는 이슈를 다루었습니다. 저는 약물, 전기충격, 정신과적 수술 등 기존에 이미 제시된 치료법에 대한 비판을 맡았습니다. 우리의 사례를 통해 배울 것은 어느 쪽을 택하든지 그들은 기꺼이 당신의 경력을 망친다는 것입니다. 그것이 바로 교훈입니다."

아일랜드의 정신과 의사 데이비드 힐리가 겪은 경력 좌절은 어떤 면에서 모셔의 몰락을 연상시킨다. 1990년대에 그는 정신약물학 시대에 초점을 맞춘 저술로 이 분야를 선도하는 역사학자 중 한 명으로 명성을 얻었다. 영국 정신약물학협회의 총무를 역임한 그는 2000년 초 토론토 대학교 중독 및 정신건강 센터에서 기분, 불안 프로그램 책임자 제안을 수락했다. 그 순간까지 그는 모셔와 마찬가지로 주류 정신의학의 일원이었다. 그러나 여러 해 동안 그는 SSRI가 자살을 유발하는지 질문에 관심을 가져왔고, 최근 '건강한 지원자' 연구를 완료했다. 20명의 지원자 중 2명이 SSRI 항우울제에 노출된 후 자살 충동을 느꼈다. 이는 이 약물의 자살 사고 유발 가능성을 분명히 보여주었다. 토론토 연구직을 수락한 지 얼마 지나지 않아 그는 영국 정신약물학협회 회의에서 연구결과를 발표했다. 그곳에서 미국 정신의학계의 가장 저명한 인물 중 한 사람이 힐리에게 그만두라고 경고했다. 힐리는 말한다. "그는 내가 방금 보여준 것과 같은 결과를 계속해서 사람들에게 알리면 내 경력이 파괴될 것이며, 이러한 약의 위험성을 제기할 권리를 나는 갖지 않는다고 말했다."[78]

2000년 11월 토론토 대학교에서 새 직장을 시작하기 불과 몇 달 전, 힐리는 학교가 주최한 토론회에서 정신약리학 역사에 대해 강연을 했다. 발제에서 힐리는 1950년대 신경이완제가 도입된 이래 발생한 문제에 대해 이야기하고, 푸로작 및 기타 SSRI 항우울제가 자살 위험성을 높인다는 데이터를 간략히 검토한 다음, 100년 전보다 오늘날 정서장애의 예후가 더 나빠졌음을 살폈다. 그는 "우리의 약이 정말 효과를 가졌다면"[79] 이런 일은 일어나지 않았을 것이라고 말했다.

이후 청중들은 그의 강연을 토론회 최고의 콘텐츠로 평가했지만, 힐리가 웨일스로 돌아왔을 때 토론토 대학교는 채용 제안을 철회했다. "당신은 현대 정신의학 역사학자로서 높은 평가를 받지만, 우리는 당신의 접근 방식이 우리가 가진 학술 및 임상 자원 개발 목표와 양립 못 한다고 생각한다." 센터의 수석 정신과 의사인 데이비드 골드블룸은 그에게 이런 내용의 이메일을 보냈다.[80] 다시 한번 학계 사람들은 한 가지 교훈을 떠올렸다. 힐리는 한 인터뷰에서 말했다. "치료가 효과를 못 보거나 의사에게 맡겨도 잘 관리되지 않을 거라는 생각을 말함은 안 좋은 판단이다. 이는 도를 넘는 메시지로 받아들여질 것이다."[81]

여러 다른 사람들의 예를 통해 목소리를 내는 것이 '나쁜 생각'이라는 사실을 증명할 수 있다. 캘리포니아 대학교 버클리의 심리학자 나딘 램버트는 ADHD약 리탈린(성분명 '메틸페니데이트') 치료를 받은 아동을 대상으로 장기 연구를 수행한 결과, 초기 성인기의 코카인 남용률과 흡연율이 높음을 발견했다. 1998년 미국 국립보건원(National Institutes of Health, NIH) 컨퍼런스에서 그녀는 연구 결과를 보고하였는데, 국립약물남용연구소(National Institute on Drug Abuse)는 연구비 지원을 중단했다. 2000년 하버드 의과대학의 정신과 임상 강사였던 조셉 글렌멀런이 항우울제 SSRI 사용과 관련된 여러 문제들을 자세히 설명한 《푸로작 백래시(Prozac Backlash)》를 저술하자 일라이 릴리는 그를 불신임하기 위한 캠페인을 벌였다. 한 홍보회사는 글렌멀런을 이 분야의 '보잘것없는 인물'이라고 조롱하는 여러 저명한 정신과 의사들의 비판적인 의견을 모은 다음 이 '논평들'을 여러 신문사에 보냈다. 글렌멀런의 동료였던 하버드 의대 정신과 의사 제롤드 로젠바움조차도 "이 책은 부정직하고, 교묘하며, 해가 되는 책"이라고 말했다. 보도자료에는 당연히 로젠바움이 일라이 릴리의 자문위원이라는 사실이 언급되지 않았다.[82] 다음으로

도마 위에 오른 사람은 이스트 버지니아 의과대학의 심리학자 그레첸 르피버이다. 그녀가 버지니아주 소재 여러 학교에서 지나치게 많은 수의 어린이가 ADHD 진단을 받는다는 연구 결과를 발표한 후 익명의 '내부 고발자'가 그녀를 과학적 부정행위로 고발했다. 그녀의 연방 연구자금 지원이 중단되고 컴퓨터가 압수되었으며, 이후 위법행위가 안 나왔음이 밝혀졌지만 그녀의 경력은 이미 타격을 입은 뒤였다.

힐리는 다음과 같이 말한다. "오늘날 정신의학 영역에서의 사고 통제는 과거 동유럽의 사회 통제 방식과 비슷합니다."

## 근거 감추기 Hiding the Evidence

정신과 약물의 장점에 대한 우리 사회의 헛된 믿음으로 이어진 스토리텔링 과정의 세 번째 측면은 쉽게 정리 가능하다. 지난 20년 동안 우리가 신문을 펼쳐서 다음 연구물을 읽었다면 오늘날 우리의 약에 대한 신념이 어떻게 달라졌을지 상상해보라. 이는 이 책의 앞부분에서 살펴본 결과 연구의 일부에 불과하다.

**1990년** 대규모 전미 우울증 연구에서 18개월 동안 건강하게 지낼 확률은 심리치료 받은 사람들이 30%로 가장 높았고 항우울제로 치료받은 사람들이 19%로 가장 낮았음 (NIMH)

**1992년** 지속 약물 사용이 표준 치료인 미국을 비롯한 선진국보다 전체 환자의 16%만이 지속적으로 항정신병약물을 복용하는 인도 및 나이지리아 같은 후진국에서 조현병 치료 결과가 훨씬 더 좋음 (세계보건기구)

**1995년** 우울증 환자 547명을 대상으로 6년 동안 진행한 연구에서 우울증 치료 받은 사람은 그렇지 않은 사람에 비해 무능력해질 가능성이 거의 7배, '주요 사회적 역할'이 '중단'될 가능성이 3배 더 높았음 (NIMH)

**1998년** 항정신병약물은 조현병 증상의 악화와 관련된 뇌의 형태학적 변화를 일으킴 (펜실베니아 대학교)

**1998년** 우울증 선별 검사의 장점에 대한 세계보건기구의 연구에서 정신질환 진단을 받고 1년 이상 정신과 약물로 치료 받은 사람들은 약에 노출되지 않은 사람들에 비해 우울 증상과 전반적인 건강 측면에서 더 나쁜 결과를 보였음 (WHO)

**1999년** 벤조디아제핀의 장기 사용자가 약물을 중단하면 '더 또렷해지고, 더 느긋해지고, 덜 불안하게' 됨 (펜실베니아 대학교)

**2000년** 역학 연구에 따르면 오늘날 양극성 환자의 장기 예후는 약물이 나오기 전 시절보다 극적으로 악화했음. 이러한 현대 사회에서의 예후 악화는 항우울제와 항정신병약물의 유해한 영향 때문일 가능성이 높음 (일라이 일리, 하버드 의과대학)

**2001년** 우울증으로 인한 단기 장애(disability)를 겪은 캐나다인 1,281명을 대상으로 한 연구에서 항우울제를 복용한 사람의 19%가 장기간 동안의 장애로 이어졌지만, 약물을 복용하지 않은 사람은 9%에 불과했음 (캐나다 연구자들)

**2001년** 약물이 나오기 전 시절에는 양극성 환자가 장기적으로 인지 기능의 저하를 겪지 않았지만, 오늘날은 조현병 환자들만큼 인지 장애를 겪게 됨 (볼티모어 소재 셰퍼트 프랫 의료 시스템)

**2004년** 벤조디아제핀 장기 복용자들은 '중등도에서 중증의' 인지 손상을 겪음 (호주의 과학자들)

**2005년** 펜사이클리딘, 암페타민을 비롯한 정신증을 유발하는 약물은 모두 뇌의 D2 HIGH 수용체를 증가시키며, 항정신병약물은 뇌에서 이와 동일한 변화를 일으킴 (토론토 대학교)

**2005년** 우울증 환자 9,508명을 대상으로 한 5년간 연구에서 항우울제를 복용한 환자는 1년 중 평균 19주 동안 증상이 나타난 반면, 약물을 복용 안 한 환자는 11주 동안 증상 발현 (캘거리 대학교)

**2007년** 15년에 걸친 연구에서 항정신병약물을 중단한 조현병 환자의 40%가 회복된 반면, 약물을 복용한 환자는 5%만이 회복됨 (일리노이 대학교)

**2007년** 벤조디아제핀을 장기간 복용한 사람들은 '현저하게 아프거나 극도로 아픈' 상태가 되며, 지속적으로 우울 및 불안 증상을 겪음 (프랑스 과학자들)

**2007년** ADHD 진단을 받은 아동을 대상으로 한 대규모 연구의 3년이 다 지난 시점에서 '약물 사용은 유익한 결과의 지표가 아니라 악화를 나타내는 중요한 지표였음'. 약물을 복용한 아동은 비행 행동에 가담할 가능성도 더 높았고, 수명도 약간 더 짧아짐 (NIMH)

**2008년** 양극성 환자 대상 전미 연구에서 나쁜 예후 예측의 주요인은 항우울제 노출이었음. 항우울제 복용자는 나쁜 장기 예후와 관련되는 급속 순환성 환자가 될 가능성이 거의 4배 높았음 (NIMH)

신문 기록 보관소를 확인한 결과 주류 정신의학계는 위 정보를 대중으로부터 철저히 숨기는 데 성공했음을 알겠다. 《뉴욕타임스》 아카이브와 대부분의 미국 신문 데이터베이스인 '렉시스넥시스'에서 위 연구 기사들을 검색했지만 결과가 정확하게 보도된 사례는 단 한 건도 찾지 못했다.[7]

물론 신문 매체들은 이러한 연구 결과를 기꺼이 보도하려 했을 것이다. 하지만 의학 뉴스는 보통 이렇게 생성된다. 과학 학술지, NIH, 의과대학, 제약회사에서 특정 연구 결과가 중요하다고 홍보하는 보도자료를 발행하면 기자가 그것을 면밀히 검토하여 기사화할 만한 가치를 가졌다고 판단되는 내용을 선별한다. 보도 자료가 발행되지 않거나 의료계에서 해당 연구 결과를 홍보하려는 다른 노력이 안 보이면 기사가 게재되지 않는다. NIMH가 마틴 해로우의 연구 결과를 다루는 데서도 이러한 은폐 과정이 확인된다. 2007년 마틴 해로우는 《신경및정신질환학술지(Journal of Nervous and Mental Disease)》에 자신의 연구 결과를 발표했다. NIMH는 89건의 보도자료를 배포했는데, 대부분 중요하지 않은 사안에 관한 것이었다. 하지만 해로우의 연구 결과가 미국에서 수행된 조현병 환자의 장기 결과에 대한 최고의 연구임에도 불구하고 이에 대해서는 단 한 건의 보도자료도 발행되지 않았다.[83] 만약 결과가 정반대였다면 NIMH는 보도자료를 발표하고 미국 전역의 신문들은 이 연구 결과를 대대적으로 선전했을 것이다.

비록 위에 나열된 대부분의 연구에 대한 보도가 신문에 실리지 않았지만, 정신과 의사가 위의 연구들 중 하나에 대해 기자에게 무언가를 말해야만 했고 그때마다 연구 결과는 왜곡되었다. 예를 들어 NIMH는 ADHD에 대한 다중 치료(Multimodal Treatment of Attention Deficit Hyperactivity Disorder, MTA) 연

---

7. 내가 쓴 책 《매드 인 아메리카》에 대한 신문 리뷰 기사에서, 환자가 정기적으로 약물을 복용하지 않는 후진국에서 조현병 치료 결과가 더 좋았다는 WHO 연구가 언급됐고, 그 후 이 정보가 어느 정도 알려지게 됨. 또한 2009년 2월 홀리크로스 대학에서 진행한 강연에서 마틴 해로우의 15년 조현병 연구에 대해 언급, 이를 계기로 매사추세츠 주 《우세스터 텔레그램 앤드 가제트》라는 언론에서 해로우 연구에 대한 기사를 게재. 미국 신문에서 해로우의 연구 소식이 실린 것은 그때가 처음(_지은이)

구[8]의 3년 결과를 발표하면서 3년 동안의 정신자극제 사용이 '악화의 지표'라는 사실은 대중에게 알리지 않았다. 대신 〈대부분의 아동은 ADHD 치료 후 호전이 지속되었다〉 제목으로 보도자료를 배포했다. 이 기사에는 효과적인 약물에 대한 설명과 함께 '약물의 지속 복용이 3년째부터는 더 나은 결과와 무관했다'는 내용이 포함되었지만 아동들이 리탈린을 계속 복용해야 할 이유가 여전히 많다는 인지도 높은 저자 피터 젠슨의 인용문도 함께 실렸다. "우리의 연구 결과는 약물치료가 최적의 강도로 지속되고, 아동의 임상 과정에서 약물 사용이 너무 늦게 시작, 혹은 추가되지 않는다면 일부 아동에게 장기적인 차이를 만들 위험성을 시사한다."[84]

이 반복되는 과정을 다시 한번 살펴보자면, 우리는 1998년《뉴욕타임스》기사에서 선진국과 후진국의 조현병 치료 결과에 대한 WHO 연구를 간략하게 소개한 내용에 눈을 돌리면 된다. 이 연구에 대해 정신과 의사들을 인터뷰한 후 기자는 기록한다. "조현병 환자들은 일반적으로 더 발달한 나라보다 발달이 더딘 나라에서 치료 반응이 더 좋았다."[85] **'치료 반응이 더 좋았다'**는 표현을 대하며 독자들은 인도와 나이지리아의 조현병 환자들이 미국 같은 선진국 환자들보다 항정신병약물에 더 잘 반응한다고 가정하게 된다. 신문 기사만으로는 독자들이 원 논문에 언급된 후진국 조현병 환자 84%에 대한 '치료'가 약을 이용하지 않는 상태를 지속하는 것임을 알 방법이 전무하다.

2009년 7월 나는 위에 나열된 연구에 대한 언급을 찾기 위해 NIMH와 NAMI 웹사이트를 검색했지만 아무것도 찾지 못했다. 예를 들어 NIMH 웹사이트에서는 현대에 들어 양극성 장애의 치료 결과가 현저하게 악화한 데 대해 언급하지 않는다. 이러한 치료 결과의 악화에 대한 논문을 공동 집필한 카를로스 자라테가 2009년 당시 NIMH의 기분 및 불안장애 연구 부서

---

8. NIMH가 자금을 지원한 MTA 연구는 행동 요법, 약물 및 이 둘의 조합을 포함하여 ADHD에 대한 주요 치료법을 평가하기 위해 설계된 다중 기관 연구임. 주요 결과는 1999년에 발표됨(옮긴이)

책임자였음에도 불구하고 말이다. 마찬가지로 해로우의 연구는 조현병 자녀를 둔 부모들이 **희망을 가질** 근거를 제공하는데도 NAMI 웹사이트는 이 연구 정보를 제공하지 않는다. 약물을 중단한 환자의 40%가 장기적으로 회복되었다! 그러나 이 연구 결과는 수십 년 동안 NAMI가 대중에게 홍보해 온 메시지와 정면으로 모순되는 것이었고, NAMI의 웹사이트는 기존의 메시지를 고수한다. 이 웹사이트에서는 항정신병약물을 "뇌세포가 서로 소통하도록 화학물질의 불균형을 바로잡는 것"[86] 이라고 대중에게 알린다.

마지막으로 바로 앞서 언급한 '약을 사용했을 때 오히려 경과에 해가 된다고 살펴진' 연도별 연구결과 기록은 2008년 APA에서 발간한 《정신의학 교과서(Textbook of Psychiatry)》에 실리지 않았다. 정신과 의사가 되기 위해 수련을 받는 의대생들은 이 연구들에 대해 알지 못한다.[87] 이 책에서는 '초과민성 정신증'에 대해 언급하지 않는다. 항우울제가 장기적으로 우울증 유발 가능성을 갖는다는 사실도 언급하지 않는다. 양극성장애의 치료 결과가 40년 전보다 오늘날 훨씬 더 나빠졌다는 보고도 안 보인다. 장애율(disability rates) 증가에 관한 논의도 안 나온다. 항정신병약물을 장기간 복용한 사람에게서 나타나는 인지 장애에 대한 이야기도 안 보인다. 교과서 저자들은 위에 나열된 16개의 연구 중 상당수를 잘 알지만, 언급하더라도 약물 사용에 대한 관련 사실은 논외다. 해로우의 장기간 연구에 대한 교과서의 언급은 다음 정도다. "지속적인 항정신병약물 치료의 도움을 받지 않고도 기능 가능한 조현병 환자들이 일부 존재한다." 이 문장을 쓴 교과서의 저자는 약물 치료를 받지 않은 집단과 약물치료를 받은 집단 간 회복률의 놀라운 차이를 언급하지 않고 항정신병약물을 통한 치료의 이점에 대해 설명하는 문장을 만들어냈다. 비슷한 맥락에서 교과서는 인도나 나이지리아 같은 후진국에서 조현병 환자의 예후가 더 좋았다는 WHO 연구에 대해 간략하게 다루지만, 해당 국가 환자들이 항정신병약물을 지속 복용하지 못했다는 사실은 언급하지 않았다. 벤조디아제핀 단원에서 저자들은 이 약의 중독성에 대한 우려를 인정하지만, 환자 대부분이 '치료 효과를 유지'하기에 벤조디아제핀을 계속 복용하는 환자의 장기 결과는 보통 좋다고 말한다.

정신의학이 감히 말하지 못하는 이야기가 존재한다. 이는 정신과 약물의 이점에 대한 우리 사회의 착각이 전적으로 순진한 것이 아님을 보여준다. 이러한 형태의 치료의 온당함을 우리 사회에 팔기 위해 정신의학은 신약의 가치를 지나치게 과장하고 비판을 침묵시키며 좋지 않은 예후에 대한 이야기를 숨겨야 했다. 이는 고의적이고 의식적인 과정이며, 정신과에서 이런 스토리텔링 방법을 사용해야 했다는 사실 자체가 이 치료 패러다임의 본래 속성을 드러낸다. 이는 어떤 단일 연구도 밝히지 못할 내용이다.

### 약어 정리

- **독일 연방보건청**(Bundesgesundheitsamt, BGA)
- **미국의사협회**(American Medical Association, AMA)
- **미국 국립보건원**(National Institutes of Health, NIH)
- **미국 식품의약국**(the Food and Drug Administration, FDA)
- **선택적세로토닌재흡수억제제**(selective serotonin reuptake inhibitor, SSRI)
- **우울증 인식, 인지 및 치료**(Depression Awareness, Recognition and Treatment, DART)
- **임상 항정신병약물의 중재 효과 연구**(Clinical Antipsychotic Trials of Intervention Effectiveness, CATIE)
- **전미정신질환연맹**(National Alliance on Mental Illness, NAMI)
- **주의력결핍 과잉행동장애 다중 치료 연구**(Multimodal Treatment of Attention Deficit Hyperactivity Disorder, MTA)
- **지연운동이상증**(tardive dyskinesia, TD)

# 15장

# 수익 집계
## *Tallying Up the Profits*

**▋**

**"점심시간에 몇몇 의사들과 대화를 나눈 대가로 750달러의 수표를 받을 때 이렇게
돈을 쉽게 벌어도 되나 싶었다. 아찔할 정도였다."**_다니엘 칼랏(정신과 의사, 2007)[1]

버몬트주 몽펠리에에 있는 제나의 그룹홈에서 마을 중심가까지 걸어가는 길은 두 블록밖에 되지 않는다. 하지만 어느 늦은 봄날 아침 내가 방문했을 때, 제나는 몇 걸음 걸을 때마다 멈춰서 균형을 잡아야 했고, 활동보조인 크리스는 제나가 넘어질까 봐 그녀의 등을 손으로 받히며 동행하느라 그 거리를 이동하는 데 20분이나 걸렸다.[9] 제나는 12년 전인 열다섯 살 때 처음 항우울제를 복용했고, 지금은 약물 유발 파킨슨 증상 완화제를 포함하여 8가지 약을 매일 복용한다. 우리는 카페 밖에 자리를 잡았다. 제나는 본인 이야기를 들려주었지만, 동작 조절이 어려워 가끔은 이해하기 어려웠다. 제나의 떨림이 너무 심해 빵을 먹을 때 커피가 쏟아졌고, 빵을 입에 가져가는 데도 어려움을 겪었다.

"저 와안… 저언… 엉망이에요." 그녀는 말한다.

나는 제나가 항정신병약물 부작용으로 장애를 일으키는 지연운동이상

---

9. 제나는 성을 본문에 사용해도 된다고 말했지만 법적 후견인인 어머니와 양아버지는 제나 이름만 사용할 것을 요청(_지은이)

증(tardive dyskinesia) 진단을 받았다고 생각하고 인터뷰에 임했다. 하지만 제나의 운동 장애가 약물 유발 기능 장애의 일종인지 아니면 특이적 약물 관련 과정인지 명확하지 않았다. 그리고 인터뷰가 끝날 즈음 제나는 내가 생각할 새로운 문제를 제기했다. 그녀는 정신과 의사와 다른 정신건강 전문가들이 자신의 신체 혹은 정서 어려움을 약물로 인한 것으로 보는데 저항감을 드러내고, 대신 모든 것을 그녀의 정신질환 탓으로 돌렸다. 그녀가 보기에 그런 것들은 금전적 이해관계에 의해 좌우되는 사고 과정이었다고 이야기했다. 그녀가 받은 치료를 이해하려면 제약회사에게 그녀는 약의 '소비자'로서 가치를 가짐을 이해해야 했다. "아무도 약이 그녀에게 문제를 일으킬 가능성을 언급하지 않았습니다." 크리스는 설명한다.

제나가 처음 정신과 약물에 노출된 것은 초등학교 2학년 때였다. 그 에피소드는 그녀가 정신과 약물에 잘 반응하지 않을 것임을 시사했다. 그때까지만 해도 제나는 건강한 아이였고 지역 수영팀의 스타 선수였다. 하지만 발작이 일어나고 항경련제를 복용하면서 심각한 운동 장애가 생겼다고 제나 어머니는 전화 인터뷰를 통해 말했다. 하지만 결국 발작은 사라졌고 제나가 항경련제 복용을 중단하자 운동 장애도 사라졌다. 제나는 승마를 시작했고 장애물 경기에서 두각을 나타냈다. 제나 어머니는 다음과 같이 회상했다. "제나는 그때 완전히 정상으로 돌아왔어요."

제나가 중학교 3학년이 되었을 때 어머니와 양아버지는 테네시 공립학교를 믿지 못해 매사추세츠의 엘리트 기숙학교에 그녀를 보내기로 결정했다. 그때부터 제나의 행동 정서 문제가 시작되었다. 그녀는 첫 번째 학교에서 쫓겨나 문제 청소년을 위한 두 번째 학교에 보내졌다. 그곳에서 '고딕 서브컬처'에 빠져들고 '성적 문제'를 일으키기 시작했다고 어머니는 말했다. 그러던 어느 날 밤 제나는 약국에서 콘돔을 훔치다가 체포되었는데 그때 그녀는 '겁에 질린 상태'였다. 그 뒤에 그녀는 세 번째 기숙 학교로 보내졌고 항우울제 팍실(성분명 '파록세틴') 처방을 받았다.

그녀의 어머니는 말한다. "약을 먹자마자 딸이 떨기 시작했어요. 의사에게 '맙소사, 딸이 떠는 행동을 보인 건 약 때문이에요'라고 말했어요. 의사는 '아니요, 약 때문이 아닙니다'라고 말하더군요. 저는 '약 때문이 맞아요'라고 말했지요. 우리는 여러 의사들을 찾아다니며 많은 검사를 했어요. 하지만 아무것도 못 찾았습니다. 그들은 제 딸이 계속해서 약을 먹도록 했어요. 하지만 이로 인해 모든 상황이 악화했어요. 의사들은 제 말을 듣지 않았어요."

떨림 외에도 제나는 팍실을 복용하는 동안 자살 충동을 느꼈고, 곧 그녀의 삶은 '정신과적 악몽'으로 변했다. 그녀는 계속해서 자해를 했다. 한 번은 전기톱을 사용하여 왼손 중지를 자르기도 했다. 팍실은 항불안제 클로노핀(성분명 '클로나제팜'), 기분안정제 데파코트(성분명 '디발프로엑스'), 항정신병약물 자이프렉사(성분명 '올란자핀') 및 기타 약물의 칵테일 처방으로 바뀌었다. 거의 4년 정신 병원에 입원하는 동안 그녀는 결국 15가지 정도 약물을 칵테일로 복용했고 자신이 거하는 곳도 모를 정도로 약에 취해 지냈다. "정확한 날짜는 모르겠지만 그 병원에서 제 말과 걸음걸이, 균형감각, 손떨림이 서서히 심각해졌습니다. 그리고 그들은 약을 계속해서 더하기만 했어요. 그것만 봐도 그 병원이 얼마나 어, 어, 엉터리인지 알겠습니다."

지금까지 제나의 정신과적 문제는 여전히 심각한 상태이다. 우리가 만난 날 제나는 최근 자해 시도로 손목에 붕대를 감은 상태였고, 약물치료도 큰 도움이 안 되었다. 그런데 제나가 이렇게 말한다. "약을 먹어도 차이가 안 나타나요. 저는 약을 중단해보자는 얘기를 거의 10억 번은 했을 거예요."

우리가 카페의 실외 자리를 떠나기 전에 크리스는 나에게 제나가 매일 먹는 약물 칵테일 세부 정보를 알려주었다. 항우울제 두 종류, 항정신병약물 하나, 벤조디아제핀 하나, 파킨슨 증상 완화제 하나, 정신과 약물과 관련된 신체 문제를 위한 약 세 개였다. 나중에 따져 보니 제네릭 약[10]으로 가능

10. 최초로 허가받은 원개발사의 오리지널 약제와 주성분, 함량, 제형, 효능, 효과 등이 동일한 약. 특허가

한 한 처방을 받더라도 매달 800달러, 연간 약 1만 달러의 약을 소비한다는 계산이 나왔다. 그녀는 12년 동안 정신과 약을 복용해왔으니 정신과 약 처방전 청구서가 이미 10만 달러를 넘어섰을 것이며, 평생 약을 복용할 가능성이 높음을 고려하면 결국 이 청구서는 20만 달러를 훨씬 넘을 것이다.

제나는 말한다. "그들은 저를 통해 많은 돈을 벌어요. 하지만 이 약들은 제 인생을 망쳤어요. 저를 와, 와, 완전히 망쳐놓았어요."

## 비즈니스의 승리 A Business Triumph

치료에 대한 제나의 관점은 드문 일이 아니다. 내가 인터뷰한 많은 생활보조금(Supplemental Security Income, SSI) 과 장애연금(Social Security Disability Insurance, SSDI) 수급자들은 자신들이 비즈니스에 얽매인 상태에 대해 어떻게 느끼는지를 말했다. "우리가 **소비자**라고 불리는 데는 다 이유가 존재한다"는 말을 여러 번 들었다. 물론 제약회사는 자사 제품의 시장을 구축하길 원한다. 그리고 정신약물학 '혁명'을 비즈니스 기업과 의료 기업의 프리즘으로 바라보면, 정신의학과 제약회사는 왜 그들이 바라는 서사를 선전하는지 그리고 장기 결과가 좋지 않다는 연구를 왜 대중에게 숨기는지 쉽게 이해된다. 많은 사람에게 이익을 가져다주는 비즈니스 기업을 이런 정보가 무너뜨릴 위험을 갖기 때문이다.

앞서 살펴보았듯이 1970년대 후반 정신의학은 생존을 걱정하였다. 대중은 정신과 치료의 '효과가 낮다'고 생각했고, 정신과 약의 판매는 감소하였다. 그러던 중 정신의학은 '이미지 재창출' 노력의 일환으로 정신질환이 당뇨병이나 암과 같은 '진짜' 질병이며, 정신과 약물이 '당뇨병에 쓰이는 인슐린'처럼 정신질환에 대한 화학적 해독제임을 대중에게 알리기

---

만료된 오리지널 약제의 공개된 기술을 이용해 만든 것임(옮긴이)

시작했다. 이 이야기가 틀렸다 해도, 모든 종류의 정신과 약물을 팔려는 강력한 개념 틀(conceptual framework)이 만들어졌다. 누구나 화학 불균형이라는 비유를 이해 가능했고, 대중이 이 개념을 받아들이자 제약회사와 스토리텔링 파트너들에게 다양한 유형의 정신과 약품 시장의 구축은 비교적 쉬워졌다. 이들은 약물치료가 승인된 다양한 정신질환을 대중에게 더 많이 '알리기' 위해 '교육' 캠페인을 진행했으며, 동시에 정신질환의 진단 범위를 확장했다.

푸로작 출시 후, 미국 국립정신건강연구소(National Instutute of Mental Health, NIMH)의 우울증 인식, 인지 및 치료 프로그램(Depression Awareness, Recognition and Treatment, DART) 캠페인은 우울증이 '잘 진단되지 않고 그로 인해 치료되지 않는' 질환이라는 사실을 대중에게 알렸다. 업존은 미국정신의학회(American Psychiatric Association, APA)와 협력하여 '공황장애'가 흔히 나타나는 고통임을 대중에게 알렸다. 1990년 NIMH는 '뇌 10개년(Decade of the Brain)'을 발표하여 미국인의 20%가 정신질환으로 고통받으며 따라서 정신과 약물이 필요하다고 대중에게 알렸다. 곧 정신의학 단체와 다른 집단들은 '선별검사 프로그램' 홍보를 시작했다.

이는 비즈니스 관점에서 보면 고객 모집 활동으로 설명된다. 전미정신질환연맹(National Alliance on Mental Illness, NAMI)는 '교육' 노력이 상업 목적에 부합함을 이해했다. 2000년 정부에 제출한 문서에서 다음과 같이 기술했다. "의료서비스 제공자, 민간의료보험 상품, 제약회사는 시장을 키우고 시장 점유율을 높이길 원한다. …NAMI는 중증 뇌 질환과 관련된 이슈를 사람들에게 인식시킴으로 시장을 성장시키기 위해 이러한 기관들과 협력할 것이다."[2]

APA는 우리 사회에서 정신질환의 진단 범주를 정의하는 일을 담당한다. 1994년에 발간된 886쪽 분량의 DSM-IV에는 DSM-III보다 32개 많은 297개 장애가 나열되었다. 새로운 그리고 확장된 진단명은 더 많은 사람들을 정신과 약국으로 초대한다. 이러한 방식으로 시장 형성이 된 가장 좋은 예

중 하나는 1998년 글락소스미스클라인이 미국 식품의약국(the Food and Drug Administration, FDA)로부터 사회불안장애(social anxiety disorder, SAD)로 팍실을 승인받았을 때이다. 과거에는 이러한 상태가 수줍음이라는 성격 특성으로 인식되었을지 모르지만, 글락소스미스클라인은 홍보 회사 콘 앤 울프(Cohn & Wolfe)를 고용하여 이 새로 인지된 '질병'에 대한 인식을 홍보했다. 곧 신문과 텔레비전 프로그램에서 미국 인구의 13%가 사회불안장애를 앓으며 '미국에서 우울증과 알코올 중독에 이어 세 번째로 흔한 정신과 질환'이라는 사실이 알려지기 시작했다. 이 질환에 걸린 사람들이 어떤 면에서 생물학적으로 '사람 알레르기'임을 대중은 교육받는다.[3]

양극성 급증의 배경에는 진단 변화도 존재한다. 1980년 DSM-III에서 양극성 질환이 처음 확인된 후(기존의 조울증 진단명은 여러 진단명으로 나뉨), 정신의학에서는 이 질환에 대한 진단 경계를 꾸준히 완화해 오늘날에는 양극성 I형, 양극성 II형, '양극성 장애와 정상 사이의 양극성향(bipolarity)'에 대해 말한다. 한때 희귀 질환이던 양극성 장애는 이제 성인 인구의 1~2%가 앓는 것으로 알려졌으며, '중간형' 양극성까지 집계하면 6%에 달한다. 이러한 진단 확대로 인해 제약회사와 그 협력자들은 평소와 같이 '교육' 캠페인을 진행했다. 애보트 사와 NAMI는 '양극성 인식의 날'을 홍보하기 위해 협력했으며, 2002년에는 일라이 릴리가 '우울증 및 양극성장애 지지 동맹(Depression and Bipolar Support Alliance, DBSA)'과 연대하여 새로운 온라인 사이트 'bipolarawareness.com'를 개설했다. 오늘날 많은 웹사이트는 방문자가 양극성 장애 여부를 확인 가능한 간단한 문답형 테스트를 제공한다.

당연히 제약회사는 모든 연령대 사람들에게 약 판매를 원했고, 단계적으로 소아 대상 정신작용제 시장을 구축했다. 첫째, 1980년대에는 '과잉 행동' 아동에 대한 정신자극제 처방이 시작되었다. 그 후 1990년대 초, 정신과 의사들은 10대 청소년에게 항우울제 선택적세로토닌재흡수억제제(selective serotonin reuptake inhibitor, SSRI)를 정기적으로 처방하기 시작했다. 하지만 이는 사춘기 이전 아이들은 이 새로운 신비의 약물을 처방받지 못함을 의미했다. 1997년 《월스트리트 저널》은 SSRI 제조업체들이 '논란의 여지를 갖는 새로운 시장인 어린이를 겨냥'한다고 보도했다. 《월스트리트 저널》은 '제약 회사들이 어린이들도 더 잘 삼키도록 먹기 쉬운 형태(easy-to-swallow forms) 약을 준비한다'고 밝히며, 일라이 릴리는 어린이들이 복용 가능한 '민트향 액상' 푸로작을 제조한다.⁴⁾ 《뉴욕타임스》는 이 계획에 대한 보도에서 무엇이 이를 추진시켰는지 매우 분명하게 설명한다. "SSRI의 성인 시장은 포화 상태에 이르렀다.…그 회사들은 확장된 시장을 찾는다."⁵⁾ 미국 전체 아동의 5%가 임상적으로 우울증을 앓는다고 미국 어린이와 청소년 정신의학회(Academy of Child and Adolescent Psychiatry)가 발표하는 동시에 정신의료는 이러한 마케팅 노력에 대한 의료 보험 적용을 신속하게 제공한다. 《월스트리스 저널》은 밝힌다. "현재 이러한 어린 환자들 중 상당수가 부적절한 치료를 받고 있으며, 이는 정기적인 정서 및 행동 문제, 약물 남용, 심지어 자살로 이어지는 경우가 많다고 전문가들은 말한다."⁶⁾

'청소년 양극성' 시장의 형성은 조금 더 복잡했다. 1990년대 이전까지만 해도 정신의학에서는 사춘기 이전 어린이에게 양극성질환이 발생하지 않거나 극히 드물다고 생각했다. 하지만 정신자극제와 항우울제를 처방받는 어린이와 청소년이 조증 증상을 겪는 경우가 많아지면서 소아과 의사와 정신과 의사는 '양극성' 증상을 보이는 청소년을 더 많이 진료하기 시작했다. 동시에 얀센과 일라이 릴리는 비정형 항정신병약물을 시장에 출시하면서 이러한 약물을 어린이에게 판매할 방법을 찾았다. 1990년대 중반, 보스턴 매사추세츠 종합병원 조셉 비더먼이 이를 가능케 하는 진단 틀을 제공했다. 2009년 그는 법적 소송에서 증인으로 출석하여 본인의 연구 성과를 설명했다.

그는 모든 정신과 진단이 '아동과 성인 모두에게 주관적'이라 말했다. 따라서 그와 그의 동료들은 과거에 뚜렷한 행동 문제를 갖는다고 여겨진 어린이들을 청소년 양극성 질환으로 진단해야 한다고 결정했다. 비더먼은 증언한다. "우리 눈앞에 보이는 조건이 재개념화하였다. 이 어린이들은 과거에 품행장애, 적대적 반항장애로 불렸다. 이 어린이들이 존재하지 않았던 것이 아니라 다른 이름으로 불렸을 뿐이다."[7] 비더먼과 그의 동료들은 '심한 과민성' 또는 '정서적 폭풍'이 청소년 양극성장애의 명백한 징후라고 결정했고, 이 새로운 진단 기준을 바탕으로 1996년에 주의력결핍 과잉행동장애(attention-deficit/hyperactivity disorder, ADHD)로 진단받은 많은 어린이들은 실제로 '양극성'이거나 두 가지 질병을 '동반'한다고 발표했다.[8] 이 질환은 이전에 생각했던 것보다 훨씬 더 흔한 상태'였으며, 종종 어린이들이 겨우 4~5세일 때에 나타났다고 비더먼은 말한다.[11][9] 곧 미국의 부모들은 이 새롭게 인식된 질환에 대한 신문 기사를 읽고 2000년 랜덤하우스 출판사에서 나온 《양극성 어린이》를 구입하기 시작했다. 한편 소아 정신과 의사들은 비정형 항정신병약물로 양극성장애를 치료하기 시작했다.

이것이 바로 점점 더 많은 미국인을 정신과 약국으로 유인하는 마케팅 구조다. 새로운 약품이 출시되면서 질병 '인식' 캠페인이 진행되고 진단 분류가 확장된다. 자, 생각해보자. 사업체가 고객을 매장으로 맞아들이면 그 사업체는 고객을 계속 유지하고 그 고객이 여러 제품을 구매하도록 유도하기 원한다. 바로 여기서 정신과적 '약물 함정(drug trap)'이 시작된다.

'고장난 뇌' 이야기는 고객 유지에 당연히 도움이 된다. '화학 불균형'을 겪는 사람이 '당뇨병 치료제인 인슐린'처럼 이를 바로잡기 위해 약을 무기한 복용해야 하는 것이 당연하기 때문이다. 그러나 더 중요한 것은 약물이 **뇌에 화학 불균형을 일으켜** 처음 약물을 복용한 고객을 약물 장기 사용자로 만들고, 종종 다약제를 복용하는 구매자로 만든다는 것이다. 환자의 뇌는 첫 번째 약물에 적응한다. 그것은 약을 끊기 어렵게 만든다. 말하자면 고객 스스로는 매장의 출구로 빠져 나가기가 힘들다. 동시에 정신과 약물은 정상 기능을 방해하기 때문에 신체와 정신에 문제를 일으키고, 이는 다약제

---

11. 2009년 2월 26일 비더먼의 증언 중 한 변호사가 하버드 의대에서의 직급을 질문. 그는 '정교수'라고 대답. "그보다 위는 누구입니까?" 비더먼 대답은 "신"( 지은이)

4부 망상에 대한 설명

로 가는 길에 기름칠을 한다.

과잉 활동을 보이는 어린이는 낮에는 정신자극제를 복용하여 낮시간 동안 또렷해지지만, 밤에는 잠을 자기 위해 수면유도제가 필요하다. 비정형 항정신병약물은 우울함과 무기력을 만들기 때문에 정신과 의사는 이 어려움을 해결하기 위해 항우울제를 처방한다. 반대로 항우울제는 조증 유발이 가능, 이 경우 비정형 항정신병약물을 처방하여 조증을 가라앉힌다. 첫 번째 약물이 두 번째 약물의 필요를 부추기는 격이다. 두 번째 약물은 세 번째 약물을, 세 번째 약물은 네 번째 약물을 필요하게 만든다.

일라이 릴리는 자이프렉사를 시장에 출시할 때 이 사실을 활용하기도 했다. 일라이 릴리는 푸로작과 다른 SSRI가 조증 에피소드를 유발 가능함을 잘 알았기에 영업 담당자들이 정신과 의사들에게 자이프렉사가 '특히 SSRI로 인해 증상이 악화한 환자에게 훌륭한 기분안정제'라고 말하도록 지시했다.[10] 본질적으로 일라이 릴리는 의사들에게 첫 번째 약물로 인한 정신과적 문제를 해결하기 위해 두 번째 약물을 처방하라고 말했던 것이다. 이러한 일련의 단계적 반응 효과(cascading effect)는 사회적 차원에서도 작동하는 것이다. SSRI가 출시되자 갑자기 양극성 환자들이 도처에 생겨났고, 이 새로운 환자군은 비정형 항정신병약물을 판매하는 시장을 제공했다.[12]

이 모든 것은 인상적인 규모의 성장 산업을 만들어냈다. 1985년 미국 내 항우울제 및 항정신병약물의 외래 환자 매출은 5억 3,000만 달러였다.[11] 23년 후, 미국의 항우울제와 항정신병약물의 매출은 거의 50배 증가한 242억 달러에 달했다. 과거에는 중증 환자에게만 유용하고 매우 문제가 많다고 여겨진 항정신병약물이 2008년에는 콜레스테롤 강하제를 제치고 가장

---

12. 비슷한 맥락에서 제약회사들은 처음 목표 증상에 대해 처방된 많은 약물들이 그다지 효과적이지 않음에 주목. "우울증 치료를 받은 사람 3명 중 2명은 여전히 증상을 겪음." 2009년 브리스톨 마이어스 스퀴브의 광고는 텔레비전 시청자들에게 이렇게 알림. "해결책은 무얼까? 비정형 항정신병약물 아빌리파이(성분명 '아리피프라졸')의 추가"(_지은이)

많은 매출을 올린 약물이 되었다.[12] 2008년 전체 정신작용제의 총 판매액은 400억 달러를 돌파했다. 오늘날 미국인 8명 중 1명은 정기적으로 정신과 약물을 복용하며, 이는 약국이 얼마나 붐비는지를 보여준다.[13]

---

# 돈이 열리는 나무 The Money Tree

당연히 이 번창하는 비즈니스 기업은 제약회사 임원들에게 엄청난 개인적 부를 창출하고, 약물을 선전하는 학계 정신과 의사들에게도 상당한 금액의 돈이 흘러 들어간다. 실제로 이 기업의 수익은 우리 사회에 '정신과 약은 좋은 것'이라고 말하는 거의 모든 사람들에게 흘러 들어간다. 이 사업의 다양한 위치 사람들이 취하는 돈을 살피면 관련된 액수의 규모를 파악 가능하다.

일라이 릴리부터 시작해보자. 이 회사는 제약회사의 주주와 경영진에게 배분되는 이익의 좋은 예를 보여준다.

## ▌ 일라이 릴리 Eli Lilly

1987년, 일라이 릴리의 제약 사업부는 23억 달러의 매출을 올렸다. 이 회사는 경구용 항생제, 심혈관질환 치료제, 인슐린 제품 등 세 가지 베스트셀러 약들을 팔았지만 중추신경계 관련 약은 전무했다. 1988년 일라이 릴리가 푸로작을 판매하기 시작했고, 4년 후 이 약은 회사 최초로 10억 달러 매출을 올렸다. 1996년 일라이 릴리는 자이프렉사를 출시했고, 1998년에는 10억 달러 규모의 약이 되었다. 2000년까지 이 두 약품은 회사 매출 108억 달러의 거의 절반을 차지한다.

푸로작은 몇 년 후 특허 보호를 상실했다. 두 약물의 부 창출 효과는 1987년부터 2000년까지 13년 동안에 걸쳐 가장 잘 평가된다. 이 기간에 월스트리트에서 일라이 릴리의 가치는 100억 달러에서 900억 달러로 상승했다. 1987년에 10,000달러의 일라이 릴리 주식을 매수한 투자자는 2000년에 96,850달러로 상승한 주가를 가지게 되었을 것이며, 그 과정에서 9,720달러의 배당금을 추가로 받았을 것이다. 동시에 일라이 릴리의 경영진과 직원들은 급여와 보너스 외에 스톡옵션 행사로 약 **31억 달러의 수익**을 올렸다.[14]

## ▍**학계 정신과 의사** Academic psychiatrists

제약회사들은 학술 의료 센터에 속한 정신과 의사들이 돕지 않았다면 400억 달러 규모의 정신과 약물 시장을 구축 못 했을 것이다. 대중은 질환에 대한 정보와 최선의 치료 방법을 의사에게 구한다. 그렇기에 제약회사의 컨설턴트, 자문위원회, 연사로 활동하며 활동비를 지급 받는 학계 정신과 의사들은 사실상 제약회사의 세일즈맨 역할을 한다. 제약회사들은 내무 메모에서 이러한 정신과 의사들을 '핵심 여론 주도층(key opinion leaders, KOLs)'이라고 정확하게 부른다.

2008년 아이오와 주 상원의원 찰스 그래슬리의 2008년 조사 덕분에 대중은 제약회사가 KOL에게 지급하는 금액이 얼마인지 엿보게 되었다. 학계 정신과 의사는 정기적으로 미국 국립보건원(National Institutes of Health, NIH) 보조금을 받으므로 제약회사로부터 받는 금액을 소속 기관에 알려야 하며, 의과대학은 이 금액이 연간 1만 달러를 초과할 때마다 '이해상충(conflict of interest, COI)'을 관리해야 한다. 그래슬리는 정신과 의사 20여 명의 기록을 조사한 결과, 많은 정신과 의사들이 연간 1만 달러 이상의 수입을 올리고 있을 뿐만 아니라 이 사실을 학교에 숨긴다는 사실을 발견했다.

다음은 정신의학의 키 오피니언 리더들에게 지급되는 비용의 몇 가지 예이다.

• 2000년부터 2007년까지 에모리 의과대학의 정신과 학과장을 맡은 찰스 네머로프는 제약회사의 연사 및 컨설턴트 역할을 하며 최소 280만 달러를 벌었으며, 글락소스미스클라인에서만 팍실과 웰부트린 홍보를 위해 그에게 96만 달러를 지불했다. 그는 이 분야 베스트셀러 교과서인 APA의 《정신약리학 교과서(Textbook of Psychopharmacology)》공저자이기도 하다. 또한 그는 정신과 약물 관련 대중 서적인《마음의 평화 처방전(The Peace of Mind Prescription)》도 저술했다. 60개가 넘는 의학 학술지 편집 위원으로 활동했으며, 한동안《신경정신약리학(Neuropsychopharmacology)》편집장을 역임했다. 2008년 12월에 그는 제약회사로부터 받는 보수를 에모리에 알리지 않은 이유로 정신과 학과장직에서 물러났다.[15]

• 에모리의 정신과 교수 재커리 스토우는 2007년과 2008년에 글락소스미스클라인으로부터 모유 수유 여성의 팍실 사용을 장려하는 명목으로 25만 달러를 받았다. 에모리 대학은 이러한 지급 내역을 학교에 제대로 공개하지 않은 그를 '징계'했다.[16]

• 글락소스미스클라인의 또 다른 강연자는 전 NIMH 소장 프레드릭 굿윈이다. 글락소스미스클라인은 2000년부터 2008년까지 그에게 120만 달러를 지급했는데, 대부분은 양극성 질환에 대한 기분안정제 사용을 홍보하기 위한 것이었다(글락소스미스클라인은 기분안정제인 라믹탈을 판매한다). 굿윈은 권위를 갖는 교과서인《조울병(Manic-Depressive Illness)》의 공동 저자이며, 미국 전역에 송출되는 NPR 방송국의 인기 라디오 프로인〈무한한 마음(The Infinite Mind)〉의 오랜 진행자이기도 하다. 그의 방송에서는 정기적으로 정신과 약물에 대한 토론을 진행했다. 2005년 9월 20일 방송된 프로그램에서 굿윈은 양극성장애 어린이가 치료받지 않을 경우 뇌 손상 입을 위험성을 경고했다. 굿윈은 다른 여러 제약회사의 강연자 또는 자문위원으로 활동했으며, 글락소스미스클라인에서만 120만 달러를 받았다.《뉴욕타임스》와의 인터

4부 망상에 대한 설명

뷰에서 굿윈은 자신이 '이 분야의 다른 모든 전문가들이 하는 일을 했을 뿐'
이라고 설명했다.[17]

● 2000년부터 2005년까지 텍사스 대학교의 어린이 청소년 정신과 과장
인 카렌 와그너는 글락소스미스클라인으로부터 16만 달러 이상을 받았다.
그녀는 팍실의 어린이 임상시험 결과를 허위로 보고한 논문을 공동 저술하
였다. 이를 통해 어린이 환자에게 항우울제 팍실 사용을 일부 장려했을 가
능성 갖는다.

1998년 10월에 작성된 기밀 문서에서 글락소스미스클라인은 '이 연구에
서 팍실은 주요 효능 변수에서 위약과 통계적으로 유의한 차이를 입증하지
못했다.'[18] 또한 이 연구에서 팍실 치료군 청소년 93명 중 5명은 '극도의 불
안정성'을 겪은 반면, 위약군에서는 1명 만이 자살 위험성이 높아진 것으
로 나타났다. 이 연구는 팍실이 청소년에게 안전하지도 효과적이지도 않음
을 보여준다. 그러나 2001년《미국 아동 청소년 정신과 학회지(Journal of the
American Academy of Child & Adolescent Psychiatry)》에 발표된 논문에서 와그너와
21명의 학계를 주도하는 어린이 정신과 의사들은 이 연구를 통해 팍실이
"일반적으로 청소년의 주요우울증에 내약성이 우수하고 효과적"[19]임을 입
증했다고 밝혔다. 그들은 급격히 높아진 자살 위험성에 대해서는 언급하지
않았으며 대신 팍실 치료를 받은 어린이 중 단 한 명 만이 심각한 부작용을
겪었으며, '두통'을 앓았다고 기록했다. 엘리엇 스피처 뉴욕주 법무장관은
글락소스미스클라인이 청소년에게 팍실을 거짓으로 마케팅했다는 이유로
소송을 제기했으며, 이 사건은 법정 밖에서 합의되었다.

지금까지 와그너는 최소 17개 제약회사의 컨설턴트 혹은 고문으로 활동
했다. 글락소스미스클라인에서만 16만 달러를 받았지만, 대학에는 600달
러만을 받았다고 밝혔다.[20]

● 1999년부터 2006년까지 보스턴 매사추세츠 종합병원의 정신과 의사

인 제프리 보스틱은 어린이 청소년에게 항우울제 셀렉사(성분명 '시탈로프람')와 렉사프로(성분명 '에스시탈로프람') 처방을 홍보해달라는 명목으로 포레스트 연구소로부터 75만 달러 이상을 받았다. 그는 이 기간에 28개 주에서 350회 이상의 강연을 진행했으며, 한 포레스트 연구소의 영업 담당자는 다음과 같이 자랑스럽게 말했다. "소아 정신과에 대해서는 보스틱 박사가 최고다!"[21] 2009년 3월 연방 정부는 포레스트가 '의사들의 약 처방을 유도하기 위해 호화로운 식사와 보조금 및 컨설팅 비용으로 위장한 현금 지급 등 리베이트를 제공했다'며 환자들에게 불법 마케팅을 통해 약을 판매한 혐의로 기소했다. 연방 정부는 이 사안에서 보스틱 박사가 포레스트 연구소의 '스타 대변인'으로 활동했다고 지적했다. 연방 정부는 또한 회사가 아동을 대상으로 한 이 약물들의 '부정적' 연구 결과를 공개하지 않았다고 지적했다.

● 2003년부터 2007년까지 신시내티 대학교의 정신과 부교수인 멜리사 델벨로는 아스트라제네카로부터 최소 41만 8천 달러를 받았다. 그녀는 청소년 양극성 환자에 대한 아스트라제네카의 쎄로켈(성분명 '퀘티아핀')을 포함한 비정형 항정신병약물의 처방을 독려했다. 델벨로는 최소 7개의 다른 제약회사를 위해 일했다. 그녀는 그래슬리의 보고서가 발표되기 전 《뉴욕타임스》와의 인터뷰에서 말한다. "저를 믿으세요. 저는 제약회사로부터 그리 많은 돈을 받지는 않습니다."[22]

● 조셉 비더먼은 제약 업계가 제품 시장을 구축하는 데 가장 큰 공헌을 한 '키 오피니언 리더(KOL)'일지도 모른다. 넓은 범위에서 청소년 양극성 질환은 그의 창작물이었고, 이 진단을 받은 어린이와 청소년은 종종 약물 칵테일로 치료받는다. 제약회사들은 2000년부터 2007년까지 그의 여러 서비스에 대해 160만 달러를 지불, 이 자금의 대부분은 항정신병약물 리스페달(성분명 '리스페리돈')을 판매하는 존슨앤존슨의 사업부인 얀센에서 나왔

다.[23] 비더먼은 또한 2002년부터 2005년까지 매사추세츠 종합병원에 존슨앤존슨 소아정신병리센터를 설립하기 위해 회사로부터 200만 달러를 지원받았다.[24] 2002년 센터에 대한 보고서에서 그는 센터의 목표를 솔직하게 밝혔다. 비더먼은 이 센터가 존슨앤존슨의 상업적 목표를 진전시킬 '전략적 협력'이라고 설명했다. 비더먼과 그의 동료들은 청소년 양극성 질환에 대한 선별 검사를 개발한 다음 소아과 의사와 정신과 의사가 이를 사용하도록 평생의학교육(continuing medical education, CME) 과정을 통해 이를 가르쳤다.

비더먼은 이 연구를 통해 '의사들에게 리스페달 치료의 혜택을 받을 대규모 아동 집단이 존재한다는 사실을 알릴 것'이라고 말했다. 그뿐 아니라 이 센터는 밝힌다. "어린이 조증이 성인기에 혼재성 또는 비정형 조증으로 발전한다는 사실을 이해하도록 장려할 것이며, 이는 어린이 시기부터 성인기까지 리스페달의 지속 처방에 대해 추가 지원을 제공할 것이다."[13] 비더먼은 과거에 의료계가 ADHD를 '만성' 질환으로 인식하도록 이끄는 데 성공했음을 지적하면서, 이제 양극성장애에 대해서도 그리할 것이라고 언급한다.[25]

비더먼은 우리 사회에서 어린이 양극성 질환의 '피리 부는 사나이'였다. 이 문서에서 우리는 그가 이 진단을 받은 어린이들을 위해 준비한 미래를 본다. 어린이들은 평생 정신과 약을 복용하도록 길들여진다. 양극성장애 진단을 받은 어린이는 항정신병약물을 복용하게 되고, 그 아이의 질환은 만성화가 예상되며, 평생 '리스페달과 같은 공격적인 치료'를 받아야 한다. 아마도 제약회사 캐비닛에는 양극성 질환을 진단받은 아동의 정신과 약물 평생 예측 소비량을 추정하는 파일이 숨겨졌을지도 모른다. 이 책에서 우리가 주장할 것은 그렇게 진단받은 모든 어린이가 비즈니스 관점에서 또 다

13. 비더먼은 여기서 양극성 질환을 진단받고 약을 복용하는 어린이의 경과를 설명. 이러한 어린이는 그의 설명에 따르면 만성 질환이 되는 경향을 가진다고 함. 그러나 약을 복용 않는 어린이에게서 이러한 경과가 보인다는 의학 문헌은 안 보임(지은이)

른 제나라는 점이다.

## ▌ 한 걸음 더 나가기 The next tier down

키 오피니언 리더들(KOLs)은 미국 내 및 국제적 수준에서 동료 의사들에게 '영향력'을 행사하는 사람들이므로 이 분야 '스타'지만, 제약회사는 이 의사들에게 돈을 지불하고 그들은 저녁 식사 자리 또는 진료실에서 다른 의사들에게 약에 대해 설명하는 식으로 지역 단위에서 회사 의약품을 홍보한다. 보통 행사당 지급 금액은 750달러부터다. 미네소타 주와 버몬트 주에서는 이러한 대가를 공개하는 '햇볕' 법을 통과시켰으며, 해당 보고서는 이러한 의사들에게 지급되는 돈의 흐름을 파악할 만한 식견을 제공한다.

2006년 제약회사들은 미네소타 정신과 의사들에게 210만 달러를 지급했다. 이는 2005년의 140만 달러에서 증가한 수치이다. 2002년부터 2005년까지 제약회사로부터 금전적 지원을 받은 사람 중에는 미네소타 정신과 학회의 전직 회장 7명과 미네소타 대학교의 정신과 교수 17명이 포함되었다. 주정부의 의약품과 관련된 지출을 결정하는 메디케이드 공식 위원회 위원으로 활동한 존 사이먼은 제약회사 관련 일로 57만 달러를 벌어들여 제약회사로부터 가장 많은 돈을 받은 정신과 의사였다. 전체적으로 미네소타 정신과 의사 571명 중 187명이 이 기간에 어떤 이유로든 제약회사로부터 돈을 받았으며, 이는 다른 어떤 의료 분과보다 '훨씬 높은' 비율이다. 이들이 수령한 총액은 740만 달러였다.[26] 버몬트 보고서도 거의 같은 내용이다. 모든 의료 분과 중 정신과가 제약회사로부터 가장 많은 돈을 받았다.

## ▌지역의 정신과 의사 The community psychiatrist

제약회사들은 지역의 정신과 의사들에게도 공짜를 제공한다. 키 오피니언 리더들(KOLs)과 지역 전문가가 강연하는 무료 저녁 식사에 초대하고, 영업 담당자는 정기적으로 작은 선물을 들고 사무실을 방문한다. 일라이 릴리의 영업 담당자 한 사람은 2002년 상사에게 보낸 보고서에 이렇게 적었다. "차일드 원장에게 컵케이크 크기의 땅콩버터 컵을 선물했습니다. 그는 약간 낯 간지러워했습니다." 또 다른 영업 관련 통화 후 그녀는 이렇게 말했다. "의사와 직원들은 제가 가져간 선물 상자를 좋아했습니다. 거기는 그들의 새 클리닉에 유용한 물품들로 가득찼습니다."[27] 이것들은 아주 작은 판촉물이지만 작은 선물도 사회적 유대감을 형성하는 데 도움이 된다. 캘리포니아의 한 단체가 제약회사를 조사한 결과, 제약회사는 매년 정신과 의사에게 제공하는 공짜 선물에 한도를 정해두는 것으로 나타났다. 글락소스미스클라인은 의사 한 명당 2,500달러였고 일라이 릴리는 3,000달러였다. 정신과 약물을 판매하는 회사가 많으므로 영업 담당자를 환영하는 정신과 의사라면 누구나 정기적으로 판촉물을 받을 것이다.

## ▌NAMI와 나머지 모두 NAMI and all the rest

일라이 릴리는 현재 인터넷 웹페이지에 '교육' 및 '자선' 기부금 목록을 게시하는데, 이를 통해 환자 옹호 집단 및 다양한 교육 단체에 지원되는 금액이 파악된다. 2009년 1분기에만 일라이 릴리는 NAMI와 NAMI의 지역 지부에 55만 1천 달러, 전미정신건강협회에 46만 5천 달러, ADHD 환자 옹호 단체인 어린이 및 성인 주의력결핍 과잉행동장애 당사자(Children and Adults with Attention Deficit Hyperactivity Disorder, CHADD)에 13만 달러, 미국자살예방재단에 6만 9,250달러를 기부했다. '평생의학교육(continuing medical education, CME)' 과정을 운영하는 교정교육회사(Antidote Education Company)에

279,533 달러를 포함하여 다양한 교육 기관에 100만 달러 이상을 기부했다. 이 금액은 한 제약회사에서 3개월 동안 기부한 액수이다. 환자 옹호 단체와 교육 단체에 대한 자금 흐름을 모두 파악하려면 모든 정신과 약물 제조사로부터 나오는 기부금을 합산해야 한다.[28]

## 우리 모두는 비용을 지불 We All Pay the Tab

미국의료연구품질청(Agency for Healthcare Research and Quality)의 2009년 보고서에 따르면, 정신건강 서비스에 대한 지출은 현재 다른 어떤 의료 범주보다 빠른 속도로 증가한다.[29] 2008년 미국은 정신건강 서비스에 약 1,700억 달러를 지출했는데, 이는 2001년 지출 금액의 두 배에 달하며 2015년에는 2,800억 달러로 늘어날 것이 예상된다. 미국 국민들은 주로 메디케이드와 메디케어 프로그램을 통해 미국의 정신건강 서비스에 대한 지출의 60% 가까운 비용을 부담한다.[30]

여기까지는 정신과 약물 비즈니스에 대한 이야기다. 이 업계는 약물 시장을 확장하는 데 탁월했으며, 이를 통해 많은 사람들에게 막대한 부를 제공했다. 그러나 이 기업은 미국 대중에게 거짓을 이야기하고 이러한 치료 패러다임의 장기 결과가 좋지 않음을 드러내는 결과를 숨기는 데 의존해왔다. 또한 이는 우리 사회에 끔찍한 대가를 요구한다. 지난 20년 동안 정신질환으로 장애를 얻게 된 사람의 수가 급증했으며, 이제 이 유행병은 우리 아이들에게까지 퍼졌다. 실제로 수백만 어린이와 청소년들이 이 약물을 평생 사용하도록 길들여진다.

사회적, 도덕적 관점에서 볼 때 변화가 절실히 필요하다는 것이 최종 결론이다.

약어 정리

- **미국정신의학회**(American Psychiatric Association, APA)
- **미국 국립정신건강연구소**(National Instutute of Mental Health, NIMH)
- **미국 식품의약국**(the Food and Drug Administration, FDA)
- **사회불안장애**(social anxiety disorder, SAD)
- **생활보조금**(Supplemental Security Income, SSI)
- **우울증 인식, 인지 및 치료**(Depression Awareness, Recognition and Treatment, DART)
- **이해상충**(conflict of interest, COI)
- **장애연금**(Social Security Disability Insurance, SSDI)
- **전미정신질환연맹**(National Alliance on Mental Illness, NAMI)
- **주의력결핍 과잉행동장애**(attention-deficit/hyperactivity disorder, ADHD)
- **평생 의학 교육**(continuing medical education, CME)
- **핵심 여론 주도층**(key opinion leaders, KOLs)

# Solutions

# 5부

## 해결책

Anatomy
of an
Epidemic

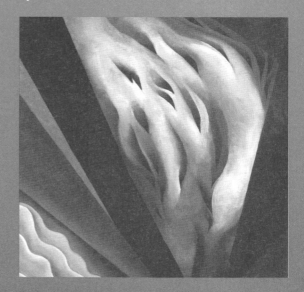

# 16장

# 개혁을 위한 청사진
## *Blueprints for Reform*

|

"또 다른 단식 투쟁이 필요한 때라고 생각한다."

_빈스 바움(2009)

2003년 7월 28일 환자 권리 단체인 마인드프리덤 인터내셔널에 속한 '정신의료 생존자들(psychiatric survivors)[1]' 6명이 '자유를 위한 단식'을 선언했다. 데이비드 오크스, 빈스 바움 등 6명은 미국정신의학회(American Psychiatric Association, APA), 전미정신질환연맹(National Alliance on Mental Illness, NAMI), 미국 공중보건국(U.S. Office of the Surgeon General)에 서한을 보내 이 기관들 중 최소한 한 기관에서라도 정신질환에 대해 대중에게 전한 다양한 이야기가 사실

---

1. 정신의료 생존자는 정신의료 생존자 운동에서 비롯된 말. 정신의료 생존자 운동은 북미에서는 소비자/생존자/이전환자 운동(consumer/survivor/ex-patient movement)으로, 영국 및 북유럽에서는 서비스 이용자 운동(service user movement)으로 표현하기도 함. 정신의료 생존자 운동은 1960년대 후반과 1970년대 초반의 시민권 운동의 배경을 두고 정신과 입원 환경 안에서 경험하는 폭력과 학대에 대한 저항의 실천에서 생겨남. 정신의료 생존자는 정신질환 그 자체로 어려움을 겪기도 하지만, 정신보건 시스템 내에서 정신과적 치료나 개입에서 발생하는 강압 혹은 학대로 고통을 경험하기도 함. 1978년, 미국의 정신질환 당사자 주디 챔벌린이 저술한 《우리 힘으로: 정신 보건 시스템에 대한 환자 스스로의 대안(On Our Own: Patient Controlled Alternatives to the Mental Health System)》은 생존자 운동의 지적 도약을 가져옴. 대한민국에서는 2000년대 이후 정신질환 당사자 운동이 점차 활성화하는 추세임. 한국의 정신장애인 당사자 단체로는 멘탈헬스코리아, 송파정신장애동료지원센터, 수원마음사랑, 정신장애와인권 파도손, 침묵의 소리, 한국정신장애인자립생활센터, 한국정신장애연대(Korean Alliance for Mobilizing Inclusion, KAMI), 한국정신장애인협회, 희망바라기 등이 존재(옮긴이)

이라는 '과학적으로 타당한 근거'를 제시하지 않으면 단식 시위를 시작하겠다고 전했다. 무엇보다 그들은 주요 정신질환이 '생물학 기반의 뇌질환'임을 증명하는 근거와 '모든 정신과 약물이 뇌의 화학 불균형을 교정 가능하다'는 근거를 요구했다. 마인드프리덤 6인은 로렌 모서를 포함한 자문 집단으로 과학 패널을 구성하여 각 기관 답변을 검토했으며, APA를 비롯한 기관 및 단체가 과학적 근거를 제시 못 한다면 '언론, 정부 관계자 및 일반 대중에게 정신과 약물이 뇌의 화학 불균형을 교정 못 함을 공개적으로 인정할 것'을 요구했다.[1]

APA의 의료부장 제임스 스컬리의 답변은 다음과 같다. "여러분의 질문에 대한 답은 수많은 과학 문헌에 수년 전부터 제시되었다." 그는 미국 공중보건국장이 작성한 1999년 정신건강 보고서나 낸시 안드레센이 공동 편집한 APA 교과서를 읽어보라고 제안하면서 설명한다. "이 책은 정신의학 분야에 막 입문한 사람들을 위한 '사용자 친화적인' 교과서이다."[2]

교육받지 못한 사람들만이 그런 어리석은 질문을 하는 듯 보였다. 그러나 스컬리는 인용 논문을 제시하지 못했고, 6명의 '정신의료 생존자'는 단식 투쟁을 시작했다. 과학 자문위원들이 스컬리가 제시한 참고 문헌을 검토했지만 거기서도 인용자료를 발견하지 못했다. 대신 그 문헌들은 모두 마지못해 다음과 같은 결론을 인정한다. "정신질환의 정확한 원인[병인]은 알려지지 않았다." 미국 공중보건국장 새처가 1999년 보고서에서 고백했다. 마인드프리덤의 과학 패널은 8월 22일 스컬리에게 보낸 답변서에서 금식 참가자들이 '정신의학이라는 과학에 대해 명확한 질문'을 던졌지만 APA가 이를 무시했다고 지적한다. "단식 투쟁자들이 제기한 구체적 질문에 대한 자세한 답변을 피함으로 APA는 단식 투쟁의 이유 자체를 긍정하는 듯 보인다."[3]

APA는 이 편지에 답신을 하지 않았다. 대신 마인드프리덤 6인이 단식을 중단한 후(몇몇은 건강에 문제가 생기기 시작) APA는 보도자료를 발표한다. APA와 NAMI를 비롯한 정신의학계는 '심각한 정신질환이 정확한 진단과 효과적 치료가 가능한 실제 의학적 상태임을 부정하는 사람들에 의해 방해받지 않을 것'이라는 입장을 표명한다.[4] 그러나 이 싸움에서 누가 승리했느냐는 모두에게 분명하게 보였다. 시위 참가자들은 APA의 허세를 드러나게 했고, APA는 빈손으로 돌아가게 되었다. 대중에게 '뇌질환'이라는 이야기를 뒷받침할 만한 인용자료는 단 한 건도 제시하지 못했다. 그리고 마인드프리덤 6인은 과학 패널들과 함께 도움을 강하게 요청하는 성명을 다음과 같이 발표한다.

> 우리는 이 글을 읽는 일반 대중, 언론인, 옹호자 및 정부 관계자들이 APA에 우리 질문에 대한 솔직한 답변을 요청할 것을 촉구한다. 또한 의회에 APA처럼 큰 단체들과 그들의 동맹 집단들이 홍보하는 '정신질환의 진단 및 치료'가 오늘날 미국에서 자행하는 대중에 대한 기만을 조사할 것을 바란다.[5]

마인드프리덤의 총괄 책임자 데이비드 옥스가 지적했듯이 이번 시위가 〈워싱턴 포스트〉와 《로스앤젤레스 타임즈》 보도를 이끌어냈다. "시위의 목적은 대중에게 알리기 위함이었다. 대중에게 힘을 실어주고 모두에게 영향을 미치는 이러한 이슈에 대해 말하게 하는 것이었다. 대중의 마음을 괴롭히는 기업의 횡포에 대한 도전이었다."[6]

## 단식 시위의 교훈 Lessons from a Hunger Strike

본 책 〈5부 해결책〉 작성을 처음 생각할 때는 미국과 세계에서 정신과 약물을 선택적이고 신중한 방식으로 사용하며(또는 전혀 사용하지 않으며) 좋은 결과를 만들어내는 프로그램들에 대해 간단히 보고할 계획이었다. 하지만 단식 시위를 생각해보니 마인드프리덤 6인이 우리 사회가 당면한 더 큰 문제를 정확하게 파악함을 깨달았다.

정신과 약물에 관한 진짜 질문은 바로 이것이다. 언제, 어떻게 사용해야 할까? 약물은 단기간에 증상을 완화 가능하고, 장기간 약물을 복용하면서 안정되는 사람도 존재하므로 정신의료의 치료도구로 약물이 활용되는 자리는 분명히 존재한다. 하지만 '최선'의 치료 패러다임이 되려면 APA와 NAMI를 비롯한 정신의학계가 과학적으로 정직한 방식으로 약물에 대해 생각하고 대중에게 솔직하게 이야기해야 한다. 정신의학은 정신질환의 생물학적 원인이 아직 밝혀지지 않았다는 사실을 인정해야 한다. 약물이 뇌의 화학 불균형을 바로잡기보다는 신경전달물질 경로의 정상 기능 교란도 가능함을 인정해야 한다. 약물이 장기 결과를 악화시킨다는 긴 시간 동안의 연구 결과를 더 이상 숨기지 말아야 한다. 정신의학이 그리한다면 약물을 현명하고 신중하게 사용하는 방법을 알아내기가 가능하고, 우리 사회의 모든 이들이 약물에 의존하지 않거나 적어도 약물 사용을 최소화할 대체 요법의 필요성도 이해 가능할 것이다.

조현병 진단을 받았던 존 모드로우는 1992년 저서 《조현병 환자가 되는 법(How to Become a Schizophrenic)》에서 다음과 같이 쓴다. "그렇다면 우리는 어떻게 '조현병 환자'를 도울 것인가? 답은 간단하다. 거짓말을 그만하는 것이다!"[7] 마인드프리덤 6인의 요구가 바로 이것이며, 자문 패널이 살핀 바에 따르면 이는 지극히 합리적인 요구이다. 그리고 이것이 바로 지금 우리 사회가 직면한 과제의 요약이라고 생각한다. 지금까지 살펴본 바처럼 정기적으로 우리에게 거짓말을 하는 정신과와 제약회사의 파트너십을 어떻게 깨뜨릴 것인가? 어떻게 하면 우리 사회의 정신건강 시스템이 끊임없이 정신과 약물 시장을 확대하려는 파트너십이 아니라 정직한 과학에 의해 주도되어야 한다고 주장 가능한가?

이 질문에 대한 쉬운 답은 존재하지 않는다. 하지만 우리 사회가 이에 대해 대화해야 함은 분명하다. 그래서 나는 이 〈5부 해결책〉의 나머지 부분을 그 대화를 유익하게 만드는 데 도움이 될 대안 프로그램에 대한 인터뷰와 조사에 할애해야 한다고 생각했다.

## 치료의 예술적 형태 An Artful Form of Care

데이비드 힐리는 카디프 대학교 정신과 교수로 1990년부터 북부 웨일즈 지역 종합병원에서 정신과 환자를 돌본다. 그의 진료실은 폐쇄 병동에서 가까운 거리에 위치하며, 정신과 의사인 그는 당연히 정기적으로 정신과 약물을 처방한다. 실제로 그는 정신의학계에서 많은 이들에게 '이단아'로 인식되지만, 본인은 그 표현을 불편하게 여긴다. 그는 1980년대에 우울증 환자의 세로토닌 재흡수를 연구했다고 말했다. 또한 책을 12권 이상 쓰고 논문을 120편 이상 발표했다. 저술 대부분은 정신의학의 역사와 정신약물학 시대에 초점을 둔다. 그의 이력서를 보면 정신과 의사이자 역사학자였던 그가 SSRI의 문제에 대해 글을 쓰기 시작하기 전까지는 정신의학계에서 인정받던 인물임이 드러난다. 그는 다음과 같이 쓴다. "나는 내가 별로 변하지 않았다고 생각한다. 주류 정신의학이 나를 떠난 것 같다."[8]

'정신과 약물이 어떻게 사용되어야 하는가'와 '약의 역할은 무엇인가'에 대한 그의 생각은 정신의학의 역사에 대한 그의 저술 및 북부 웨일즈 정신질환자의 1세기 전과 오늘날 치료 결과를 비교한 연구 모두에 깊은 영향을 미쳤다. 이 기간에 지역 인구는 약 24만 명으로 변하지 않았다. 100년 전에는 전체 중증정신질환자가 덴빅의 북부 웨일즈 정신병원에서 치료받았지만, 오늘날에는 입원이 필요한 모든 정신질환자가 뱅거의 지역 종합병원에서 치료받는다. 힐리와 그의 조수들은 두 기관의 기록을 면밀히 검토하여 1세기 전 치료받은 환자의 수와 현재 치료받는 환자의 수, 그리고 입원 빈도를 파악했다.

사람들은 보통 옛날 정신병원은 미치광이로 가득 찬 것으로 생각한다고 힐리는 말한다. 하지만 1894년부터 1896년까지 북부 웨일즈 정신병원에 정신질환으로 입원한 사람은 연간 45명에 불과했다. 게다가 결핵이나 다른 전염병에 걸리지 않는 한 환자들은 보통 3개월에서 1년 정도 지나면 병세가 호전되어 집으로 돌아갔다. 50%는 '회복'되고 나머지 30%는 '호전'되어 퇴원했다. 또한 첫 발병으로 입원한 환자의 압도적인 다수가 퇴원 후 재입원하지 않았으며, 이는 정신병적 환자 경우도 마찬가지였다. 후자의 경우 10년 동안 평균 1.23회만 입원한 것으로 나타났으며, 이 입원 횟수에는 첫 입원도 포함된다.

오늘날에는 정신과 약물 덕분에 환자들의 상태가 예전에 비해 훨씬 좋아졌다고 가정한다. 하지만 1996년 뱅거의 지역 종합병원 정신병동에는 522명의 환자가 입원했었는데, 이는 100년 전 덴빅 정신병원에 입원한 환자 수의 12배에 가까운 수치였다. 환자 522명 중 76%는 이전에 이곳에 입원했던 환자이다. 이들은 북부 웨일즈에서 정기적으로 병원을 찾는 대규모 환자 집단의 일부였다. 1896년과 비교해 환자들이 병원에 머무는 기간은 짧아졌지만 36%만이 회복되어 퇴원했다. 마지막으로, 1990년대에 첫 번째 정신증 삽화로 입원한 환자들은 10년에 걸쳐 평균 3.96회 입원을 했는데, 이는 100년 전의 3배가 넘는 수치이다. 오늘날의 환자는 한 세기 전보다 만성화 경향이 크고, 현대 치료법이 '회전문(revolving door)'[9]을 설치한 것으로 보인다.

힐리는 말한다. "우리는 오늘날의 5년 치료 결과가 얼마나 좋지 못한지에 놀랐다. 현재의 데이터를 볼 때마다, [특정 진단 집단에 대한] 첫 5년의 치료 결과를 볼 때마다 '세상에 그럴 리가 없다'고 생각하게 된다."

그들의 연구는 정신과 약물을 언제 어떻게 사용해야 하는지 상당히 명확한 메시지를 전달한다. "예전에는 많은 사람들이 회복되곤 했다."고 힐리는 설명하지만, 모든 환자에게 즉시 약물을 투여하면 '예전에는 부재했을 만성적 문제를 일으킬 위험이 생긴다'고 덧붙인다. 힐리는 이제 초발 환자에게 정신과 약물을 투여하기 전에 '지켜보고 기다리는' 방법을 시도한다. 이는 자연스러운 회복이 가능한지 확인하기 위해서이다. "나는 약물을 상당히 적은 용량으로 조심스럽게 사용하려고 노력하며, 환자에게 '약물이 우리가 원하는 효과를 내지 못한다면 약물을 중단할 것'이라고 말한다." 약물이 환자에게 어떤 영향을 미치는지에 대해 정신과 의사들이 환자들의 이야기를 경청한다면 '장기적으로 약물을 복용하는 환자는 소수에 불과할 것'이라고 그는 결론 내린다.

약물을 신중하게 사용하기 위한 간단한 처방전이 존재한다. 정신증이나 심한 우울증을 경험한 많은 사람이 자연적으로 회복 가능하고, 정신작용제의 장기간 사용은 정신질환의 만성화와의 연관성이 높아짐을 의사가 깨닫는다면 약물을 선택적이고 제한적으로 사용해야 함이 분명해진다. 힐러는 이렇게 신중한 접근 방식이 환자들에게 효과적임을 경험했다. 이 환자들 중 상당수는 자신들에게 정신과 약이 치료 시작 때부터 필요하다고 주장한 사람들이었다. 그는 다음과 같이 말한다. "나는 환자들에게 득보다 실이 더 많을 수 있다고 말한다. 그들은 우리 정신과 의사들이 얼마나 많은 해를 끼치기도 하는지 깨닫지 못한다."

---

## '사이의 존재' 치유하기 Healing the "In-Between"

핀란드 서부 라플란드는 오랫동안 유럽에서 조현병 발병률이 가장 높은 지역 중 하나였다. 라플란드에는 약 7만 명의 인구가 거주한다. 1970년대와 1980년대 초반에는 매년 25명 정도 새로운 조현병 환자가 발생했는데, 이는 핀란드의 다른 지역과 유럽 다른 국가들보다 두 배에서 세 배나 높은 발병률이다. 게다가 이러한 환자들은 보통 만성적인 정신질환을 앓게 되었다. 그러나 오늘날 서부 라플란드에서 정신병적 환자의 장기 예후는 서구 사회에서 가장 좋으며, 이 지역에서는 이제 새로운 조현병 환자가 거의 발생하지 않는다.

이는 수십 년 동안 쌓여 온 의학적 성공이다. 그 시작은 정신분석 수련을 받은 핀란드의 정신과 의사 이료 알라넨이 핀란드의 남서부 항구 도시 투르쿠의 정신병원에 도착한 1969년부터였다. 당시 핀란드에서 심리치료가 조현병 환자에게 도움이 되겠다고 생각한 정신과 의사는 찾기 어려웠다.

하지만 알라넨은 조현병 환자의 환각과 편집증적 발언을 주의 깊게 분석하면 유의미한 이야기를 찾기가 가능함을 믿었다. 병원의 정신과 의사, 간호사, 직원들은 환자의 말에 귀 기울여야 했다. "환자의 가족을 만나는 사람이라면 누구나 그들이 삶에서 어려움을 겪음을 이해한다." 알라넨은 투르쿠의 정신병원에서 가진 인터뷰에서 설명한다. "그들은 성인이 될 준비가 되지 않았고, 우리는 이 발달을 돕기가 가능하다."[10] 그 후 15년 동안 알라넨과 다른 투르쿠의 정신과 의사들, 특히 유카 알토넨과 빌요 라퀼라이넨은 정신병적 환자에 대한 '필요기반치료(need-adapted treatment, NAT)[2]'를 개발했다. 정신병적 환자는 매우 이질적인 집단이므로 치료는 '사례별'로 이루어져야 한다고 판단했다. 어떤 초발 환자는 입원이 필요하고 어떤 환자는 그렇지 않을 것이다. 어떤 환자는 저용량의 정신과 약물(벤조디아제핀 또는 신경이완제)로 치료 이득을 얻을 것이고, 어떤 환자는 그렇지 않을 것이다. 가장 중요한 것은 투르쿠 정신과 의사들이 핵심 치료법으로 특히 협력적인 유형의 집단 가족치료를 정착시켰다는 점이다. 정신과 의사, 심리학자, 간호사 등 가족치료 훈련을 받은 전문가들 2인 또는 3인으로 구성된 '정신증 팀'을 구성하여 환자 및 가족과 정기적으로 만났다. 환자의 치료에 대한 결정은 이러한 모임에서 공동으로 이루어졌다.

치료 회기(session)에서 치료자들은 환자의 정신병적 증상 완화에 너무 초점을 두지는 않았다. 대신 환자의 과거 성공과 성취에 초점을 맞추고, 이것이 환자의 '삶에 대한 통제력'을 강화하는 데 도움 되리라는 생각으로 대화를 진행했다. 라퀼라이넨은 '환자가 다른 사람처럼 되리라는 생각을 잃지 않기 바람'을 말한다. 이 과정을 돕기 위해 환자는 개인 심리치료를 받을 것이며, 결국 환자는 사회로부터 고립되지 않고 사회와 통합된 미래를 상상하며 앞으로 나아가기 위한 새로운 '자기 이야기'를 만들어가도록 격려받

---

2. 필요기반치료는 개별적으로 계획하고 시행하는 정신병에 대한 정신치료적 접근. 서로 다른 활동을 결합하여 각 환자들과 그들의 주요 관계(주로 가족)의 필요와 욕구를 충족하고자 함. 환자, 가족, 그리고 3~4명의 치료진으로 구성된 집단 치료 회기로 이루어지는 체계적 초기 개입은 필요기반치료의 필수 요소임(옮긴이)

을 것이다. "정신증에 대한 생물학적 개념으로는 과거의 성취나 미래의 가능성을 보기 어렵습니다." 알토넨은 말한다.

1970년대와 1980년대에 투르쿠의 정신보건 체계에서 정신병적 환자의 치료 결과는 꾸준히 개선되었다. 많은 만성 정신질환자들이 퇴원했고, 1983년부터 1984년까지 치료받은 초발 조현병 환자를 대상으로 한 연구에 따르면 5년 후 61%가 무증상이며 장애를 가진 환자는 18%에 불과했다. 이는 매우 좋은 결과였으며, 1981년부터 1987년까지 알라넨은 핀란드 국립 조현병 프로젝트를 조율하며 투르쿠에서 개발된 필요기반치료 모델을 다른 도시에 성공적으로 도입 가능하다고 판단했다. 알라넨과 다른 사람들이 투르쿠 프로젝트를 시작한 지 20년 후, 핀란드는 심리치료가 정신병적 환자에게 실제로 도움이 된다고 판단한다.

그러나 항정신병약물을 가장 잘 사용하는 방법에 대한 의문은 여전히 남았고, 1992년 핀란드는 이에 대한 답을 찾기 위해 초발 환자를 대상으로 연구에 착수했다. 연구에 참여한 6개 기관 모두 새로 진단받은 환자에게 필요기반치료를 제공했지만, 이 중 3개 기관에서는 첫 3주 동안 항정신병약물을 투여하지 않았으며(항불안제인 벤조디아제핀 계열 약물은 사용 가능했음), 이 기간에 환자가 호전되지 않는 경우에만 항정신병약물 치료를 시작했다. 2년 후 3곳의 '실험군' 기관의 환자들 중 43%는 신경이완제에 노출되지 않았으며, 실험군 기관들의 전반적인 결과는 거의 모든 환자가 약물을 초반부터 사용한 기관들에 비해 '다소 나은' 것으로 나타났다. 게다가 세 실험군 기관의 환자들 중 신경이완제에 노출되지 않은 환자들 예후가 가장 좋았다.[11]

라퀼라이넨은 말한다. "약물을 사례별로 사용하라고 조언하고 싶습니다. 항정신병약물 없이 치료를 시도해보십시오. 약물 없이도 더 잘 치료 가능합니다. 그들은 좀 더 많은 상호작용을 주고 받을 것입니다. 그들은 그들 자신이 됩니다." 알토넨도 덧붙인다. "약물치료를 미뤄도 된다면 그렇게 하는 것이 중요합니다."

이 연구 결과를 고려하면 핀란드의 정신의학은 국가 차원에서 '신경이완제를 즉각적으로 사용하지 않는' 치료 모델을 받아들였을 것으로 보인다. 대신 알라넨 등 필요기반치료의 창시자들은 은퇴했고, 1990년대의 핀란드 정신증 치료는 훨씬 더 '생물학적인' 방향으로 바뀌었다. 투르쿠에서도 오늘날 초발 환자는 정기적으로 항정신병약물 치료를 받으며, 핀란드 지침에 따르면 초발 후 최소 5년 동안은 항정신병약물을 계속해서 복용해야 한다. 이에 대해 알라넨은 인터뷰 말미에 '조금 실망스럽다'고 고백했다.

다행히 1992~1993년 연구에 참여한 세 곳의 '실험군' 지역 중 한 곳은 이 결과를 마음에 새겼다. 바로 라플란드 서부의 토르니오였다.

토르니오를 향해 북쪽으로 가는 길에 인터뷰를 위해 위베스킬라 대학의 심리치료 교수인 야코 세이쿨라를 만났다. 토르니오의 케로푸다스 병원에서 20년 가까이 근무해온 그는 서부 라플란드 정신병적 환자들의 놀라운 치료 결과를 기록한 여러 연구의 주요 저자였다.

1984년 라퀼라이넨이 방문하여 필요기반치료에 대해 강연하면서부터 케로푸다스 병원의 치료 방식은 정기적으로 입원하고 약물치료를 받는 시스템에서 환자들이 가끔 입원하고 이따금씩 약을 복용하도록 변화했다. 세이쿨라는 케로푸다스 직원들 모두가 참여하여 자유롭게 본인 생각을 공유하는 '열린 모임'을 열면 정신증 환자에게 기존 심리치료와는 매우 다른 경험이 생겨남을 즉시 깨달았다고 회상한다. 그는 말한다. "환자가 우리와 함께 앉았을 때 사용하는 언어와 환자 빼고 우리들[치료자들]끼리 환자에 대해 논의할 때 사용하는 언어는 매우 다릅니다. 우리는 같은 단어를 사용하지 않습니다. 무슨 일이 일어나는지, 환자 생각에 더 귀를 기울이고 가족의 이야기에 더 귀를 기울여야 합니다."

결국 세이쿨라를 비롯한 토르니오의 치료진들은 투르쿠의 필요기반치료 모델을 미묘하게 변형한 '오픈 다이얼로그 치료법(open-dialogue therapy)[3]'을

---

3. '오픈 다이얼로그'는 핀란드에서 1980년대에 개발된 조현병 같은 정신질환의 급성기에 활용가능한 대

개발했다. 투르쿠와 마찬가지로 서부 라플란드 환자 치료 결과는 1980년대에 개선되었고, 핀란드의 1992~1993년 초발 연구에서 토르니오는 실험군 기관 세 곳 중 하나로 선정되었다. 토르니오에서는 환자 34명이 연구에 참여했고, 그 중 25명은 연구 시작 2년 후에도 신경이완제에 노출되지 않았다. 이 연구는 핀란드 국가 단위 연구였다. 약물을 복용하지 않은 거의 모든 환자가 실제로 이 병원에서 나왔으므로(29명 중 25명) 케로푸다스 병원 직원들은 이곳에서만 약물을 복용하지 않은 정신병의 장기 경과를 관찰 가능했다. 그리고 그들은 정신증으로부터의 회복이 종종 상당히 느린 속도로 진행되지만 계속해서 진행됨을 발견했다. 세이쿨라는 이렇게 말했다. "환자들은 직장으로, 학업으로, 가족으로 돌아왔습니다."[12]

이 결과에 고무된 케로푸다스 병원은 즉시 새로운 연구를 시작하여 1992년부터 1997년까지 서부 라플란드의 모든 초발 정신증 환자들의 장기 결과를 추적했다. 5년 후 환자의 79%는 무증상이었고 80%는 직장이나 학교를 다니거나 일자리를 구했다. 20%만이 정부로부터 장애 판정을 받았다. 환자의 3분의 2는 항정신병약물에 노출되지 않았고, 정기적으로 약물 복용을 하는 경우는 20%에 불과했다.[13] 서부 라플란드는 정신증 환자의 회복을 돕는 성공적인 공식을 발견했다. 초발 환자에게 신경이완제를 즉시 사용하지 않는 정책은 자연스럽게 회복 가능한 환자에게 '탈출구'를 제공했기에 성

---

안 접근 방법. 오픈 다이얼로그의 실제 내용은 급성기 증상을 경험하는 정신질환 당사자, 그 가족과 당사자의 '주요 관계(network)' 안에 있는 주요 인물들이 정신건강 전문가와 함께 하는 치료적 대화. 오픈 다이얼로그의 가장 중요한 개념은 투명성(transparency)임. 오픈 다이얼로그 네트워크 밖에서는 어떠한 치료 결정도 이루어지지 않음. 참여하는 사람들의 모든 목소리가 허용되며(polyphony), 치료자의 목소리도 여러 목소리의 하나에 불과함. 오픈 다이얼로그에 함께하는 모든 참여자는 함께 불확실성을 감내함(tolerating uncertainty). 이 애매함은 대화로 공유되는 언어를 통해 해소됨. 대화를 통해 참여자들의 마음이 움직여지면 회복이 시작되는 것임. 핀란드의 오픈 다이얼로그 연구진에 의하면 오픈 다이얼로그를 적용했을 때 정신병을 경험한 사람들의 75%는 자신의 직장이나 학교로 돌아가고, 2년 추적 조사를 했을 때 항정신병약물을 지속해서 복용하는 사람은 전체의 20%에 불과함. 물론 오픈 다이얼로그의 효과성과 지속성에 대해서는 후속 연구가 필요할 것임. 하지만 오픈 다이얼로그는 약물치료에 경도되고, 당사자의 목소리를 존중하는 문화가 보편적이지 않은 현재의 주류 정신의학계에 시사하는 바가 큼. 오픈 다이얼로그는 핀란드뿐만 아니라 노르웨이, 영국, 독일, 이탈리아, 호주, 미국의 일부 주 등 여러 국가의 정신보건 현장에서 시도되고 있음(옮긴이)

핀란드의 서부 라플란드에서 오픈 다이얼로그 치료를 받은 초발 정신증 환자의 5년 예후
Five-Year Outcomes for First-Episode Psychotic Patients in Finnish Western Lapland Treated with
Open-Dialogue Therapy

| 환자 전체(N=75) | |
| --- | --- |
| 조현병(N=30) | |
| 기타 정신병적 질환(N=45) | |
| 항정신병약물 사용 | |
| 항정신병약물 복용력 없음 | 67% |
| 5년 동안 간헐적 사용 | 33% |
| 5년 동안 지속 사용 | 20% |
| 정신병적 증상 | |
| 5년 동안 재발 없음 | 67% |
| 5년 후 추적 시 증상 없음 | 79% |
| 5년 후 기능적 결과 | |
| 일 하거나 학업 중 | 73% |
| 무직 | 7% |
| 장애 판정을 받음 | 20% |

[표 16.1] 출처: Seikkula, J. "첫 발병 정신증에 대한 오픈 다이얼로그 접근법의 5년 경험(Five-year experience of first-episode nonaffective psychosis in open-dialogue approach)," *Psychotherapy Research* 16 (2006): 214-28

공에 결정적인 역할을 했다.

세이쿨라는 말한다. "저는 이 아이디어에 확신을 가집니다. 환자들 중에는 상당히 특이한 방식으로 살며 정신병적 생각을 가졌지만 여전히 활동적인 삶을 이어가는 이들이 존재합니다. 하지만 약물을 복용하면 약물의 진정 작용으로 인해 '삶에 대한 통제력'을 잃습니다. 이는 매우 중요한 문제입니다. 그들은 수동적이 되고 더 이상 스스로를 돌보지 않게 됩니다."

현재 서부 라플란드의 정신과 시설은 토르니오 외곽에 위치한 55병상 규모의 케로푸다스 병원과 5개의 정신건강 외래 환자 클리닉으로 구성되었다. 이 지역에는 약 100명의 정신건강 전문가(정신과 의사, 심리학자, 간호사, 사회복지사)가 일하며 대부분 3년 동안 900시간의 가족치료 과정을 이수했다. 정신

과 의사 비르기타 알레카레와 심리학자 타피오 살로, 카우코 하라캉가스를 비롯한 많은 직원이 수십 년 동안 이곳에서 일해왔다. 오늘날 오픈 다이얼로그 치료는 잘 다듬어진 치료법 중 하나다.

그들의 정신증에 대한 개념은 상당히 독특하다. 왜냐하면 그들의 개념은 생물학적 또는 심리학적 범주 둘 중 하나에 딱 들어맞는 것은 아니기 때문이다. 대신 그들은 정신증이 심하게 손상된 사회 관계에서 발생한다고 믿는다. 살로는 설명한다. "정신증은 머릿속에만 존재하는 것이 아닙니다. 정신증은 가족 구성원 사이, 그리고 사람들 사이에 존재합니다. 그것은 관계 속에 존재하며, 정신병적인 사람은 나쁜 상태를 눈에 띄게끔 합니다. 그들은 '증상이라는 옷을 입고' 그 증상을 짊어져야 하는 부담을 품었습니다."[14]

그 지역 대부분의 직원들이 가족치료 훈련을 받았기에, 이 시스템은 정신병적 위기에 신속하게 대응했다. 부모, 도움을 요청하는 환자, 학교 행정관 등으로부터 처음 연락을 받은 팀원은 24시간 이내에 모임을 구성할 책임을 가지며, 가족과 환자가 모임 장소를 결정한다. 보통은 환자 집을 선호한다. 모임에는 최소 2명, 가급적 3명의 직원이 참석해야 하며 이들은 환자의 치료 동안 함께 지내는 '팀'이 된다. 간호사 미아 쿠르티는 첫 모임에 참석하는 모든 사람이 자신들이 '아무것도 모른다는 사실'을 알고 참석한다고 말한다. 그들의 임무는 가족 및 친구를 협력자로 여기고 모든 사람의 생각을 서로에게 알리는 '열린 대화(open dialogue)'를 촉진하는 것이다. "우리는 스스로가 전문가는 아니라고 말하는 데 익숙한 전문가들입니다." 비르기타 알라카레는 말한다.

치료자들은 스스로를 환자의 집에 온 손님으로 생각하고 초조해하는 환자가 자기 방으로 도망가면 그들은 환자가 대화의 내용이라도 듣도록 단지 문만 열어두어도 괜찮으니 그리 해주도록 부탁한다. 실로는 말한다. "당사자들이 환청을 들을 경우, 우리는 그들을 만난 후 그들을 안심시키려 애씁니다. 그들은 정신병적이지만 전혀 폭력적이지 않습니다." 실제 환자 대부분은 자기 이야기하길 원하고 그들이 환각과 편집증적 사고를 말할 때 치료자는 그저 듣고 들은 바를 반영해 다시 말한다. 쿠르티는 쓴다. "저는 정신병적 증상이 매우 흥미롭다고 생각합니다. 환청과 생각의 차이는 무얼까요? 우리는 대화를 나누는 것입니다."

처음 몇 번의 모임에서는 항정신병약물에 대해 언급하지 않는다. 환자가 숙면을 취하고 규칙적으로 씻기 시작하고 다른 방식으로 사회적 관계를 회복하기 시작하면 치료자는 환자의 '삶에 대한 통제력'이 강화되는 중이며 약물이 필요치 않음을 알게 된다. 때때로 알라카레는 환자의 수면을 돕거나 환자의 불안을 완화하기 위해 벤조디아제핀을 처방하고 결국은 저용량의 신경이완제 처방도 가능하다. 알라카레는 다음과 같이 말한다. "보통 환자에게 몇 달 동안 약을 복용하길 권합니다. 하지만 6개월 또는 1년 후, 또는 3년 후에라도 어려움이 사라지면 우리는 약물 사용을 중단시키려 합니다."

처음부터 치료자들은 환자와 가족 모두에게 희망의 감각을 주고자 노력한다. "우리가 전하는 메시지는 이 위기가 관리 가능하다는 것입니다. 우리는 사람들이 나아진다는 경험을 했으며 이 가능성에 대한 믿음을 가집니다." 알라카레는 말한다. 연구진은 환자가 회복하는 데 2년, 3년, 심지어 5년까지 오랜 시간이 걸림을 발견했다. 환자의 정신병적 증상은 상당히 빠르게 완화하기도 하지만 연구팀은 환자의 '삶에 대한 통제력'과 사회와의 관계 회복에 초점을 맞춘다. 이는 훨씬 더 큰 과제다. 치료팀은 환자와 가족을 계속 만나고 이 과정이 진행되면서 교사와 예비 고용주도 참석하도록 요청받는다. 살로는 말한다. "바로 사회 관계를 회복하는 것입니다. '사이의 존재'는 가족 및 친구들과 함께 다시 살아가게 됩니다."

지난 17년 동안 오픈 다이얼로그 치료는 서부 라플란드에서 '정신증 환자의 모습'을 변화시켰다. 1992~93년 연구 이후 단 한 명의 초발 정신증 환자도 만성 입원으로 이어지지 않았다. 이 지역의 정신의료 서비스 지출은 1980년대부터 1990년대까지 33% 감소했으며, 현재 이 지역의 1인당 정신건강 서비스 지출은 핀란드의 모든 지역 중 가장 낮다. 회복률은 높은 수준을 유지한다. 2002~2006년에 토르니오는 북유럽 국가들의 초발 정신증에 대한 다국적 연구에 참여, 2년 후 환자 84%가 직장이나 학교로 복귀했고, 20%만이 항정신병약물을 복용하였다. 무엇보다 주목할 것은 이제 이 지역에서 조현병이 사라진다는 점이다. 서부 라플란드의 가족들은 이렇게 부드러운 치료 방식에 매우 익숙해져서 사랑하는 사람에게 정신증의 초기 징후가 나타나면 병원(또는 외래 진료소 중 한 곳)에 전화를 건다. 그 결과 오늘날 초발 환자는 보통 한 달 미만의 정신병적 증상을 보이며, 이 초기 단계에 치료를 시작하면 조현병으로 발전하는 경우는 보기 어렵다(조현병은 환자가 6개월 이상 정신병적 증상을 보인 후에 진단 내려짐). 서부 라플란드에서는 매년 2~3건만 새로운 조현병 사례가 발생하는데, 이는 1980년대 초에 비해 90% 감소한 수치다.[15]

토르니오의 성공은 다른 유럽 국가 정신보건 전문가들의 관심을 끌었고, 지난 20년 동안 유럽의 다른 두세 집단에서 심리사회적 치료와 신경이완제의 제한된 사용의 결합이 좋은 결과를 만든 사례가 나타났다고 보고한다.[16] 세이쿨라가 말한다. "이것은 실제로 일어난 일입니다. 이는 단순한 이론이 아닙니다."

…

헬싱키로 돌아오는 길에 나는 한 가지 생각에 머무르게 되었다. 토르니오의 집단 모임이 왜 그렇게 치료 효과가 좋을까? 신경이완제에 대한 결과 연구 문헌을 고려할 때 약물의 선택적 사용이 어떻게 도움이 되는지는 이해되었다. 하지만 오픈 다이얼로그 치료가 정신병적 환자의 치료에 도움이 되는 이유는 무엇일까?

토르니오에 머무는 이틀 동안 나는 세 개의 집단 회기에 참여했는데, 비록 핀란드어를 할 줄은 모르지만 모임의 감정 분위기를 파악하고 대화가 어떻게 흘러가는지 관찰 가능했다. 모두가 둥글게 둘러앉아 매우 편안하고 차분한 태도로 대화를 나누었고, 누군가 말을 하기 전에는 마치 다음에 말할 사람이 생각을 정리하는 것처럼 잠깐의 침묵이 흐르곤 했다. 가끔씩 누군가가 웃기도 하고, 누가 말을 끊었는지는 알지 못했지만 아무도 너무 길게 말하지 않았다. 대화에는 온유함과 겸손함이 묻어났고, 치료자가 돌아서서 서로 말을 주고받을 때마다 가족과 환자 모두 집중하고 경청했다. 모임에서 한 부모는 이렇게 말했다. "우리는 단순히 그들의 조언만 듣는 것이 아니라 그들이 실제로 어떻게 생각하는지 알고 싶습니다."

그것이 전부였다. 이 과정은 다소 신비로웠다. 케로푸다스 병원 직원들조차도 이러한 대화가 어떤 이유로 치료 효과를 갖는지 설명하지 못했다. "심각한 증상이 사라지기 시작했습니다." 살로는 어깨를 으쓱하며 말했다. "우리는 치료가 어떻게 일어나는지 모르지만, 오픈 다이얼로그 치료는 분명 무언가를 행합니다. 효과를 갖기 때문이지요."

## 천연 항우울제 A Natural Antidepressant

1800년대 초, 미국인들은 스코틀랜드 의사 윌리엄 뷰컨의 저서에서 의학 조언을 얻곤 했다. 《가정의학(Domestic Medicine)》에서 뷰컨은 우울증에 대한 간결한 치료법을 처방한다.

> 환자는 실외에서 가능한 한 많은 운동을 해야 한다. …식이요법에 엄격한 주의를 기울이는 이런 종류의 계획은 환자를 실내에 가두고 약을 억지로 투여하는 것보다 훨씬 더 합리적인 치료법이다.[17]

2세기 후 영국 의료 당국은 뷰컨의 조언에 담긴 지혜를 재발견한다. 2004년 영국 국가보건의료서비스(National Health Service, NHS)의 자문 패널 역할을 하는 영국 국립보건임상연구소(National Institute for Health and Clinical Excellence, NICE)는 '항우울제가 위험-이익 비율이 낮으므로 경증 우울증의 초기 치료에는 권장되지 않는다'고 결정했다. 대신 의사들은 비약물적 대안을 시도하고 '모든 연령대의 경증 우울증 환자에게 구조적이면서도 지도감독이 가능한 운동 프로그램 수행의 이점'을 조언해야 한다.[18]

오늘날 영국 일반의(general practitioners)는 운동 **처방전**을 작성한다. 런던에 본부를 둔 자선 단체인 정신건강재단(Mental Health Foundation)의 총괄 책임자인 앤드류 맥컬록은 다음과 같이 말한다. "우울증 치료로서 운동에 대한 근거 기반은 상당히 탄탄하다. 또한 불안을 줄여준다. 자존감, 비만 조절 등에도 좋다. 운동은 광범위한 효과를 가진다."[19]

항우울제 단기 효능 연구에 따르면 운동은 6주 이내에 '상당한 개선'을 가져오고, 효과 크기가 '크며', 전체 우울증 환자의 70%가 운동 프로그램에 반응을 보였다. '이러한 성공률은 매우 놀랍다'고 독일 연구자들은 2008년에 기록했다.[20] 또한 시간이 지남에 따라 운동은 다양한 '동반되는 이점(side benefits)'을 갖는다. 운동을 하면 심혈관 기능이 향상되고 근력이 높아지며 혈압이 낮아지고 인지기능이 개선된다. 사람들은 더 잘 자고 성기능이 더 좋아지며 사회 참여를 더 많이 하는 경향을 보인다.

듀크 대학교의 제임스 블루멘탈의 2000년 연구에서도 운동과 약물 요법 병행이 현명하지 않음이 밝혀졌다. 그는 156명의 노인 우울증 환자를 '운동', '졸로푸트(성분명 '설트랄린', 항우울제의 일종)', '졸로푸트와 운동'의 세 집단으로 무작위 분류한 결과 16주 후 운동치료군 환자들은 다른 두 집단에 속한 환자들만큼이나 호전을 보였다.[21] 그 후 블루멘탈은 6개월 동안 환자들을 더 관찰했다. 이 기간에 환자들은 원하는 치료를 자유롭게 선택하였으며, 마지막에는 처음부터 운동만으로 치료한 환자들이 가장 좋은 결과를 보였다. 16주 종료 시, 상태가 좋았던 환자 중 8%만이 추적 관찰 기간에 재발했고, 10개월 종료 때는 운동만 시행한 집단의 70%가 무증상이었다. 졸로푸트에 노출된 두 집단에서는 16주 시점에 증상이 호전된 환자 30% 이상이 재발했고, 연구 종료 때까지 무증상 환자는 50% 미만이었다. '졸로푸트와 운동을 병행'한 집단은 '졸로푸트만 복용한' 집단보다 더 나은 결과를 얻지 못했다. 이는 졸로푸트에 대한 노출이 운동의 이점을 **상쇄시킴**을 시사한다. 블루

420

우울증에 대한 운동의 장기 이점 The Long-Term Benefit of Exercise for Depression

| 첫 4개월 동안의 치료 | 4개월 시점에서 관해된 환자의 비율 | 관해되었다가 6개월 시점에서 재발한 환자의 비율 | 10개월 시점에서 우울한 환자의 비율 |
|---|---|---|---|
| 졸로푸트 단독 | 69% | 38% | 52% |
| 졸로푸트와 운동치료 병합 | 66% | 31% | 55% |
| 운동치료 단독 | 60% | 8% | 30% |

[표 16.2] * 듀크대 연구진이 수행한 이 연구에서 노인 우울증 환자를 세 가지 방법 중 하나로 16주 동안 치료한 후 6개월 동안 추적 관찰함. 그 결과, 운동치료만 시행한 환자들은 6개월 후 재발률이 가장 낮았고, 10개월 후에도 우울 증상을 겪을 확률이 훨씬 낮았음. 출처: Babyak, M. "주요우울증에 대한 운동 치료(Exercise treatment for major depression)," *Psychosomatic Medicine* 62 (2000): 633-38, 100-11

멘탈은 기록했다. "운동과 약물을 병행하면 오히려 부가 효과를 보일 것으로 예상했었기에 이는 예상치 못한 결과였다."[22]

2003년 영국 정신건강재단이 '우울증에 운동을(exercise-for-depression)' 캠페인을 시작했을 때 영국의 일반의들이 이미 당뇨병, 고혈압, 골다공증 및 기타 신체 질환을 앓는 환자들에게 운동을 '처방'한다는 사실을 활용했다. 운동을 처방하는 의료 서비스를 제공하려면 의사들이 지역 YMCA, 체육관, 레크리에이션 시설과 협력해야 한다. 이러한 협력은 '운동 의뢰 제도'로 알려졌다. 재단은 단지 일반의들로 하여금 그들이 만나는 우울증 환자들에게 운동을 처방하도록 시작하기만 하면 되었다. 현재 영국에서는 일반의의 20% 이상이 우울증 환자에게 운동을 처방하며, 이는 2004년에 비해 4배나 증가한 수치다.

운동 '처방'은 환자에게 일반적으로 24주 동안의 치료를 제공한다. 운동 전문가는 환자의 체력을 평가하고 적절한 '활동 계획'을 개발하며, 환자는 협력하는 YMCA 센터나 체육관을 할인된 가격 또는 무료로 이용한다. 환자는 운동기구를 통해 운동을 하고, 수영을 하고, 다양한 운동 강좌에 참여한다. 또한 많은 운동 의뢰 제도는 '친환경 체육관'을 이용할 기회를 제공한다. 야외 프로그램에는 집단 산책, 야외 스트레칭 수업, 환경 자원봉사(지역

삼림 관리, 걷는 길 가꾸기, 지역사회 정원 조성 등)가 포함된다. 6개월의 치료 기간에 운동 전문가는 환자의 건강 상태와 진행 상황을 살핀다.

예상대로 환자들은 '처방에 따른 운동' 치료가 상당히 도움 됨을 알게 되었다. 이들은 정신건강재단에 자신들이 운동을 통해 '스스로의 회복을 조절'하고 자신을 질병의 '피해자'로 생각함을 멈추게 되었다고 말했다. 그들의 자신감과 자존감이 높아졌고, 그들 스스로 더 차분하고 활기차다고 느꼈다. 이제 치료는 '질환'이 아닌 '건강'에 초점을 맞추게 되었다.

맥컬록은 다음과 같이 말한다. "의학의 아버지들은 우리가 하는 일에 놀라지 않을 것이다. 그들은 이렇게 말할 것이다. '과학은 더 발전하지 않았군? 식이요법과 운동? 이게 새로운 건 아니지.' 만약 그들이 타임머신을 타고 여행한다면 그들은 우리를 정신 나갔다고 생각할 것이다. 식이요법과 운동은 수천 년 동안 이야기되어 온 것이기 때문이다."

## 굉장한 아이들 These Kids Are Awesome

캘리포니아주 샌리앤드로의 세네카 센터는 캘리포니아주 북부의 심각한 장애를 가진 청소년들이 마지막으로 머무는 곳이다. 5세에서 13세 사이 이 아이들은 보통 여러 위탁 가정을 전전하고 여러 차례 입원한 경험을 가지며, 아이들의 행동이 너무 다루기 힘들어 다시 받아줄 위탁 가정이나 병원이 남지 않았다. 관료적 용어로는 캘리포니아에서 가장 문제 많은 어린이들에게 부여되는 '레벨 14'지만, 이 어린이들은 다른 레벨 14 시설들에서 단념했기에 '레벨 14 그 이상'의 어린이들이라고 설명하는 게 더 맞을 것이다. 카운티는 세네카 센터에 매달 15,000달러의 보호 비용을 지불하며, 놀랍지 않게도 아이들이 센터에 도착하면 대부분 정신과 약물 칵테일을 고용량 복용한다. "아이들은 하루 종일 잠만 잘 정도로 약에 취해 지낸다." 기숙사 프로그램 책임자인 킴 웨인은 말했다.[23]

하지만 곧 그들의 삶은 극적으로 변화하기 시작한다.

2009년 여름에 세네카 센터의 어린이 거주시설 두 곳 중 하나를 방문했다. 내가 들어갔을 때 본 모습은 다음과 같다. 헤드폰을 끼고 조던 스파크스의 노래를 따라부르는 어린 흑인 여자아이, 식탁에 앉아 최근의 디즈니랜드 단체 여행 사진을 훑어보는 다소 나이가 많아 보이는 흑인 소녀, 식탁에서 서로 장난치며 누가 물 한 잔을 가장 빨리 마시는지 경쟁하는 두 명의 흑인 소년이었다. 한 백인 소녀가 소파에 앉았고, 나중에 알게 된 여섯 번째 어린이는 수영 강습을 받으러 나간 상태였다. 얼마 지나지 않아 헤드폰을 낀 소녀는 아카펠라로 노래를 꽤 잘 불렀다. 사진첩을 보던 소녀는 내가 조던 스파크스가 누군지 알았기에 날 친근하게 느꼈는지 나를 '레게 가수' 밥 말리라고 부르기 시작했다. 이따금씩 아이들 중 한 명이 웃음을 터뜨렸다.

심리치료사 카리 선드스트롬은 말한다. "정신과 약을 중단하게 되어 아이들이 정말 고마워합니다. 그들의 개성이 돌아왔어요. 그들은 다시 생기있는 사람이 되었습니다."

세네카 센터의 두 시설은 미국에서 카운티 또는 주 정부가 관리하는, 중증의 문제 어린이가 정신과 약물 빼고 치료 가능한 마지막 주거 시설일 것이다. 실제로 대부분의 소아 정신의학계에서는 이를 비윤리적인 행위로 간주한다. 세네카 센터의 설립자이자 CEO인 켄 베릭은 다음과 같이 말했다. "저는 '만약 당신의 자녀가 질병에 걸렸다면, 아이가 낫는 데 도움이 되는 약을 거부하시겠습니까?'라는 질문을 받았었습니다." 직원 700여 명이 캘리포니아 북부에서 어려운 행동을 보이는 어린이와 청소년 2,000명에게 다양한 서비스를 제공하는 기관 내에서도 거주 프로그램은 독특성을 가진다.

1985년 센터가 문을 열었을 때, 베릭과 동료들은 '행동 통제' 목적이 아닌 '신중한' 방식으로 정신과 약물을 사용할 자문 정신과 의사를 고용하고자 했다. 어떤 의사들은 평균보다 약물을 더 많이 사용하기도 했다. 1987년에는 기관이 아동 거주 프로그램 전반을 살피기 위해 정신과 의사 토니 스탠튼을 고용했다. 1960년대에 그는 샌프란시스코 랭글리 포터 병원에서 수련

받았다. 당시 이 병원은 아동의 정신건강에 대한 '환경의 중요성'을 강조했다. 스탠튼 자신의 '애착 이론'에 대한 이해는 그로 하여금 정서 관계가 아동의 안녕감(well-being)에 얼마나 중요한지 확신을 갖게 했다. 1970년대 후반, 카운티 병원의 아동 정신과 병동을 담당하면서 그는 모든 어린이에게 '멘토'를 배정했다. 아이들은 약을 먹지 않았고, 그는 많은 아이들이 멘토에게 애착을 갖고 '꽃이 피어나듯' 잘 성장해감을 보았다.

스탠튼은 말한다. "그 경험을 통해 이 치료 원리가 실제로 작동함을 보았습니다. 인간은 타인과 연결되지 않으면 성숙하기 어려우며, 약물에 찌들면 그런 연결은 불가능합니다."

어린이가 세네카 센터의 거주 프로그램에 입소하면 스탠튼은 어린이에게 '무엇이 문제인지' 묻지 않고 '무슨 일이 일어났는지' 묻는다. 그는 사회복지부, 학교 및 기타 기관에 어린이에 대한 모든 기록을 보내달라고 요청하고 8~10시간에 걸쳐 '생활 차트'를 작성한다. 예상대로 이 차트에는 어린이가 겪은 성학대, 신체 학대, 끔찍한 방임 등이 자주 나타난다.

하지만 또한 스탠튼은 어린이의 정신과 약물 복용 이력과 특정 약물 복용 후의 행동 변화도 추적한다. 세네카 센터 입소 당시 어린이들의 어려운 행동이 심함을 고려할 때, 이러한 의료 병력에는 정신과 치료가 행동을 악화시키게 됨을 계속 보여준다. 스탠튼은 말한다. "사람들이 '지금 어린이에게 리스페달을 투여해보면 좋겠다.'고 하면 저는 '차트를 보고 이전에 어땠는지 한 번 봅시다. 저는 도움이 될 것 같지 않네요.'라고 말합니다."

어린이들이 보통 약물 칵테일 복용 중인 상태로 센터에 도착하기에 약을 끊는 데 한두 달이 걸린다. 약이 필요하다는 말을 반복해서 들어온 어린이들은 이 과정에 대해 불안해하는 경우가 많다. "한 어린이는 저에게 '제 약을 끊는다는 게 무슨 말이에요? 프로그램을 망쳐버릴 거예요.'라고 말하기도 했습니다." 그리고 종종 그 과정의 어린이들은 잠시 더 공격적으로 변하기도 한다. 직원들은 '신체 제한(physical restraint)'을 더 자주 사용하게도 된다(직원들은 '안전한' 방법으로 어린이들을 붙잡고 잠잠하게 하는 방법을 훈련받음). 그러나 이러한

행동 문제는 대개 완화하기 시작하고 중단 과정이 끝날 무렵에 아동은 '생기를 되찾는다.'

킴 웨인은 말한다. "정말 멋지죠. 어린이들이 처음 오면 대부분 고개를 들지 못하고 무기력하고 멍한 표정으로 최소한의 참여만 합니다. 아이들에게 다가가기가 어려워요. 하지만 약을 끊고 나면 어린이들과 소통이 되고 그들에 대해 알게 됩니다. 그들의 성격, 유머 감각, 하고 싶어 하는 것들을 알게 되어요. 한동안은 신체 제약을 사용하기도 하지만 그만한 가치를 가집니다."

일단 약을 끊으면 어린이들은 새로운 방식으로 자신들에 대해 생각하기 시작한다. 어린이들은 본인 행동을 스스로 통제 가능함을 알게 된다. 이는 어린이들에게 '행위주체성(sense of agency)'를 부여한다고 스탠튼은 말한다. 세네카 센터는 이러한 자기관리능력을 키우기 위해 행동수정 기법을 사용하며, 어린이들은 잘 정해진 규칙을 계속 지켜야 한다. 어린이들은 화장실에 가거나 침실에 들어갈 때 허락받아야 하며, 규칙을 지키지 않으면 '타임아웃'을 적용받거나 특권을 잃기도 한다. 하지만 직원들은 긍정 행동을 강화하는 데 초점을 두고, 칭찬의 말을 건네며 아이들에게 다양한 보상을 제공하려고 노력한다. 어린이들은 방을 깨끗이 유지하고 매일 집안일을 해야 하며, 때로는 저녁 식사 준비를 도와야 한다.

스탠튼은 말한다. "스스로에 대한 책임감을 느끼고 책임지는 삶을 사는 것은 어린이들 삶의 중심 주제입니다. 우리와 함께 있는 동안에는 부분적으로만 성취 가능하지만, 우리가 정말 성공적으로 어린이들을 돌본다면 어린이들 스스로 이러한 감각을 느끼는 것을 보게 됩니다. '그래 나는 가능해. 나는 나 자신과 내 삶을 잘 조절하고 싶어.' 그들은 스스로 그런 힘을 가졌다고 생각합니다."

더 중요한 것은 어린이들이 약을 끊고 나면 직원들과 그들이 서로 정서적 유대감을 더 잘 만들어 간다는 점이다. 어린이들은 평생토록 거절을 당해 왔으므로, 자신이 사랑받을 가치를 가졌다는 믿음이 가능한 관계를 형성해야 한다. 그렇게 되면 "나는 나쁜 어린이야."에서 "나는 좋은 어린이야."로 '내적 서술'이 바뀔 것이다.

심리치료사 줄리 킴이 말한다. "어린이들이 '저는 미쳤어요, 당신은 저를 미워할 거예요, 저를 없애버리려 할 거예요, 당신이 본 어린이들 중에 제가 최악일걸요.'라고 생각하며 치료실에 들어옵니다. 하지만 어린이들은 기꺼이 정서적 애착을 형성합니다. 이는 정말 놀라운 일입니다. 관계의 힘이 어린이를 변화시킴을 봅니다. 처음 이곳에 왔을 때 가장 힘들어 보이고 처음에는 아무런 진전이 안 될 듯한 어린이들도 결국엔 변화합니다."

심리치료사 킴과 다른 직원들은 거주 프로그램을 마치고 퇴소한 어린이들이 일반 학교로 돌아가서 잘 지낸다는 일화를 들려준다. 하지만 센터는 거주 프로그램을 거친 어린이들에 대한 장기간 추적 관찰을 하지는 않았다. 센터가 주거 프로그램의 효과를 입증할 유일한 통계 정보는 이것뿐이다. '1995년부터 2006년까지 어린이 225명이 세네카 센터 거주 프로그램에 머물렀으며, 거의 모든 어린이가 퇴소 후에 중증도가 더 낮은 어린이들이 머무는 그룹홈이나 위탁 가정 또는 친가족에게 갔다.' 세네카 센터에서 보낸 시간은 적어도 그들의 삶을 새로운 방향으로 바꾸었다. 하지만 이들의 삶이 계속 그 길로 가리라고 낙관하기는 어렵다. 정서와 행동의 문제가 완전히 사라진 것은 아니며 퇴소 어린이 중 상당수, 아마도 대부분이 재치료가 필요하다. 그들은 이러한 관점이 정상으로 여겨지는 세상으로 돌아간다. 세네카 센터에서의 시간은 무엇보다 그 어린이들에게 '이들의 문제가 무엇인지' 묻는 데 익숙한 사회로부터 잠시 동안의 오아시스를 제공하는 것이겠다. 따라서 세네카 센터 거주 프로그램의 무약물 정책이 어린이들에게 '이득'으로 작용하는지 평가하려면 미래 살피기를 잠시 내려놓고 대신 현재에 머무르며 어린이들이 '생기를 품고 살아가며' 충만하게 세상을 느낄 기회를 얻는지 살펴야 한다.

나는 센터에서 이틀을 보내며 어린이 세 명과 소통할 기회를 가졌다. 한 명은 12살 소년으로 스티브라고 칭하겠다. 1년 전 세네카 센터에 도착했을 때 스티브는 자살 충동과 자기 파괴적인 습성을 잔뜩 가졌다. 의사들은 스티브가 머리를 너무 심하게 자주 흔들어 뇌 손상을 입은 것으로 생각했다. 그 후 그는 자신의 거주 공간에서 일하는 남자 직원 중 한 명인 스테이시에게 큰 애착을 갖게 되었다. 스티브는 인터뷰 중 의자에 털썩 주저앉아 웃으며 곧바로 대화를 이어나갔다. "저는 약 먹는 게 싫어요. 약을 먹는 건 정말 지루한 일이에요." 그리고서 그는 우리에게 바다거북, 그들의 집 주변을 돌아다니는 너구리, 스테이시와 함께 맥도날드를 다녀온 것, 지진에 대비해 사람들이 해야 할 일 등을 이야기하기 시작했다. 이 모든 것은 그가 그리고 싶던 만화책《샘 듄과 락의 모험》이야기의 서막이었다. 이 만화책에는 미치지 않기 위해 약을 먹어야 하는 사람을 비롯해 수많은 '선과 악' 캐릭터들이 등장했다. 스티브는 적어도 인터뷰를 하는 한 시간 동안 관심의 중심이 되었다. 인터뷰가 끝난 뒤 스티브는 스테이시에게 행복한 모습으로 말한다. "추웠어요, 정말 추웠어요." 이는 물론 스티브가 굉장히 즐거웠음을 의미했다.

거주 시설 중 로스레예스의 주택에서 만난 두 명의 흑인 소녀를 아카펠라 가수 래일라와 타키샤로 부르겠다. 두 소녀의 '인생 차트'에는 모두 악몽 같은 과거가 적혔다. 타키샤의 경우 특히 더 그러했다. 2006년 7살 때 타키샤가 세네카 센터에 처음 왔을 때 망상적이고, 경계심과 의심이 많고, 비협조적이며, 진정제로 인해 심하게 가라앉은 모습이었다. 식탁에서 〈아메리칸 아이돌〉과 디즈니랜드로의 여행에 대해 30분 정도 이야기를 나눈 뒤 타키샤는 밖에 나가 공놀이를 해도 되냐고 물었다. 한참을 그리 놀다가 타키샤는 양쪽 방향으로 몇 집 정도의 거리만 오가도 된다는 허락을 받고 길거리에서 자전거를 타게 되었다. 갑자기 차도에서 소리치며 멈추었다. "저는 버거킹에 갈 거예요. 아저씨는 뭘 먹고 싶어요?" 타키샤가 말했다. 잠시 후 그녀는 햄버거, 감자튀김, 콜라로 채웠다며 가상의 장바구니를 들고 자랑스럽게 돌아왔고, 나는 그것을 받아 가상의 5달러 지폐로 계산을 하며 거스름돈을 요청했다. 작별 인사를 할 때가 되자 래일라는 포옹을 요청했고, 타키샤는 무언가를 찾기 위해 침대로 달려가 가져오더니 껌으로 보이는 걸 나에게 내밀었다.

"이거 그냥 껌이에요!" 내가 멍한 채 보자 타키샤는 소리쳤다.

다음 날 나는 그 아이들의 수업을 참관했다. 선생님과 몇몇 보조교사들과 잠깐 이야기를 나누었는데 모두 같은 말을 했다. "이 아이들은 정말 대단해요! 약으로 아이들이 복종되기도 하지만, 꼭 그렇게 해야 하나요? 저는 이곳의 방향성이 참 좋습니다!" 나는 토니 스탠튼과 함께 그곳에 있었다. 얼마 후 우리 존재가 래일라와 타키샤의 마음에 딜레마를 일으킴이 분명해졌다. 그들은 수업 중이라 선생님에게 집중해야 했고 그렇지 않으면 타임아웃 지시를 받을 것을 알았지만, 둘 다 우리에게 말을 걸고 싶어했다. 타임아웃을 적용받는 아이들의 행렬이 계속 이어졌다. 우리는 개수대 옆에 앉았고 **마침내** 두 소녀는 손을 씻어야겠다고 마음 먹은 듯했다. 래일라는 자리로 돌아가면서 수업 규칙을 어겼음에도 불구하고 우리와 하이파이브 하기를 참지 못했다. 한편 타키샤는 내 의자 옆을 지나며 속삭였다. "밥 말리, 여기서 뭐하는 거예요?"

타인과의 관계성을 맺어가는 그들의 모습을 느낀 이 순간, 더 강력한 치료 효과의 결과 값은 못 찾겠다고 생각했다.

---

## 원점으로 돌아가서 On the Drawing Board

정신의학을 비롯한 의학 분야에서는 치료가 '근거 기반(evidence-based)'이어야 한다고 계속 말한다. 이 장에서 검토한 해결책들은 모두 이 기준을 충족한다. 정신과 약물을 신중하게 사용해야 한다는 데이비드 힐리의 신념, 토르니오의 오픈 다이얼로그 프로그램, 경증에서 중등도 우울증의 1차 치료법으로 운동 처방은 모두 '좋은 과학(good science)'에 뿌리를 둔다. 토니 스탠튼의 약물 중단 방침도 마찬가지다. 우리는 책의 앞부분에서 보았다. 정신자극제, 항우울제, 항정신병약물을 복용하는 어린이는 장기적으로 증상이 악화되는 경우가 많으며, 결국 약물 칵테일을 복용하는 어린이는 의인성 질환을 앓게 되는 것으로 보였다. 따라서 토니 스탠튼이 세네카 센터 어린이들에게 약물을 끊게 돕는 것은 본질적으로 '질병'에 대한 치료를 제공하는 것으로 보인다. 치료가 효과를 가진다는 증거는 어린이들이 '생기를 되찾았다'는 직원들의 관찰에서 확인된다.

이 관점을 고려할 때, 약물 중단 과정 연구를 통해 우리가 성인 환자의 주류 약물 중단 프로그램(mainstream medication-withdrawal program)을 파악한다면 도움이 될 것이다. 약을 얼마나 빨리 중단해야 하는가? 약물 중단 이후 뇌가 '재정상화(renormalize)'하는 데 얼마나 걸리나? 재정상화는 가능한가? 신경세포 피드백 기전이 재설정되는가? 시냅스전 뉴런이 정상 양의 신경전달물질을 방출하기 시작하는가? 수용체 밀도가 정상으로 돌아오는가? 정신과에서는 50년 이상 정신작용제를 사용해 왔지만, 이 모든 질문에 대한 해답은 여전히 밝혀지지 않았다. 실제로 약물 복용을 중단하려는 사람들은 대부분 인터넷과 다양한 동료 네트워크를 통해 정보를 공유하며 스스로 해결해야만 했다.

그러나 2009년 가을, 동부 및 중부 매사추세츠 주의 주요 정신건강 서비스 제공 단체인 '애드보케이츠(Advocates)'는 약물 중단 연구 계획을 세웠다. 회복 및 동료 지원 서비스 책임자인 키스 스콧은 '애드보케이츠'가 정신과적 어려움을 겪는 사람들 수천 명에게 서비스를 제공하면서, 2008년에 내담자들에게 '새로운 아이디어'를 요청했을 때 많은 사람들이 '약을 끊을 수 있는 곳'을 위시리스트의 맨 위에 올려놓았다고 말한다. "많은 사람들이 '주거지나 서비스, 그리고 나에게 중요한 관계를 잃을 위협 없이 약을 끊기가 가능한 곳을 정말 원한다'고 말했습니다. 저한테는 그 말이 매우 합리적으로 들렸습니다."[24)

하버드 의과대학의 정신과 임상 조교수이자 '애드보케이츠'의 의료 책임자인 크리스 고든은 주 정신보건부 또는 연방 기관으로부터 자금을 확보하기를 희망한다고 말했다. '애드보케이츠'는 '약물 감소/중단' 연구에 참여하는 환자들에게 의료 및 사회적 지원을 모두 제공할 계획을 세웠다. 고든은 환자가 약물 중단 과정에서 어려움을 겪는다면 약물을 다시 복용 않고도 그 위기를 극복 가능한지 확인하고 싶다고 말했다. 그는 이 프로그램에 참여한 환자들을 5년 동안 추적 관찰하여 '애드보케이츠'가 장기 결과를 파악하게 하고 싶다고 말했다.

고든은 이 계획이 부분적으로는 정신질환자들이 비정신질환자에 비해 25년 일찍 사망한다는 사실과 대개 대사기능의 장애를 유발하는 항정신병 약물이 조기 사망 문제에 기여한다는 사실에 의해 추진된다고 한다. 그는 말한다. "우리가 개인적으로 알면서 너무 일찍 세상을 떠난 사람들의 안타까운 목록을 나열할 수 있습니다."[25]

## 알래스카 프로젝트 The Alaska Project

미국에서 '시스템의 변화'를 위해 가장 많은 노력을 기울인 한 사람을 꼽으라면 알래스카의 변호사 짐 고트스타인을 꼽고 싶다. 1978년 하버드 로스쿨을 졸업한 고트스타인은 1980년대에 조증으로 두 차례나 병원에 입원했고, 그의 이러한 경험은 우리 사회에서 정신질환자의 처우 개선을 위해 평생을 바친 그의 경력에 영감을 불어넣었다.

1980년대와 1990년대에 고트스타인은 동료 변호사들과 함께 알래스카 정신건강협회가 주 정부를 상대로 제기한 대규모 소송에 참여했다. 1956년 의회는 알래스카의 영토 관리자들이 정신건강 프로그램에 자금 지원을 위해 4천여 제곱킬로미터의 연방 토지를 할당하도록 허용했지만, 1978년 주의회는 이 구역을 '일반 보조금 토지'로 재지정하여 정신질환자들을 바깥의 추운 곳에 방치했다. 고트스타인은 주 정부가 그 땅을 '훔쳐갔다'고 주장했다. 결국 그와 동료 변호사들은 11억 달러에 달하는 합의금을 협상했다.[26] 주 정부는 2억 달러와 4천여 제곱킬로미터에 달하는 토지를 새로 설립한 정신건강 신탁 기관에 기부했고, 신탁 기관은 입법부의 승인 없이 이 예산을 적절하게 판단하는 대로 사용하게 되었다.

2002년에 고트스타인은 비영리 단체인 '싸이크라이츠(Psych-Rights)'를 설립하고 가장 먼저 '대중 정보(public information)' 캠페인을 진행했다. '싸이크라이츠'는 다양한 사람들을 알래스카 주도인 앵커리지로 초청하여 판사, 변호사, 정신과 의사, 일반 대중을 대상으로 항정신병약물의 결과 문헌에 대해 설명했다.[4] 고트스타인은 이것이 주 정부의 환자 강제 투약 권리에 이의를 제기하는 소송을 진행하고, 신경이완제 복용을 원치 않는 정신병적 환자들이 도움받을 '소테리아 같은 시설(Soteria-like home)'에 예산을 지원하도록 정신건강 신탁 당국에 목소리를 내는 데 기초가 될 것이라고 믿었다.

고트스타인은 말한다. "대중은 약이 효과적이고 사람들이 광기 상태에서 벗어나기만 한다면, 약이 그들에게 도움된다고 생각할 것입니다. 하지만 약이 반드시 환자에게 좋은 것이 아니며 잠재적으로 매우 해로울 가능성도 가짐을 판사와 변호사가 이해한다면, 그들은 치료를 거부할 환자의 법적 권리를 존중할 것입니다. 같은 맥락에서 대중이 소테리아 같은 비약물적 접근이 더 효과적임을 알게 된다면 그러한 대안을 지지할 것 같지 않습니까?"

정신과 환자의 강제 치료를 규정하는 주 판례법은 1970년대 후반으로 거슬러 올라간다. 주 대법원은 일반적으로 환자에게 응급 상황이 아닌 경우 치료 거부 권리를 갖는다고 판결했지만, 그럼에도 불구하고 '싸이크라이츠'는 항정신병약물이 '의학적으로 흠 없는 정신질환에 대한 치료'로 이해되어 병원이 법원에 강제치료를 승인해달라고 신청 가능하다는 점에 주목했다. 이러한 청문회에서 병원은 보통 의사결정 능력을 가진 사람이라면 '의학적으로 흠 없는 치료'를 거부 않으리라고 주장, 법원은 일관되게 환자에게 약물치료를 명령한다.[27] 그러나 2003년에 고트스타인은 페이스 마이어

---

4. 이해관계를 밝히기 위해 말하자면, 나는 그 행사의 연사 중 한 명이었음(지은이)

스라는 여성을 대리해 강제 약물 투약 소송(forced-drugging lawsuit)을 시작했다. 주 정부가 항정신병약물을 복용하는 것이 그녀에게 최선의 의학적 이익임을 입증하지 못했다고 주장하며 약물 투약에 대한 재판을 진행했다. 그는 로렌 모셔와 결과 문헌들을 잘 파악하는 두 번째 정신과 의사인 그레이스 잭슨을 전문가 증인으로 내세웠고, 신경이완제가 장기 예후를 어떻게 악화시킬지에 대한 많은 연구 자료 사본도 제출했다.

과학 문헌에 정통하게 된 알래스카 법원은 2006년에 '싸이크라이츠'에 놀라운 법적 승리를 안겨주었다. 법원은 판결문에 적었다. "정신작용제는 환자의 마음과 몸에 심대하고 지속되는 부정적 영향을 미칠 가능성 가진다." 이러한 약물은 '잠재적으로 심각한 다수의 부작용을 일으킨다고 알려졌다'. 따라서 법원은 '마이어스 대 알래스카 정신의학 연구소 판례(Myers v. Alaska Psychiatric Institute)'에서 다음과 같이 판결한다. "제안된 치료법이 환자에게 최선의 이익이 되고 해가 적은 대안이 부재함을 법원이 명확하고 설득적인 근거를 통해 명백히 확인한 경우에만 정신과 환자에게 강제로 약물을 투여 가능하다."[28] 알래스카 판례법에서는 항정신병약물을 더 이상 정신병적 환자에게 반드시 도움되는 치료법으로 간주하지 않는다.

2004년, 고트스타인은 정신건강 신탁 기관이 앵커리지의 정신증 환자들에게 1970년대 로렌 모셔의 소테리아 프로젝트와 같은 유형의 치료를 제공하는, 알래스카의 새로운 '소테리아 주택'[5]에 자금 지원을 위한 노력을 시작했다. 다시 한번 그는 과학 문헌의 설득력에 기대 자신의 주장을 펼쳤고, 2009년 여름에 시내 남쪽 몇 마일 떨어진 곳에 침실 7개짜리 소테리아 주택이 문을 열었다. 이 프로젝트의 책임자인 수잔 무산테는 뉴멕시코 대학교 정신건강 센터에서 정신재활 프로그램을 이끌던 인물이며, 자문 정신과 의사인 아론 울프는 알래스카 정신의학계에서 존경받는 인물이다.

---

5. 대안적 정신장애인 쉼터로 기능한 소테리아 알래스카는 재정적 어려움을 이유로 2015년에 안타깝게 문을 닫음. https://www.madinamerica.com/2015/06/lessons-from-soteria-alaska/ 참조(옮긴이)

무산테는 말한다. "우리는 정신과 약물 복용 기간이 짧은 젊은이들과 함께하고 싶습니다. 그들이 약을 끊고 나아지도록 도움으로 만성 질환의 길로 들어서는 것을 막고자 합니다. 우리는 사람들의 회복을 기대합니다. 우리는 그들이 직장이나 학교로 돌아가서 잘 적응하길 바랍니다. 우리는 그들이 다시 꿈을 꾸고 그 꿈을 추구하도록 돕기 위해 여기 거합니다. 우리는 그들이 생활보조금(Supplemental Security Income, SSI)이나 사회보장 장애연금(Social Security Disability Insurance, SSDI)을 받는 삶에 머무르지 않길 바랍니다."[29]

고트스타인은 이제 전국 단위의 법적 도전에 초점을 둔다. 그는 알래스카 위탁 어린이와 빈곤층 어린이의 정신과 약물 투여에 이의를 제기하는 소송을 맡아 왔으며, 궁극적으로 이 소송 중 하나를 미국 연방대법원에 제소할 예정이다. 그는 이 문제를 수정헌법 14조의 문제로 판단하며, 어린이들이 적법절차 없이 자유를 박탈당한다고 생각한다. 이러한 소송의 핵심은 과학적 질문이다. 위탁 어린이에게 도움이 되는 약물을 투여하는가 아니면 장기적으로 해를 끼치는 신경안정제를 투여하는가?

고트스타인은 말한다. "저는 이 사건을 '브라운 대 교육위원회 판례(Brown v. Board of Education)'에 비유합니다. 그 판결 전, 미국에서는 인종 분리 정책(segregation)이 문제되지 않는다는 인식이 널리 퍼졌었습니다. 대법원도 그 전에는 인종 분리 정책이 괜찮다고 판결했지요. 하지만 '브라운 대 교육위원회 판례'에서 법원은 인종 분리 정책은 괜찮지 않다고 결정했고, 이는 여론을 완전히 바꾸었습니다. 오늘날에는 누구도 인종 분리 정책이 괜찮다고 말하지 못합니다. 이것이 바로 제가 이 모든 노력을 바라보는 방식입니다."

## 우리, 사람들 We the People

우리 사회는 모든 유형의 질병에 대한 최선의 임상 치료를 개발하기 위해 의료 전문가를 신뢰한다. 우리는 의료계가 이 과제를 수행할 때 이들이 우리에게 정직할 것을 기대한다. 그러나 미국에서 분출된 정신질환의 유행을 막을 방법을 모색하는 과정에서, 우리는 전문가 집단으로서 정신의료가 그 책임을 다할 것을 믿지 못한다.

지난 25년 동안 정신의료계는 우리에게 잘못된 이야기를 전했다. 정신의료계는 조현병, 우울증, 조울증이 뇌의 질환으로 알려졌다고 말했지만, 마인드프리덤 단식 시위에서 밝혀졌듯이 이러한 주장을 뒷받침하는 과학 연구 결과를 제시 못 했다. 정신과 약물이 뇌의 화학 불균형을 바로잡는다는 주장은 수십 년에 걸친 연구 결과에도 불구하고 사실이 아님이 밝혀졌다. 푸로작을 비롯한 여타의 2세대 정신작용제가 1세대 약물보다 훨씬 효과가 좋고 안전하다고 말했지만, 임상 연구 결과로 입증되지는 못했다. 무엇보다, 정신의료계에서는 이러한 약물이 장기 결과를 악화시킨다는 사실을 말하지 않았다.

정신의료계가 우리에게 정직했다면 이 유행병은 오래전에 억제되었을 것이다. 장기 결과가 공개되고 논의되어 사회의 경각심을 불러일으켰을 것이다. 대신에 정신의료계는 정신과 약물의 이미지를 보호하는 이야기를 우리에게 전했고, 이러한 스토리텔링은 엄청난 규모의 해악을 초래했다. 현재 65세 미만의 미국 성인 4백만 명이 정신질환으로 인해 생활보조금(SSI) 또는 사회보장 장애연금(SSDI)을 받는다. 18세에서 26세 사이 청년 15명 중 1명은 정신질환으로 인한 '기능 장애'를 겪는다. 매일 약 250명의 아동과 청소년이 정신질환으로 인해 생활보조금 명단에 추가된다. 그 수는 어마어마하며, 현재 미국에서는 2세 아동이 양극성 질환으로 '치료를 받는' 등 유행병을 만드는 기계는 여전히 계속해 돌아간다.

이 장의 앞부분에서 언급했듯이, 나는 마인드프리덤 6인이 이 유행병을 멈추기 위해 무엇을 해야 하는지를 보여줬다고 생각한다. 우리는 이 책에서 검토한 장기 결과 문헌에 대한 정보를 습득한 다음 NIMH, NAMI, APA 및 약물을 처방하는 모든 이들에게 해당 문헌에서 제기한 많은 의문을 풀어달라고 요청해야 한다. 다시 말해 우리에게는 정직한 과학 토론이 필요하다. 정신질환의 생물학적 기전, 약물이 실제로 어떤 작용을 하는지, 그리고 약물이 질환을 만성적 상태로 만들 가능성을 어떻게 증가시키는지에 대해 무엇이 진정 알려졌는지 함께 이야기 나눠야 한다. 이러한 논의가 가능하다면 분명 변화가 따를 것이다. 우리 사회는 비약물치료의 대안 형태를 수용하고 장려할 것이다. 의사들은 훨씬 더 제한되고 신중한 방식으로 약물을 처방할 것이다. 위탁 아동에게 독한 약물 칵테일을 먹게 하고 그것이 치료인 듯 행세하는 바도 중단될 것이다. 한 마디로 '정신약물학' 혁명에 대한 우리 사회의 헛된 믿음은 마침내 사라지고, '좋은 과학'이 훨씬 더 나은 미래로 가는 길을 밝혀줄 것이다.

**약어 정리**

- 미국정신의학회(American Psychiatric Association, APA)
- 사회보장 장애연금(Social Security Disability Insurance, SSDI)
- 생활보조금(Supplemental Security Income, SSI)
- 영국 국가보건의료서비스(National Health Service, NHS)
- 영국 국립보건임상연구소(National Institute for Health and Clinical Excellence, NICE)
- 전미정신질환연맹(National Alliance on Mental Illness, NAMI)
- 필요기반치료(need-adapted treatment, NAT)

# 에필로그
## *Epilogue*

> "환영받지 못할 진실을
> 감히 발표하는 사람은 거의 없다."
>
> _에드윈 퍼시 위플(1866)[1]

이 책은 독자들을 사회가 다루기 곤란한 장소로 이끄는 과학의 역사에 대해 말한다. 우리 사회는 정신과 약물이 정신질환 치료에 '혁명과 같은' 발전을 가져왔다고 믿지만, 이 책에서는 장애로 이어지는 정신질환이라는 '약물로 인한 유행병'에 대해 이야기한다. 사회는 아름다운 여성을 바라보지만 이 책은 독자의 시선을 노파에게 향하게 한다. 사회 통념과 다른 신념을 갖는 것은 결코 쉬운 일이 아니며, 이 경우에는 과학적 권위의 상징인 미국정신의학회(American Psychiatric Association, APA), 미국 국립정신건강연구소(National Institute of Mental Health, NIMH), 하버드 의과대학 같은 명문 대학의 정신과 의사들이 '진보'의 이야기를 들려주기 때문에 특히 더 어렵다. 이 주제에 관해 일반 통념에 동의하지 않는다면, 당신은 마치 지구는 평평하다고 말하는 집단의 회원과 같이 여겨질 것이다.

하지만 여전히 여기서 말하는 '역사'가 궁금한 독자들을 위해 마지막으로 한 가지 이야기를 들려주겠다. 이 글을 읽고 여러분이 은유적으로 '지구는 평평하다는 진영'에 속하는지 스스로 판단해보라.

내가 유바스큘라 대학의 야코 세이쿨라 교수를 인터뷰한 뒤에 그는 나에게 항정신병약물의 역사에 대해 짧은 강연을 자신과 동료들을 대상으로 해달라고 요청했다. 토르니오 케로푸다스 병원의 세이쿨라와 그의 동료들은 항정신병약물이 장기간에 걸쳐 정신병적 증상을 악화시킬 가능성을 생각했기에 이 약물을 선택적 방식으로 사용하기로 결정 내리지 못 했다. 대신 그들은 많은 환자들이 항정신병약물을 중단했을 때 더 잘 지냄을 관찰했다. 내가 유바스큘라 대학의 세이쿨라 동료들과 이야기를 나누었을 때 항정신병약물이 오히려 환자들의 정신질환을 만성화시키기도 가능하다는 생각은 그들이 이전에는 별로 가져보지 못한 것이었다. 내 강연이 끝날 무렵 참여자 중 한 사람은 항우울제도 이럴 가능성을 갖는지 내게 물었다. 질문자와 그의 동료 연구자들은 핀란드에서 우울증 환자의 장기간 결과를 연구하고 약물 사용 여부를 차트에 기록해왔는데 그 결과에 놀라움을 금치 못했다.

이제 독자 여러분들 스스로에게 한 번 질문을 던져보라. 그들이 무엇을 발견했을까? 당신은 놀랐는가?

# Afterword

# 후기

Anatomy
of an
Epidemic

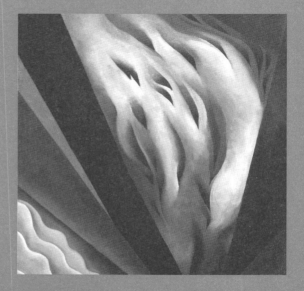

# 연구 업데이트
## *Afterword: Research Update*

이 책이 출간된 이후 정신과 약물이 장기 예후에 어떤 영향을 미치는지에 관한 많은 연구가 의학 학술지에 발표되었다. 이러한 문헌들을 검토함으로 이 책에서 제기한 주장의 근거를 업데이트할 기회를 얻었다. 또한 이 책이 다른 언어로 번역되면서 해당 국가에서 정신질환으로 인한 장애연금 수령 인구 수에 대한 자료를 모았다. 장애인구 수는 정신과 치료의 효과를 재검토할 '근거 기반'에 추가된다.

## 장애인구 수 Disability Pensions

이 책에 대한 많은 비판들은 미국에서 정신질환으로 인한 생활보조금(Supplemental Security Income, SSI)과 사회보장 장애연금(Social Security Disability Insurance, SSDI) 수혜자가 증가한 것을 빈곤층 지원을 줄인 복지 개혁, 어려운 경제 상황, 국민 건강 보험의 부족 등 사회적 요인으로 설명 가능하다고 주장했다. 미국인들은 재정 지원과 의료 서비스를 받기 위해 장애 제도를 이용하였다. 부분적으로만 사실이겠지만, 시민들에 대한 대규모 사회적 지원 제공을 포함하여 정신과 약물을 광범위하게 사용하는 나라들에서 정신질환으로 인한 장애의 급격한 증가를 파악 가능했다.[1]

예를 들어 호주에서는 1990년에 정신질환으로 인해 정부로부터 장애 판정을 받은 성인이 57,008명이었는데 2011년에는 241,335명으로 4배나 증가했다.[1] 뉴질랜드의 데이터도 같은 흐름이다. 1998년에는 18세에서 64세 사이의 성인 21,972명이 정신질환으로 인한 장애를 겪었다. 13년 뒤, 그 수는 50,979명으로 두 배 이상 증가했다.[2]

다른 나라들도 정신질환으로 인한 연간 신규 장애 판정 건수가 계속 증가 중이라고 보고한다. 인구가 안정된 아이슬란드에서는 정신과적 문제로 인한 신규 장애 판정 건수가 1992년 성인 10만 명당 84건에서 2007년 성인 10만 명당 217건으로 증가했다.[3] 덴마크에서는 1999년에 정신질환으로 인한 신규 장애 판정이 3,550건이었으나 11년 후 이 수치는 8,812건으로 급증했다.[4] 스웨덴도 마찬가지이다. 1999년에는 전체 신규 장애 판정의 약 25%가 정신질환으로 인한 것이었는데, 2011년에는 이 비율이 거의 60%로 증가했다.[5] 마지막으로 독일에서는 정신질환에 대해 정부에 장애 판정을 신청한 성인의 수가 2000년 39,037명에서 2010년 70,946명으로 증가했다.[6]

## 화학 불균형 이야기의 죽음 The Death of the Chemical Imbalance Story

여전히 여러 웹사이트들에 정신질환이 화학 불균형 때문이라는 글이 올라오긴 하지만, 미국의 학계 정신과 의사들은 이 이야기를 언론에 알리기

---

1. 이는 내가 검토한 해외 6개국 전체의 정신질환으로 인한 장애 수에서도 그러했음(지은이)

를 중단했다. 화학 불균형 이야기의 공식 사망일은 2011년 7월 11일《정신의학 타임스(Psychiatric Times)》의 명예 편집장 로널드 파이스가 '정신의학의 새로운 뇌와 마음의 연결고리 그리고 화학 불균형의 전설'이라는 제목의 글을 실었을 때라고 하겠다. 파이스는 사실 미국 정신의학이 이 아이디어를 홍보하지 않았다고 기록한다.

> 나는 쉽게 화를 내는 편이 아니다. 하지만 '정신과 의사들은 모든 정신질환이 화학 불균형 때문이라고 생각한다!'라는 말을 들을 때마다 변연계 활동이 현저하게 증가함을 경험했음을 고백한다. 지난 30년 동안 나는 장난으로 말하는 것 외에는 지식이 풍부하고 잘 훈련된 정신과 의사가 그런 터무니없는 주장을 하는 걸 들어보지 못했다. 반면 '화학 불균형'이라는 표현은 정신의학을 반대하는 사람들에 의해 많이 사용되어왔으며, 이들은 이 표현을 정신과 의사들의 잘못으로 돌리기도 한다. 그리고 일부 제약회사에서는 '화학 불균형'이라는 이미지를 적극적으로 홍보해왔으며, 이는 종종 환자들의 이해를 저해하는 결과를 초래하기도 한다. 사실 '화학 불균형'이라는 개념은 일종의 근거없는 풍문일 뿐, 정통한 정신과 의사들이 진지하게 주장하는 이론은 아니었다.[7]

"터무니없는, 근거없는 풍문…" 이는 모든 사건에서 손 떼기를 열망하는 전문가들의 말들이다.

동시에 지난 몇 년 동안 소수의 연구자들은 약물이 화학 불균형을 해결하기보다는 어떻게 '원래의 의도와는 반대의' 보상 적응을 유도하는지에 대한 글을 써왔다. 2014년 코크란 연합(Cochrane Collaboration)의 공동 창업자인 피터 괴체는 '정신의학 길을 잃다'라는 제목의 블로그 게시물에서 이에 대해 설명했다.

> 우울증 환자는 세로토닌이 부족하고 조현병 환자는 도파민이 너무 많다는 이론은 오랫동안 반박되어왔다. 진실은 정반대다. 애초에 화학 불균형은 없었다.

하지만 정신질환을 약으로 치료하면 화학 불균형이 생긴다.[8]

이 표현은 이 책의 5장 '화학 불균형에 대한 추적'에 제시된 정보의 간결한 요약본이다.

## 주류가 된 이단 사상 A Heretical Idea Goes Mainstream

2010년에는 항정신병약물이 조현병 및 기타 정신병적 질환을 진단받은 사람들의 장기간에 걸친 회복을 방해한다는 생각이 이단으로 여겨졌다. 항정신병약물을 필수 치료제로 여겼기에 우리 사회는 환자가 항정신병약물 복용을 원치 않을 때 자기 질병에 대한 '병식(insight)'이 부족하기 때문이라고 이해하게 되었다(따라서 강제로 약을 복용하도록 명령하는 경우도 많았음).

오늘날 약물이 장기 회복률을 저해한다는 근거가 설득력을 얻으면서 주류 정신의학 학술지도 정신과 약물의 사용을 재검토해야 한다고 촉구하는 사설을 게재한다.

### ▎ 뇌 용적 Brain Volumes

낸시 안드레센은 2008년 《뉴욕타임스》와의 인터뷰에서 항정신병약물이 '전전두엽 피질을 서서히 위축시킨다'고 인정했지만, 당시에는 그 결론을 연구 논문으로 발표하지 않았다. 2011년 그녀는 이 놀라운 발견을 과학 문헌에 발표했다. 《일반정신의학회지(Archives of General Psychiatry)》에 실린 논문에서 기존의 정형 항정신병약물, 새로운 비정형 항정신병약물, 그리고 클로자핀의 장기 복용이 모두 '작아진 뇌 조직 용적과 연관된다.'고 보고했다.

그녀는 이러한 뇌 수축이 약물 복용량과 관련되며, 약물을 더 많이 복용할수록 '회색질(grey matter) 부피가 더 작아지는' 연관성이 더 큼을 발견했다.

백색질(white matter) 부피의 감소는 또한 '항정신병약물 치료를 더 많이 받은 환자들 사이에서 가장 분명하게 나타났다.'고 한다. 정신질환 중증도와 약물 남용은 뇌 용적에 '미미한 영향이 있거나 전혀 영향을 미치지 않았다.'고 그녀는 결론지었다.[9]

안드레센의 다양한 보고서를 종합하면 의인성 과정의 작용이 드러난다. 항정신병약물은 뇌의 도파민 활동을 차단하여 뇌 수축을 초래한다. 이는 다시 음성증상 및 인지 장애의 악화와 관련된다. 이후 여러 다른 연구자들이 항정신병약물의 사용과 뇌 용적을 조사한 연구 문헌을 샅샅이 뒤져 항정신병약물이 이러한 의인성 효과를 일으킨다는 근거를 추가했다.

2012년 유럽의 한 연구진은 정신증 첫 삽화 치료 중인 환자를 대상으로 한 뇌 영상 연구 43개를 검토한 결과, 회색질 부피의 손실이 약물 복용 환자에서 훨씬 더 심각했다.[10] 연구자들은 약물이 '전두엽 대뇌 혈류'를 감소시키며 이것이 '뇌 조직 부피 감소의 근본 기전일 가능성'을 언급했다. 다음으로 2013년 중국 연구자들은 초발 조현병에 대한 6주간의 항정신병약물 치료 후 전두엽의 백색질이 '급격히 감소'함을 발견했다.[11]

마지막으로 2014년 독일 연구자들은 문헌을 철저히 검토한 결과 '전두엽의 회색질 및 백색질 부피 변화에 대한 근거가 존재하며, 이는 질병의 심각성만으로는 설명하기 어렵고 항정신병약물의 장기 효과 징후일 가능성이 매우 높다.'고 결론지었다. 독일 과학자들은 항정신병약물의 사용을 재검토해야 한다고 조언했다.

항정신병약물의 뇌 구조 변화에 대한 기여도가 누적 복용량에 따라 달라지고 신경인지, 부정적 및 긍정적 증상, 심리사회 기능에 악영향을 미칠 가능성을 고려할 때 항정신병약물의 장기 치료 가이드라인은 재검토되어야 한다. …항정신병약물을 최소화하거나 선택적으로만 투여하는 치료 접근법이 점점 더 중요해진다.[12]

이는 장기간의 효과로 이해되지만, 중국 연구에서 보듯이 약물 사용 첫
해에 뇌 수축이 다소 빠르게 일어나기 시작한다.

## ▌ 해로우가 업데이트한 자신의 연구 Harrow Updates His Findings

2007년 마틴 해로우가 조현병 환자의 15년 결과에 대한 보고서를 발표했
을 때, 그는 약을 복용하지 않은 환자들의 더 나은 결과가 항정신병약물을
피했기 때문이라고 생각하지 않았다. 대신 그는 연구 시작 시 예후가 좋았
던 환자들이 약을 끊을 가능성이 더 컸으며, 이것이 약을 복용하지 않은 집
단이 더 나은 장기간 결과를 보인 이유를 설명한다고 보고했다.

약을 끊을 가능성이 더 높은 이들이 더 좋은 내적 자기 감각을 가진 사람
들이라는 그의 설명에 대해 내가 언급하기도 했지만, 나는 항상 그 자신의
데이터에 의해 이것이 거짓임이 입증된다고 생각했다. 예후가 좋은 조현병,
예후가 나쁜 조현병, 경증 정신병적 장애 등 모든 환자 하위집단에서 약을
끊은 사람들이 더 나은 결과를 보였으며, 무엇보다도 항정신병약물을 끊은
조현병 환자가 약을 계속 복용한 경증 정신병적 장애 환자보다 더 나은 결
과를 보였다. 해로우는 2010년부터 쓴 일련의 논문에서 이러한 내용이 사
실이라고 언급했으며, 약물을 복용한 환자와 복용하지 않은 환자의 뚜렷한
결과 차이를 더욱 구체화하는 새로운 데이터도 보고했다. 그는 또한 실제
로 약물이 결과 차이의 원인인지에 대한 의문을 직접 제기했다.

2012년에 해로우는 환자들의 20년 결과를 보고했다.[13] 이번에는 조현
정동장애와 조현병 진단을 받은 사람들을 단일 '조현병 스펙트럼' 범주로
분류했다. 4.5년의 추적 관찰 결과, 항정신병약물을 중단한 환자들은 정
신병적 증상이 덜하고 불안감이 적었으며 재발률도 낮았다. 또한 인지기
능이 개선되었고 '회복 기간의 지속'을 누릴 가능성이 훨씬 더 높았다. 이러
한 전반적 결과의 극적 차이는 20년 연구의 나머지 후속 평가에서도 계속
되었다.

이 논문에서 해로우는 2년차 말에 항정신병약물을 중단하고 다시는 약을 복용하지 않은 환자들의 기능적 결과를 2년차 말에 항정신병약물을 복용하고 연구 기간 내내 복용한 환자들의 결과와도 비교했다. 첫 번째 집단은 조현병 환자에게 가장 좋다고 알려진 것과는 반대로 지속적으로 순응도가 좋지 않은 반면, 두 번째 집단은 의사의 지시에 순응도가 좋았다.

두 집단 사이 차이는 놀라웠다. 항정신병약물을 복용하지 않은 집단의 87%는 지속하는 회복 기간을 **두 번 이상** 보인 반면, 약물을 잘 복용한 환자 중 17%만이 지속하는 회복 기간을 **단 한 번** 보였다. 이 연구에서 회복 상태로 인정받으려면 환자가 50% 이상 시간을 일해야 했지만, 약물을 복용한 환자 중 이 기준을 충족할 만큼 충분히 오래 일한 이는 안 나타났다. 이 논문의 결론에서 해로우는 다음과 같은 질문을 던진다. "항정신병약물로 장기간 치료하는 것은 바람직하지 않은 방법인가?"

다음으로 2013년《조현병학회지(Schizophrenia Bulletin)》에 실린 논문에서 해로우는 자신의 질문에 답을 찾고자 했다.[14] 그는 먼저 2007년 논문을 다시 검토했다. 예후가 좋은 범주의 환자가 예후가 나쁜 환자보다 약물을 중단할 가능성이 더 높은 것은 사실이지만, 그는 각 환자 하위집단 내에서 약물을 중단한 그룹이 더 나은 결과를 보인 점에 다시 한번 주목했다. 또한 그는 기존의 재발 연구에서는 약물을 중단한 환자의 재발률이 더 높았지만, 본인 연구에서는 그 반대의 결과가 나왔다고 언급했다. 일단 환자들이 안정적으로 약물을 중단하면, 약물을 복용한 환자들보다 재발률이 훨씬 낮았다. 이러한 역설을 설명하기 위해 해로우는 항정신병약물이 D2 수용체의 밀도를 증가시킨다는 연구 결과에 주목했다. 이것이 사람들이 약을 끊을 때 너무 자주 재발하는 이유이겠다고 그는 기록했다.

정신의학에서 약의 장기간 사용을 정당화하기 위해 기대는 증거였던 높은 재발률은 적어도 부분적으로는 '질병'의 재발이 아니라 약물 금단 효과였다. 동시에 그의 연구에서 약물치료를 받은 많은 환자들이 정신병적 상태를 유지했다는 사실은 D2 수용체의 증가가 사람을 정신증에 생물학적으로 더 취약하게 만들고 장기간에 걸쳐 지연성 정신증으로 이어질 가능성 갖는다는 생각과 일치했다. "의학적 치료법 중에서도 항정신병약물의 명백한 효능이 시간이 지남에 따라 감소하거나 효력 부재이거나 해롭기도 하다는 것은 참으로 독특한 현상이다." 해로우는 결론을 내렸다. "비슷한 장기 효과를 보이는 다른 약물에 대한 많은 예가 존재하며, 이는 신체가 생물학적으로 약물에 대해 재조정될 때 종종 발생한다."

해로우는 논문을 계속 발표할 때마다 항정신병약물의 장점에 대한 의문을 제기하는 데 한 걸음씩 더 나아갔다. 마침내 2014년 논문에서 그는 항정신병약물이 장기간에 걸쳐 정신증 증상을 감소시키는지에 대한 의문을 집중적으로 제기했다. 이것이 약물이 제공해야 할 혜택이며, 약물이 그리하지 않는다면 이 약들의 이익 측면은 장부상에 아무것도 남지 않는다. 해로우는 20년 동안 '항상 항정신병약물을 복용한' 환자의 72%가 지속 정신병적 상태(예를 들어, 추적 평가에서 4회 이상의 정신병적 상태)였다고 보고했다. 항정신병약물을 '가끔' 복용한 환자의 46%가 이 범주에 속했으며, 2년차 이후 항정신병약물을 전혀 사용하지 않은 환자는 7%에 불과했다.[15]

이는 항정신병약물이 장기간에 사람들을 더 정신병적으로 만드는 생물학적 변화를 유도한다는 가설을 강력하게 뒷받침하는 데이터였다. 항정신병약물은 장기적으로 치료해야 할 바로 그 증상을 악화시키는 것으로 보인다.


## ▌다른 임상 연구들 Other Clinical Studies


해로우의 데이터가 설득력을 가진 듯 보이지만, 그의 연구는 무작위 연구가 아닌 자연관찰 연구(naturalistic study)였으며, 항정신병약물에 대한 기존 믿음을 옹호하는 사람들은 그 사실을 자주 지적했다. 자연관찰 연구에서는 연구자가 모든 환자의 결과 데이터를 수집할 뿐이며, 약을 끊기로 선택한 환자는 연구 시작 시의 증상 중증도 등 몇몇 측면에서 약을 지속하기로 선택한 환자와 차이를 갖는다.

해로우 자신도 처음에 자신의 15년 연구 결과에 대해 이런 식으로 설명했다. 20년간의 데이터를 보고한 후에야 그는 이런 설명에서 한발 물러섰다. 그러나 기존 통념을 옹호하는 사람들에게는 환자를 무작위로 다른 치료법에 배정하는 연구가 절대표준(gold standard)이며, 해당 분야의 그러한 연구가 나오기 전까지는 해로우의 연구가 무시되었다.

2013년 네덜란드 연구자 렉스 분더링크가 그 공백을 메웠다. 그의 무작위 연구에서는 항정신병약물을 복용한 후 안정된 정신증 환자를 대상으로 약물을 계속 유지하거나 복용을 중단 또는 매우 낮은 용량으로 감량했다. 2년 차에는 약물 중단/저용량 집단이 더 높은 재발률(중단/저용량 집단 43%, 유지 집단 21%)을 보였지만, 7년 차에는 재발률이 약간 낮아졌다(중단/저용량 집단 62%, 유지 집단 69%). 더 중요한 사실은 7년 차에 중단/저용량 집단의 회복률이 훨씬 더 높았다는 점이다(중단/저용량 집단 40%, 유지 집단 18%). 이 높은 회복률은 중단/저용량 집단이 훨씬 더 나은 기능적 결과를 보였기 때문이다.[16]

분더링크는 연구를 통해 두 가지 결론을 도출했다. 첫 번째는 항정신병약물이 '각성도, 호기심, 욕동(drive), 활동 수준과 같은 중요한 정신 기능과 실행 기능 능력을 어느 정도 손상 가능하다.'는 것이다. 두 번째는 정신과 연구자들이 그동안 약물 중단 연구 수행에서 장기간의 효능 측정에 초점을 두느라 더 큰 그림을 놓쳤다는 것이다.

이 연구 결과는 다음과 같은 결론으로 이어진다. 조현병 치료 전략 임상시험은 회복 또는 기능적 관해율을 주요 결과로 포함해야 하며 2년 이상, 심지어 최대 7년 이상의 장기간 추적 관찰도 포함해야 한다. 본 연구에서 높은 재발률과 같은 단기간의 단점을 장기적으로 평준화하였고, 기능 호전처럼 단기 평가에서는 분명하지 않던 이점을 장기간의 관찰에서 찾아냈다.

2013년에 호주 연구진은 매우 흥미로운 연구 결과를 발표하기도 했다. 이 연구에서는 조현병 첫 발병 후 항정신병약물을 복용하며 안정기에 접어든 환자를 통상 치료군 혹은 약물 순응도를 높이기 위해 고안된 프로그램에 무작위로 배정했다. 연구진은 복약 순응도를 높이면 더 나은 결과를 얻으리라는 가설을 세웠다. 그러나 이 프로그램은 환자가 항정신병약물을 계속 복용하게 하는 목표를 달성했지만, 순응도 증가는 '심리사회적 기능의 감소 및 음성증상의 증가'와 유관했다.[17] 이 연구에서도 항정신병약물 사용의 증가는 기능 결과 악화와 관련성 가졌다.

## ▌ 항정신병약물 재검토의 필요성 A Need to Rethink Antipsychotics

이 모든 문헌들이 모이면 결국 설득력 갖는 이야기를 전달한다. 항정신병약물은 정신증에 대한 생물학적 취약성을 높이는 뇌의 변화를 유도하고, 약물은 또한 뇌의 용적을 감소시키며, 이러한 위축은 음성증상과 기능장애의 증가 및 인지기능의 악화와 관련된다. 이러한 사실을 고려할 때 해로우, 분더링크, 호주의 연구진의 보고는 합당하다. 연구에 따르면 일부 조현병 환자에게는 약물이 필요하다고 하겠지만, 그럼에도 불구하고 문헌은 전체적으로 장기간의 결과를 악화시키는 약물에 대해 이야기한다. 어느 순간 쌓인 근거들은 저항 못 할 정도가 된다.

2012년《영국정신의학회지(British journal of Psychiatry)》는 '정신약물학 혁명의 종말'이라는 제목의 피터 타이러의 사설을 통해 정신의학계가 항정신병약물 사용에 대해 재검토해야 할 때가 왔다고 인정했다.

항정신병약물이 항상 정신증 환자의 우선 치료법이어야 한다는 가정을 재평가할 때다. 이것은 먼 오지의 거친 외침이 아니라 영향력 갖는 연구자들의 의견이다. …항정신병약물의 부작용에 대한 근거는 충분하다. 자세히 들여다볼 필요도 못 찾겠다.[18]

이듬해 분더링크가 연구 결과를 발표한 후《미국의학협회지 정신의학

(JAMA Psychiatry)》은 패트릭 맥고리의 '적은 것이 더 낫다(Less Is More)'는 제목의 사설을 통해 정신의학계가 방법을 바꿔야 한다고 주장했다.

> 보다 개인화하거나 계층화한 의료로 바뀌어 가기 위해서는 먼저 심층적인 심리사회적 개입만으로 초발 정신증에서 회복 가능한 극소수의 환자를 파악해야 한다. 그 외 모든 환자에게는 어떤 약물을, 얼마나 오랫동안, 어느 정도의 최소 용량으로, 어떤 범위의 심층적인 심리사회적 개입이 필요한지 결정하여 이들이 회복하고, 건강을 유지하며, 만족스럽고 생산적인 삶을 누리도록 도와야 한다. 이러한 요소는 임상 정신의료의 실제 세계에서 거의 목표가 되지 못했지만 결국 해결해야 할 과제이다. 이제 우리는 해가 되는 진료(poor practice)에 대응할 더 강력한 근거를 갖추었기 때문이다.[19]

마지막 사설을 주의 깊게 분석해 보면, 맥고리는 오픈 다이얼로그 치료에 사용된 선택적 사용 프로토콜(selective-use protocol)이 큰 성공을 거뒀다고 하며 이를 추천한다. 《미국의학협회지 정신의학》은 3년 전 이 책의 초판에서 해결책으로 제시한 대안이 되는 약물 사용 모델을 받아들인다.

---

## 지연성 불쾌감이라 불리는 그것 They Call It Tardive Dysphoria

이 책에 STAR*D[2] 연구에 관해 기록할 때, 1년이 지난 후에도 여전히 양

---

2. 'STAR*D'는 Sequenced Treatment Alternatives to Relieve Depression(우울증 완화를 위한 순차적 치료 대안)의 약어로 국립정신건강연구소(National Institute of Mental Health, NIMH)가 자금을 지원한 우울증 치료에 대한 공동 연구임. 본 연구는 항우울제 같은 초기 개입에 반응하지 않는 사람들에게 효과적인 치료 순서 찾기를 목표로 함. 최소한의 배제 기준을 사용하고 환자의 선호를 통합하며 치료를 맹검하지 않는 특성을 가지며 실제 임상 상황에 좀 더 쉽게 일반화하려 함. STAR*D는 네 가지 치료 수준을 제시하며 각 단계에서 지정된 여러 주간 동안 관해 또는 반응을 달성하지 못한 경우 다음 치료 수준으로 넘어가도록 설계됨. 원래의 포함 및 제외 기준에 의하면 전체 피험자의 3%만이 관해 상태에서 탈락없이 끝까지 연구에 참여했다는 비판을 받음(옮긴이)

호한 상태를 유지하는 우울증 환자 비율을 명확하게 알려주는 보고서를 찾기 어려웠다. 여러 출판된 논문의 정보를 바탕으로 나는 연구 참여 환자 중 20% 미만이 1년 추적 관찰 기간에 관해되어 잘 지냈을 것으로 추정했다. 미국 국립정신건강연구소(National Instutute of Mental Health, NIMH)의 지원을 받은 이 연구는 '실제' 임상 환자를 대상으로 실시한 최대 규모의 항우울제 임상시험으로 선전되며, 따라서 최종 결과인 1년 관해율은 상당히 중요한 의미를 가진다. 실제 관해율은 내가 추정한 것보다 훨씬 낮은 것으로 드러났다.

심리학자 에드 피갓은 발표된 데이터를 주의 깊게 살펴본 끝에 STAR*D 보고서 중 하나에 발표된 이해하기 어려운 그림을 알아보았다. 연구에 참여한 우울증 환자 4,041명 중 단지 108명만이 관해되어 1년 동안 잘 지낸 것으로 나타났다.[20] 이는 3%의 관해율에 해당한다. 피갓이 연구 결과를 발표했을 때 STAR*D 연구자 중 한 명인 마우리지오 파바는 3%라는 수치가 맞다고 인정했다. 《메드스케이프 의학 뉴스(Medscape Medical News)》는 이 결과가 '항우울제의 장기간 효능이 부족함을 보여준다.'고 지적한다.[21]

실제로 이 결과는 항우울제인 선택적세로토닌재흡수억제제(selective serotonin reuptake inhibitor, SSRI)가 장기간에 걸쳐서는 우울 유발 약물일 가능성 가지며, 정신질환의 만성화를 증가시킨다는 개념을 뒷받침한다. 최근의 다른 연구 결과도 이러한 결론을 뒷받침한다.

- '미네소타 커뮤니티 메저먼트(MN Community Measurement)'는 미네소타의 건강 결과에 대한 데이터를 수집하는 비영리단체다. 2010년에 이 단체는 다음 내용을 발표한다. 2009년에 주요우울증 또는 기분부전증으로 치료받은 환자 23,887명 중 1,131명(4.5%)만이 12개월 지난 시점에 관해 상태임을 확인했다. 나머지 95%는 여전히 증상을 보였으며, 이는 이들이 만성 우울증에 걸렸다는 근거이다.[22]

- 네덜란드의 연구자들은 172명의 환자에 대해 우울증이 처음 관해된

후부터 2년 동안 추적 관찰한 결과, 이 기간에 항우울제를 지속해서 복용한 환자의 재발률은 60%, 간헐적으로 복용한 환자의 재발률은 64%, 항우울제를 전혀 복용하지 않은 환자의 재발률은 26%로 나타났다. 연구진은 항우울제 복용 환자의 재발률이 더 높은 것은 '지속되는 항우울제 치료의 효과는 초기의 즉각적인 효과와 반대일 가능성 갖는다는 견해와 일치한다. …그리고 신경생물학적 기전이 재발에 대한 취약성을 증가시키는 데 관여하겠다는 생각과 일치한다.'고 결론내렸다.[23]

● 캐나다 맥마스터 대학의 폴 앤드류스 조교수는 임상시험에서 항우울제 복용 중 관해에 도달한 환자는 위약 복용 중 관해에 도달한 환자에 비해 약을 중단한 지 3개월 후 재발할 가능성이 훨씬 더 높음을 확인했다. 46개의 연구의 메타분석 결과, 약물치료군의 재발률은 45%인 반면 위약군의 재발률은 25%에 그쳤다. 앤드류스는 연구 결과 논의에서 SSRI에 대한 반응으로 뇌가 자체 세로토닌 활동을 감소시켜 약물에 대한 '반대 내성(oppositional tolerance)'이 생긴다고 언급했다. 항우울제를 중단하면 약물에 대한 반응으로 발생했던 '반대 세력'이 '반대하지 않으며', 이로 인해 재발 위험이 증가할 가능성 갖는다고 그는 기록했다.[24]

● 비슷한 맥락에서 프랑스 연구자들은 35,000명 이상의 초발 환자를 대상으로 한 연구에서 환자의 항우울제 치료 기간이 길수록 항우울제 중단 후 재발률이 높아짐을 발견했다. 6개월 이상 항우울제에 노출된 환자는 1개월 미만 노출된 환자에 비해 재발 위험이 두 배 이상 증가했다.[25]

이러한 연구가 의학 문헌에 나타나자 지오바니 파바는 2011년 항우울제의 장기간 효과에 대한 이 문제를 재검토했다. 연구자들은 항우울제에 처음 노출되면 약물 중단 시 재발 위험이 높아진다고 보고하였고, 이는 약물의 존재에 대한 뇌의 보상 시도인 '반대 내성' 때문으로 추측했다.[3] 파바는 이 연구를 다음과 같이 요약한다. "6~9개월 이상 치료를 장기화하면 항우울제의 초기 즉각적 효과와 반대되는 과정이 나타난다. 이러한 약물로 인한 변화는 질병을 악성으로 만들고 치료에 반응하지 않는 경과로 진행시킬 위험성 갖는다."[26]

이 모든 연구자들은 반대 내성에 대한 글을 쓰면서 SSRI로 치료받은 우울증 환자의 장기간 결과가 좋지 않은 데 대한 생물학적 설명을 제공하려 했다. 2011년 미국의 정신과 의사 리프 엘-말라크는 '지연성 불쾌감 : 만성 우울증 유발에 대한 장기간 항우울제 사용의 역할'이라는 제목 논문에서 이 주제를 다뤘다. SSRI가 널리 사용되기 전인 1990년대 초에는 주요우울증 환자의 약 10~15%만이 '치료 저항성'을 보였다고 그는 지적한다. 15년 후, 연구자들은 약물치료를 받은 환자의 거의 40%가 만성 우울증 상태에 놓였다고 보고했다.[27]

엘-말라크는 환자가 처음에 SSRI에 좋은 반응을 보이더라도 결국 만성 우울증으로 이어지게 됨을 관찰했다. 항우울제를 지속 복용하는 환자의 최대 80%에서 증상이 재발하며, '초기 치료 반응이 사라지면' 재발한 환자를 항우울제로 계속 치료하려 노력해도 '반응이 좋지 않고 치료 저항성 우울증이 증가하는' 경우가 많다. 엘-말라크는 또한 불안 등의 다른 이유로 항우울제 치료를 받은 사람들도 종종 우울증에 걸리는데, 이는 항우울제가 장기간에 걸쳐 우울증을 유발하는 증거라고 지적했다. 관련 문헌 검토 후 그는 다음 가설을 제안한다.

SSRI라는 강력한 길항제(antagonists)[4]에 장기간 노출된 사람에게는 만성적 및

---

3. 이는 1996년 스티븐 하이먼이 설명한 보상 과정이며(원서 83~84쪽), 지오바니 파바도 항우울제에 관한 저술(원서 214~215쪽)에서 설명(_지은이)
4. SSRI는 시냅스전 세포로의 세로토닌 재흡수를 억제(길항)하여 시냅스(신경세포연접) 내에서 세로토닌의 농도를 높임으로 항우울 효과를 발휘하는 것으로 알려짐. 하지만 저자는 여러 근거를 들어 SSRI의 장기

치료 저항성 우울 상태가 발생한다고 알려졌다. 이러한 만성 우울 상태의 시작에는 시간이 걸리겠기에 지연성 불쾌감이라고 한다. 지연성 불쾌감은 처음에는 항우울제에 의해 잠시 완화되지만 결국 항우울제에 반응하지 않는 만성 불쾌감 상태로 나타난다. 세로토닌 계열 항우울제는 지연성 불쾌감 발생에 특히 중요할 것이다.

파바와 엘-말라크가 제기한 또 다른 가능성이 한 가지 더 존재했다. 두 사람 모두 SSRI를 장기간 복용하면 약물 중단 후에도 뇌가 정상 기능으로 못 돌아갈 위험성을 우려했다. 적어도 일부 사람들에게는 약물로 인한 변화가 영구적일 가능성 보인다. 엘-말라크는 자신의 논문을 결론지으며 모든 정신과 약물에 대한 블랙박스 경고로 여길 만한 글을 썼다. "지속되는 약물치료는 원래 약물이 일으킨 작용과 반대되는 과정을 유발 가능하다. 이는 질병의 악화로 이어지고 약물 중단 후에도 일정 기간 이어질 것이며 되돌리지 못하기도 한다."

## 정신자극제: 장기 이득 부재 Stimulants: No Long-Term Benefit

NIMH의 주의력결핍 과잉행동장애(attention-deficit/hyperactivity disorder, ADHD)에 대한 다중 치료(Multimodal Treatment of Attention Deficit Hyperactivity Disorder, MTA) 연구는 지금까지의 정신자극제 연구 중 가장 잘 수행된 장기간 연구로 여겨진다. 이 연구에 따르면 정신자극제는 장기간 모든 영역에서 아무런 이점을 제공하지 못했으며, 오히려 3년 및 6년 후 약물 복용 환자들의 결과가 더 나빠진 것으로 나타났다. 호주의 어린이와 캐나다 퀘벡

---

노출 시 역설적으로 지연성 불쾌감을 일으킬 수 있음을 지적함(옮긴이)

의 청소년을 대상으로 한 최근 연구에서도 같은 결과가 나왔다.

2009년에 서부 호주 보건부는 ADHD 어린이의 10년 결과를 연구한 바, 종료 시점에 약물을 복용한 청소년은 약물을 이용하지 않은 청소년보다 ADHD 증상이 좀 더 심하고 혈압이 높았으며 교사가 학교 성적이 좋지 않다고 판단할 가능성이 10배 더 높았다고 보고한다. 연구진은 정신자극제로를 치료하는 것이 어린이의 사회적 및 정서적 결과, 학교 성적 또는 증상 개선에 장기간 이득으로 이어지지 않는다는 결론을 내렸다.[28]

캐나다 보건 연구소는 캐나다 청소년 전국 종단 조사의 데이터를 기반으로 퀘백 연구에 자금을 지원했다. 1994년 캐나다 연구자들은 0세부터 11세까지 어린이 16,000명 이상을 대상으로 설문 조사한 후 2008년까지 2년마다 후속 평가를 실시하여 어린이 시기의 경과를 추적했다. 이 자료 모음은 어린이에게 ADHD 증상이 있는지 여부에 대한 정보를 제공했으며, 이 연구의 연구자들은 이러한 아동에게 정신자극제를 처방하는 것이 장기간에 걸쳐 더 나은 결과로 연결되는지 평가했다. 연구진이 발견한 결과는 다음과 같다.

약물 사용의 증가는 불행감의 증가 및 부모와의 관계 악화와 연관된다. 이러한 정서 및 사회적 영향은 여학생에게 집중된다. 여학생은 불안과 우울을 더 많이 경험하기도 한다. 또한 학년 유급과 수학 성적을 비롯한 교육 성과가 악화했다는 증거도 발견되었다. 장기간의 결과를 조사해 보면 약물 사용의 증가는 남학생들이 학교를 중퇴할 확률의 증가와 유관된다. 그리고 여학생들에게는 정서적 어려움 혹은 정신질환이 존재한다고 진단받을 확률의 증가가 다소 나타난다.[29]

1980년대부터 ADHD 청소년에게 정신자극제를 처방하기 시작했는데, 30년이 지난 오늘날 이 치료가 그들의 성장에 도움 된다는 연구 결과는 나오지 않았다. 2012년 《뉴욕타임스》에 실린 기고문에서 미네소타 대학교 어린이 발달 연구소의 심리학 교수 앨런 스루프는 지금까지의 최종 결론에 대해 다음과 같이 말한다.

"지금까지 주의력 결핍 치료제가 학업 성취도, 또래 관계, 행동 문제 등 우리가 개선되길 바라는 것들에 대한 장기간의 이점을 발견한 연구는 부재하다. 이 약물은 또한 성장 지연을 포함하여 심각한 부작용을 일으키기가 가능하다."[30]

마지막으로 2014년 스페인의 연구자들은 ADHD에 대한 정신자극제의 '장단기 효과에 관한 과학적 근거'에 대한 '철저한 검토'를 발표했다. 연구진은 결론 짓는다. "결과는 실망스러웠다. 약물을 소수의 경우에만 제한적으로 단기간 최후의 수단으로 사용하도록 임상 진료 지침(clinical practice guidelines, CPG)을 수정해야 한다."[31]

## 본서 발간 4년 후 Anatomy Four Years Later

2010년에 출간된 이 책은 도발적인 주장을 제시한다. 정신과 약물이 단기간에는 효과를 보이기가 가능하고 일부 사람들은 장기간 복용해도 잘 견디겠지만, 전반적으로 정신과 약물은 주요 정신질환의 장기간의 결과를 악화시키기도 한다. 약물을 복용하면 정신질환이 만성화하거나 새롭고 더 심각한 증상을 겪게 될 가능성이 높아진다.

과학의 시각에서 과거는 미래를 예측하는 데 도움이 된다. 50년 동안의 연구에서 약물이 장기간의 결과를 악화시킬 가능성이 이야기되었다면, 2010년 이후 발표될 연구들은 그 핵심 발견을 확증해야 한다. 업데이트된 연구는 '정신과 약물의 악영향 사례'라고 할 것들을 심화시킨다. 이러한 사실을 고려할 때, 이제 정신의학과 우리 사회는 정신과 약물 사용과 현재의 약물 기반 치료 패러다임을 근본적으로 재검토해야 할 이유를 그 어느 때보다 많이 갖게 되었다.

약어 정리

- **미국 국립정신건강연구소**(National Instutute of Mental Health, NIMH)
- **사회보장 장애연금**(Social Security Disability Insurance, SSDI)
- **생활보조금**(Supplemental Security Income, SSI)
- **선택적세로토닌재흡수억제제**(selective serotonin reuptake inhibitor, SSRI)
- **주의력결핍 과잉행동장애**(attention-deficit/hyperactivity disorder, ADHD)

# 감사의 말
## *ACKNOWLEDGMENTS*

이 책을 쓰기 시작하면서 나는 인터뷰할 '환자'를 찾는 데 도움받느라, 당한 '소비자' 집단의 리더들에게 연락했다. 여러 다른 진단을 받은 다양한 연령대의 사람들을 찾고 싶었고, 얼마 지나지 않아 자신의 이야기를 기꺼이 들려주고자 하는 100명 이상의 목록을 확보 가능했다. 인터뷰할 환자를 찾는 데 도움 주신 모든 분들과 본인 삶을 이야기해 주신 모든 분들께 깊은 감사를 드린다. 책에 언급된 분들 외에도 다음 분들께 감사 인사를 전하고 싶다. 그들은 카밀 산토로, 짐 라이, 사라 스턴버그, 모니카 카사니, 브렌다 베이비스, 로렌 테니, 셰릴 스티븐스, 엘런 리버시지, 하워드 트래트먼, 제니퍼 킨지, 캐서린 카시오, 샤우나 레이놀스, 매기 맥클러, 르네 라플럼, 차야 그로스버그, 라일 머피, 오릭스 코헨, 윌 홀, 에블린 카우프먼, 다이앤 드래곤, 멜리사 파커, 아만다 그린, 니키 글래서, 스탠 캐버스, 신디 보토, 에바 데크, 데니스 웻셀, 다이아나 페트라코스, 버트 코프먼, 재니스 소렌슨, 조 카슨, 리치 윙켈, 팻 리서, 수잔 호프먼, 레스 쿡, 아미 필로, 벤자민 바셋, 앤티 세팔라, 크리스 라브루시아노, 커밋 콜, 데이비드 오크스, 다비 페니, 그리고 마이클 길버트이다.

내가 인터뷰한 모든 이들은 진정 친절하게 자신의 시간을 내주었다. 시러큐스에서는 그웬 오츠, 션 오츠, 제이슨 스미스, 켈리 스미스가 나를 자기들 집으로 초대해주었다. 캘리포니아에서는 토니 스탠튼이 세네카 센터의 관리자, 직원, 어린이들과 이틀 동안의 인터뷰를 하도록 도와주었다. 이 프로젝트 내내 데이비드 힐리는 내 질문에 답해 주었고, 북부 웨일즈에서 그를 인터뷰했을 때 그와 그의 아내 헬렌은 친절한 호스트로서의 면모를 보여주었다. 핀란드의 오픈 다이얼로그 치료 설계자들은 나와 함께 한 주간을 보냈다. 핀란드 여행을 가능하게 해준 이료 알라넨, 야코 세이쿨라, 비르기타 알라카레, 그리고 토르니오에서 멋진 저녁 대화를 함께 나눈 타피오 살로와 그의 가족에게도 큰 신세를 졌다.

   이 책 작업을 하는 동안 나는 친구와 가족의 도움을 자주 받았다. 차장호 교수 덕분에 매사추세츠 종합병원에서 열린 뇌단면 세미나에 참석하였다. 하버드 공중보건대학원 부교수인 매트 밀러는 의학적 치료법을 어떻게 평가할지를 생각하는 귀중한 판단 기준을 주었다. 내 옆 사무실 '이웃'인 신시아 프롤리는 이 책의 품격을 높이는 많은 도표를 그려주었다. 그리고 필자 인생의 오르내림에 대해 정기적으로 대화를 나누어준 조 레이든, 위니 유, 크리스 링월드에게도 감사드린다.

   이것은 나의 네 번째 책이다. 처음 구상하는 순간부터 출간일까지 책을 쓰는 것은 공동의 작업임을 그 어느 때보다 확신하게 된다. 나의 에이전트인 테레사 박은 제안서를 구체화하는 데 도움을 주었고 프로젝트를 진행하는 동안 소중한 지침을 주었다. 편집자 션 데스몬드는 책의 범위와 서사를 넓히도록 해주었고, 원고를 편집할 때가 되자 무수한 방법으로 원고를 개선해주었다. 모든 작가가 테레사 박 같은 든든한 에이전트와 션 데스몬드처럼 유능한 편집자와 함께할 행운을 누리기 바란다. 또한 능숙한 카피 편집을 해준 릭 윌렛, 눈길을 사로잡는 표지를 만들어준 로라 더피, 밋진 레이아웃을 만들어준 김송희, 부지런히 프로젝트를 관리해 준 스테파니 챈, 그리고 이 책에 자신들의 재능을 보내준 크라운 출판사의 다른 많은 직원들에게도 빚을 졌다. 마지막으로 이 책《약이 병이 되는 시대_어떤 유행병의 해부》가 말하는 역사가 알려질 가치를 갖는다고 신뢰해준 티나 콘스터블에게도 깊은 감사를 표한다.

# 나의 정신과 약물 연대기

|

정신건강의학과 의사 장창현

**"나이 들수록 삶은 관점임을 깨닫게 돼"** _켄드릭 라마(미국의 래퍼)_

바야흐로 정신건강 위기의 시대다. 세계보건기구 통계에 따르면 2019년 기준으로 전 세계인의 8명 중 1명은 정신질환에 노출되어 있다. 대략 9억 7천만 명가량이다. 마음의 어려움으로 고통 겪는 이들이 적지 않다. 하지만 이마저도 코로나19 팬데믹 이전의 수치이다. 코로나19 팬데믹 이후에는 주요우울장애와 불안장애 환자 수가 세계적으로 각각 28%, 26% 증가한 것으로 나타났다. 코로타19 전파 초기 코로나 감염과 사망 사례 확산으로 인한 두려움, 상황의 지속으로 인한 피로감, 사회적 격리로 인한 스트레스, 취업난과 가난 같은 경제적 곤란, 코로나19 중심으로의 보건자원 재배치 등이 정신질환 이환율의 증가에 영향을 미쳤다. 우리나라도 이 흐름은 마찬가지다. 건강보험심사평가원 분석에 따르면 2017년에 비해 2021년에 우울증과 불안장애 상병으로 진료를 받은 환자의 수가 각각 35.1% 증가한 93만 3천여 명, 32.3% 증가한 86만 5천여 명이었다. 수면장애 상병으로 진료를 받은 환자의 수도 2017년에 비해 2021년에 30% 증가한 109만 7천여 명에 이른다.

심리적 어려움이 확대되어가는 이 때에 정신과 진료는 제 기능을 다 하고 있을까? 어떠한 방향성을 가지는 것이 정신질환을 가진 이들을 돕는 데 진정 도움이 될까? 정신질환에 노출된 당사자를 돕는 정신의료는 두 가지의 모양을 갖는다. 하나는 정신치료, 다른 하나는 약물치료이다. 이 책은 정신의료의 절반인 약물치료에 대해 비판적인 관점을 갖는다. 내과학에서 각 세균에 대한 항생제(antibiotics)를 개발하듯이 정신의학에서는 각 정신질환의 분류를 만들고 각각에 대한 치료제인 항정신질환제(anti-'mental disorder' drugs)를 개발해냈다. 정신질환의 타파를 바라며 약물들을 개발했지만 바람과는 달리 정신질환 유병률은 증가했다. 2019년 세계보건기구 조사에 의하면 세계적으로 질병으로 인해 발생한 장애를 가지고 살아가야 하는 장애생활년수(Years lived with disability, YLD)의 상위 두 번째는 우울증이고 여섯 번째는 불안장애이다. 저자인 로버트 휘태커는 정신질환으로 인한 장애율 증가의 원인으로 정신과 약을 지목하고 사례와 연구 결과를 근거로 제시한다.

사실 정신과 의사로서 휘태커의 주장에 100% 동의하긴 어렵다. 정신질환의 병인론은 통상 생물심리사회적 모델(biopsychosocial model)을 따른다. 뇌를 비롯한 신체의 취약성과 개인 심리 역량의 차이, 한 사람이 처한 사회적 상황이 정신질환의 원인이 된다. 앞서 서술했지만 코로나19 팬데믹 이후 정신질환의 증가에는 사회경제적 영향이 상당 부분을 차지한다. 정신과 약의 역기능적인 작동 하나만으로 정신질환으로 인한 장애의 증가를 설명하기엔 부족하다. 항우울제를 사용했을 때 우울증의 생화학적 취약성 증가를 통해 질병의 경과를 악화시키고 치료 저항성을 띤다는 파바의 연구 결과 인용도 당혹스럽다. 정신과 약이 정신질환에 대한 치료 효과를 보인다는 연구는 압도적으로 많다. 본문에 인용된 파바의 주장은 너그럽게 생각해도 가능성이 있을 수 있는 소수 의견 정도로 생각하는 것이 합당하지 않나 싶다.

나는 운이 좋게도 정신과 의사가 되기 전부터 정신과 약의 효험을 경험했다. 초년 의사 시절 공중보건의사로 보건지소에서 근무를 했다. 산간지역의 마을 주치의 역할을 한 셈인데 세상 어느 곳에나 그렇듯 정신질환으로 고통을 겪는 분들을 만날 수 있었다. 시골에는 정신과 병의원이 가까이 있지 못했다. 정말 아픈 분들은 집 밖을 못 나온다. 밤마다 남의 집 농작물 서리를 하고 정신이 온전치 못하다는 할머니가 있다고 하여 방문진료를 나갔다. 치매일까? 조현병일까? 의과대학 학생 시절 임상 영역 중에 유일하게 관심 있던 과목이 정신과였다. 나름 공부를 열심히 한 덕분에 조현병의 진단 기준을 외우고 있었다. 지리멸렬한 말과 행동이 두드러졌다. 젊어서부터 온전한 기능을 유지 못 하시고 친척의 돌봄을 받아 힘겹게 살아오셨다고 하였다. 조현병으로 진단을 내렸다.

문제는 약을 구하는 것이었다. 의약분업 예외 지역인 시골 보건지소에서는 환자분들께 쓸 약을 보건지소장 재량으로 직접 구입해서 쓴다. 항정신병약물은 도매 품목에 있지도 않았다. 고민하던 어느 날 메이저 제약회사 판촉 직원이 홍보를 위해 진료실을 찾아왔다. 도와드릴 수 있는 것이 있으면 적극적으로 돕겠다는 말에 나는 덜컥 항정신병약물 리스페리돈의 샘플약을 구할 수 있는지 물었다. 고맙게도 며칠 후 그 직원은 2mg의 리스페리돈 정제가 들은 여러 팩의 약통을 가지고 왔다. 정신과 전공의로 근무하던 동기에게 자문을 구해가며 약을 작게 쪼갠 낮은 용량(0.5mg)으로 시작해서 2mg까지 서서히 올렸다. 약을 유지하고 계절이 두 번 정도 바뀌었다. 처음에 눈맞춤도 안 되던 할머니가 마을 회관에서 사람들 속에서 비교적 안정적인 모습으로 계셨다. 나와 눈을 맞추고 미소를 짓기도 하셨다. 몇 개월 후 나는 근무지가 바뀌었고 할머니가 어떻게 되셨는지 이제는 알 길이 없다. 하지만 그 시간을 통해 정신과 의사가 되기도 전에 적절한 정신과 약의 사용은 환자의 삶을 바꿀 수 있음을 깨닫게 되었다.

하지만 다른 한 편 휘태커가 기록한 정신질환 당사자들의 이야기들처럼 정신과 의사가 된 후에는 의외의 상황들을 접하게 된다. 정신과 전공의 시절에는 담당 교수님과 상의하여 환자의 증상을 보아가며 정신과 약을 사용한다. 주로 급성기 증상이 심한 상태로 입원하여 치료받는 환자 분들이 대부분이다. 환자 분들의 판단력이 온전치 못한 경우가 적지 않다. 그러다보니 그들과 약에 대해 상의할 생각은 별로 하지 못한다. 물론 약이 환자 분들의 정신 증상에 안정을 가져다주기도 했다. 하지만 소화불량, 변비, 입마름, 근육 뒤틀림, 섬망, 보행의 불안정으로 인한 낙상과 같은 내 예상 밖의 어려움을 겪는 분들도 상당수 보게 되었다. 정신과 약에서 흔히 경험할 수 있는 항콜린 부작용, 추체외로 부작용과 관련된 현상들이다. 수련 시절 스스로 복용하는 약을 중단하여 응급실에 강제로 끌려온 환자분을 만났다. 명문대를 졸업한 그 중년의 조현병 환자분은 나에게 소리쳤다. "선생님은 이 느낌 절대로 모르실 거예요!" 그렇다. 그 땐 그 말의 의미를 몰랐다.

우리의 바람과는 달리 정신과 약은 정밀타격무기가 아니다. 목표 증상만 없앨 수는 없다. 정신과 약이 신경전달물질의 불균형을 바로 잡는 역할만을 바라는 것은 우리의 바람이다. 의과대학생 초년 시절 약리학 첫 시간에 배우는 내용은 다음과 같다. 모든 약은 분자 단위로 약물 수용체와 결합하여 효현제 혹은 길항제로 작용한다. 그리고 약물은 특정 정신증상에만 관련한 한 두 수용체에만 작용하는 것이 아니라 전신에 있는 무수히 많은 수용체들에 작용한다. 항정신병약물은 환청과 망상을 줄이는 효과가 있지만 장기간 사용 시 인지 및 감정의 둔화, 욕구의 감소를 일으킬 수 있고 근육을 뻣뻣하게 하며 점막을 건조케 할 수 있으며 체중에 영향을 줄 수도 있다. SSRI 항우울제는 우울과 불안을 줄일 수 있지만 경조증 전환의 가능성이 있으며 소화불편과 성기능장애를 일으킬 수도 있다. 마찬가지로 체중과 근육에도 영향을 미친다. 뇌의 정신 증상과 관련한 수용체 외의 체내 다른 여러 수용체에도 약이 작용하기 때문이다.

약에 이상반응이 있기 때문에 약을 사용하지 말아야 할까? 그렇지는 않을 것이다. 약이 병이 되지 않으려면 모든 약에 있을 수 있는 효과와 부작용을 견주어 사용을 해야 한다. 여기에 도움이 되는 관점이 있다. 《약이 병이 되는 시대》는 정신의학에 관심을 둔 한 저널리스트의 문제제기다. 이 책이 미국 현지에 나온 지 9년 만에 여기에 대한 임상적 응답이 출간되었다. 바로 《비판정신의학》이다. 건강미디어협동조합에서도 2020년 10월에 번역본을 소개한 바 있다. 기존의 정신과 약에 대한 '질병중심모델'은 약이 뇌의 비정상 상태를 정상화 함을 돕는다고 여기며 질병 치료 수단으로서 약을 상정한다. 《비판정신의학》에서는 이러한 관점을 넘어서서 약은 정신과 신체를 특정 상태로 변화시킨다고 하는 '약물중심모델'을 대안으로 소개한다. 이를 토대로 판단하면 어떤 약물은 특정 사람들에게 그들이 바라는 정도의 효과를 나타내지만, 다른 어떤 약물은 오히려 몸과 마음에 불편함을 초래하기도 한다. 약물중심모델은 정신과 약물을 정신적인 어떠한 변화를 일으키는 정신활성제(psychoactive drugs)로 본다. 그렇기에 약을 처방하는 의사는 각각의 정신과 약물이 유발하는 상태의 종류와 약의 장단기 결과에 대한 정보를 알아야 하고, 환자가 약 복용을 통해 해악보다는 이득을 경험하도록 도울 수 있다.

약물중심관점에서 고려하기가 조금 더 수월한 약물은 벤조디아제핀 계열 항불안제이다. 벤조디아제핀은 다양한 적응증을 가진 오래된 약이다. 항불안 효과가 빠른 속도로 나타나는 장점이 있으나 장기간 사용 시 의존과 금단 증상, 인지기능의 저하를 일으킬 수 있다. 《도파민네이션》의 저자 애나 렘키는 2018년 2월 《뉴잉글랜드의학회지》에서 미국의 벤조디아제핀 사용 문제를 지적한다. 높은 처방률(2012년 당시 인구 100명당 37.6건의 벤조디아제핀 처방), 처방률의 증가(1996년부터 2013년 사이에 벤조디아제핀 처방 받은 성인 인구는 810만명에서 1,350만명으로 67% 증가), 남용 및 과다 복용으로 인한 사망률의 증가(1999년 1,135명에서 2015년 8,791명으로 증가)를 언급하며, 과잉 처방과 남용을 줄여야 한다고 말한다.[1]

한국에서도 식품의약품안전처가 2020년 8월에 발표한 〈의료용 마약류 안전사용을 위한 도우미〉에 의하면 2019년 4월부터 2020년 3월까지 1년 동안 '항불안제'는 국민 7.85명 중 1명 꼴인 660만명이 사용하였고, 이 중 12주 이상 장기 처방된 경우는 전체의 30%가 훌쩍 넘는다. 정신과 뿐만 아니라 다른 임상 과목 진료에서도 이 약들은 처방된다. 불안, 불면 뿐만 아

1. A. Lembke, J. Papac, K. Humphreys, "Our Other Prescription Drug Problem," *New England Journal of Medicine*, 378 (2018): 693-695

니라 어지러움, 소화불량, 비특이적 신체증상에 대해서도 처방된다. 정신과 교과서에는 벤조디아제핀을 활용한 약물치료를 시작할 때부터 남용 위험성 및 추정 사용기간에 대해 상의하고 적어도 한 달에 한 번은 약 지속 필요성에 대해 재평가해야 한다고 기술되어 있다. 과연 항불안제는 당뇨병 환자가 평생 먹는 당뇨약처럼 불안장애가 있다고 무작정 계속해서 이용해야 하는 치료제라고 할 수 있을까?

좀 더 솔직한 이야기를 해보려 한다. 정신과 의사인 나 또한 마음이 힘들때가 있었다. 정신과 전문의가 되고 난 뒤였다. 내가 맞는 길을 가고 있는것인가 하는 불안감이 엄습해왔다. 불안의 무게로 의욕이 떨어지고 우울감이 올라왔다. 내가 매일 처방했던 정신과 약 생각이 났다. 항불안제는 의존성 이슈로 인해서 사용하기가 겁이 났다. 항우울제 에스시탈로프람 소용량을 복용해보기 시작했다. 우울과 불안이 줄고 의욕이 생겨났다. 짜증도 줄었다. 용량을 줄이거나 복용하지 않을 때도 있었지만, 힘들고 지치면 다시약 생각이 나서 복용을 했다. 하지만 계속 사용하던 중에 체중이 늘기 시작하고 가끔 잠을 깊게 들지 못했으며 때로는 지나치게 들뜨는 부작용을 경험하기도 하였다. 그러던 중 《비판정신의학》을 번역했고 '처방종결' 단원을 흥미롭게 읽었다. 환자의 맥락과 삶의 목표를 고려하여 어떤 환자의 경우에는 약물의 감소 또는 중단이 필요할 때가 있다는 내용이 눈에 들어왔다. 감량 계획을 짜고 속도를 조절해가면서 약을 줄일 수 있다고 씌어 있었다. 감량 속도 조절을 위해 매일 최소 용량 복용에서 이틀에 1회, 1주일에 2회, 1주 1회 복용으로 차차 줄여갔다. 건강한 식이와 적절한 활동을 챙겨가며 성공적으로 항우울제를 중단할 수 있었다. 이후 좀 더 적극적으로 환자분들의 약을 줄이는 시도를 할 수 있었다.[2] 나의 약 감량 과정에는 받아들임

---

2. 물론 약을 줄이는 것만이 정답이라고 생각지는 않는다. 마음 힘듦의 크기와 정도에 따라 약이 꼭 필요한 경우도 있을 수 있기 때문이다. 하지만 모든 약은 부작용이 있을 수 있기에 적정 용량을 찾는 노력, 올바른 방향성의 약을 사용하려는 노력은 반드시 필요하다. 관련하여 《비판정신의학》에서는 '최소유효량'이라는 개념을 제시한다.

과 알아차림, 삶의 방향성 재점검, 가치 방향을 향한 매일의 한 걸음씩 챙김이 도움 되었다. 이러한 관점에 추진력을 더한 것은 수용-전념치료(acceptance and commitment therapy, ACT라고 줄여 쓰고 '액트'로 읽음)에 대한 공부였다.

영화 《오즈의 마법사》에는 미지의 세계로 날아와 가족과 헤어진 도로시, 뇌가 없어 자신의 지혜 없음을 한탄하는 허수아비, 마음을 잃고 일만 하다가 온몸에 녹이 슬어버린 양철 나무꾼, 겉모습과는 달리 겁쟁이 사자가 등장한다. 이들은 각각 가족들이 살고 있는 집, 지혜를 지닌 뇌, 따뜻한 심장, 강한 용기를 필요로 하며 만능의 마법사 오즈를 만나기 위해 함께 길을 떠난다. 여행길에 이들은 기대감에 부풀어 다음과 같이 노래 부른다. "마법사를 보러 가요. 위대한 오즈의 마법사를, 마법사 중의 마법사, 가장 뛰어난 마법사, 역사상 가장 대단한 마법사 오즈의 마법사, 왜냐면, 왜냐면, 왜냐하면…그의 위대한 업적 때문이지요." 그들은 소문으로 들은 그의 명성만으로 오즈의 마법사가 자신들의 결핍을 채워줄 것을 굳게 믿고 있다. 하지만 우여곡절 끝에 찾은 오즈의 마법사는 전능한 인물이 아니었다. 커튼 뒤에 숨어 두려움을 불러일으키는 환영을 조작하는 쇠약한 노인일 뿐이었다. 이들은 오즈의 마법사의 전지전능 없이도 소중한 것들을 찾는 여정을 통해 이미 자신들이 필요로 한 능력을 스스로 지니게 됨을 알게 된다.

회복을 향한 여정을 생각한다. 물론 정신증상의 완화를 위해 약이 도움이 될 때도 있다. 하지만 DSM에 정의된 정신질환들의 어느 하나도 속시원하게 생물학적인 원인을 밝히지 못했다. 그럼에도 불구하고 정신과 의사와 환자 모두 '정확한' 진단과 '올바른' 약 처방을 기대한다. 우리는 항정신병 약물이 망상과 환청을, 항우울제가 우울한 마음을, 항불안제가 불안을 완전히 없애줄 것처럼 생각하고 약을 복용한다. 하지만 그것들이 실현 가능한 과제일까? 마음의 증상을 박멸하는 것이 우리의 목표가 되어야 할까? 오히려 그렇게 하다가 삶의 활력을 잃게 되고 생각지 못한 또 다른 어려움을 겪는 건 아닐까? 적어도 마음은 고장 난 컴퓨터나 자동차를 고치듯이 부품 하나만 갈아끼면 고칠 수 있는 것은 아닐 것이다. 뇌과학이 발전할수록 뇌와 마음의 복잡성을 깨닫는다. 동시에 한 개인 안에서 몸과 마음의 연결됨과 개인과 개인 사이의 사회적 연결성과 상호 의존성에 대해 알게 된다.[3] 좋은 치료는 결국 환자 삶의 맥락 안에서 실효성 있는 도움이 (약과 정신치료 모두에서) 어떤 것인지 살피고 제공하여 그들이 활력을 되찾게 하는 것이다. 우리에게 절실한 것은 바로 '좋은 과학'이다.

　나의 두 번째 번역 작업을 마무리하며 감사한 분들을 떠올려본다. 아들이 하는 일들을 그저 든든히 바라봐주시고 응원해주시는 부모님께 먼저 감사드리고 싶다. 두 분의 지지는 내게 안전한 기반이 되었다. 스티븐 헤이즈 선생님, 야코 세이쿨라 선생님, 이하늬 작가님, 정희원 교수님, 조철래 선생님께서 함께 해주셔서 책이 더 빛나게 되었다. 국내외의 존경하는 분들께 추천사를 받을 수 있는 것은 참으로 큰 행운이다. 대한 맥락행동과학 연구회라는 소중한 공부모임에 참여하게 되어 '좋은 과학'을 만날 수 있었음을 빼놓을 수 없다. 돌이켜 볼 때 번역 구상부터 출간일까지 책을 번역하는 것 또한 공동의 작업임을 깊이 깨달았다. 편집 총괄 역할을 맡아주신 조원경 선생님의 추진력과 섬세함이 아니었으면 이 책은 세상과 만나지 못했을 것이다. 함께 검토해주신 김준정 편집자님과 황자혜 선생님께도 감사드린다. 문서 파일을 명시성이 높으면서도 예술적인 '책'으로 만들어주신 박재원 디자이너님께도 큰 빚을 졌다. 정말 구슬이 서말이어도 꿰어야 보배다. 묵묵하게 기다려주고 중요한 순간에 소중한 조언으로 곁을 지켜준 아내 나현진에게도 고마움을 전한다. 끝으로 '함께하는 약선택을 통한 회복 실천 운동'에 함께 해주시는 이들과 정신질환으로 고통받는 이 땅의 모든 분들께, 그리고 이 책 번역에 결정적 계기를 제공해주신, 맞는 정신과 약을 찾지 못해 어려움을 겪으시는 발달장애인 분들께 이 책을 바친다.

---

3. C. Gardner, A. Kleinman, "Medicine and the Mind – The Consequences of Psychiatry's Identity Crisis," *New England Journal of Medicine*, 381 (2019): 1697–1699

# [인용 문헌]

## 1장 현대판 역병

1. J. Bronowski, *The Ascent of Man* (New York: Little, Brown & Co., 1973), 153
2. IMS Health, "2007 top therapeutic classes by U.S. sales"
3. U.S. Department of Health and Human Services, *Mental Health: A Report of the Surgeon General* (1999), 3, 68, 78
4. E. Shorter, *A History of Psychiatry* (New York: John Wiley & Sons, 1997), 255
5. R. Friedman, "On the Horizon, Personalized Depression Drugs," *New York Times*, June 19, 2007
6. Boston Globe editorial, "When Kids Need Meds," June 22, 2007
7. Address by Carolyn Robinowitz, APA Annual Conference, Washington, D.C., May 4, 2008
8. C. Silverman, *The Epidemiology of Depression* (Baltinrore: Johns Hopkins Press, 1968), 139
9. Social Security Administration, annual statistical reports on the SSDI and SSI programs, 1987-2008. To calculate a total disability number for 1987 and 2007, I added the number of recipients under age sixty-five receiving an SSI payment that year and the number receiving an SSDI payment due to mental illness, and then I adjusted the total to reflect the fact that one in every six SSDI recipients also receives an SSI payment. Thus, mathematically speaking: SSI recipients+(.833xSSDI recipients)=total number of disabled mentally ill
10. Silverman, *The Epidemiology of Depression*, 139
11. The annual Social Security Administration reports don't provide data on the specific diagnoses of SSI and SSDI recipients disabled by mental illness. However, various researchers have reported that affective disorders now make up 37 percent (or more) of the disabled mentally ill. See, for instance, J. Cook, "Results of a multi-site clinical trials study of employment models for mental health consumers," available at: psych.uic.edu/EIDP/eidp-3-20-03.pdf[inactive]
12. U.S. Government Accountability Office, "Young adults with serious mental illness" (June 2008)
13. Social Security Administration, annual statistical reports on the SSI program, 1996-2008; and *Social Security Bulletin, Annual Statistical Supplement*, 1988-1992

## 2장 일화에서 비롯된 생각들

1. Adlai Stevenson, speech at University of Wisconsin, October 8, 1952. As cited by L. Frank, *Quotationary* (New York: Random House, 2001), 430

## 3장 유행병의 뿌리

1. J. Young, *The Medical Messiahs* (Princeton, NJ: Princeton University Press, 1967), 281
2. Chemical Heritage Foundation, "Paul Ehrlich, Pharmaceutical Achiever," accessed at chemheritage.org
3. P. de Kruif, *Dr. Ehrlich's Magic Bullet* (New York: Pocket Books, 1940), 387
4. L. Sutherland, *Magic Bullets* (Boston: Little, Brown and Company, 1956), 127
5. L. Garrett, *The Coming Plague* (New York: Penguin, 1995), 49
6. T. Mahoney, *The Merchants of Life* (New York: Harper & Brothers, 1959), 14
7. "Mind Is Mapped in Cure of Insane," *New York Times*, May 15, 1937
8. "Surgery Used on the Soul-Sick," *New York Times*, June 7, 1937
9. A. Deutsch, *The Shame of the States* (New York: Harcourt Brace, 1948), 41
10. E. Torrey, *The Invisible Plague* (New Brunswick, NJ: Rutgers University Press, 2001), 295
11. G. Grob, *The Mad Among Us* (Cambridge, MA: Harvard University Press, 1994), 189
12. "Need for Public Education on Psychiatry Is Stressed," *New York Times*, November 16, 1947

## 4장 정신의학의 마법 탄환

1. E. Valenstein, *Blaming the Brain* (New York: The Free Press, 1998), 38
2. J. Swazey, *Chlorpromazine in Psychiatry* (Cambridge, MA: MIT Press, 1974), 78
3. Ibid, 79
4. Ibid, 105
5. Ibid, 134-35
6. F. Ayd Jr., *Discoveries in Biological Psychiatry* (Philadelphia: Lippincott, 1970), 160
7. Symposium proceedings, *Chlorpromazine and Mental Health* (Philadelphia: Lea and Fabiger, 1955), 132
8. Ayd, *Discoveries in Biological Psychiatry*, 121
9. M. Smith, *Small Comfort* (New York: Praeger, 1985), 23
10. Ibid, 26
11. Ibid, 72
12. "TB and Hope," *Time*, March 3, 1952
13. Valenstein, *Blaming the Brain*, 38
14. "TB Drug Is Tried in Mental Cases," *New York Times*, April 7, 1957
15. M. Mintz, *The Therapeutic Nightmare* (Boston: Houghton Mifflin, 1965), 166
16. Ibid, 488
17. Ibid, 481
18. Ibid, 59, 62
19. T. Mahoney, *The Merchants of Life* (New York: Harper & Brothers, 1959), 4, 16
20. Mintz, *The Therapeutic Nightmare*, 83
21. Swazey, *Chlorpromazine in Psychiatry*, 190
22. "Wonder Drug of 1954?" *Time*, June 14, 1954
23. "Pills for the Mind," *Time*, March 7, 1955
24. "Wonder Drugs: New Cures for Mental Ills?" *U.S. News and World Report*, June 17, 1955
25. "Pills for the Mind," *Time*, March 7, 1955
26. "Don't-Give-a-Damn Pills," *Time*, February 27, 1956
27. Smith, *Small Comfort*, 67-69
28. "To Nirvana with Miltown," *Time*, July 7, 1958
29. "Wonder Drug of 1954?" *Time*, June 14, 1954
30. "TB Drug Is Tried in Mental Cases," *New York Times*, April 7, 1957
31. Smith, *Small Comfort*, 70
32. "Science Notes: Mental Drug Shows Promise," *New York Times*, April 7, 1957
33. "Drugs and Depression," *New York Times*, September 6, 1959
34. H. Himwich, "Psychopharmacologic drugs," *Science* 127 (1958): 59-72
35. Smith, *Small Comfort*, 110
36. Ibid, 104
37. The NIMH Psychopharmacology Service Center Collaborative Study Group, "Phenothiazine treatment in acute schizophrenia," *Archives of General Psychiatry* 10 (1964): 246-61
38. Valenstein, *Blaming the Brain*, 70-79. Also see David

Healy, *The Creation of Psychopharmacology* (Cambridge, MA: Harvard University Press, 2002), 106, 205-206

39. Schildkraut, "The catecholamine hypothesis of affective disorders," *American Journal of Psychiatry* 122 (1965): 509-22

40. Valenstein, *Blaming the Brain*, 82

41. A. Baumeister, "Historical development of the dopamine hypothesis of schizophrenia," *Journal of the History of the Neurosciences* 11 (2002): 265-77

42. Swazey, *Chlorpromazine in Psychiatry*, 4

43. Ibid, 8

44. Ayd, *Discoveries in Biological Psychiatry*, 215-16

45. Ibid, 127

46. Ibid, 195


## 5장 화학 불균형 추적

1. T. H. Huxley, *Critiques and Addresses* (London: Macmillan & Co., 1873), 229

2. E. Azmitia, "Awakening the sleeping giant," *Journal of Clinical Psychiatry* 52 (1991), suppl. 12: 4-16

3. M. Bowers, "Cerebrospinal fluid 5-hydroxyindoleacetic acid and homovanillic acid in psychiatric patients," *International Journal of Neuropharmacology* 8 (1969): 255-62

4. R. Papeschi, "Homovanillic and 5-hydroxyindoleacetic acid in cerebrospinal fluid of depressed patients," *Archives of General Psychiatry* 25 (1971): 354-58

5. M. Bowers, "Lumbar CSF 5-hydroxyindoleacetic acid and homovanillic acid in affective syndromes," *Journal of Nervous and Mental Disease* 158 (1974): 325-30

6. D. L. Davies, "Reserpine in the treatment of anxious and depressedpatients," *Lancet* 2 (1955): 117-20

7. J. Mendels, "Brain biogenic amine depletion and mood," *Archives of General Psychiatry* 30 (1974): 447-51

8. M. Asberg, "Serotonin depression: A biochemical subgroup within the affective disorders?" *Science* 191 (1976): 478- 80; M. Asberg, "5-HIAA in the cerebrospinal fluid," *Archives of General Psychiatry* 33 (1976): 1193-97

9. H. Nagayama, "Postsynaptic action by four antidepressive drugs in an animal model of depression," *Pharmacology Biochemistry and Behavior* 15 (1981): 125-30. Also see H. Nagayama, "Action of chronically administered antidepressants on the serotonergic postsynapse in a model of depression," *Pharmacology Biochemistry and Behavior* 25 (1986): 805-11.

10 J. Maas, "Pretreatment neurotransmitter metabolite levels and response to tricyclic antidepressant drugs," *American Journal of Psychiatry* 141 (1984): 1159-71

11. J. Lacasse, "Serotonin and depression: a disconnect between the advertisements and the scientific literature," *PloS Medicine* 2 (2005): 1211-16

12. C. Ross, *Pseudoscience in Biological Psychiatry* (New York: John Wiley & Sons, 1995), 111

13. Lacasse, "Serotonin and depression"

14. D. Healy, "Ads for SSRI antidepressants are misleading," *PloS Medicine news release*, November 2005

15. I. Creese, "Dopamine receptor binding prediets clinical and pharmacological potencies of antischizophrenic drugs," *Science* 192 (1976): 481-83; P. Seeman, "Antipsychotic drug doses and neuroleptic/dopamine receptors," *Nature* 261 (1976): 177-79

16. "Schizophrenia: Vast effort focuses on four areas," *New York Times*, November 13, 1979

17. M. Bowers, "Central dopamine turnover in schizophrenic syndromes," *Archives of General Psychiatry* 31 (1974): 50-54

18. R. Post, "Cerebrospinal fluid amine metabolites in acute schizophrenia," *Archives of General Psychiatry* 32 (1975): 1063-68

19. J. Haracz, "The dopamine hypothesis: an overview of studies with schizophrenic patients," *Schizophrenia Bulletin* 8 (1982): 438-58

20. T. Lee, "Binding of $^3$H-neuroleptics and $^3$H-apomorphine in schizophrenic brains," *Nature* 374 (1978): 897-900

21. D. Burt, "Antischizophrenic drugs: chronic treatment elevates dopa mine receptor binding in brain," *Science* 196 (1977): 326-27

22. M. Porceddu, "[$^3$H]SCH 23390 binding sites increase after chronic blockade of d-1 dopamine receptors," *European Journal of Pharmacology* 118 (1985): 367-70

23. MacKay, "Increased brain dopamine and dopamine receptors in schizophrenia," *Archives of General Psychiatry* 39 (1982): 991-97

24. J. Komhuber, "$^3$H-spiperone binding sites in post-mortem brains from schizophrenic patients," *Journal of Neural Transmission* 75 (1989): 1-10

25. J. Martinot, "Striatal $D_2$ dopaminergic receptors assessed with positron emission tomography and bromospiperone in untreated schizophrenic patients," *American Journal of Psychiatry* 147 (1990): 44-50; L. Farde, "$D_2$ dopamine receptors in neuroleptic-naïve schizophrenic patients," *Archives of General Psychiatry* 47 (1990): 213-19; J. Hietala, "Striatal $D_2$ dopamine receptor charact eristics in neuroleptic-naïve schizophrenic patients studied with positron emission tomography," *Archives of General Psychiatry* 51 (1994): 116-23

26. P. Deniker, "The neuroleptics: a historical survey," *Acta Psychiatrica Scandinavica* 82, suppl. 358 (1990): 83-87. Also: "From chlorpromazine to tardive dyskinesia," *Psychiatric Journal of the University of Ottawa* 14 (1989): 253-59

27. J. Kane, "Towards more effective antipsychotic treatment," *British Journal of Psychiatry* 165, suppl. 25 (1994): 22-31

28. E. Nestler and S. Hyman, *Molecular Neuropharmacology* (New York: McGraw Hill, 2002), 392

29. J. Mendels, "Brain biogenic amine depletion and mood," *Archives of General Psychiatry* 30 (1974): 447-51

30. P. Deniker, "The neuroleptics: a historical survey," *Acta Psychiatrica Scandinavica* 82, suppl. 358 (1990): 83-87. Also: "From chlorpromazine to tardive dyskinesia," *Psychiatric Journal of the University of Ottawa* 14 (1989): 253-59

31. D. Healy, *The Creation of Psychopharmacology* (Cambridge, MA: Harvard University Press, 2002), 217

32. E. Valenstein, *Blaming the Brain* (New York: The Free Press, 1998), 96

33. U.S. Department of Health and Human Services, *Mental Health: A Report of the Surgeon General* (1999), 3, 68, 78

34. J. Glenmullen, *Prozac Backlash* (New York: Simon & Schuster, 2000), 196

35. Lacasse, "Serotonin and depression"

36. R. Fuller, "Effect of an uptake inhibitor on serotonin metabolism in rat brain," *Life Sciences* 15 (1974): 1161-71

37. D. Wong, "Subsensitivity of serotonin receptors after long-term treatment of rats with fluoxetine," *Research Communications in Chemical Pathology and Pharmacology* 32 (1981): 41-51

38. J. Wamsley, "Receptor alterations associated with serotonergic agents," *Journal of Clinical Psychiatry* 48, suppl. (1987): 19-25

39. A. Schatzberg, *Textbook of Psychopharmacology* (Washington, DC: American Psychiatric Press, 1995), 8

40. C. Montigny, "Modification of serotonergic neuron properties by long-term treatment with serotonin reuptake blockers," *Journal of Clinical Psychiatry* 51, suppl. B (1990): 4-8

41. D. Wong, "Subsensitivity of serotonin receptors after long-term treatment of rats with fluoxetine," *Research Communications in Chemical Pathology and*

*Pharmacology* 32 (1981): 41-51

42. C. Montigny, "Modification of serotonergic neuron properties by long-term treatment with serotonin reuptake blockers," *Journal of Clinical Psychiatry* 51, suppl. B (1990): 4-8

43. R. Fuller, "Inhibition of serotonin reuptake," *Federation Proceedings* 36 (1977): 2154-58

44. B. Jacobs, "Serotonin and behavior," *Journal of Clinical Psychiatry* 52, suppl. (1991): 151-62

45. Schatzberg, *Textbook of Psychopharmacology,* 619

46. S. Hyman, "Initiation and adaptation: A paradigm for understanding psychotropic drug action," *American Journal of Psychiatry* 153 (1996): 151-61

# 6장 밝혀지는 역설

1. E. Stip, "Happy birthday neuroleptics!" *European Psychiatry* 17 (2002): 115-19

2. M. Boyle, "Is schizophrenia what it was?" *Journal of the History of Behavioral Science* 26 (1990): 323-33; M. Boyle, *Schizophrenia: A Scientific Delusion?* (New York: Routledge, 1990)

3. P. Popenoe, "In the melting pot," *Journal of Heredity* 14 (1923): 223

4. J. Cole, editor, *Psychopharmacology* (Washington, DC: National Academy of Sciences, 1959), 142

5. Ibid, 386-87

6. N. Lehrman, "Follow-up of brief and prolonged psychiatric hospitalization," *Comprehensive Psychiatry* 2 (1961): 227-40

7. L. R. Warner, *Recovery from Schizophrenia* (Boston: Routledge & Kegan Paul, 1985), 74

8. L. Epstein, "An approach to the effect of ataraxic drugs on hospital release rates," *American Journal of Psychiatry* 119 (1962): 246-61

9. C. Silverman, *The Epidemiology of Depression* (Baltimore: Johns Hopkins Press, 1968), 139

10. J. Swazey, *Chlorpromazine in Psychiatry* (Cambridge, MA: MIT Press, 1974), 247

11. Cole, *Psychopharmacology,* 144, 285

12. Ibid, 285

13. Ibid, 347

14. R. Baldessarini, *Chemotherapy in Psychiatry* (Cambridge, MA: Harvard University Press, 1977), 29

15. A. Schatzberg, editor, *Textbook of Psychopharmacology* (Washington, DC: American Psychiatric Press, 1995), 624

16. P. Gilbert, "Neuroleptic withdrawal in schizophrenic patients," *Archives of General Psychiatry* 52 (1995): 173-88

17. J. Geddes, "Prevention of relapse," *New England Journal of Medicine* 346 (2002): 56-58

18. L. Dixon, "Conventional antipsychotic medications for schizophrenia," *Schizophrenia Bulletin* 21 (1995): 567-77

19. Stip, "Happy birthday, neuroleptics!"

20. N. Schooler, "One year after discharge," *American Journal of Psychiatry* 123 (1967): 986-95

21. R. Prien, "Discontinuation of chemotherapy for chronic schizophrenics," *Hospital and Community Psychiatry* 22 (1971): 20-23

22. G. Gardos and J. Cole, "Maintenance antipsychotic therapy: is the cure worse than the disease?" *American Journal of Psychiatry* 133 (1977): 32-36

23. G. Gardos and J. Cole, "Withdrawal syndromes associated with antipsychotic drugs," *American Journal of Psychiatry* 135 (1978): 1321-24. Also see Gardos and Cole, "Maintenance antipsychotic therapy."

24. J. Bockoven, "Comparison of two five-year follow-up studies," *American Journal of Psychiatry* 132 (1975): 796-801

25. M. Rappaport, "Are there schizophrenics for whom drugs may be unnecessary or contraindicated?" *International Pharmacopsychiatry* 13 (1978): 100-11

26. S. Mathews, "A non-neuroleptic treatment for schizophrenia," *Schizophrenia Bulletin* 5 (1979): 322-32

27. J. Bola, "Treatment of acute psychosis without neuroleptics," *Journal of Nervous and Mental Disease* 191 (2003): 219-29

28. Carpenter, "The treatment of acute schizophrenia"

29. G. Paul, "Maintenance psychotropic drugs in the presence of active treatment programs," *Archives of General Psychiatry* 27 (1972): 106-14

30. T. Van Putten, "The board and care home: does it deserve a bad press?" *Hospital and Community Psychiatry* 30 (1979): 461-64

31. Gardos and Cole, "Maintenance antipsychotic therapy"

32. P. Deniker, "Are the antipsychotic drugs to be withdrawn?" in C. Shagass, editor, *Biological Psychiatry* (New York: Elsevier, 1986), 1-9

33. G. Chouinard, "Neuroleptic-induced supersensitivity psychosis," *American Journal of Psychiatry* 135 (1978): 1409-10

34. G. Chouinard, "Neuroleptic-induced supersensitivity psychosis: Clinical and pharmacologic characteristics," *American Journal of Psychiatry* 137 (1980): 16-20

35. G. Chouinard, "Neuroleptic-induced supersensitivity psychosis, the 'Hump Course,' and tardive dyskinesia," *Journal of Clinical Psychopharmacology* 2 (1982): 143-44

36. G. Chouinard, "Severe cases of neuroleptic-induced supersensitivity psychosis," *Schizophrenia Research* 5 (1991): 21-33

37. P. Muller, "Dopaminergic supersensitivity after neuroleptics," *Psychopharmacology* 60 (1978): 1-11

38. L. Martensson, "Should neuroleptic drugs be banned?" *Proceedings of the World Federation of Mental Health Conference in Copenhagen,* 1984, accessed via www.larsmartensson.com [inactive], 10/30/08

39. P. Breggin, *Brain Disabling Treatments in Psychiatry* (New York: Springer Publishing Company, 1997), 60

40. S. Snyder, *Drugs and the Brain* (New York: Scientific American Library, 1986), 88

41. C. Harding, "The Vermont longitudinal study of persons with severe mental illness," *American Journal of Psychiatry* 144 (1987): 727-34; C. Harding, "The Vermont longitudinal study of persons with severe mental illness, II," *American Journal of Psychiatry* 144 (1987): 727-35

42. P. McGuire, "New hope for people with schizophrenia," *APA Monitor* 31 (February 2000)

43. C. Harding, "Empirical correction of seven myths about schizophrenia with implications for treatment," *Acta Psychiatrica Scandinavica* 384, suppl. (1994): 14-16

44. A. Jablensky, "Schizophrenia: manifestations, incidence and course in different cultures," *Psychological Medicine* 20, monograph (1992): 1-95

45. Ibid. See tables on page 60 for medication usage by individual centers; see table on page 64 for medication usage by developing and developed countries.

46. K. Hopper, "Revisiting the developed versus developing country distinction in course and outcome in schizophrenia," *Schizophrenia Bulletin* 26 (2000): 835-46

47. J. Wade, "Tardive dyskinesia and cognitive impairment," *Biological Psychiatry* 22 (1987): 393-95

48. M. Myslobodsky, "Central determinants of attention and mood disorder in tardive dyskinesia," *Brain and Cognition* 23 (1993): 56-70

49. H. Wisniewski, "Neurofibrillary pathology in brains of elderly schizophrenics treated with neuroleptics," *Alzheimer Disease and Associated Disorders* 8 (1994): 211-27

50. M. Chakos, "Increase in caudate nuclei volumes of first-episode schizophrenic patients taking antipsychotic drugs," *American Journal of Psychiatry* 151 (1994): 1430-

36; A. Madsen, "Neuroleptics in progressive structural brain abnormalities in psychiatric illness," *Lancet* 352 (1998): 784-85; R. Gur, "A follow-up of magnetic resonance imaging study of schizophrenia," *Archives of General Psychiatry* 55 (1998): 145-52

51. R. Gur, "Subcortical MRI volumes in neuroleptic-naïve and treated patients with schizophrenia," *American Journal of Psychiatry* 155 (1998): 1711-17

52. P. Seeman, "Dopamine supersensitivity correlates with $D_2$ HIGH states, implying many paths to psychosis," *Proceedings of the National Academy of Science* 102 (2005): 3513-18

53. B. Ho, "Progressive structural brain abnormalities and their relationship to clinical outcome," *Archives of General Psychiatry* 60 (2003): 585-94

54. N. Andreasen, "Longitudinal changes in neurocognition during the first decade of schizophrenia illness," *International Congress on Schizophrenia Research* (2005): 348

55. C. Dreifus, "Using imaging to look at changes in the brain," *New York Times*, September 16, 2008

56. T. McGlashan, "Rationale and parameters for medication-free research in psychosis," *Schizophrenia Bulletin* 32 (2006): 300-302

57. M. Harrow, "Factors involved in outcome and recovery in schizophrenia patients not on antipsychotic medications," *Journal of Nervous and Mental Disease* 195 (2007): 406-14

58. National Institute of Mental Health, "The Numbers Count," accessed at www.nimh.nih.gov on 3/7/2008


## 7장 벤조디아제핀이라는 함정

1. S. Garfield, "Valium's 40th Birthday," *Observer*, February 2, 2003

2. E. Shorter, *A History of Psychiatry* (New York: John Wiley & Sons, 1997), 161, 181

3. A. Tone, *The Age of Anxiety* (New York: Basic Books, 2009), 15

4. American Psychiatry Association, *Diagnostic and Statistical Manual of Mental Disorders* (1952), 31

5. C. Silverman, *The Epidemiology of Depression* (Baltimore: Johns Hopkins Press, 1968), 139

6. L. Hollister, "Drugs for emotional disorders," *Journal of the American Medical Association* 234 (1975 ): 942-47

7. F. Ayd Jr., *Discoveries in Biological Psychiatry* (Philadelphia: Lippincott, 1970), 127

8. D. Greenblatt, "Meprobamate: a study of irrational drug use," *American Journal of Psychiatry* 127 (1971): 33-39

9. C. Essig, "Addiction to nonbarbiturate sedative and tranquillizing drugs," *Clinical Pharmacology & Therapeutics* 5 (1964): 334-43

10. "Letdown for Miltown," *Time*, April 30, 1965

11. Tone, *The Age of Anxiety*, 171

12. M. Smith, *Small Comfort* (New York: Praeger, 1985), 78

13. Tone, *The Age of Anxiety*, 172

14. G. Cant, "Valiumania," *New York Times*, February 1, 1976

15. R. Hughes, *The Tranquilizing of America* (New York: Harcourt Brace Jovanovich, 1979), 8

16. Tone, *The Age of Anxiety*, 176

17. Committee on the Review of Medicines, "Systematic review of the benzodiazepines," *British Medical Journal* 280 (1980): 910-12

18. Editorial, "Benzodiazepines on trial," *British Medical Journal* 288 (1984): 1101-12

19. Smith, *Small Comfort*, 32

20. S. Stahl, "Don't ask, don't tell, but benzodiazepines are still the leading treatments for anxiety disorder," *Journal of Clinical Psychiatry* 63 (2002): 756-67

21. IMS Health, "Top therapeutic classes by U.S. dispensed prescriptions," 2006 and 2007 reports

22. K. Solomon, "Pitfalls and prospects in clinical research on antianxiety drugs," *Journal of Clinical Psychiatry* 39 (1978): 823-31

23. A. Shapiro, "Diazepam: how much better than placebo?" *Journal of Psychiatric Research* 17 (1983): 51-73

24. C. Gudex, "Adverse effects of benzodiazepines," *Social Science & Medicine* 33 (1991): 587-96

25. J. Martin, "Benzodiazepines in generalized anxiety disorder," *Journal of Psychopharmacology* 21 (2007): 774-82

26. Malcolm Lader interview, January 12, 2009

27. B. Maletzky, "Addiction to diazepam," *International Journal of Addictions* 11 (1976): 95-115

28. A. Kales, "Rebound insomnia," *Science* 201 (1978): 1039-40

29. H. Petursson, "Withdrawal from long-term benzodiazepine treatment," *British Medical Journal* 283 (1981): 643-35

30. H. Ashton, "Benzodiazepine withdrawal," *British Medical Journal* 288 (1984): 1135-40

31. H. Ashton, "Protracted withdrawal syndromes from benzodiazepines," *Journal of Substance Abuse Treatment* 9 (1991): 19-28

32. P. Cowen, "Abstinence symptoms after withdrawal of tranquillising drugs," *Lancet* 2, 8294 (1982): 360-62

33. H. Ashton, "Benzodiazepine withdrawal," *British Medical Journal* 288 (1984): 1135-40

34. H. Ashton, *Benzodiazepines: How They Work and How to Withdraw* (Newcastle upon Tyne: University of Newcastle, 2000), 42

35. H. Ashton, "Protracted withdrawal syndromes from benzodiazepines," *Journal of Substance Abuse Treatment* 9 (1991): 19-28

36. K. Rickels, "Long-term benzodiazepine users 3 years after participation in a discontinuation program," *American Journal of Psychiatry* 148 (1991): 757-61

37. K. Rickels, "Psychomotor performance of longterm benzodiazepine users before, during, and after benzodiazepine discontinuation," *Journal of Clinical Psychopharmacology* 19 (1999): 107-13

38. S. Patten, "Self-reported depressive symptoms following treatment with corticosteroids and sedative-hypnotics," *International Journal of Psychiatry in Medicine* 26 (1995): 15-24

39. Ashton, *Benzodiazepines*, 8

40. A. Pelissolo, "Anxiety and depressive disorders in 4,425 long term benzodiazepine users in general practice," *Encephale* 33 (2007): 32-38

41. Hughes, *The Tranquilizing of America*, 17

42. S. Golombek, "Cognitive impairment in longterm benzodiazepine users," *Psychological Medicine* 18 (1988): 365-74

43. M. Barker, "Cognitive effects of long-term benzodiazepine use," *CNS Drugs* 18 (2004): 37-48

44. WHO Review Group, "Use and abuse of benzodiazepines," *Bulletin of the World Health Organization* 61 (1983): 551-62

45. Maletzky, "Addiction to diazepam"

46. R. Caplan, "Social effects of diazepam use," *Social Science & Medicine* 21 (1985): 887-98

47. H. Ashton, "Tranquillisers," *British Journal of Addiction* 84 (1989): 541-46

48. Ashton, *Benzodiazepines*, 12

49. Stevan Gressitt interview, January 9, 2009

50. U.S. Department of Health & Human Services, SAMHSA, *Mental Health, United States* (2002)

51. Government Accountability Office, *Young Adults with Serious Mental Illness*, June 2008

52. R. Vasile, "Results of a naturalistic longitudinal study of benzodiazepine and SSRI use in the treatment of generalized anxiety disorder and social phobia,"

*Depression and Anxiety* 22 (2005): 59-67
53. Malcolm Lader interview, January 12, 2009

## 8장 일시적 질병의 만성화

1. C. Dewa, "Depression in the workplace," A Report to the Ontario Roundtable on Appropriate Prescribing, November 2001
2. A. Solomon, *The Noonday Demon* (New York: Simon & Schuster, 2001), 289
3. C. Goshen, editor, *Documentary History of Psychiatry* (New York: Philosophical Library, 1967), 118-20
4. Solomon, *The Noonday Demon*, 286
5. E. Wolpert, editor, *Manic-Depressive Illness* (New York: International Universities Press, 1977), 34
6. C. Silverman, *The Epidemiology of Depression* (Baltimore: Johns Hopkins Press, 1968), 44, 139. The first-admission and residence data in Silverman's book is for all manic-depressive patients; the unipolar patients comprised about 75 percent of that total.
7. Ibid, 79, 142
8. F. Ayd, *Recognizing the Depressed Patient* (New York: Grune & Stratton, 1961), 13
9. A. Zis, "Major affective disorder as a recurrent illness," *Archives of General Psychiatry* 36 (1979): 835-39
10. G. Winokur, *Manic Depressive Illness* (St. Louis: The C.V. Mosby Company, 1969), 19-20
11. T. Rennie, "Prognosis in manic-depressive psychoses," *American Journal of Psychiatry* 98 (1941): 801-14. See table on page 811.
12. G. Lundquist, "Prognosis and course in manicdepressive psychoses," *Acta Psychiatrica Scandinavica*, suppl. 35 (1945): 7-93
13. D. Schuyler, *The Depressive Spectrum* (New York: Jason Aronson, 1974), 49
14. J. Cole, "Therapeutic efficacy of antidepressant drugs," *Journal of the American Medical Association* 190 (1964): 448-55
15. N. Kline, "The practical management of depression," *Journal of the American Medical Association* 190 (1964): 122-30
16. Winokur, *Manic Depressive Illness*, 19
17. Schuyler, *The Depressive Spectrum*, 47
18. Medical Research Council, "Clinical trial of the treatment of depressive illness," *British Medical Journal* 1 (1965): 881-86
19. A. Smith, "Studies on the effectiveness of antidepressant drugs," *Psychopharmacology Bulletin* 5 (1969): 1-53
20. A. Raskin, "Differential response to chlorpromazine, imipramine, and placebo," *Archives of General Psychiatry* 23 (1970): 164-73
21. R. Thomson, "Side effects and placebo amplification," *British Journal of Psychiatry* 140 (1982): 64-68
22. I. Elkin, "NIMH treatment of depression collaborative research program," *Archives of General Psychiatry* 47 (1990): 682-88
23. A. Khan, "Symptom reduction and suicide risk in patients treated with placebo in antidepressant clinical trials," *Archives of General Psychiatry* 57 (2000): 311-17
24. E. Turner, "Selective publication of antidepressant trials and its influence on apparent efficacy," *New England Journal of Medicine* 358 (2008): 252-60
25. I. Kirsch, "Initial severity and antidepressant benefits," *PLoS Medicine* 5 (2008): 260-68
26. G. Parker, "Antidepressants on trial," *British Journal of Psychiatry* 194 (2009): 1-3
27. C. Barbui, "Effectiveness of paroxetine in the treatment of acute major depression in adults," *Canadian Medical Association Journal* 178 (2008): 296-305
28. J. Ioannidis, "Effectiveness of antidepressants," *Philosophy,*

*Ethics, and Humanities in Medicine* 3 (2008): 14
29. Hypericum Trial Study Group, "Effect of *Hypericum perforatum* in major depressive disorder," *Journal of the American Medical Association* 287 (2002): 1807-14
30. J.D. Van Scheyen, "Recurrent vital depressions," *Psychiatria, Neurologia, Neurochirurgia* 76 (1973 ): 93-112
31. Ibid.
32. R. Mind.ham, "An evaluation of continuation therapy with tricyclic antidepressants in depressive illness," *Psychological Medicine* 3 (1973): 5-17
33. M. Stein, "Maintenance therapy with amitriptyline," *American Journal of Psychiatry* 137 (1980): 370-71
34. R. Prien, "Drug therapy in the prevention of recurrences in unipolar and bipolar affective disorders," *Archives of General Psychiatry* 41 (1984): 1096-1104. See table 6 and figure 2.
35. M. Shea, "Course of depressive symptoms over follow-up," *Archives of General Psychiatry* 49 (1992): 782-87
36. A. Viguera, "Discontinuing antidepressant treatment in major depression," *Harvard Review of Psychiatry* 5 (1998): 293-305
37. P. Haddad, "Antidepressant discontinuation reactions," *British Medical Jounal* 316 (1998): 1105-6
38. G. Fava, "Do antidepressant and antianxiety drugs increase chronicity in affective disorders?" *Psychotherapy and Psychosomatics* 61 (1994): 125-31
39. G. Fava, "Can long-term treatment with antidepressant drugs worsen the course of depression?" *Journal of Clinical Psychiatry* 64 (2003): 123-33
40. Ibid.
41. G. Fava, "Holding on: depression, sensitization by antidepressant drugs, and the prodigal experts," *Psychotherapy and Psychosomatics* 64 (1995): 57-61; G. Fava, "Potential sensitizing effects of antidepressant drugs on depression," *CNS Drugs* 12 (1999): 247-56
42. R. Baldessarini, "Risks and implications of interrupting maintenance psychotropic drug therapy," *Psychotherapy and Psychosomatics* 63 (1995): 137-41
43. R. El-Mallakh, "Can long-term antidepressant use be depressogenic?" *Journal of Clinical Psychiatry* 60 (1999): 263
44. "Editorial sparks debate on effects of psychoactive drugs," *Psychiatric News*, May 20, 1994
45. Consensus Development Panel, "Mood disorders," *American Journal of Psychiatry* 142 (1985): 469-76
46. R. Hales, editor, *Textbook of Psychiatry* (Washington, DC: American Psychiatric Press, 1999), 525
47. J. Geddes, "Relapse prevention with antidepressant drug treatment in depressive disorders," *Lancet* 361 (2003): 653-61
48. L. Judd, "Does incomplete recovery from first lifetime major depressive episode herald a chronic course of illness?" *American Journal of Psychiatry* 157 (2000): 1501-4
49. R. Tranter, "Prevalence and outcome of partial remission in depression," *Journal of Psychiatry and Neuroscience* 27 (2002): 241- 47
50. Hales, *Textbook of Psychiatry*, 547
51. J. Rush, "One-year clinical outcomes of depressed public sector outpatients," *Biological Psychiatry* 56 (2004): 46-53
52. Ibid.
53. D. Warden, "The star*d project results," *Current Psychiatry Reports* 9 (2007): 449-59
54. NIMH, *Depression* (2007): 3 (NIH Publication 07-3561)
55. D. Deshauer, "Selective serotonin reuptake inhibitors for unipolar depression," *Canadian Medical Association Journal* 178 (2008): 1293-1301
56. C. Ronalds, "Outcome of anxiety and depressive disorders in primary care," *British Journal of Psychiatry*

171 (1997): 427-33

57. E. Weel-Baumgarten, "Treatment of depression related to recurrence," *Journal of Clinical Pharmacy and Therapeutics* 25 (2000): 61-66

58. S. Patten, "The impact of antidepressant treatment on population health," *Population Health Metrics* 2 (2004): 9

59. D. Goldberg, "The effect of detection and treatment on the outcome of major depression in primary care," *British Journal of General Practice* 48 (1998): 1840-44

60. Dewa, "Depression in the workplace"

61. W. Coryell, "Characteristics and significance of untreated major depressive disorder," *American Journal of Psychiatry* 152 (1995): 1124-29

62. J. Moncrieff, "Trends in sickness benefits in Great Britain and the contribution of mental disorders," *Journal of Public Health Medicine* 22 (2000): 59-67

63. T. Helgason, "Antidepressants and public health in Iceland," *British Journal of Psychiatry* 184 (2004): 157-62

64. R. Rosenheck, "The growth of psychopharmacology in the 1990s," *International Journal of Law and Psychiatry* 28 (2005): 467-83

65. M. Posternak, "The naturalistic course of unipolar major depression in the absence of somatic therapy," *Journal of Nervous and Mental Disease* 194 (2006): 324-29

66. Ibid. Also see M. Posternak, "Untreated shortterm course of major depression," *Journal of Affective Disorders* 66 (2001): 139-46.

67. J. Cole, editor, Psychopharmacology (Washington, DC: National Academy of Sciences, 1959), 347

68. NIMH, "The numbers count," accessed at www.nimh. nih.gov on 3/7/2008; W. Eaton, "The burden of mental disorders," *Epidemiologic Reviews* 30 (2008): 1-14

69. M. Fava, "A cross-sectional study of the prevalence of cognitive and physical symptoms during long-term antidepressant treatment," *Journal of Clinical Psychiatry* 67 (2006): 1754-59

70. M. Kalia, "Comparative study of fluoxetine, sibutramine, sertraline and defenfluramine on the morphology of serotonergic nerve terminals using serotonin immunohistochemistry," *Brain Research* 858 (2000): 92-105. Also see press release by Thomas Jefferson University Hospital, "Jefferson scientists show several serotonin-boosting drugs cause changes in some brain cells," 2/29/2000.

# 9장 양극성 급증

1. D. Healy, *Mania* (Baltimore: Johns Hopkins University Press, 2008), 16, 41, 43

2. I calculated these estimates by applying the 25 percent figure to the 1955 data on patients in state and county mental hospitals with a diagnosis of manic-depressive illness.

3. C. Silverman, *The Epidemiology of Depression* (Baltimore: Johns Hopkins University Press, 1968), 139

4. G. Winokur, *Manic Depressive Illness* (St. Louis: The C.V. Mosby Company, 1969), 19

5. F. Wertham, "A group of benign chronic psychoses," *American Journal of Psychiatry* 9 (1929): 17-78

6. G. Lundquist, "Prognosis and course in manicdepressive psychoses," *Acta Psychiatrica Scandinavica*, suppl. 35 (1945): 7-93

7. M. Tsuang, "Long-term outcome of major psychoses," *Archives of General Psychiatry* 36 (1979): 1295-1301

8. Winokur, *Manic Depressive Illness*, 21

9. NIMH, *The Numbers Count: Mental Disorders in America*, accessed at www.nimh.nih.gov on 3/7/2008

10. C. Baethge, "Substance abuse in first-episode bipolar I disorder," *American Journal of Psychiatry* 162 (2005):

1008-10; E. Frank, "Association between illicit drug and alcohol use and first manic episode," *Pharmacology Biochemistry and Behavior* 86 (2007): 395-400

11. S. Strakowski, "The effects of antecedent substance abuse on the development of first-episode psychotic mania," *Journal of Psychiatric Research* 30 (1996): 59-68

12. J. Goldberg, "Overdiagnosis of bipolar disorder among substance use disorder inpatients with mood instability," *Journal of Clinical Psychiatry* 69 (2008): 1751-57

13. M. Van Laar, "Does cannabis use predict the first incidence of mood and anxiety disorders in the adult population?" *Addiction* 102 (2007): 1251-60

14. G. Crane, "The psychiatric side effects of iproniazid," *American Journal of Psychiatry* 112 (1956): 494-501

15. J. Angst, "Switch from depression to mania," *Psychopathology* 18 (1985): 140-54

16. American Psychiatric Association, *Practice Guidelines for Major Depressive Disorder in Adults* (Washington, DC: APA, 1993), 22

17. A Martin, "Age effects on antidepressant-induced manic conversion," *Archives of Pediatrics & Adolescent Medicine* 158 (2004): 773-80

18. J. Goldberg, "Risk for bipolar illness in patients initially hospitalized for unipolar depression," *American Journal of Psychiatry* 158 (2001): 1265-70

19. R. El-Mallakh, "Use of antidepressants to treat depression in bipolar disorder," *Psychiatric Services* 53 (2002): 58-84

20. Interview with Fred Goodwin, "Advances in the diagnosis and treatment of bipolar disorder," *Primary Psychiatry*, accessed via Internet on 3/6/09 at primarypsychiatry.com

21. G. Fava, "Can long-term treatment with antidepressant drugs worsen the course of depression?" *Journal of Clinical Psychiatry* 64 (2003): 123-33

22. L. Judd, "The prevalence and disability of bipolar spectrum disorders in the US population," *Journal of Affective Disorders* 73 (2003): 123-31

23. J. Angst, "Toward a re-definition of subthreshold bipolarity," *Journal of Affective Disorders* 73 (2003): 133-46

24. Ibid; Judd, "The prevalence and disability"

25. R. Fieve, *Moodswing* (New York: William Morrow and Company, 1975), 13

26. For a history of lithium, see Healy, *Mania*, and J. Moncrieff, *The Myth of the Chemical Cure* (New York: Palgrave MacMillan, 2008).

27. S. Tyrer, "Lithium in the treatment of mania," *Journal of Affective Disorders* 8 (1985): 251-57

28. J. Baker, "Outcomes of lithium discontinuation," *Lithium* 5 (1994): 187-92

29. R. Baldessarini, "Discontinuing lithium maintenance treatment in bipolar disorders," *Bipolar Disorders* 1 (1999): 17-24

30. G. Faedda, "Outcome after rapid v. gradual discontinuation of lithium treatment in bipolar disorders," *Archives of General Psychiatry* 50 (1993): 448-55

31. J. Himmelhoch, "On the failure to recognize lithium failure," *Psychiatric Annals* 24 (1994): 241-50

32. J. Moncrieff, *The Myth of the Chemical Cure* (London: Palgrave Macmillan, 2008), 199

33. G. Goodwin, "Recurrence of mania after lithium withdrawal," *British Journal of Psychiatry* 164 (1994): 149-52

34. H. Markar, "Efficacy of lithium prophylaxis in clinical practice," *British Journal of Psychiatry* 155 (1989): 496-500; J. Moncrieff, "Lithium revisited," *British Journal of Psychiatry* 167 (1995): 569-74

35. J. Goldberg, "Lithium treatment of bipolar affective disorders under naturalistic followup conditions," *Psychopharmacology Bulletin* 32 (1996): 47-54

36. M. Gitlin, "Relapse and impairment in bipolar disorder,"

*American Journal of Psychiatry* 152 (1995): 1635-40

37. J. Moncrieff, "Lithium: evidence reconsidered," *British Journal of Psychiatry* 171 (1997): 113-19

38. F. Goodwin, *Manic-Depressive Illness* (New York: Oxford University Press, 1990), 647

39. A. Zis, "Major affective disorder as a recurrent illness," *Archives of General Psychiatry* 36 (1979): 835-39

40. A. Koukopoulos, "Rapid cyders, temperament, and antidepressants," *Comprehensive Psychiatry* 24 (1983): 249-58

41. N. Ghaemi, "Diagnosing bipolar disorder and the effect of antidepressants," *Journal of Clinical Psychiatry* 61 (2000): 804-809

42. N. Ghaemi, "Antidepressants in bipolar disorder," *Bipolar Disorders* 5 (2003): 421-33

43. R. El-Mallakh, "Use of antidepressants to treat depression in bipolar disorder," *Psychiatric Services* 53 (2002): 580-84

44. A. Koukopoulos, "Duration and stability of the rapid-cycling course," *Journal of Affective Disorders* 72 (2003): 75-85

45. R. El-Mallakh, "Antidepressant-associated chronic irritable dysphoria in bipolar disorder," *Journal of Affective Disorders* 84 (2005): 267-72

46. N. Ghaemi, "Treatment of rapid-cycling bipolar disorder," *American Journal of Psychiatry* 165 (2008): 300-301

47. L. C. Schneck, "The prospective course of rapid-cycling bipolar disorder," *American Journal of Psychiatry* 165 (2008): 370-77

48. L. Judd, "The long-term natural history of the weekly symptomatic status of bipolar I disorder," *Archives of General Psychiatry* 59 (2002): 530-37

49. L. Judd, "A prospective investigation of the natural history of the long-term weekly symptomatic status of bipolar II disorder," *Archives of General Psychiatry* 60 (2003): 261-69

50. R. Joffe, "A prospective, longitudinal study of percentage of time spent ill in patients with bipolar I or bipolar II disorders," *Bipolar Disorders* 6 (2004): 62-66

51. R. Post, "Morbidity in 2 5 8 bipolar outpatients followed for 1 year with daily prospective ratings on the NIMH life chart method," *Journal of Clinical Psychiatry* 64 (2003): 680-90

52. L. Judd, "Residual symptom recovery from major affective episodes in bipolar disorders and rapid episode relapse/recurrence," *Archives of General Psychiatry* 65 (2008): 386-94

53. C. Zarate, "Functional impairment and cognition in bipolar disorder," *Psychiatric Quarterly* 71 (2000): 309-29

54. Gitlin, "Relapse and impairment"

55. P. Keck, "12-month outcome of patients with bipolar disorder following hospitalization for a manic or a mixed episode," *American Journal of Psychiatry* 155 (1998): 646-52

56. D. Kupfer, "Demographic and clinical characteristics of individuals in a bipolar disorder case registry," *Journal of Clinical Psychiatry* 63 (2002): 120-25

57. N. Huxley, "Disability and its treatment in bipolar disorder patients," *Bipolar Disorders* 9 (2007): 183-96

58. T. Goldberg, "Contrasts between patients with affective disorders and patients with schizophrenia on a neuropsychological test battery," *American Journal of Psychiatry* 150 (1993): 1355-62

59. J. Zihl, "Cognitive deficits in schizophrenia and affective disorders," *Acta Psychiatrica Scandinavica* 97 (1998): 351-57

60. F. Dickerson, "Outpatients with schizophrenia and bipolar I disorder," *Psychiatry Research* 102 (2001): 21-27

61. G. Malhi, "Neuropsychological deficits and functional impairment in bipolar depression, hypo-mania and euthymia," *Bipolar Disorders* 9 (2007): 114-25

62. V. Balanza-Martinez, "Persistent cognitive dysfunctions in bipolar I disorder and schizophrenic patients," *Psychotherapy and Psychosomatics* 74 (2005): 113-19; A Martinez-Aran, "Functional outcome in bipolar disorder," *Bipolar Disorders* 9 (2007): 103-13

63. M. Pope, "Determinants of social functioning in bipolar disorder," *Bipolar Disorders* 9 (2007): 38-44

64. C. Zarate, "Antipsychotic drug side effect issues in bipolar manic patients," *Journal of Clinical Psychiatry* 61, suppl. 8 (2000): 52-61

65. C. Zarate, "Functional impairment and cognition in bipolar disorder," *Psychiatric Quarterly* 71 (2000): 309-29

66. D. Kupfer, "The increasing medical burden in bipolar disorder," *Journal of the American Medical Association* 293 (2005): 2528-30

67. L. Citrome, "Toward convergence in the medication treatment of bipolar disorder and schizophrenia," *Harvard Review of Psychiatry* 13 (2005): 28-42

68. Huxley, "Disability and its treatment"

69. M. Harrow, "Factors involved in outcome and recovery in schizophrenia patients not on antipsychotic medications," *Journal of Nervous and Mental Disorders* 195 (2007): 406-14

70. W. Eaton, "The burden of mental disorders," *Epidemiology Review* 30 (2008): 1-14

## 10장 설명되는 유행병

1. Interview with Amy Upham, June 14, 2009

2. M. Morgan, "Prospective analysis of premature mortality in schizophrenia in relation to health service engagement," *Psychiatry Research* 117 (2003): 127-35; C. Colton, "Congruencies in increased mortality rates, years of potential life lost, and causes of death among public mental health clients in eight states," *Preventing Chronic Disease* 3 (April 2006)

3. S. Saha, "A systematic review of mortality in schizophrenia," Archives of General Psychiatry 64 (2007): 1123-31; L. Appleby, "Sudden unexplained death in psychiatric in-patients," *British Journal of Psychiatry* 176 (2000): 405-406; M. Joukamaa, "Schizophrenia, neuroleptic medication, and mortality," *British Journal of Psychiatry* 188 (2006): 122-27

## 11장 어린이에게 퍼지는 유행병

1. B. Carey, "What's wrong with a child? Psychiatrists often disagree," *New York Times*, November 11, 2006

2. R. Kessler, "Mood disorders in children and adolescents," *Biological Psychiatry* 49 (2001): 1002-14

3. J. O'Neal, *Child and Adolescent Psychopharmacology Made Simple* (Oakland, CA: New Harbinger Publications, 2006), 6

4. R. Mayes, *Medicating Children* (Cambridge, MA: Harvard University Press, 2009), 46

5. G. Jackson, "Postmodern psychiatry," unpublished paper, September 2, 2002

6. Mayes, *Medicating Children*, 54

7. Ibid, 61

8. R. Mayes, "ADHD and the rise in stimulant use among children," *Harvard Review of Psychiatry* 16 (2008): 151-66

9. G. Golden, "Role of attention deficit hyperactivity disorder in learning disabilities," *Seminars in Neurology* 11 (1991): 35-41

10. NIH Consensus Development Conference statement, "Diagnosis and treatment of attention deficit hyperactivity disorder," November 16-18, 1998

11. P. Breggin, *Talking Back to Ritalin* (Cambridge, MA: Perseus Publishing, 2001), 180

12. S. Hyman, "Initiation and adaptation: a paradigm for understanding psychotropic drug action," *American Journal of Psychiatry* 153 (1996): 151-61

13. Breggin, *Talking Back to Ritalin*, 83

14. H. Rie, "Effects of methylphenidate on underachieving children," *Journal of Consulting and Clinical Psychology* 44 (1976): 250-60

15. C. Cunningham, "The effects of methylphenidate on the mother-child interactions of hyperactive identical twins," *Developmental Medicine & Child Neurology* 20 (1978): 634-42

16. N. Fiedler, "The effects of stimulant drugs on curiosity behaviors of hyperactive boys," *Journal of Abnormal Child Psychology* 11 (1983): 193-206

17. T. Davy, "Stimulant medication and short attention span," *Journal of Developmental & Behavioral Pediatrics* 10 (1989): 313-18

18. D. Granger, "Perceptions of methylphenidate effects on hyperactive children's peer interactions," *Journal of Abnormal Child Psychology* 21 (1993): 535-49

19. J. Swanson, "Effects of stimulant medication on learning in children with ADHD," *Journal of Learning Disabilities* 24 (1991): 219-30

20. Breggin, *Talking Back to Ritalin*, 92

21. J. Richters, "NIMH Collaborative Multisite Multimodal Treatment Study of Children with ADHD," *Journal of the American Academy of Child & Adolescent Psychiatry* 34 (1995): 987-1000

22. T. Spencer, "Pharmacotherapy of attentiondeficit hyperactivity disorder across the life cycle," *Journal of the American Academy of Child & Adolescent Psychiatry* 35 (1996): 409-32

23. E. Sleator, "How do hyperactive children feel about taking stimulants and will they tell the doctor?" *Clinical Pediatrics* 21 (1982): 474-79

24. D. Jacobvitz, "Treatment of attentional and hyperactivity problems in children with sympathomimetic drugs," *Journal of the American Academy of Child & Adolescent Psychiatry* 29 (1990): 677-88

25. A. Sroufe, "Treating problem children with stimulant drugs," *New England Journal of Medicine* 289 (1973): 407-13

26. Ibid.

27. Rie, "Effects of methylphenidate"

28. R. Barkley, "Do stimulant drugs improve the academic performance of hyperkinetic children?" *Clinical Pediatrics* 8 (1978): 137-46

29. Swanson, "Effects of stimulant medication"

30. C. Whalen, "Stimulant pharmacotherapy for attention-deficit hyperactivity disorders," in S. Fishberg and R. Greenberg, eds., *From Placebo to Panacea* (New York: John Wiley & Sons, 1997), 329

31. R. Schachar, "Attention-deficit hyperactivity disorder," *Canadian Journal of Psychiatry* 47 (2002): 337-48

32. Whalen, "Stimulant pharmacotherapy," 327

33. P. Breggin, "Psychostimulants in the treatment of children diagnosed with ADHD," *International Journal of Risk & Safety in Medicine* 12 (1993): 3-35

34. Ibid.

35. Richters, "NIMH Collaborative Multisite"

36. P. Jensen, "3-year follow-up of the NIMH MTA study," *Journal of the American Academy of Child & Adolescent Psychiatry* 46 (2007): 989-1002. See chart on page 997 for medication use.

37. The MTA Cooperative Group, "A 14-month randomized clinical trial of treatment strategies for attention-deficit/hyperactivity disorder," *Archives of General Psychiatry* 56 (1999): 1073-86

38. Jensen, "3-year follow-up"

39. B. Molina, "Delinquent behavior and emerging substance use in the MTA at 36 months," *Journal of the American Academy of Child & Adolescent Psychiatry* 46 (2007): 1028-39

40. B. Molina, "MTA at 8 years," *Journal of the American Academy of Child & Adolescent Psychiatry* 48 (2009): 484-500

41. C. Miranda, "ADHD drugs could stunt growth," *Daily Telegraph* (UK), November 12, 2007

42. Breggin, *Talking Back to Ritalin*; K. Bolla, "The neuropsychiatry of chronic cocaine abuse," *Journal of Neuropsychiatry and Clinical Neurosciences* 10 (1998): 280-89

43. S. Castner, "Long-lasting psychotomimetic consequences of repeated low-dose amphetamine exposure in rhesus monkeys," *Neuropsychopharmacology* 20 (1999): 10-28

44. W. Carlezon, "Enduring behavioral effects of early exposure to methylphenidate in rats," *Biological Psychiatry* 54 (2003): 13 30-37

45. C. Bolanos, "Methylphenidate treatment during pre-and periadolescence alters behavioral responses to emotional stimuli at adulthood," *Biological Psychiatry* 54 (2003): 1317-29

46. J. Zito, "Rising prevalence of antidepressants among US youths," *Pediatrics* 109 (2002): 721-27

47. R. Fisher, *From Placebo to Panacea* (New York: John Wiley & Sons, 1997), 309

48. T. Delate, "Trends in the use of antidepressants in a national sample of commercially insured pediatric patients, 1998 to 2002," *Psychiatric Services* 55 (2004): 387-91

49. Editorial, "Depressing research," *Lancet* 363 (2004): 1335

50. T. Laughren, Memorandum, "Background comments for Feb. 2, 2004 meeting of psychopharmacological drugs advisory committee," January 5, 2004. Accessed at fda.gov

51. J. Leo, "The SSRI trials in children," *Ethical Human Psychology and Psychiatry* 8 (2006): 29-41

52. C. Whittington, "Selective serotonin reuptake inhibitors in childhood depression," *Lancet* 363 (2004): 1341-45

53. Editorial, "Depressing research," *Lancet* 363 (2004): 1335

54. J. Jureidini, "Efficacy and safety of antidepressants for children and adolescents," *British Medical Journal* 328 (2004): 879-83

55. T. Wilens, "A systematic chart review of the nature of psychiatric adverse events in children and adolescents treated with selective serotonin reuptake inhibitors," *Journal of Child and Adolescent Psychopharmacology* 13 (2003): 143-52

56. T. Gualtieri, "Antidepressant side effects in children and adolescents," *Journal of Child and Adolescent Psychopharmacology* 16 (2006): 147-57

57. P. Breggin, *Brain-Disabling Treatments in Psychiatry* (New York: Springer Publishing Company, 2008), 153

58. D. Papolos, *The Bipolar Child* (New York: Broadway Books, 2000), xiv

59. C. Moreno, "National trends in the outpatient diagnosis and treatment of bipolar disorder in youth," *Archives of General Psychiatry* 64 (2007): 1032-39

60. J. Kluger, "Young and Bipolar," *Time*, August 19, 2002

61. L. Lurie, "Psychoses in children," *Journal of Pediatrics* 36 (1950): 801-9

62. Ibid.

63. B. Hall, "Our present knowledge about manicdepressive states in childhood," *Nervous Child* 9 (1952): 319-25

64. J. Anthony, "Manic-depressive psychosis in childhood," *Journal of Child Psychology and Psychiatry* 1 (1960): 53-72

65. W. Weinberg, "Mania in childhood," *American Journal of Diseases of Childhood* 130 (1976): 380-85

66. R. DeLong, "Lithium carbonate treatment of select behavior disorders in children suggesting manic-depressive illness," *Journal of Pediatrics* 93 (1978): 689-94

67. M. Strober, "Bipolar illness in adolescents with major depression," *Archives of General Psychiatry* 39 (1982): 549-55

68. P. Lewinsohn, "Bipolar disorders in a community sample of older adolescents," *Journal of the American Academy of Child & Adolescent Psychiatry* 34 (1995): 454-63

69. G. Carlson, "Manic symptoms in psychiatrically hospitalized children—what do they mean?" *Journal of Affective Disorders* 51 (1998): 123-35

70. J. Kluger, "Young and Bipolar"

71. D. Janowsky, "Proceedings: effect of intravenous d-amphetamine, 1-amphetamine and methylphenidate in schizophrenics," *Psychopharmacology Bulletin* 19 (1974): 15-24

72. E. Cherland, "Psychotic side effects of psychostimulants," *Canadian Journal of Psychiatry* 44 (1999): 811-13

73. K. Gelperin, "Psychiatric adverse events associated with drug treatment of ADHD," FDA, Center for Drug Evaluation and Research, March 3, 2006

74. D. Papolos, "Bipolar disorder, co-occuring conditions, and the need for extreme caution before initiating drug treatment," *Bipolar Child Newsletter* 1 (November 1999)

75. M. DelBello, "Prior stimulant treatment in adolescents with bipolar disorder," *Bipolar Disorders* 3 (2001): 53-57

76. J. Biederman, "Attention-deficit hyperactivity disorder and juvenile mania," *Journal of the American Academy of Child & Adolescent Psychiatry* 35 (1996): 997-1008

77. J. Jain, "Fluoxetine in children and adolescents with mood disorders," *Journal of Child & Adolescent Psychopharmacology* 2 (1992): 259-65

78. G. Emslie, "A double-blind, randomized, placebo-controlled trial of fluoxetine in children and adolescents with depression," *Archives of General Psychiatry* 54 (1997): 1031-37

79. P. Breggin, *The Anti-Depressant Fact Book* (Cambridge, MA: Perseus Publishing, 2001), 116

80. A. Martin, "Age effects on antidepressant-induced manic conversion," *Archives of Pediatrics & Adolescent Medicine* 158 (2004): 773-80

81. G. Faedda, "Pediatric onset bipolar disorder," *Harvard Review of Psychiatry* 3 (1995): 171-95

82. B. Geller, "Bipolar disorder at prospective followup of adults who had prepubertal major depressive disorder," *American Journal of Psychiatry* 158 (2001): 125-27

83. D. Cicero, "Antidepressant exposure in bipolar children," *Psychiatry* 66 (2003): 317-22

84. D. Papolos, "Antidepressant-induced adverse effects in juvenile-onset bipolar disorder," paper presented at the Fifth International Conference on Bipolar Disorder, June 12-14, 2003, Pittsburgh, PA.

85. G. Faedda, "Pediatric bipolar disorder," *Bipolar Disorders* 6 (2004): 305-13

86. M. Hellander, "Children with bipolar disorder," *Journal of the American Academy of Child & Adolescent Psychiatry* 38 (1999): 495

87. H. Marano, "Crisis on the campus," *Psychology Today*, May 2, 2002

88. C. Reichart, "Earlier onset of bipolar disorder in children by antidepressants or stimulants," *Journal of Affective Disorders* 78 (2004): 81-84. Also see abstracts presented at the Fourth International Conference on Bipolar Disorder in Pittsburgh, June 2001.

89. B. Geller, "Child and adolescent bipolar disorder," *Journal of the American Academy of Child & Adolescent Psychiatry* 36 (1997): 1168-76

90. Papolos, "Antidepressant-induced adverse effects"

91. G. Faedda, "Treatment-emergent mania in pediatric bipolar disorder," *Journal of Affective Disorders* (82): 149-58

92. R. Perlis, "Long-term implications of early onset in bipolar disorder," *Biological Psychiatry* 55 (2004): 875-81

93. B. Birmaher, "Course and outcome of bipolar spectrum disorder in children and adolescents," *Development and Psychopathology* 18 (2006): 1023-35

94. M. DelBello, "Twelve-month outcome of adolescents with bipolar disorder following first hospitalization for a manic or mixed episode," *American Journal of Psychiatry* 164 (2007): 582-90

95. T. Goldstein, "Psychosocial functioning among bipolar youth," *Journal of Affective Disorders* 114 (2009): 174-83

96. B. Geller, "Two-year prospective follow-up of children with a prepubertal and early adolescent bipolar disorder phenotype," *American Journal of Psychiatry* 159 (2002): 927-33

97. "Hayes says new treatments for pediatric bipolar disorder not ready for prime time" (December 3, 2008 press release), accessed at hayesinc.com, August 2, 2009

98. Social Security Administration, annual statistical reports on the SSI program, 1996-2008; *Social Security Bulletin, Annual Statistical Supplement*, 1988-1992

99. Pediatric Academic Societies, "Pediatric psychiatry admissions on the rise," May 16, 2000, press release.

100. D. Satcher, *Report of Surgeon General's Conference on Children's Mental Health* (U.S. Dept. of Health and Human Services, 2001)

101. B. Whitford, "Depression, eating disorders and other mental illnesses are on the rise," *Newsweek*, August 27, 2008

102. U.S. Government Accountability Office, "Young adults with serious mental illness" (June 2008)

## 12장 아파지는 어린이들

1. J. Zito, "Psychotropic medication patterns among youth in foster care," *Pediatrics* 121 (2008): 157-63

## 13장 이데올로기의 부상

1. C. Ross, *Pseudoscience in Psychiatry* (New York: John Wiley & Sons, 1995)

2. G. Klerman, "A debate on DSM-III," *American Journal of Psychiatry* 141 (1984): 539-42

3. M. Sabshin, "Report of the medical director," *American Journal of Psychiatry* 137 (1980): 1308

4. See blurbs for second edition of *The Myth of Mental Illness*, published by Harper & Row in 1974.

5. B. Nelson, "Psychiatry's anxious years," *New York Times*, November 2, 1982

6. D. Adler, "The medical model and psychiatry's tasks," *Hospital and Community Psychiatry* 32 (1981): 387-92

7. Sabshin, "Report of the medical director"

8. Nelson, "Psychiatry's anxious years"

9. Copy from a Smith Kline and French advertisement that ran monthly in *Mental Hospitals* in 1962

10. L. Thorne, "Inside Russia's psychiatric jails," *New York Times Magazine*, June 12, 1977

11. U.S. Senate, Committee on the Judiciary, Subcommittee to Investigate Juvenile Delinquency, *Drugs in Institutions*, 94th Cong., 1st sess., 1975

12. A. Tone, *The Age of Anxiety* (New York: Basic Books, 2009), 176

13. M. Smith, *Small Comfort* (New York: Praeger, 1985), 32

14. Interview with Arthur Platt, June 8, 2009

15. M. Sabshin, "On remedicalization and holism in psychiatry," *Psychosomatics* 18 (1977): 7-8

16. A. Ludwig, "The medical basis of psychiatry," *American Journal of Psychiatry* 134 (1977): 1087-92

17. P. Blaney, "Implications of the medical model and its alternatives," *American Journal of Psychiatry* 132 (1975):

911-14

18. S. Guze, "Nature of psychiatric illness," *Comprehensive Psychiatry* 19 (1978): 295-307

19. Adler, "The medical model"

20. M. Wilson, "DSM-III and the transformation of American psychiatry," *American Journal of Psychiatry* 150 (1993): 399-410

21. S. Kirk, *The Selling of DSM* (New York: Aldine de Gruyter, 1992), 114

22. Ibid, 134

23. M. Sabshin, "Turning points in twentieth-century American psychiatry," *American Journal of Psychiatry* (1990): 1267-74

24. Klerman, "A debate on DSM-III"

25. J. Maxmen, *The New Psychiatrists* (New York: New American Library, 1985), 35, 31

26. H. Kutchins, *Making Us Crazy* (New York: The Free Press, 1997), 248

27. Kirk, *The Selling of DSM*, 115

28. M. Sabshin, "Report of the medical director" (1980), 1308

29. L. Havens, "Twentieth-century psychiatry," *American Journal of Psychiatry* 138 (1981): 1279-87

30. B. Bursten, "Rallying 'round the medical model," *Hospital and Community Psychiatry* 32 (1981): 371

31. Sources for this political battle include reviews by NIMH's "Clinical Programs Projects Research Review Committee" on April 2 7, 19 70; April 1-2, 1973; April 1974; April 21, 1975; June 27, 1977; December 1, 1977; February 17-18, 1978; and June 26-27, 1978

32. Interview with Loren Mosher, December 1, 2000

33. M. Sabshin, "Report of the medical director," *American Journal of Psychiatry* 138 (1981): 1418-21

34. P. Breggin, *Toxic Psychiatry* (New York: St. Martin's Press, 1991), 360

35. Sabshin, "Report of the medical director" (1981)

36. M. Sabshin, "Report of the medical director," *American Journal of Psychiatry* 140 (1983): 1398-1403

37. R. Peele, "Report of the speaker-elect," *American Journal of Psychiatry* 143 (1986): 1348-50

38. M. Sabshin, "Report of the medical director," *American Journal of Psychiatry* 143 (1986): 1342-46

39. M. Sabshin, "Report of the medical director," *American Journal of Psychiatry* 145 (1988): 1338-42

40. Sabshin, "Report of the medical director" (1981)

41. M. Sabshin, *Changing American Psychiatry* (Washington, DC: American Psychiatric Publishing, Inc., 2008), 78

42. Sabshin, "Report of the medical director" (1983)

43. Sabshin, "Report of the medical director" (1986)

44. *New York Times*, November 26, 1981; September 7, 1982; July 29, 1984

45. J. Franklin, "The Mind-Fixers," *Baltimore Evening Sun*, July 1984

46. M. Gold, *The Good News About Depression* (New York: Villard Books, 1987), xi-xiii

47. N. Andreasen, *The Broken Brain* (New York: Harper & Row, 1984), 29-30

48. Ibid, 138

49. Franklin, "The Mind-Fixers"

50. Sabshin, *Changing American Psychiatry*, 194

51. M. Dumont, "In bed together at the market," *American Journal of Orthopsychiatry* 60 (1990): 484-85

52. F. Gottlieb, "Report of the speaker," *American Journal of Psychiatry* 142 (1985): 1246-49

53. Breggin, *Toxic Psychiatry*, 46, 357

54. P. Breggin, *Medication Madness* (New York: St. Martin's Press, 2008), 150

55. S. Boseley, "Scandal of scientists who take money for papers ghostwritten by drug companies," *Guardian*, February 7, 2002

56. M. Angel, "Is academic medicine for sale?" *New England Journal of Medicine* 342 (2000): 1516-18

57. D. Regier, "The NIMH depression awareness, recognition, and treatment program," *American Journal of Psychiatry* 145 (1988): 1351-57

58. Breggin, *Toxic Psychiatry*, 14

59. E. Foulks, "Advocating for persons who are mentally ill," *Administration and Policy in Mental Health and Mental Health Services Research* 27 (2000): 353-67

60. A. Hatfield, "The National Alliance for the Mentally Ill," *Community Mental Health Journal* 27 (1991): 95-103

61. E. Benedek, "Report of the secretary," *American Journal of Psychiatry* 144 (1987): 1381-88

62. Breggin, *Toxic Psychiatry*, 363

63. Foulks, "Advocating for persons"

64. K. Silverstein, "Prozac.org [inactive]," *Mother Jones*, November/December 1999

65. R. Behar, "The thriving cult of greed and power," *Time*, May 6, 1991

## 14장 들은 이야기… 듣지 못한 이야기

1. D. Healy, *Mania* (Baltimore: Johns Hopkins University Press, 2008), 132

2. G. Carson, *The Roguish World of Doctor Brinkley* (New York: Rinehart & Co., 1960)

3. P. Breggin, *Brain-Disabling Treatments in Psychiatry* (New York: Springer Publishing Co., 2008), 390

4. "Fluoxetine project team meeting," July 31, 1978, accessed at healyprozac.com

5. "Fluoxetine project team meeting," July 23, 1979, accessed at healyprozac.com

6. J. Cornwell, *The Power to Harm* (New York: Viking, 1996), 147-48

7. D. Healy, *Let Them Eat Prozac* (New York: New York University Press, 2004), 39

8. Ibid, 128

9. Ibid, 249

10. BGA letter to Eli Lilly, May 25, 1984, *Forsyth v. Eli Lilly* trial documents, exhibit 42. See baumhedlundlaw.com/media/timeline [inactive].

11. *Forsyth v. Eli Lilly* trial documents, exhibit 58

12. Cornwell, *The Power to Harm*, 198

13. Healy, *Let Them Eat Prozac*, 35

14. P. Breggin, *Talking Back to Prozac* (New York: St. Martin's Press, 1994), 41

15. Ibid, 46

16. Ibid, 90. Also see P. Breggin, *Brain-Disabling Treatments in Psychiatry*, 79, 86, 91.

17. D. Graham, "Sponsor's ADR submission on fluoxetine dated July 17, 1990," FDA document, September 1990

18. T. Moore, "Hard to Swallow," *Washingtonian*, December 1997

19. D. Kessler, "Introducing MED Watch," *Journal of the American Medical Association* 269 (1993): 2765-68

20. J. Bremner, "Fluoxetine in depressed patients," *Journal of Clinical Psychiatry* 45 (1984): 414-19

21. J. Feigner, "A comparative trial of fluoxetine and amitriptyline in patients with major depressive disorder," *Journal of Clinical Psychiatry* 46 (1985): 369-72

22. J. Cohn, "A comparison of fluoxetine, imipramine, and placebo in patients with major depressive disorder," *Journal of Clinical Psychiatry* 46 (1985): 26-31

23. J. Wernicke, "The side effect profile and safety of fluoxetine," *Journal of Clinical Psychiatry* 46 (1985): 59-67

24. P. Stark, "A review of multicenter controlled studies of fluoxetine vs. imipramine and placebo in outpatients with major depressive disorder," *Journal of Clinical Psychiatry* 46 (1985): 53-58

25. S. Levine, "A comparative trial of a new antidepressant, fluoxetine," *British Journal of Psychiatry* 150 (1987): 653-

55

26. R. Pary, "Fluoxetine: prescribing guidelines for the newest antidepressant," *Southern Medical Journal* 82 (1989): 1005-9

27. D. Regier, "The NIMH depression awareness, recognition and treatment program," *American Journal of Psychiatry* 145 (1988): 1351-57

28. Healy, *Let Them Eat Prozac*, 9

29. F. Schumer, "Bye-Bye, Blues," *New York*, December 18, 1989

30. G. Cowley, "Prozac: A Breakthrough Drug for Depression," *Newsweek*, March 26, 1990

31. N. Angier, "New antidepressant is acclaimed but not perfect," *New York Times*, March 29, 1990

32. B. Duncan, "Exposing the mythmakers," *Psychotherapy Networker*, March/April 2000

33. M. Waldholz, "Prozac said to spur idea of suicide," *Wall Street Journal*, July 18, 1990

34. Ibid. Also see S. Shellenbarger, "Eli Lilly stock plunges $4.375 on news of another lawsuit over Prozac drug," *Wall Street Journal*, July 27, 1990.

35. Memo from Leigh Thompson to Allan Weinstein, February 7, 1990, accessed at healyprozac.com

36. Memo from Mitch Daniels to Leigh Thompson, "Upcoming TV appearance," April 15 , 1991, accessed at healyprozac.com

37. Ibid.

38. T. Burton, "Medical flap: Anti-depression drug of Eli Lilly loses sales after attack by sect," *Wall Street Journal*, April 19, 1991

39. L. Garnett, "Prozac revisited," *Boston Globe*, May 7, 2000

40. R. Behar, "The Thriving Cult of Greed and Power," *Time*, May 6, 1991

41. T. Burton, "Panel finds no credible evidence to tie Prozac to suicides and violent behavior," *Wall Street Journal*, September 23, 1991

42. S. Begley, "Beyond Prozac," *Newsweek*, February 7, 1994

43. P. Breggin, *Toxic Psychiatry* (New York: St. Martin's Press, 1991), 348-50. In this book, Breggin detailed the bad science involved in the Xanax trials, the co-opting of academic psychiatry, and the involvement of the APA in marketing the drug.

44. "High Anxiety," *Consumer Reports*, January 1993

45. C. Ballenger, "Alprazolam in panic disorder and agoraphobia," *Archives of General Psychiatry* 45 (1988): 413-22

46. R. Noyes, "Alprazolam in panic disorder and agoraphobia," *Archives of General Psychiatry* 45 (1988): 423-28

47. J. Pecknold, "Alprazolam in panic disorder and agoraphobia," *Archives of General Psychiatry* 45 (1988): 429-36

48. Ballenger, "Alprazolam in panic disorder"

49. Noyes, "Alprazolam in panic disorder"

50. Pecknold, "Alprazolam in panic disorder"

51. I. Marks, "The 'efficacy' of alprazolam in panic disorder and agoraphobia," *Archives of General Psychiatry* 46 (1989): 668-72

52. I. Marks, "Reply to comment on the London/Toronto study," *British Journal of Psychiatry* 162 (1993): 790-94

53. Breggin, *Toxic Psychiatry*, 344-53

54. F. Pollner, "Don't overlook panic disorder," *Medical World News*, October 1, 1991

55. J. Randal, "In a panic?" *St. Louis Post-Dispatch*, October 7, 1990

56. H. Brown, "Panic attacks keeps thousands from malls, off roads," Associated Press, November 19, 1990

57. R. Davis, "When panic is disabling," *Chicago SunTimes*, June 29, 1992

58. "High Anxiety," *Consumer Reports*

59. FDA reviews of risperidone data included the following written commentaries: reviews by Andrew Mosholder, May 11, 1993, and November 7, 1993; David Hoberman, April 20, 1993; and Thomas Laughren, December 20, 1993

60. Approval letter from Robert Temple to Janssen Research Foundation, December 29, 1993

61. S. Marder, "The effects of risperidone on the five dimensions of schizophrenia derived by factor analysis," *Journal of Clinical Psychiatry* 58 (1997): 538-46

62. "New hope for schizophrenia," *Washington Post*, February 16, 1993

63. "Seeking safer treatments for schizophrenia," *New York Times*, January 15, 1992

64. FDA reviews of olanzapine data included the following written commentaries: reviews by Thomas Laughren on September 27, 1996; by Paul Andreason on July 29 and September 26, 1996; and by Paul Leber on August 18 and August 30, 1996

65. C. Beasley, "Efficacy of olanzapine," *Journal of Clinical Psychiatry* 58, suppl. 10 (1997): 7-12

66. "Psychosis drug from Eli Lilly racks up gains," *Wall Street Journal*, April 14, 1998

67. "A new drug for schizophrenia wins approval from the FDA," *New York Times*, October 2, 1996

68. "Schizophrenia, close-up of the troubled brain," *Parade*, November 21, 1999

69. "Mental illness aid," *Chicago Tribune*, June 4, 1999

70. "Lives recovered," *Los Angeles Times*, January 30, 1996

71. P. Weiden, *Breakthroughs in Antipsychotic Medications* (New York: W.W. Norton, 1999), 26

72. *Wall Street Journal*, "Psychosis drug from Eli Lilly"

73. "High Anxiety," *Consumer Reports*

74. J. Lieberman, "Effectiveness of antipsychotic drugs in patients with schizophrenia," *New England Journal of Medicine* (2005): 1209-33

75. L. Davies, "Cost-effectiveness of first-v. second-generation antipsychotic drugs." *British Journal of Psychiatry* 191 (2007): 14-22

76. P. Tyrer, "The spurious advance of antipsychotic drug therapy," *Lancet* 373 (2009): 4-5

77. Interview with Peter Breggin, October 10, 2008

78. Healy interview on CBS News and Current Affairs, June 12, 2001

79. D. Healy, "Psychopharmacology and the government of the self," talk given November 30, 2000, at the University of Toronto

80. E-mail from David Goldbloom to David Healy, December 7, 2000

81. Interview with Healy by e-mail, July 4, 2009

82. Memo from Larry Carpman to Steve Kurkjian, April 11, 2000

83. "Science News from 2007," NIMH website, accessed on July 2, 2009

84. NIMH press release, July 20, 2007

85. J. Sharkey, "Delusions; paranoia is universal," *New York Times*, August 2, 1998

86. Search of NAMI website on July 7, 2009

87. R. Hales, *The American Psychiatric Publishing Textbook of Psychiatry* (Arlington, VA: American Psychiatric Publishing, 2008)

## 15장 수익 집계

1. D. Carlat, "Dr. Drug Rep," *New York Times*, November 25, 2007

2. NAMI IRS 990 Form, 2000

3. B. Koerner, "First you market the disease, then you push the pills to treat it," *Guardian*, July 30, 2002

4. E. Tanouye, "Antidepressant makers study kids' market," *Wall Street Journal*, April 4, 1997

5. B. Strauch, "Use of antidepression medicine for young

patients has soared," *New York Times*, August 10, 1997

6. Tanouye, "Antidepressant makers"

7. Deposition of Joseph Biederman in legal case of *Avila v. Johnson & Johnson Co.*, February 26, 2009, pages 139, 231, 232, 237

8. J. Biederman, "Attention-deficit hyperactivity disorder and juvenile mania," *Journal of the American Academy of Child & Adolescent Psychiatry* 35 (1996): 997-1008

9. Deposition of Joseph Biederman, p. 158

10. Margaret Williams, report on a sales call, May 17, 2002

11. J. J. Zorc, "Expenditures for psychotropic medications in the United States in 1985," *American Journal of Psychiatry* 148 (1991): 644-47

12. "Top therapeutic classes by U.S. sales, 2008," IMS Health

13. S. Giled, "Better but not best," *Health Affairs* 28 (2009): 637-48

14. These calculations are based on Eli Lilly's annual 10-K reports filed with the SEC from 1987 to 2000. Capitalization figures for 1987 and 2000 are based on prices in the fourth quarter of each year.

15. J. Pereira, "Emory professor steps down," *Wall Street Journal*, December 23, 2008

16. C. Schneider, "Emory psychiatrist reprimanded over outside work," *Atlanta Journal-Constitution*, June 11, 2009

17. G. Harris, "Radio host has drug company ties," *New York Times*, November 22, 2008

18. GlaxoSmithKline internal memo, "Seroxat/Paxil adolescent depression. Position piece on the phase III studies," October 1998

19. M. Keller, "Efficacy of paroxetine in the treatment of adolescent major depression," *Journal of the American Academy of Child & Adolescent Psychiatry* 40 (2001): 762-72

20. E. Ramshaw, "Senator questions doctors' ties to drug companies," *Dallas Morning News*, September 24, 2008

21. L. Kowalczyk, "US cites Boston psychiatrist in case vs. drug firm," *Boston Globe*, March 6, 2009

22. G. Harris, "Lawmaker calls for registry of drug firms paying doctors," *New York Times*, August 4, 2007

23. G. Harris, "Researchers fail to reveal full drug pay," *New York Times*, June 8, 2008

24. *Avila v. Johnson & Johnson*, deposition of Joseph Biederman, February 26, 2009, 119

25. J. Biederman, *Annual Report 2002: The Johnson & Johnson Center for Pediatric Psychopathology at the Massachusetts General Hospital*

26. J. Olson, "Drug makers step up giving to Minnesota psychiatrists," *Pioneer Press*, August 27, 2007

27. Margaret Williams, reports on sales calls, April 20, 2001, and April 8, 2002

28. Eli Lilly grant registry, 2009, 1st quarter

29. E. Mundell, "U.S. spending on mental health care soaring," *Health Day*, August 6, 2009

30. T. Mark, "Mental health treatment expenditure trends, 1986-2003," *Psychiatric Services* 58 (2007): 1041-48. Seven percent of national health expenditures in 2008 went to mental health services; by 2015, this figure is expected to rise to 8 percent. Data on national health expenditures in 2008, and projected expenditures in 2015, are from the U.S. Department of Health and Human Services.

## 16장 개혁을 위한 청사진

1. MindFreedom, "Original statement by the fast for freedom in mental health," July 28, 2003

2. Letter from James Scully to David Oaks, August 12, 2003

3. Letter from MindFreedom scientific panel to James Scully, August 22, 2003

4. APA statement on "diagnosis and treatment of mental disorders," September 26, 2003

5. Letter from MindFreedom scientific panel to James Scully, December 15, 2003

6. Interview with David Oaks, October 4, 2009

7. J. Modrow, *How to Become a Schizophrenic* (Seattle: Apollyon Press, 1992), ix

8. Interview with David Healy in Bangor, Wales, September 4, 2009

9. D. Healy, "Psychiatric bed utilization," *Psychological Medicine* 31 (2001): 779-90; D. Healy, "Service utilization in 1896 and 1996," *History of Psychiatry* 16 (2005): 37-41. Also, Healy, unpublished data on readmission rates for first-episode psychosis, 1875-1924, and 1994-2003

10. Interviews with Yrjö o Alanen, Jukka Aaltonen, and Viljo Räkköläinen in Turku, Finland, September 7, 2009

11. V. Lehtinen, "Two-year outcome in firstepisode psychosis treated according to an integrated model," *European Psychiatry* 15 (2000): 312-20

12. Interview with Jaakko Seikkula in Jyväskylä, Finland, September 9, 2009

13. J. Seikkula, "Five year experience of first-episode nonaffective psychosis in open-dialogue approach," *Psychotherapy Research* 16 (2006): 214-28. Also see: J. Seikkula, "A two-year follow-up on open dialogue treatment in first episode psychosis," *Society of Clinical Psychology* 10 (2000): 20-29; J. Seikkula, "Open dialogue, good and poor outcome," *Journal of Constructivist Psychology* 14 (2002): 267-86; J. Seikkula, "Open dialogue approach: treatment principles and preliminary results of a two-year follow-up on first episode schizophrenia," *Ethical Human Sciences Services* 5 (2003): 163-82

14. Interviews with staff at Keropudas Hospital in Tornio, Finland, September 10 and 11, 2009

15. Outcomes for 2002-2006 study and for spending in western Lapland on psychiatric services from interviews with Jaakko Seikkula and Birgitta Alakare. See also the published papers by Seikkula, op. cit.

16. J. Cullberg, "Integrating intensive psychosocial therapy and low dose medical treatment in a total material of first episode psychotic patients compared to treatment as usual," *Medical Archives* 53 (1999): 167-70

17. W. Buchan, *Domestic Medicine* (Boston: Otis, Broaders, and Co., 1846), 307

18. National Institute for Health and Clinical Excellence, "Depression," December 2004

19. Interview with Andrew McCulloch in London, September 3, 2009

20. F. Dimeo, "Benefits from aerobic exercise in patients with major depression," *British Journal of Sports Medicine* 35 (2001): 114-17; K. Knubben, "A randomized, controlled study on the effects of a short-term endurance training programme in patients with major depression," *British Journal of Sports Medicine* 41 (2007): 29-33; A. Strahle, "Physical activity, exercise, depression and anxiety disorders," *Journal of Neural Transmission* 116 (2009): 777-84

21. J. Blumenthal, "Effects of exercise training on older patients with major depression," *Archives of Internal Medicine* 159 (1999): 2349-56

22. Ibid.

23. Interviews with Tony Stanton and staff at Seneca Center in San Leandro, California, July 13 and 14, 2009

24. Interviews with Keith Scott and Chris Gordon, Framingham, Massachusetts, October 1, 2009

25. Ibid.

26. Interview with Jim Gottstein in Anchorage, Alaska, May 10, 2009

27. M. Ford, "The psychiatrist's double bind," *American Journal of Psychiatry* 137 (1980): 332-39

28. *Myers v. Alaska Psychiatric Institute*, Alaska Supreme

Court No. S-11021

29. Interview with Susan Musante in Anchorage, Alaska, May 10, 2009


## 에필로그

1. E. Whipple, *Character and Characteristic Men* (Boston: Ticknor & Fields, 1866), 1


## [후기 : 연구 업데이트(2010-2014)]

1. Australian government, "Characteristics of Disability Support Pension Recipients" (June 2011)
2. New Zealand Ministry of Social Development, "National Benefits Factsheets" (2004-2011)
3. S. Thorlacus, "Increased incidence of disability due to mental and behavioural disorders in Iceland, 1990-2007," *Journal of Mental Health* 19 (2010): 176-83
4. Danish government, The Appeals Board, Statistics on Early Retirement
5. OECD Mental Health at Work: Sweden (2013)
6. Letter from the federal government to the minority members of Jutta Krellman, Sabine Zimmermann, Dr. Martina Bunge, and other Mem-Page 393 of 394 99% bers of the Group of the Left, printed paper 17/9478, "Psychological stress in the workplace."
7. R. Pies, "Psychiatry's new brain-mind and the legend of the 'chemical imbalance,'" *Psychiatric Times*, July 11, 2011
8. P. Gotsche, blog post, "Psychiatry Gone Astray," January 21, 2014, accessed at http://davidhealy.org/psychiatry-gone-astray/on6/17/2014 [inactive]
9. B. Ho, "Long-term antipsychotic treatment and brain volumes," *Archives of General Psychiatry* 68 (2011): 128-37
10. J. Radua, "Multimodal meta-analysis of structural and functional changes in first episode psychosis and the effects of antipsychotic medications," *Neuroscience and Biobehavioral Review* 36 (2012): 2325-33
11. Q. Wang, "White-matter microstructure in previously drug na1ve patients with schizophrenia after 6 weeks of treatment," *Psychological Medicine* 43 (2013): 2301-9
12. V. Aderhold. "Heinzfrontale Hirnvolumenminderung durch Antipsycotika?" *Der Nervenarzt*. May 2014
13. M. Harrow. "Do all schizophrenia patients need antipsychotic treatment continuously throughout their lifetime? A 20-year longitudinal study," *Psychological Medicine* 42 (2012): 2145-55
14. M. Harrow, "Does long-term treatment of schizophrenia with antipsychotic medications facilitate recovery?" *Schizophrenia Bulletin* 39 (2013): 962-5
15. M. Harrow, "Does treatment of schizophrenia with antipsychotic medications eliminate or reduce psychosis?" *Psychological Medicine* (2014): D01:10.1017/S0033291714000610
16. L. Wunderink, "Recovery in remitted firstepisode psychosis at 7 years of follow-up of an early dose reduction/discontinuation of maintenance treatment strategy," *JAMA Psychiatry*, 70 (2013): 913-20
17. J. Gleeson, "A randomized controlled trial of relapse prevention therapy for first-episode psychosis patients," *Schizophrenia Bulletin* 39 (2013): 436-48
18. P. Tyrer, "The end of the psychopharmacological revolution," *British Journal of Psychiatry* 201 (2012): 168
19. P. McGorry, "Antipsychotic medication during the critical period following remission from first-episode psychosis: less is more," *JAMA Psychiatry*, published online July 3, 2013

20. E. Pigott, "Efficacy and effectiveness of antidepressants," *Psychotherapy and Psychosomatics* 79 (2010): 267-79
21. D. Brauser, "Broad review of FDA trials suggests antidepressants only marginally better than placebo," *Medscape Medical News*, August 24, 2010
22. MN CommunityMeasurement, "2010 Health Care Quality Report"
23. C. Bockting, "Continuation and maintenance use of antidepressants in recurrent depression," *Psychotherapy and Psychosomatics* 77 (2008): 17-26
24. P. Andrews, "Primum non nocere: an evolutionary analysis of whether antidepressants do more harm than good," *Frontiers in Psychology* 3 (2012): 1-18
25. H. Verdoux, "Impact of duration of antidepressant treatment on the risk of occurrence of a new sequence of antidepressant treatment," *Pharmopsychiatry* 44 (2011): 96-101
26. G. Fava, "The mechanisms of tolerance in antidepressant action," *Progress in Neuro Psychopharmacology & Biological Psychiatry* 35 (2011): 1593-1602
27. R. El-Mallakh, "Tardive dysphoria: the role of long-term antidepressant use in inducing chronic depression," *Medical Hypotheses* 76 (2011): 769-73
28. Western Australian Department of Health, "Raine ADHD study: long-term outcomes associated with stimulant medication in the treatment of ADHD children," 2009, accessed at www.health.wa.gov.au/publications/documents/MICADHD_Raine_ADHD_study_report_02201O.pdf
29. J. Currie, "Do stimulant medications improve educational and behavioral outcomes for children with ADHD?" NBER working paper 19105, June 2013
30. A. Sroufe, "Ritalin Gone Wrong," *New York Times*, January 28, 2012
31. M. Valverde, "Outreach and limitations of the pharmacological treatment of Attention Deficit Disorder with Hyperactivity (ADHD) in children and adolescents and Clinical Practice Guidelines." *Revista de la Asociación Española de Neuropsiquiatría* 34 (2014): 37-74

[NOTES]  To read many of the source documents listed here, go to madinamerica.com or robertwhitaker.org [inactive]

## 주제어로 찾기

* 약 이름은 '상품명/성분명'으로 표기함. 책 제목, 영화 제목, TV프로그램 제목 등은 이탤릭체로 표기함. 세부 관련 주제어는 세미콜론(;)으로 핵심 주제어 뒤에 덧붙임.

482